国家级名老中医临证必选方剂 系列丛书

# 眼科国医圣手时方

总主编：彭清华

主　编：彭清华　彭　俊

副主编：谢学军　李志英　张　健　喻　娟　李文娟

编　委：丁淑华　卜文超　万　李　王　英　艾　民

　　　　邓　颖　白世淼　付美林　戎曙欣　孙瑜妍

　　　　孙嘉桧　吕　怡　李　翔　李　萍　李丹阳

　　　　李银鑫　李建超　肖　莉　肖家翔　吴玉玲

　　　　吴鲁华　张殷建　陈　梅　陈立浩　杨毅敬

　　　　庞　荣　庞朝善　周　剑　周　派　周亚莎

　　　　欧阳云　欧　晨　胡淑娟　赵　盼　钟　缘

　　　　侯宛君　郭承伟　姚小磊　逯　晶　黄　雨

　　　　曹丽媛　覃艮艳　谢立科　谢思健　谢明霞

　　　　曾志成　蒋鹏飞　魏歆然　霍　勤　谭　诗

U0339555

CNS K 湖南科学技术出版社

国家一级出版社　全国百佳图书出版单位

·长沙·

# 《国家级名老中医临证必选方剂系列丛书》
## 编委会名单

总 主 编：彭清华

副总主编：李凡成　唐乾利　周　慎　胡国恒　雷　磊

　　　　　杨维华　杨　柳　蒋益兰　彭　俊

编　　委：刘朝圣　王孟清　欧阳云　陈孟溪　贾立群

　　　　　盛　望　袁　华　谢　映　王芊芊　刘　侃

　　　　　张　强　王万春　刘佃温　杨素清　成秀梅

　　　　　王清坚　李慧芳　李伟莉　马惠荣　洪丽君

　　　　　洪　虹　肖燕芳　谢学军　李志英　张　健

　　　　　魏歆然　沂耀杰　刘建华　谭　劲　朱镇华

　　　　　朱明芳　周耀湘　张志芳　田　鑫　仇湘中

　　　　　赵瑞成　卜献春　刘　芳　邓　颖　胡淑娟

学术秘书：欧阳云　周亚莎

# 编写说明

　　为了传承近现代全国中医各科名家的临床治疗经验，整理其临床有代表性的经验方，由湖南中医药大学牵头，组织 20 余所中医药院校及附属医院的专家，编写了《国家级名老中医临证必选方剂系列丛书》，包括《内科国医圣手时方》《外科国医圣手时方》《妇科国医圣手时方》《儿科国医圣手时方》《皮肤科国医圣手时方》《眼科国医圣手时方》《耳鼻咽喉口腔科国医圣手时方》《肿瘤科国医圣手时方》《疑难杂症国医圣手时方》共 9 个分册，力争编写成为继《方剂大辞典》和高等中医药院校教材《方剂学》之外的经典、权威的方剂工具书。本丛书由湖南中医药大学副校长彭清华教授担任总主编，欧阳云博士、周亚莎博士担任学术秘书。

　　本丛书国医圣手的遴选标准为：国医大师，近代著名老中医（已去世，如岳美中、蒲辅周、李聪甫、陈达夫等），经原国家人事部、原国家卫生部、国家中医药管理局认可的全国老中医药专家学术经验继承工作指导老师，并在国内有较大影响的临床一线专家。时方遴选标准为：选择出自以上名家的有代表性的经验方，配方科学、安全性高；所收录的经验方要有系统的研究论证，并在业内正规刊物上公开报道、发表论文或正式出版的；本丛书编者在临床上有过验证。文献引用期刊标准为：具有正规刊号的学术期刊（统计源期刊、核心期刊）或正式出版的著作。

　　为确保本丛书质量，各分册主编、副主编遴选标准为：相应专科临床一线专家；具有高级职称，本单位本科室学科带头人；各个分册主编、副主编，每个单位原则上只有一位专家；每个分册参编专家在 10 所本科院校以上。因此，9 个分册的主编、副主编遍布全国各大本科及以上层次的中医药院校及其附属医院，体现了本丛书的权威性、公允性和代表性。

　　本丛书的编写，得到了湖南中医药大学、湖南科学技术出版社及各分册主编、副主编和编委所在单位的大力支持，在此一并致以衷心的感谢！

彭清华

于长沙

# 前　言

　　大济蒸人，华叶递荣；人不穷理，不可以学医；医不穷理，不可以用药。中医之路唯有承继医道，兼容并取，本造福于民、得惠苍生之旨，才能生生不息，芳源永流。名老中医是将中医药学基本理论、前人经验与临床实践相结合，解决临床疑难问题的典范，代表着中医学术和临床发展的最高水平。他们的学术思想和临证经验是中医药学术特点、理论特质的集中体现，与浩如烟海的中医古籍文献相比，它们更加鲜活，更具实用性，是中医药学这个伟大宝库中的一笔宝贵财富，必须要让其得以继承，并发扬光大。

　　《伤寒论》方称"经方"，经方以后之方称"时方"，继《伤寒论》之后，产生了数以万计的"时方"（今方），经方、时方并驾齐驱，荟萃医林，各有千秋，荫庇于民，应兼收并蓄，使古今之方优势互补，相得益彰。

　　中医眼科学有着悠久的历史，是中医学的一个重要临床学科，内容丰富，本书集近现代全国中医眼科名老中医经验之大成，分为眼科通用方、五轮主方、眼内外手术后用方、眼睑病、泪器病、干眼症、结膜病、角膜病、巩膜炎、老年性白内障、玻璃体混浊、青光眼、葡萄膜炎、视网膜病、视神经疾病、屈光不正、眼外肌病、眼眶病、眼外伤等19章。本书所辑录的时方均为国医大师、名老中医或其学术传人反复验证，临床可谓是屡试屡效之佳方，以继往圣绝学、保今生健康。读者应在辨证论治原则的指导下，有是证用是方，借鉴名医处方用药思路，触类旁通，举一反三。本书可供中医及中西医结合临床医生、中医院校临床专业研究生参考。

　　本书的编撰出版得到湖南中医药大学、中日友好医院、成都中医药大学、广州中医药大学、中国中医科学院眼科医院、北京中医药大学、南京中医药大学、上海中医药大学、山东中医药大学、贵阳中医药大学、河北省人民医院、河北中医药大学、河南中医药大学、云南中医药大学等单位的大力支持和帮助，同时在编写过程中参考、引用了大量书籍、杂志的资料，在此一并致以诚挚的谢意。

　　本书方中药物剂量及单位本着尊重著作者原则，均与原著保持一致，未予换算，部分时方未注明用药剂量，只能根据临床实际情况而定。部分药物为草药或别名，亦未详尽考证，请予理解。

　　一卷方书无以接纳万千，所集资料难免遗珠泽野。由于编者的水

眼科国医圣手时方

平有限及时间仓促，书中错讹之处在所难免，敬请各位专家、广大读者及同仁们不吝指正，以便再版时及时修正。

湖南中医药大学
彭清华
于长沙

# 目　　录

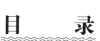

眼科国医圣手时方

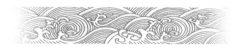

# 第一章 眼科通用方

本章所选方剂为眼科通用方，即眼科不同疾病，只要中医发病机制相同，即可选用该方进行治疗，体现了中医异病同治的思想。

## 祛风清热饮子（黎家玉经验方）

【组成】荆芥 10 g，防风 10 g，黄芩 10 g，薄荷 10 g，桑白皮 12 g，地骨皮 10 g，菊花 10 g，金银花 12 g，紫背天葵 10 g（青天葵可代），当归 6 g，甘草 5 g。

【功效】祛风清热。

【主治】用于风热并重所致的外障眼病。症见睑缘赤烂，眼睑红肿，目赤肿胀，眵泪黏稠，翳浮肥瘠，怕光流泪等。

【方解】方中以防风、黄芩为主药，祛风清热。荆芥、薄荷清上药，风热在眼部者，得之由鼻而泄；风热浸淫于肺，桑白皮、地骨皮清肺热也；菊花、金银花、紫背天葵助主药清热解毒；佐以当归和血养血而不伤正；甘草调和诸药。合之为祛风清热之良方。用于风热并重所致的外障眼病，如睑腺炎、睑缘炎、急性结膜炎、角膜炎等。

【注意事项】本方为风热并重之方，风寒性眼病忌用。

【现代研究】防风含挥发油、甘露醇、苦味苷等，黄芩含黄芩苷元、黄芩苷、汉黄芩素、汉黄芩苷、黄芩新素等成分。荆芥含挥发油，能加快皮肤血液循环，增强汗腺分泌及解除痉挛，促进疮癣病变组织修复。薄荷也含挥发油、薄荷酮及乙酸薄荷酯等，少量内服可扩张皮肤血管，促进汗腺分泌及兴奋中枢。动物实验证明防风有解热、镇痛、利尿及抑制流感病毒等作用；黄芩有清热、镇静、利胆、利尿、降血压及抗过敏作用；桑白皮有降血压和利尿作用；地骨皮有解热作用；金银花有抑菌作用；菊花有显著抗菌作用。

【用方经验】黎家玉认为菊花、薄荷是辛凉祛风药的代表，风热目疾均可通用，其中菊花兼清肝明目，杭菊长于疏风热；白菊长于平肝明目，岭南之野菊花力专解毒；薄荷则以清利头目见长。而荆芥、防风则是辛温类祛风药的代表，其中荆芥擅长清利头目，

治目赤肿痒；防风乃祛风药中之润品，因其祛风而不燥，故眼科用之最广。

## 桑菊银翘蒲公英汤（李熊飞经验方）

【组成】桑叶 10 g，菊花 10 g，金银花 20 g，连翘 15 g，蒲公英 30 g，防己 10 g，黄芪 30 g，白术 10 g，甘草 10 g。

【功效】祛风清热解毒。

【主治】风热所致针眼、急性卡他性结膜炎、流行性出血性结膜炎、翼状胬肉、单纯疱疹性角膜炎，症兼见发热，头痛，口渴，舌红，苔薄黄，脉浮数。

【方解】本方所治之证，由于风热外袭所致。风热外袭卫表，故见发热，头痛，口渴，舌红，苔薄黄，脉浮数皆为外感风热之征。

方中金银花甘寒，芳香疏散，善散肺经热邪，透热达表，又能清热解毒，散痈消肿；连翘苦能清泄，寒能清热，能散上焦风热，与金银花合用能增强疏散风热之功，同为君药；桑叶甘寒质轻，轻清疏散风热；菊花味辛疏散，体轻达表，气清上浮，微寒清热，能疏散肺经风热；蒲公英苦寒，既能清解火热毒邪，又能泄降滞气，此三味药同用能增强君药疏散风热之力，为臣药；防己辛能行散，苦寒降泄，既能祛风除湿，又能清热；黄芪甘温，能补益肺气，益卫固表，能防止诸解表药之辛散耗气；白术甘苦性温，能补脾益气，固表止汗，与黄芪合用能防止解表药之辛散，同为佐药；甘草调和诸药，为使。诸药合用，共奏祛风清热解毒之功。

【注意事项】对于伴有外感风寒或湿热初期者禁用。

【现代研究】金银花有广谱抗菌作用，对金黄色葡萄球菌、志贺菌属有很强的抑制作用，能促进白细胞的吞噬作用，有明显的抗炎及解热作用；连翘有广谱抗菌作用，抗菌主要成分为连翘酚及挥发油，对金黄色葡萄球菌、志贺菌属有很强的抑制作用，本品有抗炎、解热作用；桑叶对金黄色葡萄球菌、乙型溶血性链球菌、钩端螺旋体等多种致病菌有抑制作用；菊花对金黄色葡萄球菌、多种致病菌及皮肤真菌均有一定抗菌作用；蒲

眼科国医圣手时方

眼科国医圣手时方

公英对金黄色葡萄球菌、溶血性链球菌及卡他球菌有较强的抑制作用，对肺炎链球菌、脑膜炎球菌、白喉杆菌、福氏痢疾杆菌、铜绿假单胞菌及钩端螺旋体等也有一定的抑制作用；防己能明显抑制血小板聚集，促进纤维蛋白溶解，抑制凝血酶引起的血液凝固，有抗癌和抗阿米巴原虫作用；黄芪有广泛的抗菌作用，能增强和调节机体免疫功能，对干扰素系统有促进作用；白术能促进细胞免疫功能，有一定提升白细胞作用；甘草有抗菌、抗病毒、抗炎、抗过敏等作用。

## 退红良方（韦文贵经验方）

【组成】龙胆6 g，甘菊花6 g，生地黄15 g，焦栀子6 g，密蒙花6 g，夏枯草5 g，黄芩3 g，连翘6 g，桑叶6 g，草决明10 g。

【功效】清肝泻火，滋阴清热，退翳明目。

【主治】肝胆火盛之头痛目赤，口苦舌红。临床如巩膜炎、闭角型青光眼、角膜溃疡、色素膜炎等，以及白睛红赤，久而不退者。

【加减】风盛泪多者，选加防风、羌活、细辛、菊花等；热重红肿，眵多泪少者，选加龙胆、金银花、生大黄等；退翳明目者，选加蝉蜕、木贼、青葙子等。

【方解】龙胆泻肝胆实火；夏枯草、焦栀子清肝泻郁火以助龙胆之力，为主药。生地黄滋阴凉血，防火邪伤阴，为辅助药。黄芩、连翘清肝解毒；草决明、密蒙花清肝退翳明目；桑叶散风清热，退翳明目；甘菊花平肝清热，退翳明目。

【现代研究】龙胆具有抗炎、抗菌、增强免疫力、保肝利胆等作用；菊花具有扩张血管、增加血流量、降低血压、缩短凝血时间、抗炎、镇静等作用；生地黄具有强心、抑酸、增强免疫力、止血等作用；栀子具有保肝利胆、抗炎、抗病原体、镇静催眠等作用；夏枯草具有降压、抗炎、免疫抑制、降血糖等作用；黄芩具有抗炎、抗菌、抗自由基、降压、促凝血等作用；连翘具有抗病原微生物、解热、抗炎、保肝、抗过敏、镇吐等作用；

桑叶具有降血糖、降血脂、抗菌、抗炎、抗氧化、抗肿瘤、抗应激、降压等作用；草决明具有降压、降脂、抗病原体、免疫调节、保肝、抗癌等作用。

## 泻火解毒方（韦文贵经验方）

【组成】生锦纹12 g，生枳壳6 g，玄明粉9 g。

【功效】泻火解毒。

【主治】热盛毒深之角膜溃疡、角膜炎、巩膜炎、急性结膜炎、急性泪囊炎、麦粒肿等。

【加减】眵多泪少者，选加金银花、连翘、蒲公英、紫花地丁、野菊花等；兼便秘者，选加番泻叶；泪多眵少者，选加防风、荆芥、细辛、羌活等；头顶痛加藁本；偏头痛加羌活、荆芥、木瓜、细辛；眉棱骨痛加白芷；前额压痛加川芎；后脑疼痛加葛根；眼眶眼球痛并牵引齿痛及不定位头痛者，常加生蔓荆子。

【方解】发病急速，病程短，病势急的病例，多属"实证"，根据"实者泻之"的原则，韦老常用"泻火解毒"之法，使热毒邪气下泄，方以"泻火解毒方"为主。生锦纹泻火解毒，行瘀破积；玄明粉清火泻热，润燥软坚，为本方之主药。枳壳破气消积以助药力，为辅助药。

【注意事项】凡年高体弱，胎前产后，妇女经期，大病后伤津亡血之体，确有里实，也要兼顾其虚，剂量适当减小。如大便畅行，热毒已减，峻下之剂则应停用。

【现代研究】生枳壳具有抗过敏、清除肌酐、升压、镇痛等作用。

## 菊栀散热饮（韦文贵经验方）

【组成】甘菊花6 g，焦栀子6 g，密蒙花9 g，黄芩6 g，连翘6 g，桑叶6 g，草决明10 g。

【功效】清热降火，平肝退翳。

【主治】用于郁火未解，眼红迟迟不退，羞明流泪，涩痒并重之沙眼性结膜炎、急慢性结膜炎、巩膜炎、角膜炎等。

【方解】本病多因"火""热""瘀""风"而发，以实证居多。治疗多从泻火、清热、通瘀、祛风四个环节入手。草决明、菊花、密蒙花、黄芩、桑叶清热祛风退翳明目；连翘、栀子清热泻火。

【现代研究】菊花具有扩张血管、增加血流量、降低血压、缩短凝血时间、抗炎、镇静等作用；栀子具有保肝利胆、抗炎、抗病原体、镇静催眠等作用；黄芩具有抗炎、抗菌、抗自由基、降压、促凝血等作用；连翘具有抗病原微生物、解热、抗炎、保肝、抗过敏、镇吐等作用；桑叶具有降血糖、降血脂、抗菌、抗炎、抗氧化、抗肿瘤、抗应激、降压等作用；决明子具有降血压、降血脂、抗病原体、免疫调节、保肝、抗癌等作用。

【用方经验】韦老认为，若病久不愈，邪气尚盛，正气已衰，治宜扶正祛邪，标本兼顾，辅以养阴益气、润肺生津之品。如用适量冰糖炖银耳，每日3 g，连服2周，对本病的治疗和防止复发有辅助作用。

## 新制滋水清肝饮（黎家玉经验方）

【组成】熟地黄10 g，生地黄5 g，山茱萸10 g，怀山药10 g，茯苓20 g，牡丹皮10 g，泽泻10 g，柴胡6 g，白芍药10 g，女贞子10 g，墨旱莲15 g，沙参12 g。

【功效】滋阴清热。

【主治】用于阴虚热郁之白睛、黑睛、瞳神疾病。如干眼、泡性结膜炎、慢性虹膜睫状体炎、慢性球后视神经炎等。多兼见腰膝酸软，头晕目眩，耳鸣耳聋，遗精盗汗，舌燥咽痛，舌质红，舌苔少，脉沉细。

【加减】若阴虚甚者，加桑椹滋阴养血；阴虚而火旺盛者，加知母、黄柏、玄参等以加强清热降火之效；脾虚气滞者，加白术、砂仁、陈皮等以防碍气滞脾；便溏者，熟地黄减量，重用山药、茯苓，或加莲子、芡实以健脾渗湿。

【方解】本方乃黎家玉之经验方。方中以六味地黄汤滋补肝肾之阴为君，再以生地黄与熟地黄配伍，女贞子与墨旱莲配伍，助君滋补肝肾；佐柴胡与白芍药配伍以疏肝清热，入沙参以增滋阴润燥之效。诸药合用，共奏滋补肝肾，降火明目之功。

【注意事项】本方药性偏于滋腻，脾胃虚寒，大便溏薄者，或脾虚泄泻者慎用。

【现代研究】六味地黄汤具有滋养强壮，抑制异化作用亢进，调整内分泌与自主神经，降血压和血糖等多种作用。女贞子能强免疫功能，抗炎，抗变态反应，能对抗环磷酰胺致小鼠白细胞下降，清除自由基，降低血清胆固醇、甘油三酯含量，增加冠脉血流量。墨旱莲亦可增加冠脉血流量，降低耗氧量，增强耐缺氧能力，并能抗凝、促纤溶。实验研究证明六味地黄汤具有增强细胞免疫、抗肿瘤、降血脂、抗动脉硬化、降血压、降血糖、耐缺氧、保护肝肾功能、抗化疗药物毒副反应和抗衰老等作用。女贞子与墨旱莲配伍具有增强免疫功能、降血脂、抗血栓形成、抗氧化、耐缺氧、护肝和镇痛等作用。

【用方经验】黎家玉认为《金匮要略》的狐惑病类似于西医学的白塞病，其主要病机是湿热郁滞化毒，晚期由于病情反复，常引起气阴两虚。部分患者反复眼底出血，虽然眼底出血容易吸收，但不久又复出，对如此之痼疾，黎家玉强调辨证求因论治，不可滥施止血或攻伐之剂。对于久病者，只要不是大量出血，一般应以滋阴降火为主，方用新制滋水清肝饮加减。有各种兼证者应灵活依症施治。黎家玉又认为视网膜静脉周围炎之肾虚肝郁宜用本方加减治疗。常见于患者了解本病为顽疾之后，形成思想包袱，情志不悦，忧虑人生前程。症见头晕目眩，失眠噩梦、胸胁苦满、易发脾气、腰酸腿软、口苦咽干等。黎家玉还认为肝气郁结兼见肾阴虚，证属虚实夹杂之视神经炎、视神经萎缩等疾病，可用本方加减治疗。

## 新制驻景丸（黎家玉经验方）

【组成】楮实子10 g，枸杞子10 g，五味子10 g，党参10 g，熟地黄10 g，菟丝子10 g，海龙（或海马）10 g，紫河车10 g，蛤

眼科国医圣手时方

蚧 1 尾。

【功效】滋补肝肾，兼补气血。

【主治】肝肾两虚所致之各种瞳神疾患，如视神经萎缩、视网膜色素变性、年龄相关性黄斑变性等。

【加减】饮食减少或不易消化，或呕恶吞酸，加干姜以温中散寒；腹痛不止，加炒吴茱萸以散寒止痛；腰膝酸痛者，加胡桃肉以补肾助阳，强腰膝；气虚甚者，可加黄芪、五爪龙以增补气之效。

【方解】方中以熟地黄、紫河车补肾养精，益气养血为君；楮实子、菟丝子、枸杞子、五味子补肝滋阴，养肝明目；佐以党参、海龙、蛤蚧同用以增补益之效。诸药合用，共奏滋补肝肾，兼补气血之功。

【注意事项】孕妇、阴虚火旺或有湿浊者忌服。

【现代研究】菟丝子、枸杞子、五味子影响下丘脑单胺递质的含量，有抗疲劳、抗氧化等作用。熟地黄能对抗连续服用地塞米松后血浆皮质醇浓度的下降，防治肾上腺皮质萎缩，具有抗地塞米松对垂体-肾上腺皮质系统的抑制作用，可促进肾上腺皮质激素的合成。紫河车含有多种酶系统，能增强机体抵抗力，具有免疫作用。海马能延长小鼠缺氧状态下的存活时间，有较好的抗应激能力。蛤蚧的提取物对小鼠遭受低温、高温、缺氧等应激刺激有明显保护作用。

【用方经验】黎家玉主要用本方治疗肾虚型青风内障、圆翳内障、视神经炎、视神经萎缩、高风雀目、目偏视、视疲劳等。如开角型青光眼属肝肾不足之男性较晚期患者，症见视功能日渐损害，视物模糊，视野缩小，暮无所见，头眩多梦，腰酸腿软，眼压不稳定，脉沉细弱者。

## 治气滞血瘀型眼科血症方 （张梅芳经验方）

【组成】桃仁 12 g，当归 9 g，红花 9 g，生地黄 9 g，甘草 3 g，牛膝 9 g，赤芍 6 g，川芎 5 g，桔梗 5 g，柴胡 3 g，枳壳 9 g，三七末 3 g（冲服），毛冬青 12 g，海螵蛸 12 g。

【功效】活血化瘀，行气解郁。

【主治】主要用于气滞血瘀所致的眼内出血。兼见头胀眼痛，胸胁胀痛，或情志抑郁，食少嗳气，或忿怒暴悖，烦躁失眠，舌质红有瘀点，舌苔薄白，脉弦或涩。

【加减】出血初期者，加荆芥炭、血余炭、白茅根、仙鹤草、生地黄、牡丹皮以凉血止血，或加生蒲黄祛瘀止血；眼底出血较多者加三七片、丹参以化瘀止血；视盘、视网膜及黄斑部水肿明显者，为血不利化为水，宜加车前子、白茅根、泽兰、益母草以活血利水消肿；失眠多梦者加珍珠母、首乌藤以镇静安神。

【方解】方中以桃仁活血化瘀为君；用当归、红花、赤芍、牛膝、川芎助君祛瘀之力；佐以柴胡疏肝理气，升达清阳，桔梗开宣肺气，载药上行，直达病所，使气行则血行；生地黄凉血清热以除瘀热，合当归又滋养阴血，使祛瘀不伤正；以甘草调和诸药。诸药合用，使血活气行，瘀化热清，肝气舒畅，诸症自愈。本方乃《医林改错》治疗胸中瘀血之方，有活血化瘀，行气解郁之效，活血以行气，行气以化瘀，符合气血相依的原则。眼科主要用于气滞血瘀所致的眼内出血及视神经病变。

【注意事项】气虚血瘀，热壅血瘀或阴虚阳亢者，不宜使用本方；虚寒性出血及孕妇忌用。

【现代研究】方中桃仁、红花、赤芍、川芎均可抑制血栓形成，还能扩张冠状动脉及外周血管而降低血压；柴胡、当归也有降血压作用，当归还能轻度降低血脂，抑制冠状动脉粥样硬化形成。实验研究证明，血府逐瘀汤对微循环、血液流变性、心血管、糖和脂类代谢、免疫功能系统和内分泌系统等均有不同的影响，如对微循环的影响可促使微循环障碍病理过程恢复。同时，该方还有镇痛、抗炎、镇静和抗缺氧等多方面作用。

【用方经验】张梅芳将本方主要应用于气滞血瘀所致的玻璃体出血、视网膜静脉周围炎、高血压性视网膜病变、动脉硬化性视网膜病变等，全身多兼见心烦易怒、胸胁胀痛、舌紫暗或有瘀斑、脉细涩等。有新鲜出血者，可加祛瘀止血药，如血竭 3 g（冲服）、花蕊石 12 g 等；瘀血久治不愈者，可加茯苓 9 g、陈皮 5 g、法半夏 9 g 等益气燥湿化痰软坚之品。

## 治痰瘀互结型眼科血症方（张梅芳经验方）

【组成】党参 15 g，麦冬 12 g，五味子 6 g，茯苓 12 g，法半夏 12 g，陈皮 6 g，甘草 3 g，竹茹 6 g，泽兰 9 g，瓦楞子 15 g，枳实 9 g，郁金 9 g，毛冬青 12 g，三七末 3 g（冲服），仙鹤草 12 g。

【功效】益气除痰，活血化瘀。

【主治】视力下降，眼前有黑影飘动，眼底视网膜水肿、渗出，视网膜有新生血管、出血，玻璃体可有灰白增殖条索或与视网膜相牵、视网膜增殖膜；形盛体胖，头身沉重，身体某部位固定刺痛，口唇或肢端紫暗；舌紫有瘀斑，苔厚腻，脉弦滑。

【加减】有玻璃体疣及渗出物者，可加行气化痰散结药，如白芥子 6 g、香附 9 g。如有出血者，加血竭 3 g（冲服）以祛瘀止血。胸中烦热者，加黄连以清热除烦。玻璃体有灰白增殖条索、视网膜增殖膜者，酌加浙贝母、昆布、海藻、莪术以活血软坚散结。

【方解】本方乃温胆汤（《外台秘要》）合生脉散（《医学启源》）加减而成。方中以法半夏降逆和胃、燥湿化痰，党参益气为君药。辅以竹茹清热化痰，瓦楞子、枳实行气消痰，使痰随气下，麦冬养阴清肺而生津，泽兰、毛冬青活血化瘀，三七、仙鹤草止血，且三七化瘀生新，止血不留瘀，化瘀不伤正。佐以郁金、陈皮理气燥湿，茯苓健脾渗湿，五味子益气生津。以甘草益脾和胃，协调诸药。诸药配伍，共奏益气除痰，活血化瘀之功。

【注意事项】无热象或伤津者慎用，虚寒者忌用。

【现代研究】温胆汤的半夏具有镇咳祛痰作用，陈皮调整胃功能，茯苓有利尿镇静作用。方中的党参、麦冬、五味子则具有增加冠状动脉血流量，耐缺氧，促进免疫功能的作用。药理研究同时证明，党参、麦冬、五味子具有改善心功能，增加冠状动脉血流量，抗心肌缺血，改善微循环等作用。

【用方经验】张梅芳认为老年性黄斑变性在中医属于"视瞻昏渺"范畴。为目珠外观端好，瞳神内无翳障气色，但觉视觉昏矇的病症。早在《诸病源候论》中已有"目暗不明候"和"目茫茫候"的记载。而《证治准绳·七窍门》也记述："谓目内外别无症候，但自视昏渺，蒙昧不清也。有神劳，有血少，有元气弱，有元精亏而昏渺者，致害不一。"张梅芳认为脾主运化，喜燥恶湿。本病多因脾虚运化失职，聚生痰湿，精微不化，目失其养；年逾五旬，肾精亏损，不能上荣于目；久病必瘀，与顽痰互结，阻滞脉道；以上诸因均可导致目窍失养，玄府萎闭，神光渐泯。所用温胆汤合生脉散乃治疗痰瘀互结型老年性黄斑变性之良方。

## 十全明目汤（肖国士经验方）

【组成】熟地黄 20 g，枸杞子 15 g，桑椹子 15 g，蒺藜子 15 g，覆盆子 15 g，楮实子 15 g，女贞子 15 g，菟丝子 15 g，决明子 15 g，车前子 15 g。

【功效】滋补肝肾，明目固睛。

【主治】肝肾不足引起的内障眼病。如视瞻昏渺、云雾移睛、萤星满目、高风雀目、青盲、青风内障、圆翳内障早期以及体虚流泪、干涩昏花、头昏耳鸣、失眠多梦、腰痛神疲、脉弦细者。

【加减】瞳神缩小者加茺蔚子 12 g、青葙子 12 g；瞳神散大者加五味子 10 g、醋炒香附子 12 g；伴有流冷泪者加川椒子 6 g、诃子 6 g；伴有瘙痒者加地肤子 15 g、牛蒡子 10 g；伴有遗精者加金樱子 15 g、益智 10 g；伴有头痛者加蔓荆子 15 g、苍耳子 10 g。此外还可根据病情，酌加其他相应的非子类药物。

【方解】本方以熟地黄为君，取其善滋肾水，益真阴，生精血，通血脉，利耳目，乌须发。《本草正》云："阴虚而神散者，非熟地之守，不足以聚之；阴虚而火升者，非熟地之重，不足以降之；阴虚而躁动者，非熟地之静，不足以镇之；阴虚而刚急者，非熟地之甘，不足以缓之。"枸杞子、桑椹子、蒺藜子、覆盆子、楮实子、女贞子补益肝肾、益精明目；菟丝子蔓延草上，无根假气而生，补而不峻，益阴固阳；以决明子清肝明目为佐；以车前子利水明目为使。多种子类药物并用，以收其明目固睛之功。全方药共十味，故名十全明目汤。

【注意事项】脾胃虚寒及肾虚者忌用。

【现代研究】方中熟地黄有显著的强心、利尿、保肝、降血糖、抗增生、抗渗出、抗炎、抗真菌、抗放射等作用；枸杞子有调节机体免疫功能、抑制肿瘤生长和细胞突变、延缓衰老、抗脂肪肝、调节血脂和血糖、促进造血功能等方面的作用；桑椹子有调节免疫功能的作用；蒺藜子有降血压、利尿、抑菌等作用；覆盆子具有抑菌、雌激素样作用；楮实子具有抑菌、利尿等作用；女贞子有降血脂、降血糖、抗肝损伤、抗炎、抗变态反应等作用；决明子有抗菌、降血压、降血脂、抗血小板聚集、保肝和泻下等作用；车前子有利尿、祛痰、镇咳、平喘、抗菌的作用。

【用方经验】肖国士教授将本方用于肝肾不足，肾阴亏虚的内障眼病。肝肾不足是眼科临床常见的病理现象，多由精神、生活、环境、衰老、饮食、性欲等因素诱发，或脏腑本身的阴阳偏盛、相互关系失调、生理功能紊乱等因素引发。所以用善滋肾水的熟地黄为君，使神散得聚，火升得降，躁动能镇，刚急能缓。加上善补肝肾的臣药和清肝利水明目的佐使药，从而组方全面，相得益彰，随证加减，疗效卓著。

## 滋阴消障汤（肖国士经验方）

【组成】生地黄 15 g，玄参 15 g，麦冬 10 g，石决明 15 g，枸杞子 15 g，蕤仁 12 g，白蒺藜 12 g，菊花 10 g，女贞子 15 g，墨旱莲 15 g。

【功效】滋养肾阴，补肝祛风。

【主治】阴津亏损所致的内外障眼病。如黑睛宿翳、神水将枯、云雾移睛、视瞻昏渺、青风内障、肝虚雀目、消渴损目、萤星满目、神光自现、圆翳内障早期以及肝虚流泪、干涩昏花，伴咽干口渴、头昏耳鸣、心烦失眠、肠燥便秘、舌红少津、脉弦细数者。

【加减】伴气虚加黄芪 15 g、党参 12 g；伴血虚加当归 12 g、白芍 12 g；伴脾虚去玄参，加白术 10 g、茯苓 15 g、黄芪 15 g；伴头痛加蔓荆子 10 g、白芷 10 g；伴目痒加蝉蜕 6 g、地肤子 15 g；黑睛宿翳加蝉蜕 6 g、木贼 10 g；神水将枯加熟地黄 15 g、天冬 12 g，或石斛 15 g、玉竹 15 g；瞳神紧小或干缺加青葙子 12 g、茺蔚子 12 g；云雾移睛加茯苓 15 g、车前子 15 g，或昆布 12 g、海藻 12 g；视瞻昏渺加桑椹子 15 g、五味子 6 g，或香附 10 g、丹参 15 g；萤星满目加知母 15 g、黄柏 15 g；神光自现加煅磁石 15 g、赭石 15 g；消渴损目加白茅根 30 g、仙鹤草 15 g；圆翳内障早期加煅磁石 15 g、神曲 10 g。

【方解】本方以生地黄、玄参、麦冬增液润燥为君；以女贞子、墨旱莲滋养肾阴为臣；以枸杞子、白蒺藜、蕤仁补肝祛风为佐；以石决明、菊花清肝潜阳为使。故善治阴虚及阴虚火旺、阴虚阳亢之目病。滋水可以抑制火燥，补肝清肝可以明目消障，故名滋阴消障汤。

【注意事项】脾胃虚寒者忌用。

【现代研究】方中生地黄具有止血、抗炎、镇静、利尿等作用；玄参有强心、降血压、扩血管、抗菌等作用；石决明有抑菌、保肝、抗凝等作用；麦冬具有强心、增强免疫力等作用；蕤仁具有清热、镇静、降血压、抗感染的作用；枸杞子有调节机体免疫功能、抑制肿瘤生长和细胞突变、延缓衰老、抗脂肪肝、调节血脂和血糖、促进造血功能等方面的作用；白蒺藜能提升睾酮水平；菊花具有扩张血管、增加血流量、降低血压、缩短凝血时间、抗炎、镇静等作用；女贞子有降血脂、降血糖、抗肝损伤、抗炎、抗变态反应等作用；墨旱莲具有抑菌、保肝、增强免疫功能、止血等作用。

【用方经验】肖国士教授将本方用于阴津亏损所致的内外障眼病。阴阳本是相对而存在，自动调节而保持相对的平衡。阴虚目病的产生，包括自发与诱发两大因素。高热、呕泻、失血、辛热食物、温燥药物、各种中毒为诱发因素。脏腑本身的阴阳偏盛，调节功能紊乱，不能保持相对的平衡和稳定为自发因素。眼科阴虚证临床为何多见？因目为肝窍，肝为刚脏，阴本易亏，赖肾水涵养。目为上窍，火性炎上，诸般火邪，易灼烁真阴。而且阴虚易阳亢，阴虚易火旺，阴虚阳亢易动内风，三者同源异流，所以滋阴可收潜阳、降火、息风之功。凡阴虚目病兼见头痛眩晕、耳鸣面赤、烦闷心悸、失眠、震颤、痉挛、麻痹者，均可加减使用，往往能收到特殊的效果。

## 赤痛祛邪汤（肖国士经验方）

【组成】羌活 6 g，防风 10 g，蔓荆子 10 g，菊花 10 g，黄芩 10 g，白薇 10 g，车前子 15 g，酒炒大黄 12 g。

【功效】祛风解表，清热利水。

【主治】由外感或内伤引起的眼部赤痛。如睑硬睛痛、睑缘赤烂、眦帷赤烂、风赤疮痍、实热生疮、暴风客热、天行赤眼、赤丝虬脉、赤脉传睛、赤脉下垂、血翳包睛、火疳、风轮赤豆、聚星障、凝脂翳、花翳白陷等均可应用，可收祛邪退翳之效。

【加减】睑硬睛疼加牛蒡子 12 g、白芷 10 g；睑弦赤烂加连翘 15 g、地肤子 15 g；眦帷赤烂加竹叶 10 g、木通 10 g；风赤疮痍加赤芍 10 g、牡丹皮 10 g；实热生疮加金银花 15 g、连翘 15 g；暴风客热加麻黄 6 g、石膏 15 g；天行赤眼加蒲公英 15 g、板蓝根 15 g；金疳、风轮赤豆加桑白皮 12 g、地骨皮 12 g；火疳加黄连 6 g、栀子 10 g、牡丹皮 10 g、赤芍 10 g；椒疮、粟疮加红花 6 g、赤芍 10 g、或茯苓 15 g、秦皮 10 g；赤丝虬脉、赤脉传睛、赤膜下垂或血翳包睛、抱轮红赤均需加生地黄、牡丹皮、赤芍、红藤等清热凉血之品；聚星障、凝脂翳、花翳白陷早期，均需加金银花、连翘、蒲公英、板蓝根等清热解毒之品，恢复期加蝉蜕、木贼、白蒺藜、谷精草等退翳明目之品；脾虚便溏者去酒大黄，加苍术 10 g。

【方解】本方以羌活、防风辛温解表为君；以蔓荆子、菊花辛凉解表为臣，合而用之祛邪从汗解；以黄芩清解燥湿，白薇清热凉血为佐，使邪热从内消散；以车前子利水渗湿，导邪从小便出；以酒大黄泻火导滞，导邪从大便出而为使。这样祛邪易尽，邪去目康，赤痛自消。赤痛为外眼病的常见症状。外眼病以祛邪为主，此方可为外眼病的基本方，故名赤痛祛邪汤。

【注意事项】阴亏血虚者、脾胃虚寒者、孕妇慎用，血虚痹痛者忌服。

【现代研究】方中羌活有解热、抗炎、镇痛、抗心律失常等作用；防风有镇痛、镇静、解热、抗过敏等作用；蔓荆子有降血压、镇痛、抗炎等作用；菊花具有扩张血管、增加血流量、降低血压、缩短凝血时间、抗炎、镇静等作用；黄芩具有抗菌、抗病毒、抑制免疫反应、解热、镇静、保肝、利胆的作用；白薇具有强心、抑菌、解热、利尿等作用；车前子有利尿、祛痰、镇咳、平喘、抗菌等作用；大黄有泻下、利胆、保肝、止血、降血脂、抗感染、抗炎、解热等作用。

【用方经验】肖国士教授将本方用作病毒感染性眼病、变态过敏性眼病及各种疼痛性眼病的首选方药，也是配伍治疗细菌感染性眼病、各种外伤眼病的常用方。本方以祛风解表为主，兼用清热利水通便之药。临床运用极为广泛，凡症见红肿疼痛、流泪湿烂、瘙痒、翳膜，或伴有恶寒发热、头痛身痛、脉浮弦或浮数、苔薄白或黄者，均可选用。

## 通玄解郁汤（肖国士经验方）

【组成】柴胡 10 g，白芍 12 g，香附 10 g，郁金 10 g，丹参 15 g，石菖蒲 6 g。

【功效】疏肝理气，活血祛瘀。

【主治】玄府郁闭所致的各种眼病。如视瞻昏渺，视瞻有色，云雾移睛，视正反斜，视赤如白，神光自现，眼珠胀痛、青盲、暴盲、高风、青风、绿风内障以及妇科的痛证、血证均可使用，都可收到郁解目明之效。

【加减】气虚加黄芪 15 g、党参 12 g；血虚加当归 10 g、川芎 6 g；夹热加黄芩 10 g、栀子 10 g；夹寒加细辛 3 g、吴茱萸 6 g；夹湿加苍术10 g、蔻仁6 g；夹痰加法半夏10 g；营卫不和加生姜10 g、大枣10 g；经络郁阻加桑枝15 g、姜黄12 g；神珠自胀加黄芪15 g、夏枯草15 g；眉棱骨痛加蔓荆子12 g、白芷12 g；青风内障加槟榔15 g、五味子10 g；视瞻昏渺加枸杞子15 g、白蒺藜12 g；云雾移睛加车前子、茯苓各15 g；暴盲夹血热者加牡丹皮10 g、栀子10 g；夹血瘀者加地龙12 g、水蛭10 g；行经目痛、妊娠目痛、产后目痛，或合四物汤或合八珍汤或合逍遥散，以适应女性特有的病情。

【方解】本方以柴胡、白芍疏肝柔肝为君；香附、郁金理气解郁为臣；以丹参活血祛瘀为佐；以石菖蒲开窍和中为使。调理五脏，以调肝为主；调理气血，以调气为主。本方善于通玄府、解郁滞，故名通玄解郁汤。

【注意事项】气虚无滞、阴虚阳亢、阴虚失血血热者忌用，孕妇慎服。

【现代研究】方中柴胡具有解热、抗炎、促进免疫功能、抗肝损伤等作用；白芍有扩血管、降血压、护肝、解痉、镇痛的作用；香附有解热、镇痛、降温、强心、抗炎、抗菌、拟雌激素样作用；郁金有降血脂、抗真菌的作用；丹参有改善微循环、改善血液流变性、抑制血小板聚集、抗血栓、抗炎、镇静、提高耐缺氧能力、促进组织的修复与再生、抗动脉粥样硬化、促进免疫功能、抑菌等作用；川芎有抗血栓形成、镇静、抗菌、抗病毒等作用；郁金有扩张血管、降血脂等作用；石菖蒲具有抗惊厥、镇静催眠、降温、抗肿瘤的作用。

【用方经验】肖国士教授用本方重在调理气血，在此基础上再结合脏腑经络辨证，以通玄府，解郁明目。玄府闭塞在眼部主要表现为脏腑经络、阴阳、气血失调，常与精神因素、神经体液调节及内分泌功能紊乱有关。临床表现有三多：即矛盾交织、虚实互见、寒热错杂的多，故治疗上重在调理，以改变机体内在的病理条件，恢复眼的生理功能。

## 止血化瘀汤（肖国士经验方）

【组成】白茅根30 g，益母草15 g，仙鹤草15 g，茜草根12 g，花蕊石6 g，槐实12 g。

【功效】凉血止血，活血化瘀。

【主治】眼科血证。如眼外伤所致的白睛溢血、振胞瘀痛、瘀血灌睛、血灌瞳神，或由眼内出血引起的视瞻昏渺、云雾移睛、暴盲等均可适用，可收血止目明之功。

【加减】白睛溢血去花蕊石，加地骨皮15 g；振胞瘀痛加苏木10 g、红花6 g、刘寄奴12 g、泽兰12 g；瘀血灌睛合四物汤；血灌瞳神合小蓟饮子；由出血引起的视瞻昏渺合二至丸；云雾移睛加昆布12 g、海藻12 g，或合猪苓散加减化裁；其他如视网膜中央静脉阻塞合补阳还五汤；视网膜静脉周围炎加虎杖15 g、墨旱莲15 g、金钱草15 g、白花蛇舌草30 g，或合洗心汤（黄连、生地黄、木通、甘草、栀子、当归尾、菊花）加减；高度近视眼底出血合定志丸加黄芪15 g、枸杞子15 g；糖尿病或高血压视网膜病变合滋阴消障汤；外伤性眼底出血合破血汤（刘寄奴、红花、生地黄、赤芍、菊花、苏木、牡丹皮、桔梗、甘草）加减；各种原因引起的玻璃体积血可加三七3 g、血竭3 g、昆布12 g、海藻12 g。

【方解】本方以白茅根、茜草根、仙鹤草凉血止血为君；以益母草行血祛瘀为臣；以花蕊石止血化瘀为佐；以槐实止血清肝为使。本方功效止血化瘀，能使眼内外出血迅速控制和吸收，故名止血化瘀汤。

【注意事项】脾胃虚寒、气血亏虚忌用，无瘀血者慎服，孕妇禁用。

【现代研究】方中白茅根具有止血、利尿、抗菌等作用；益母草有兴奋子宫、抑制血小板聚集、抗血栓、改善冠脉循环、护心等作用；仙鹤草有止血、强心、抗菌、抗炎、杀虫等作用；茜草根有止咳、祛痰、抑菌、利尿等作用；花蕊石具有止血的作用；槐实具有止血、凉血、降血压等作用；血竭有抗菌、止血等作用；三七有止血、抗血栓、促进造血、扩血管、抗炎、保肝、抗肿瘤、镇痛等作用。

【用方经验】肖国士教授将本方用于内外因所致各眼科血证。眼科血证，审其病因，主要有六：一是外伤出血，眼部组织结构精细，轻微的外伤可使血管破裂而出血；二是炎性出血，眼部血管因炎性刺激，血液中的成分破壁而出，血热妄行者属此；三是变性出血，眼内组织因退行性变使血管脆性增加，凝血机制不良而出血，气不摄血、脾不统血者属此；四是血管硬化出血，眼内动脉硬化，血管壁增厚，血流量减少，严重者可使视网膜缺血，组织坏死出血；五是血管栓塞出血，如视网膜静脉阻塞，血液回流受阻，势必破壁外溢；六是压迫性出血，多见于颅内占位性病变。临证时可根据不同的病因酌加凉血、活血、补血、养阴、收敛的药物，标本兼治。在眼科血证中，眼底出血占重要地位，因它具有吸收缓慢、并发症多、致盲率高的病理特点，一旦发生应尽快把血止住。出血停止则应分别改用活血化瘀、滋养明目、淡渗酸收的药物，以促其病灶的吸收和视功能的恢复。在加减运用中，炭类止血药可酌情加入，此类药物用祛风清热、凉血活血药炒黑或炭化之后，其性味就有相应的改变，多具收敛性，在一定程度上增加了止血效果，各种类型的出血均可使用。

## 软坚散结方（祁宝玉经验方）

【组成】防风 10 g，陈皮 8 g，清半夏 10 g，茯苓 12 g，连翘 10 g，杏仁 10 g，焦三仙各 6 g，牡蛎 15 g，浙贝母 10 g，白术 10 g，香附 10 g，川芎 8 g。

【功效】软坚散结。

【主治】有形之邪结聚于眼所致之眼病。症见胞睑肿胀生疖，或见白睛表层生玉米样小泡，或白睛里层隆起且疼痛。临床上治疗范围较广，适用于针眼、泡性结膜炎、巩膜炎、眼底相关病变等眼病。

【加减】眼部疮疡肿疖，可加荆芥、白芷、天花粉、鱼腥草、金银花；泡性结膜炎及巩膜炎者可加黄芩、瓜蒌皮、牛蒡子、夏枯草；眼底增殖性改变及硬性渗出者可加瓜蒌皮、天花粉、海藻、海浮石、鸡内金；视网膜血管阻塞性疾病可加活血化瘀之品；眼底某些退行性眼病可加茺蔚子、王不留行、玄参、鳖甲、毛冬青、漏芦；眼底钝挫伤后期可加泽兰、三七、地龙、槟榔等。

【方解】本方应用范围较广，皆为有形之实邪上聚于目所致，结于胞睑故见肿胀生疖，聚于白睛可见小泡生成或隆起，阻于眼底可致相关疾病。本方是在继承的基础上结合具体实践而逐渐形成的，而不是杜撰随意拼凑而成，其渊源与枳实导滞汤、香砂枳术丸、保和丸、六郁汤有关。

本方在二陈汤基础上加白术，其旨在健脾燥湿、化痰，再加理气之香附，川芎因欲求其散，必通其气，连翘、杏仁、焦三仙、浙贝母、牡蛎乃为散结软坚之品，全方共奏散结软坚之功。

【现代研究】方中防风有解热、抗炎、镇静、镇痛、抗惊厥、抗过敏等作用；陈皮有抑制胃肠运动、扩张气管、祛痰、利胆、降低血清胆固醇等作用；半夏可抑制呕吐中枢而止呕，各种炮制品对实验动物具有明显的止咳作用；茯苓具有利尿、镇静、降低血糖等作用；连翘有广谱抗菌作用，另外还有抗炎、解热等作用；杏仁能抑制咳嗽中枢而起镇静止咳平喘的作用，另有抗炎、镇痛等作用；山楂所含脂肪酸能促进脂肪消化，并增加胃消化酶的分泌而促进消化；神曲有增进食欲，维持正常消化功能等作用；麦芽所含淀粉酶能分解淀粉为麦芽糖和糊精，并有促进胃液分泌的作用；牡蛎有镇静、镇痛、抗惊厥、降血脂、抗凝血、抗血栓等作用；浙贝母具有明显的镇咳作用，还有镇静、镇痛等作用；白术对肠管活动有双向调节作用，具有促进细胞免疫功能、保肝利胆、利尿、降血糖、抗血凝、抗菌、抗肿瘤等作用；香附具有保肝利胆、强心、降血压等作用；川芎有抗血栓形成、镇静、抗菌、抗病毒等作用。

【用方经验】祁老在论述散结法中云："消者，去其壅也，脏腑、经络、肌肉之间，本无此物，而忽有之，必为消散，乃得其平。"而所结有形之邪，无论气、血、痰、食、水、虫，欲求其散，通调气机，当不可少。故临床上凡见有形之邪所致之眼病，皆可以本方加减而论之。

眼科国医圣手时方

## 内外障丸（韦玉英经验方）

【组成】熟地黄240 g，归身180 g，川连60 g，柴胡60 g，菊花240 g，枸杞子180 g，生地黄450 g，桑叶300 g，石决明300 g，青葙子300 g，决明子300 g，五味子150 g，炒枳壳150 g，女贞子300 g，川芎300 g，白芷300 g，蝉蜕180 g，凤凰衣300 g。上药共研细末，水泛为丸，日服2次，每服9 g。

【功效】滋阴降火，平肝补肾，清肝退翳。

【主治】角膜变性、角膜薄翳、角膜斑翳、早期白内障，证属肝肾阴虚者。

【方解】熟地黄、五味子、女贞子、枸杞子滋肝益肾；归身、川芎养血活血；生地黄、川连滋阴降火；青葙子、菊花、决明子清肝退翳明目；石决明平肝退翳明目；白芷、桑叶、蝉蜕祛风清热，消翳；柴胡、枳壳疏肝理气；凤凰衣能退新老翳障而明目。

【现代研究】熟地黄具有增强免疫力、抗衰老、抗甲状腺功能亢进等作用；当归具有降血脂、降低血小板聚集、抗血栓形成、增强免疫功能、抗炎、抗菌、镇痛、保肝等作用；川连具有抗病原微生物、抗炎、中枢抑制、抗心律失常、降压、抗心肌缺血、降血脂、抗血小板聚集、降血糖、抗溃疡、抗癌等作用；柴胡具有抗炎、抗惊厥、镇静、解热、镇痛、抗辐射、抗肝损害、抗溃疡、镇咳、抗氧化等作用；菊花具有扩张血管、增加血流量、降低血压、缩短凝血时间、抗炎、镇静等作用；枸杞子具有增强免疫、保肝、降血脂、降血糖、抗应激等作用；地黄具有强心、抑酸、增强免疫、止血等作用；桑叶具有降血糖、降血脂、抗菌、抗炎、抗氧化、抗肿瘤、抗应激、降压等作用；石决明有抑菌、保肝、抗凝等作用；青葙子、决明子具有降压、降脂、抗病原体、免疫调节、保肝、抗癌等作用；五味子具有抗肝损伤、抗氧化、抗应激等作用；炒枳壳具有抗过敏、清除肌酐、升压、镇痛等作用；女贞子具有增强免疫、降血脂、抑制动脉粥样硬化、降血糖、保肝降酶、抗炎抑菌等作用；川芎具有改善外周血液循环、抗血栓形成、降血脂、镇静镇痛、解除平滑肌痉挛等作用；白芷具有解热、抗炎、抗白内障、镇痛、抗氧化、改善循环等作用；蝉蜕具有抗惊厥、镇静、解热、镇痛、免疫抑制与抗过敏等作用。

## 益气明目丸（李传课经验方）

【组成】党参、黄芪、白术、山药、茯苓、菟丝子、黄精、柴胡、葛根、当归、丹参等，按现代化制剂工艺制成小丸剂。

【功效】补脾益气，活血化瘀。

【主治】脾胃气虚之视神经萎缩、视网膜色素变性、高度近视眼底退变等退行性眼底疾病。症兼见神疲乏力，食欲稍减，偶尔便溏，舌淡红，苔薄白，边有齿印，脉缓或缓弱。

【方解】本方所治之证因脾胃气虚，纳运无力而致目窍血流不畅之血瘀证。脾胃为营卫气血生化之源，脾胃气虚，纳运乏力，故神疲乏力、饮食减少；气虚而不能推动营血上荣，血瘀失运，目窍失养，致视力下降。治宜补脾益气，活血化瘀。

方中党参性味甘平，主归脾肺二经，以补脾肺之气为主要作用；黄芪甘温，善入脾胃，为补中益气要药，与党参共为君药；白术甘苦性温，主归脾胃经，以健脾、燥湿为主要作用，被前人誉为"脾脏补气健脾第一要药"；山药性味甘平，能补脾益气，滋养脾阴；黄精甘平，能补益脾气，又养脾阴，此三味药共为臣药；茯苓味甘淡性平，主入脾肾二经，具有健脾补肾利水渗湿的作用；菟丝子味辛甘平，能补肾益脾；柴胡苦辛，能升举脾胃清阳之气；葛根味辛升发，能升发清阳，鼓舞脾胃清阳之气上升，与上三味共为佐药；当归甘温质润，长于补血，为补血之圣药；丹参功善活血祛瘀，性微寒而缓，能祛瘀生新而不伤正，性寒又能凉血活血，与当归同为使药。诸药合用，共奏补脾益气、活血明目之功。

【注意事项】阴虚发热及内热炽盛者忌用。

【现代研究】方中党参有调节胃肠运动、

抗溃疡、增强免疫功能等作用；黄芪具有增强机体免疫功能，强心、降压、利尿，保护肾功能及保肝、抗肿瘤的作用；白术具有调整胃肠运动功能、抗溃疡、保肝、增强机体免疫功能、抗应激、增强造血功能等；山药有助消化、增强免疫、降血糖、抗氧化等作用；茯苓具有利尿、镇静、降低血糖等作用；菟丝子有增强免疫功能、降压等作用；黄精能提高机体免疫功能、抗结核杆菌、抑制真菌、升压降脂、抗衰老等作用；柴胡有解热、镇痛、抗炎、增强机体免疫功能、抗菌、抗病毒等作用；葛根能降血压、改善微循环、解痉、解热、降血糖等作用；当归能抗血小板聚集，抗血栓形成，促进血红蛋白及红细胞的生产，扩张血管，降低血脂，增强非特异性和特异性免疫功能，镇痛、镇静、抗炎、抗缺氧，体外抗菌等；丹参有改善微循环、改善血液流变性、抑制血小板聚集、抗血栓、抗炎、镇静、提高耐缺氧能力、促进组织的修复与再生、抗动脉粥样硬化、促进免疫功能、抑菌等作用。

益气明目丸治疗脾胃气虚型视神经萎缩和视网膜色素变性后血液流变学指标，均得以不同程度的改善，其中高切与低切全血比黏度、血浆黏度、红细胞电泳时间、纤维蛋白原等 5 项指标，与治疗前相比，差异均有非常显著性意义（$P < 0.05$）。通过动物实验观察，益气明目丸对视网膜缺血兔三磷酸腺苷酶（ATPase）和乳酸（LD）的影响，结果显示实验组与空白组比较，差异具有显著性意义（$P < 0.05$）；实验组与模型组和对照组比较，差异具有显著性意义（$P < 0.05$）；说明益气明目丸能恢复视网膜缺血所引起的视网膜能量代谢病理改变。

【用方经验】李传课教授认为视网膜色素变性、视神经视网膜萎缩、高度近视眼底退变等病以虚为主，他根据眼底血管变细，甚至血管闭塞等特征，提出这些病在脾胃气虚、或肝肾阴虚、或脾肾阳虚的同时，兼有血瘀，且瘀贯始终。本方重在治疗脾胃气虚所致之证，脾主运化水谷精微，为后天之本，脾运健旺，目得气营血之养则目光敏锐；胃主受纳、腐熟，为水谷之海，胃之清阳之气可温

煦濡养眼睛；脾胃气虚，则清阳不升，浊阴不降，致目失濡养，发生病变。

常规用量：党参 10 g、黄芪 20 g、白术 15 g、山药 10 g、茯苓 10 g、菟丝子 10 g、黄精 10 g、柴胡 10 g、葛根 10 g、当归 10 g、丹参 10 g；神疲乏力，纳差食少者，加神曲、鸡内金、薏苡仁以补脾和胃渗湿；大便稀溏者，加薏苡仁、扁豆、车前子以利水渗湿。

## 滋阴明目丸（李传课经验方）

【组成】熟地黄、黄精、枸杞子、菟丝子、三七、川芎、石决明、川牛膝、羌活、石菖蒲等药组成，按现代制剂工艺制成丸剂。

【功效】滋补肝肾，活血化瘀。

【主治】肝肾阴虚型之黄斑变性、视网膜色素变性、视神经萎缩、高度近视眼底退变等退行性眼底疾病。兼见眼干涩，视物昏矇，腰膝酸软，舌质红、无苔，脉细弦。

【方解】本方所治之证因肝肾亏损，精不上承，目失濡养，而神光衰减，视物昏矇之证。肝肾阴亏，不能上养清窍，濡养腰膝，则腰膝酸软。治宜滋补肝肾，活血化瘀。

方中熟地黄甘温质润，质润入肾，善滋补肾阴，填精益髓，抗衰老，除目昏，为君药；黄精甘平，能补益精髓，延缓衰老，改善头晕、腰膝酸软等症状；枸杞子能滋肝肾之阴，益精明目，为平补肾精肝血之品；菟丝子味辛甘平，能补肾益脾，与黄精、枸杞子助君药补益肝肾、明目除昏为臣；三七入肝经血分，功善止血，又能化瘀生新，有止血不留瘀，化瘀不伤正的特点，寓活中有止、止中有活之意；川芎辛温，能活血化瘀，行气止痛，为血中之气药，与三七共为佐药；石决明咸寒清热，质重潜阳，专入肝经，而有清泄肝热、镇潜肝阳、利头目之效，为凉肝、镇肝之要药，本品又兼有滋养肝阴之功，故对肝肾阴虚、肝阳眩晕尤为适宜；川牛膝味苦善降泄，能导热下泄，引血下行，以降上炎之火，与石决明共奏平肝潜阳之效；羌活辛温发散而防滞，又能引药上行；石菖蒲辛开苦燥温通，能开窍宣通，疏利目中玄府为使药；诸药合之，共奏滋补肝肾、平肝潜

阳，活血化瘀之功。

【注意事项】脾虚泄泻者慎用。

【现代研究】方中熟地黄有降血糖、利尿、抗真菌等作用；黄精有提高机体免疫功能、抗结核杆菌、抑制真菌、升压降脂、抗衰老等作用；枸杞子有增强免疫功能、促进造血功能、降血糖、降血压等作用；菟丝子有增强免疫功能、降压等作用；三七能够缩短出血和凝血时间，具有抗血小板聚集及溶栓作用；川芎有抗血栓形成、镇静、抗菌、抗病毒等作用；石决明有抑菌、保肝、抗凝等作用；川牛膝有降低血压、利尿、抗凝、降低血糖、抗炎、镇静等作用；羌活挥发油具有显著的解热、镇痛作用，以及一定的抗炎、抗过敏、抗菌作用；石菖蒲具有镇静和抑制皮肤真菌的作用。

滋阴明目丸治疗肝肾阴虚视网膜色素变性与老年黄斑变性的临床观察，治疗组与对照组比较，治疗组视力疗效总有效率为78.8%，对照组为34.3%，差异有显著性（$P < 0.05$），治疗组视野疗效总有效率为74.7%，对照组为33.7%，两组差异有显著性（$P < 0.05$），两组血液流变学指标比较，均以治疗组治疗后下降明显，有非常显著性差异（$P < 0.01$），说明滋阴明目丸不但有滋补肝肾的作用，也具有活血化瘀作用，可通过扩张血管，调节血管内皮细胞功能，改善微循环，以加强组织细胞的新陈代谢，增加组织细胞的营养，利于病损组织的修复，对视功能的恢复起了良好的作用；另有实验研究证明滋阴明目丸可能通过增加眼底抗氧化活性物质的含量，清除自由基，维持正常的生理功能，在一定程度上延缓或阻止光照对视网膜的损伤，从而达到保护视细胞的目的。

【用方经验】李传课教授认为对于老年性眼内病及眼底病，最应推崇朱丹溪"阳有余，阴不足"的论点，朱氏引申《内经》之旨，指出"年至四十，阴气自半"；"男子六十四岁而精绝，女子四十九岁而经断，夫以阴气之成，止供得三十年之视听言动"。这一阴常不足论的论点，正符合老年眼内病、眼底病的生理病理特点。肝藏血，肝为目之窍，肝受血而目能视，肾藏精，精充目明；年老阴亏，

肝肾不足，精血不足，目失所养，烁灼津液以致神光暗淡，或肝阳上亢，气血并逆，致瘀滞脉络。自拟滋阴明目丸，以滋补肝肾，活血化瘀。

常规用量：熟地黄15 g、黄精10 g、枸杞子15 g、菟丝子10 g、三七3 g、川芎10 g、石决明15 g、川牛膝10 g、羌活10 g、石菖蒲10 g。因虚火灼络而致黄斑部出血者加生蒲黄、墨旱莲、女贞子、知母、黄柏以滋阴降火、凉血止血；视盘水肿较甚者可加黄芪、郁金以助益气活血、化瘀消肿；眼干涩不适者可加天花粉、玄参以养阴清热活血。

## 眼表病变熏洗通用方
### （祁宝玉经验方）

【组成】黄连10 g，防风10 g，硼砂2 g，桔梗8 g，赤芍10 g，蝉蜕8 g，金银花15 g，生甘草6 g。

【功效】驱风清热，凉血活血，解毒退翳。

【主治】眼表疾病。

【加减】干眼加杏仁、玄参、生甘草；角膜炎加白蒺藜、密蒙花、钩藤、木贼；慢性结膜炎加黄芩、杏仁、菊花；浅层巩膜炎加黄芩、夏枯草、萆薢；疱疹性眼病加大青叶、板蓝根、茵陈、炉甘石、清开灵；红肿眵多加连翘、紫花地丁、生石膏；痛重加元胡、姜黄；热泪多加白蒺藜、木贼；冷泪多加密蒙花、薏仁；痒甚加白蒺藜、全蝎、凌霄花；硬结包块加大贝母（捣粉）、天花粉；睑痉挛加钩藤、全蝎、葛根、天麻；干涩易疲劳加杏仁、玄参、密蒙花、葛根。

【方解】《一草亭目科全书》中云："外障者，风凝，热积，血滞也，法当除风，散热，活血明目"，熏洗通用方功能基本与此论相类，酌加解毒之品即金银花，桔梗除引药上行外尚有宣肺祛痰、利咽排脓之功，且外障眼疾与肺关系密切。

【注意事项】眼睑皮肤有损伤，眼部有新鲜出血者（包括眼内）或有反复出血倾向的眼疾患者，不宜使用本法，经过临床实践用此法很少有过敏者，如洗后有过敏或使用不

当产生的烫伤者应不宜再用，老年及儿童患者可由家人代为施用。

【现代研究】黄连具有较强的抗菌作用，另外有抗急性炎症、抗癌、抗溃疡、利胆、抑制胃液分泌、抗腹泻等作用；防风有解热、抗炎、镇静、镇痛、抗惊厥、抗过敏等作用；硼砂对多种革兰氏阳性及阴性菌、浅部皮肤真菌及白色念珠菌有不同程度抑制作用，并略有防腐作用，对皮肤及黏膜还有收敛和保护作用；桔梗具有稀释痰液、镇咳、抗炎、镇痛、解热等作用；赤芍具有抑制血小板聚集、镇静、抗炎止痛等作用；蝉蜕具有抗惊厥作用，其酒剂能使实验性破伤风家兔的平均存活期延长，并具有镇静、解热等作用；金银花具有广谱抗菌作用，有明显的抗炎及解热作用；生甘草具有清热、抗炎等作用。

【用方经验】熏洗法是作为治疗的一种辅助治疗，故使用本法应根据病情需要，不必强调常用此法，尤其是某些棘手眼疾综合疗法是非常必要的，用西药眼水滴用无效者，可单用此法，不必伍用西药，但散瞳剂及激素类药物不在此列。

## 犀黄散（韦文贵经验方）

【组成】西月石粉60 g（将生月石粉研细，沙锅内微炒至松为度，用纸包裹，放在土上去火气，10 天即成），冰片 10 g，麝香 1 g，犀牛黄 1 g。

【功效】清热镇痛，退赤消肿，退翳明目。

【主治】沙眼、急性或慢性结膜炎、巩膜炎、角膜炎、角膜溃疡等。

【现代研究】冰片具有抗心肌缺血、保护脑组织、镇静、镇痛、抗炎、抗病原体等作用；麝香具有抗炎、镇痛、强心、降压、拟雄激素样作用、增强免疫、抗变态反应等作用。犀牛黄具有镇静、镇痛、抗惊厥、解热、抗炎、强心、降压、生血、抑制血小板聚集、抗病原微生物、调节免疫等作用。

【用方经验】韦老自制之眼药犀黄散不仅有清热、镇痛、退赤之功，而且有退翳明目之效。犀黄散制法：先用西月石15 g，冰片 10 g，麝香、犀黄各1 g，和匀共研约二小时，然后加入西月石45 g同研细，无声，舌粘无渣为度。瓷瓶收贮备用。用法：每日点眼 2 次，早晚分点，每次点半粒芝麻大为度。点于内眦部，点后闭眼 5～10 分钟。

眼科国医圣手时方

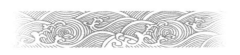

# 第二章 五轮主方

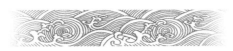

五行学说将眼由外至内分为胞睑、两眦、白睛、黑睛与瞳神五个部分，分别命名为肉轮、血轮、气轮、风轮与水轮五轮，内应于脾、心、肺、肝与肾五脏。胞睑在脏属脾，脾主肌肉，故称肉轮，脾与胃相表里，所以胞睑病变常与脾胃有关。两眦在脏属心，心主血，故称血轮，心与小肠相表里，所以两眦病变常与心和小肠有关。白睛在脏属肺，肺主气，故称气轮，肺与大肠相表里，所以白睛疾病常与肺和大肠有关。黑睛在脏属肝，肝主风，故称风轮，肝与胆相表里，所以黑睛疾病常与肝胆有关。瞳神在脏属肾，肾主水，故称水轮，因肾与膀胱相表里，所以水轮病变常与肾和膀胱有关。

## 自制肉轮病主方（张望之经验方）

【组成】茯苓30 g，黄连10 g，黄芩10 g，川芎10 g，牡丹皮24 g，滑石10 g，薄荷10 g。

【功效】健脾燥湿，清热解毒。

【主治】肉轮病或肉轮病术后，热毒上攻，舌质红，苔薄或黄，脉数。

【加减】风热外袭者可加桑叶、菊花、防风、白蒺藜以祛风清热；热毒炽盛者可加金银花、连翘；便秘加大黄、口渴加天花粉以清热解毒、生津止渴；湿热重者加茵陈、木通；痒者加苦参；小便黄者加生甘草；兼风者加牛蒡子、升麻等以清热利湿祛风。

【方解】本方所治肉轮病皆属热邪所致。肉轮属脾胃，《内经》云："脾苦湿，急食苦以燥之"；"急食甘以缓之，用苦泻之，用甘补之"。故方用甘淡之茯苓补脾渗湿为君，并用黄芩、黄连之苦寒，燥湿清热以泻火解毒；臣以川芎，辛温味薄气雄，能疏能通，能升能散，活血行气，走而不守，上行巅顶，既可载茯苓、黄连之功，能上升于肉轮，且免苦寒留滞而伤中；佐以牡丹皮清热活血散瘀；滑石利六腑通窍而清浊湿；以薄荷轻清凉散、上行祛风消肿为使，则共奏健脾燥湿、清热解毒之效。

【注意事项】脾胃虚寒者禁用，忌食辛辣食物。

【现代研究】茯苓有缓慢而持久的利尿作用，能促进钠、氯、钾等电解质的排出，有镇静、降血糖的作用；黄芩有抑菌、解热、镇静、降压、利胆、利尿等作用；黄连有广谱抗菌、利胆降压、解热等作用；川芎有扩张血管、抗血栓形成、抑菌、利胆等作用；牡丹皮有抗菌、抗炎、抗变态反应、解热、镇痛、抑制血小板聚集等作用；滑石有吸附、收敛、止泻等作用；薄荷有发汗解热、解痉利胆、止咳祛痰、抗病毒、抑菌等作用。

【用方经验】肉轮病虽可一方调治，但此方偏于苦寒，用时要顾其正气。偏气虚者可加黄芪，偏阴虚者可加生地黄等，若脾胃阳虚则应去黄连、黄芩、牡丹皮、薄荷等苦寒之品。无热证者，一般属于另类，要临证变通。

## 自制血轮病主方（张望之经验方）

【组成】淡竹叶30 g，栀子10 g，牡丹皮24 g，陈皮10 g，茺蔚子18 g，荆芥12 g。

【功效】清心凉血解毒，佐以祛风。

【主治】血轮病或血轮病术后，心火上炎证，症见眦部血脉红赤，或眦漏脓液黄浊自泪窍沁沁而出，或漏睛疮红赤肿痛，舌尖红，脉数等。

【加减】外感风热者加川芎、防风、菊花、薄荷以祛风清热；心火炽盛者加黄连、黄芩、大黄、连翘以泻心解毒；心阴不足者加柏子仁、麦冬、女贞子以滋阴养神；阴虚火旺者加生地黄、黄柏、知母以滋阴降火。

【方解】本方所治肉轮病皆因心火上炎所致。方中竹叶甘淡微寒入心、胃、小肠，功能清心除烦利尿，为君药；栀子苦寒，入心、肝、肺、胃、三焦，功能泻心除烦、清热利湿、凉血解毒，助君药同清心火、解毒、利尿，使邪热下行，也可同消疮疡；牡丹皮、茺蔚子寒凉入肝，协同栀子凉肝入目，助君药清热，同为臣药，又可破血化瘀，使热毒速解；陈皮、荆芥性辛温，能中和苦寒诸药之性为佐；又陈皮健脾调中顾其正，利气则可调理气机；荆芥入肝"散风热，清头目，……消疮肿"（《本草纲目》），导诸药入经，解毒消肿为使。诸药合用共奏清心凉血解毒之效。

【注意事项】脾胃虚寒者慎用，忌食辛辣炙煿食物。

【现代研究】淡竹叶有退热、利尿、抗肿瘤、抑菌等作用；栀子有利胆、降血压、抑菌等作用；牡丹皮有抗菌、抗炎、抗变态反应、解热、镇痛、抑制血小板聚集等作用；陈皮有升高血压、利胆、降胆固醇等作用；茺蔚子有降压、利尿、抗血栓形成等作用。

【用方经验】用方时要分辨症状虚实。虚则养阴，可加麦冬、女贞子、百合；火旺者加知母、黄柏、生地黄。实则泻火，加黄连、黄芩、木通；腑实便秘者加大黄；口渴者加天花粉；流冷泪者属风寒外袭，可去牡丹皮、栀子，加防风、羌活、当归、川芎、苍术祛风活血；阳虚者可加巴戟天、山茱萸、黑豆皮等温阳化湿。

## 自制攀睛主方（张望之经验方）

【组成】生地黄24 g，牡丹皮24 g，黄柏10 g，川牛膝15 g，桃仁10 g，芒硝10 g，竹叶10 g，三七粉2 g（冲服）。

【功效】凉血散瘀。

【主治】胬肉攀睛急性发作之热瘀证。症见：胬肉头尖体厚，红赤肿胀，作痒疼痛，流泪，舌质红，苔黄，脉数或弦。

【加减】风热偏盛者，加桑叶、菊花、薄荷、金银花以祛风清热解毒；心肺热盛者加栀子、黄连、桑白皮、地骨皮以清心泻肺；阴虚火旺者加知母、炙鳖甲以滋阴降火散结。

【方解】本方所治皆因心火炽盛之热结络瘀证。方中生地黄甘、苦、寒，归心、肝、肾经，功能凉血泻火、清热滋阴为君药；牡丹皮苦、微寒，功能凉血清热、活血散瘀，与生地黄同入心、肝、肾经，加强凉血泻火之功，使其胬肉蛰伏；黄柏苦、寒，归肾、膀胱、大肠经，功能泻火毒、退虚热，与牡丹皮助君药加强凉血泻火之功，使胬肉快速冰伏为臣药；川牛膝、桃仁、三七粉均可活血祛瘀为佐药，以消解攀睛生长之势。川牛膝引血下行；桃仁通便，使瘀热下行外排；

三七又消肿定痛；竹叶清心火，引诸药归经。诸药共奏凉血散瘀消肿之效。

【注意事项】虚寒者慎用，忌食辛辣食物。

【现代研究】生地黄有降压、镇静、抗炎、抗过敏、强心、利尿等作用；牡丹皮有抗炎、镇静、镇痛、降温、解热、解痉、利尿、降压、抗血小板聚集等作用；川牛膝有降脂、降糖、抗炎、镇痛、提高机体免疫功能等作用；桃仁可增加脑血流量、镇痛、抗炎、抗菌、抗过敏、镇咳、平喘等；黄柏有抑菌、抗心律失常、降压、抗溃疡、镇静、降糖等作用；三七有抗血小板聚集、抗溶栓、造血、降压、镇痛、抗炎、抗衰老、扩张脑血管等作用。

【用方经验】胬肉病起责之于心经，攀爬白睛应责之于肺，白睛常暴露在外，胬肉生长多责之外招风热、热结络瘀不易消除，所以治疗应首祛风热，抑其生长，次清心肺，再消瘀结。一般症见胬肉头尖红赤，长势迅速，多属风热引动，加桑叶、升麻、防风、菊花等速祛风热；胬肉赤肿属心肺热毒壅盛，加栀子、黄芩、黄连、桑白皮以清心泻肺；疼痛者加金银花、连翘、薄荷解毒消肿止痛；胬肉体淡红或变白者，应祛痰散结，可加鳖甲、穿山甲、红花等。

## 自制气轮主方（张望之经验方）

【组成】生石膏30 g，滑石12 g，桑白皮12 g，茺蔚子12 g，栀子10 g，霜桑叶30 g，牡丹皮24 g。

【功效】清利燥金。

【主治】气轮病肺胃燥热证。症见：白睛红赤，流泪，眵粘或干（或见颗粒隆起），舌质红，苔黄或白，脉数等。

【加减】风热者，加羌活、防风；白睛肿胀者，加薄荷；作痒者，加白蒺藜、白芷以祛风消肿止痒；热毒壅盛者，加黄芩、黄连；便干者，加大黄；口渴者，加天花粉以解毒泻热；白睛溢血者，加紫草、白茅根、三七以凉血止血；肺阴耗伤者，加麦冬、玄参、知母以养阴。

【方解】依据五轮理论，白睛气轮内应于肺，白睛疾病多责之于肺。本方所治气轮病皆因肺胃燥热所致。方中以石膏清肺胃之燥热，为君；桑白皮泻肺热、清燥气，使肺气得以肃降下行，栀子泻肺中之燥火，解心中之客热，通利三焦，两者同为臣药，助石膏清燥热；茺蔚子、牡丹皮清肝热、凉血、活血、散瘀解毒、行滞气，滑石通利诸窍、除湿热，使邪热外排，两者同为佐；桑叶轻清发散，上助肺气宣散之力，甘寒清润，助君臣润燥清热，下滋肝胆，辅助牡丹皮以凉血而为使。诸药同用，使热清火泻、风祛湿除、血活毒解，则肺之宣散肃降功能正常，而气轮疾患便尽获痊愈。

【注意事项】肺气虚弱者慎用，脾胃虚寒者禁用，忌食辛辣食物。

【现代研究】石膏有退热、利尿、缩短血凝时间、增加胆汁排泄等作用；桑白皮有止咳、利尿、降压、镇静、安定、抗惊厥、镇痛、降温等作用；滑石有吸附、收敛、止泻等作用；茺蔚子有降压、利尿、抑制血小板聚集、抗血栓形成等作用；栀子有降压、抑菌、利胆等作用；桑叶有抑菌、促进蛋白质合成、降脂等作用；牡丹皮有抗菌、抗炎、抗变态反应、解热、镇痛、抗血栓形成等作用。

【用方经验】肺主皮毛，外邪侵犯，更易犯肺，而病气轮，故在用方时要常加用辛散祛风之药，既能祛外邪，又能助药清内热。本方过于寒凉，易伤脾胃，又可加用甘淡之茯苓以补脾顾中，兼能利尿，助滑石排利邪热；若头痛口渴引饮，生石膏可加至 60～90 g，再加三七止痛散瘀。

## 自制风轮病主方（张望之经验方）

【组成】玄参 40 g，黄柏 10 g，金银花 30 g，茺蔚子 15 g，三七粉 15 g（冲服），生甘草 3 g。

【功效】清热解毒，佐以活血。

【主治】风轮病热毒邪结证。症见：黑睛生翳，羞明流泪，灼热疼痛，或兼头痛；白睛红赤，甚或白睛混赤，舌质红，苔黄，脉数或弦等。

【加减】风热者，加桑叶、菊花、薄荷、白蒺藜等以祛风清热；风寒者去黄柏、金银花，加柴胡、荆芥、防风、川芎等以散风寒；热毒壅盛者，加羚羊角、黄连、连翘、蒲公英、地丁等以清热解毒；便干者，加大黄泻火解毒；黄液上冲者，加桔梗、白芷、生薏苡仁、生黄芪以散毒消痈。

【方解】本方所治皆因热盛火瘀、浊蚀黑睛而生成的翳疮诸症。方中玄参苦、咸寒，入肺、胃、肾，善于解毒、滋阴、散结疗疮疡为君；黄柏苦寒，长于清湿热、泻火毒，金银花甘寒，长于清营、散热、解毒，与黄柏同为臣药，助君药解毒疗疮；茺蔚子凉肝散瘀，并能入肝引药入目而化散邪毒；三七化瘀散毒、消肿止痛，与茺蔚子同为佐，使血液流通，加强君臣解毒疗疮之功；甘草调和诸药，补中顾正为使。诸药合用共奏解毒清热，退翳疗疮之效。

【注意事项】虚寒者慎用，忌食辛辣食物。

【现代研究】玄参有降压、抑菌、抗炎、镇静、抗惊厥等作用；黄柏有抑菌、降压、抑制病毒、抗炎、解热等作用；茺蔚子有降压、利尿、抑制血小板聚集、抗血栓形成等作用；三七有抗血小板聚集、溶栓、造血、降血压、扩张血管、镇痛、抗炎、抗衰老等作用；甘草有抗心律失常、抗溃疡、抗菌、抗炎、抗过敏、镇咳、祛痰、利尿等作用。

【用方经验】风轮翳疮初起，多是风火为患，风挟毒，火灼肉，是故出现一系列眼部症状，所以治疗要祛风解毒、清火热。但加减遣药要有针对性，一是疗疮之品，二是归肝入目之味，如祛风选菊花、桑叶、薄荷、白芷、升麻、防风、荆芥等；清热泻火药选龙胆、夏枯草、蒲公英、地丁、密蒙花、黄柏、黄芩、黄连等；再者可加当归活血、补血、止痛，又疗疮疡；川芎行气活血、祛风止痛，二者可散血中之毒。

## 清肺退赤丸（祁宝玉经验方）

【组成】桑皮，黄芩，栀子，连翘，牛蒡

眼科国医圣手时方

子，天花粉，桔梗，生甘草，牡丹皮，生地黄，赤芍，当归尾。

【功效】清肺利气，散结退赤。

【主治】肺气不利、郁热上扰之白睛病变。症见目痒，目痛，碜涩，生眵，流泪，白睛红赤或浮肿，睑内面红赤、粟粒丛生，兼见口干咽燥，舌红，脉数。临床多用于慢性结膜炎（白涩症）、疱疹性结膜炎（金疳）、浅层巩膜炎（火疳）、球结膜下出血（白睛溢血）等眼病。

【加减】如若将此丸剂处方变成汤剂，则可视病情辨证加减，若系疱性结膜炎（白膜侵睛）可加草决明、白蒺藜以清肝退翳。若金疳反复发作或缠绵难愈，颗粒淡红不实，疼痛较轻者，此系肺脾功能不足，卫外失职而致，其治不宜套用此方，应用培土生金之法，酌加杏仁、防风、桔梗即可收效。若系火疳结节高隆，瘀赤痛甚者，可加蔓荆子、桃仁、红花、夏枯草、炮山甲、生石膏，以增泻肺清热、祛瘀散结之力；若因剧烈咳嗽而致白睛溢血，亦可用此方，去当归尾、赤芍、天花粉、栀子，加杏仁、紫菀、款冬花、蝉蜕、紫草即可；若便秘而致者，可原方去当归尾、赤芍，加熟地黄、草决明以泻大肠之结热。

【方解】本方所治病变，皆因肺气不利所致。白睛为五轮中之气轮，内应于肺，肺气不利，郁热内生，上扰白睛，则可见碜涩疼痛，白睛红赤等眼症及脉数；热伤津液，故口干舌燥，舌红。

方中桑皮甘寒，归肺经，长于清肺热，泻肺气，为君药。黄芩苦寒功善清肺热，栀子苦寒，善清三焦火邪，与黄芩共为臣药以助君药泻肺热之力；牡丹皮苦寒，入血分，善清营分、血分实热，能清热凉血止血；生地黄性味苦甘寒，凉血清热，助君药凉血止血之效；赤芍苦寒入肝经血分而能凉血止血，味辛能行能散，既能活血，又能行气，使气血流通；当归尾善活血祛瘀，四药相合以增行滞退赤之功。牛蒡子性寒味苦，长于解毒散结消肿；连翘味苦性微寒，能散结消肿；天花粉归肺胃经，有清热消肿之功效，此三药相合以增软坚散结之功，与牡丹皮、生地

黄、赤芍、当归尾共为佐药。桔梗引药上行于目，生草清热共为使药。诸药合用，共奏清肺利气散结退赤之功。

【注意事项】肺阴虚、肺气不足者不宜用本方。

【现代研究】方中桑皮具有利水消肿、抗血小板聚集、扩张血管、降低血压、抗炎、镇痛等作用；黄芩有降热、降压、镇静、保肝利胆等作用；山栀子具有和黄芩类似的作用；牡丹皮有抗菌、抗炎、抗变态反应、解热、镇痛、抗血小板聚集、降压等作用；生地黄具有止血、抗炎、镇静、利尿等作用；赤芍具有抑制血小板聚集、镇静、抗炎止痛等作用；牛蒡子具有抗菌、解热、利尿、降低血糖、抗肿瘤的作用；连翘有广谱抗菌作用，另外还有抗炎、解热等作用；天花粉具有抗菌、降低血糖、增强人体免疫力等作用；桔梗具有稀释痰液、镇咳、抗炎、镇痛、解热等作用；生甘草具有清热、解毒等作用。

【用方经验】祁老回忆曾经给西学中眼科医生讲用此方治疗疱疹性结膜炎后，因当时可的松眼药水货源紧张，有时断档，无奈只得开具此方，经服药后效果不错，尔后有的医生见到泡性结膜炎，不论有无可的松眼水，统统应用此方。

## 自制内障症主方（张望之经验方）

【组成】当归30 g，黄芪12 g，川芎10 g，茺蔚子15 g，香附12 g，桃仁10 g，生甘草10 g。

【功效】开郁导滞，通窍明目。

【主治】内障疾患之气滞血郁证。症见：视物不清，或视物不见，眼酸胀不适、隐隐作痛，舌质淡，脉弦或细等。

【加减】肝经郁热者，加牡丹皮、栀子、白芍、柴胡以清热疏肝；肝火旺盛者，去黄芪、香附，加龙胆、柴胡、黄芩、牡丹皮、栀子以清肝泻火；肝经湿热者，加滑石、车前子、黄连、胆南星以清利湿热；肝肾阴虚者，去黄芪、川芎、香附，加知柏地黄汤以滋阴降火；肝肾不足者，加熟地黄、白芍、枸杞子、菟丝子、熟首乌以补益精血。

【方解】本方所治内障病之气血郁滞证。气血不畅则目失所养而视昏，目窍气机不利则酸胀或隐痛，故治宜开郁导滞。方中当归甘、温、辛，归肝、心、脾，功能活血补血，可调血润肝入目为君；川芎行气活血能理血中之气，香附理气导滞，二者助君开目窍之气郁；茺蔚子凉肝活血，桃仁活血化瘀，二者助君药开目窍之郁，一开气郁，二开血郁；四药舒理气血同为臣；黄芪补气，"气为血之帅"，一则助君补血活血，二则助臣药活血行气为佐；甘草建中和药为使，诸药共奏调理气血、开郁导滞、通窍明目之功。

【注意事项】禁暴怒、解忧郁、除悲泣、畅情志。

【现代研究】当归有保肝、保护心肌缺血、镇静、镇痛、消炎、抗菌、抗血栓形成等作用；黄芪有抗疲劳、抗衰老、利尿、降血糖、抗菌、降压、降脂等作用；川芎有扩张血管、改善微循环、抗血栓形成、抑制多种杆菌、利胆等作用；茺蔚子有降压、利尿、抑制血小板聚集、抗血栓形成等作用；香附有保肝、降压、抑菌等作用；桃仁有润肠、镇痛、抗炎、抗菌、抗过敏、镇咳、平喘等作用；甘草有抗心律失常、抗溃疡、镇咳、祛痰、平喘、抗菌、抗病毒、抗炎、抗过敏、抗利尿、保肝等作用。

【用方经验】张望之教授云："内障症多郁，非大虚莫补，即补益当次之"，所以治疗大法是"散郁"。但也要分寒热虚实，"热者寒之"，则以凉开郁，可选用夏枯草、川贝母、牡丹皮、郁金、决明子等清热散郁；偏阴虚者选玄参、鳖甲、石斛、女贞子等滋阴清郁。"寒者热之"，则以温开郁，可选用桂枝、生姜、菖蒲、青皮等温辛导滞；偏阳虚者选附子、生姜、补骨脂、杜仲以壮阳散郁。在临床使用时可依据辨证和辨病结果加减运用。如热象明显，可选加浙贝母、桑叶、牡丹皮、竹茹等以清热散结；寒象明显，选加桂枝、细辛、防风、生姜等温寒消凝；肝郁症状明显，可合逍遥散；有明显瘀血之征者，可加苏木、红花、桃仁、降香等；郁久化火，循经上炎者，酌加黄芩、栀子、连翘、薄荷、羚羊角等；若水湿停滞，或痰郁互结，可择

加苍术、厚朴、半夏、茯苓、橘红、陈皮、穿山甲、浙贝母等；若虚象明显，一般先用上方数剂开郁驱邪，导滞通络，而后攻补兼施或补虚益损。

## 自制润肝明目汤（张望之经验方）

【组成】熟地黄24 g，党参12 g，当归30 g，川芎9 g，香附12 g，牡丹皮15 g，茺蔚子15 g，枸杞子12 g，生甘草3 g。

【功效】补血润肝，散郁明目。

【主治】视瞻昏渺、青盲、视瞻有色等肝血不足证。症见：视物不清或眼前暗影或失明，伴干涩不适，困倦，舌质淡，脉弦细等。

【加减】偏气虚者加黄芪、山药、白术、茯苓以补气；心营虚者，加远志、五味子、龙眼、桑椹以养血宁神；偏阴虚去党参，加沙参、麦冬、女贞子、墨旱莲以滋阴明目；火旺者加黄柏降火；阴虚者去牡丹皮，加肉桂、沙苑子以温营助阳明目；气滞血瘀者加柴胡、白芍、桃仁、红花以理气散瘀；湿浊上泛者加茯苓、车前子、薏苡仁、泽兰以祛湿通络。

【方解】本方所治视瞻昏渺、青盲等皆因肝血不足，目窍失养，气机不利，阻滞神光而成。

方中熟地黄甘温，归心、肝、肾，功能补血滋阴、填精益髓，目得精血所养而明为君；党参补中益气，又能养血，"气为血之帅"，助君养血润肝；当归甘温与君同气，入肝、心，功能补血，又能活血，枸杞子入肝、肾，与君同补精血，三者精、气、血同补，共助君养肝明目为臣；川芎行气活血，理血中之滞，香附疏肝理气滞，二者疏目窍气郁；牡丹皮凉血破瘀，茺蔚子凉肝活血，二者清理目窍血郁，又能平他药辛温之燥性，四药舒畅气血瘀滞，佐君臣补养之药入肝明目为佐。共奏补血润肝、散郁明目之功。

【注意事项】调理情志，忌食辛辣食物。

【现代研究】熟地黄能对抗地塞米松-肾上腺皮质系统的抑制，促进肾上腺皮质激素的合成，有降血压、改善肾功能等作用；党参有抗溃疡、增强免疫功能、降压、升压、

眼科国医圣手时方

眼科国医圣手时方

延缓衰老、抗缺氧、抗辐射、生红细胞血红蛋白等作用；当归对子宫有兴奋作用，有保护心肌缺血、抗血栓、促进血红蛋白红细胞的生成等作用；川芎有扩张血管、改善微循环、抑制血小板聚集、抑制各种杆菌、利胆等作用；茺蔚子有降压、利尿、抑制血小板聚集、抗血栓形成等作用；香附有增加胆汁流量、保肝、降低肠管紧张、拮抗乙酰胆碱、强心、减慢心率、降压、抑菌等作用；牡丹皮有抗菌、抗炎、抗变态反应、解热镇痛、抑制血小板聚集等作用；枸杞子对免疫系统有促进和调节作用；有促进造血功能，有升白细胞、降血糖、降血脂、降血压等作用；甘草有抗心律失常、抗溃疡、镇咳、祛痰、平喘、抗菌、抗病毒、抗炎、抗过敏、抗利尿、降脂、保肝等作用。

【用方经验】本方治疗属肝血不足证，可加白芍（熟地黄、当归、川芎）组成四物汤，补血的作用更佳，再加黄芪补气又能行滞、摄血、生津，是治血虚证之要药，或增防风入肝，既防血虚生风，又能升清运诸药归肝经入目。

# 第三章 眼内外手术后用方

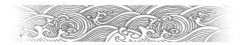

本章所选方剂，主要针对白内障、青光眼、翼状胬肉、慢性泪囊炎等各类眼科疾病手术后使用，即围手术期用方。

## 化瘀消肿方（廖品正经验方）

【组成】益母草18 g，川芎15 g，生蒲黄15 g，三七4 g，牡丹皮12 g，桑白皮15 g，地龙12 g，昆布12 g，黄芪15 g，白术12 g。

【功效】活血化瘀，利水消肿。

【主治】血瘀水停之眼内外手术后瘀血水肿疼痛，眼内外手术后，症见外眼组织红赤、青紫、肿胀、疼痛；内眼可见前房、玻璃体积血，眼底视网膜出血、水肿、渗出等。

【加减】若术后无明显出血、瘀滞，如白内障术后角膜水肿（黑睛混浊）、虹睫炎（黑睛后壁附着物、神水混浊），则可将益母草改为泽兰而活血利水力量稍缓，把川芎、三七、地龙、牡丹皮、昆布等活血止血、软坚散结之品换为茺蔚子既能活血化瘀、又能凉肝明目，并加退翳明目之荆芥、蝉蜕等；视网膜光凝术后，无明显出血、瘀滞，则将益母草改为泽兰而活血利水力量稍缓，将川芎、三七、地龙、昆布换为葛根、丹参而活血化瘀力量减轻，而激光性热，有伤阴之虞，故将牡丹皮改为生地黄以增滋阴之力，然视网膜（视衣）属肝肾，故加墨旱莲、枸杞子滋补肝肾，扶正以防激光损伤视衣。

【方解】本方所治眼内外手术后瘀血水肿疼痛，皆因血瘀水停所致。手术属外伤，因伤组织受损、气血受伤，络破血出，故见组织红赤、青紫、肿胀，内眼可见前房、玻璃体积血，眼底视网膜出血等；离经之血为瘀血，瘀血阻滞，气滞血瘀故疼痛，瘀阻气机，气不化水故水肿、渗出，是为瘀血化水，治宜水血同治。

方中益母草苦辛微寒，归肝心膀胱经，既能活血，又能利水消肿；川芎辛温，归肝胆，心包经，既活血祛瘀以通脉，又行气化瘀以止痛，二者对血瘀水停之瘀血水肿疼痛尤为适宜而共为君药。蒲黄性味甘辛凉，入肝、心经，功能凉血止血，活血化瘀，因其具有活血止血的双向调节作用，故临床广泛

用于各种瘀血和出血之症；三七甘、微苦、温，归肝、胃经，止血散瘀，消肿定痛，适用于人体内外各种出血，对目内出血，尤以内眼出血，止血而能消瘀；牡丹皮苦、辛、微寒，归心、肝、肾经，清热凉血，活血散瘀；桑白皮甘寒，归肺经，清肺利水消肿，而有助白睛（球结膜）、神膏（玻璃体）红赤肿胀消退；地龙咸寒，归肝脾膀胱经，通络利尿；昆布咸寒，归肝胃肾经，消痰软坚、利水消肿；黄芪性味甘，微温，入肺脾经，益气生肌有助伤口愈合，利水消肿有助消除水肿；白术苦甘温，归脾胃经，补气健脾，既使气血生化有源，又燥湿利水而消组织肿胀，黄芪、白术两者扶助正气，体现廖老攻不伤正的学术思想。全方共奏活血化瘀、利水消肿之功而用于眼内外手术后瘀血水肿疼痛。

【注意事项】本方主要为血瘀水停证眼外伤、眼内外手术后瘀血水肿疼痛而设，若非此证则非本方所宜；临床应用本方时，患者应注意调整起居、饮食，注意眼部休息，避免辛辣炙煿之品；定期进行眼科检查，及时进行针对性治疗。

【现代研究】方中益母草具有降血压、扩张血管、降低血管阻力抗微生物作用，对血小板聚集、血小板血栓形成、纤维蛋白血栓形成以及红细胞的聚集性均有抑制作用；川芎具有增加心脑血流量、改善微循环、增加外周血循环、降血压、抗血小板聚集、降低血液黏稠度、改善血液流变性、抑菌镇静等作用；生蒲黄具有止血、抗血小板聚集、扩张血管、降低血压、抗炎、镇痛等作用；三七具有镇痛、降血压、止血、抗炎、降血脂、双向调节血糖、抗衰老、抗氧化、促生长、保肝等作用；牡丹皮有抗菌、抗炎、抗变态反应、解热、镇痛、抗血小板聚集、降压等作用；桑白皮具有利尿、降血压、镇静、镇痛、抗菌、导泻等作用；地龙具有降血压、抗血栓、抗凝血、纤维蛋白溶解、改善血液高凝状态、抗肿瘤、抗菌、解热、利尿等作用；昆布具有抗肿瘤、促进机体免疫功能、降血压、降血脂、降血糖等作用；黄芪具有减低全血黏度、抗疲劳、抗缺氧、抗衰老、

眼科国医圣手时方

增强免疫力、抗菌、抗病毒、抗肿瘤等作用；白术具有保肝、利胆、预防胃溃疡、加强胃肠推进、利尿、免疫增强及调节、降血糖、抗凝血、抑菌、镇静、安胎等作用。

【用方经验】廖品正教授将本方用于治疗眼外伤、眼内外手术后瘀血水肿疼痛，在临床运用当中发现，患者治疗前后组织红赤、青紫、肿胀、疼痛；内眼可见前房、玻璃体积血，眼底视网膜出血、水肿、渗出等均有明显改善。

## 扶正抗炎片（李熊飞经验方）

【组成】黄芪 40 g，白术 10 g，枸杞子 20 g，当归 15 g，生地黄 20 g，桑叶 10 g，菊花 10 g，钩藤 10 g，僵蚕 10 g，蝉蜕 6 g，甘草 5 g。

【功效】补益气血，祛风清热。

【主治】白内障、青光眼、翼状胬肉、慢性泪囊炎等各类手术后的患者；或体虚，加之风热外袭的患者。

【方解】本方为各类眼科手术后，气血亏虚，预防外邪侵袭所设。

方中黄芪甘温，能补脾肺之气，益卫固表；白术甘苦性温，能补脾益气，固表止汗，与黄芪合用能扶正祛邪，同为君药；枸杞子能滋补肝肾之阴，为平补肾精肝血之品；当归甘温，长于补血，为补血圣药，又能活血行瘀；生地黄甘寒，能养阴生津，与枸杞子、当归合用能滋养阴血，同为臣药；桑叶甘寒质轻，轻清疏散风热；菊花味辛疏散，体轻达表，气清上浮，微寒清热，能疏散肺经风热；钩藤具有轻清疏泄之性，能清热透邪；僵蚕辛散，有祛外风，散风热之功；蝉蜕甘寒清热，质轻上浮，长于疏散肺经风热，此五味合用能疏散外感之风热，同为佐药；甘草调和诸药，为使。诸药合用共奏补益气血，祛风清热之功。

【注意事项】此方主要用于眼科手术后体质比较虚弱的患者，对于体质较好的患者则应少用。

【现代研究】黄芪有广泛的抗菌作用，能增强和调节机体免疫功能，对干扰素系统有促进作用；白术能促进细胞免疫功能，有一定提升白细胞作用；枸杞子、当归有扩张血管，增加血流量，抗血栓形成，促进血红蛋白及红细胞的形成等作用；生地黄有镇静、抗炎、抗过敏、对抗连续服用地塞米松后血浆皮质酮浓度的下降，并防止肾上腺皮质萎缩的作用，能促进机体淋巴母细胞的转化、增加 T 淋巴细胞数量，并能增强网状内皮细胞的吞噬功能，特别对免疫功能低下者作用更明显；桑叶对金黄色葡萄球菌、乙型溶血性链球菌、钩端螺旋体等多种致病菌有抑制作用；菊花对金黄色葡萄球菌、多种致病菌及皮肤真菌均有一定抗菌作用；钩藤有降压、镇静、抑制血小板聚集及抗血栓、降血脂等作用；僵蚕有抗凝、降血糖等作用；蝉蜕有抗惊厥、镇静、解热作用；甘草有抗菌、抗病毒、抗炎、抗过敏等作用。

## 泻火破瘀退赤方（韦玉英经验方）

【组成】当归尾 9 g，赤芍 6 g，桃仁 3 g，炒山栀子 5 g，黄芩 5 g，木贼 9 g，石决明 24 g，甘草 3 g，白菊 6 g，生地黄 15 g。

【功效】活血破瘀，滋阴降火，平肝退赤。

【主治】翼状胬肉手术后，球结膜充血水肿尚有炎症者。

【方解】桃仁、当归尾、赤芍活血破瘀而退赤；生地黄、栀子凉血清热，泻火消肿退赤；黄芩泻肺火；石决明、菊花、木贼平肝退赤，祛风消翳；甘草和中。

【现代研究】当归尾具有降血脂、降低血小板聚集、抗血栓形成、增强免疫功能、抗炎、抗菌、镇痛、保肝等作用；赤芍具有抗血栓形成、抑制血小板聚集、抗氧自由基生成、镇静催眠、镇痛、抗炎、保肝等作用；桃仁具有扩张血管、抗凝血、促进创口愈合、通便、保肝、抗炎、抗过敏、镇咳、抗肿瘤等作用；炒山栀具有保肝利胆、抗炎、抗病原体、镇静催眠等作用；黄芩具有抗炎、抗菌、抗自由基、降压、促凝血等作用；木贼具有扩张血管、降低血压、镇痛、降脂、降糖、抗菌、抗氧化等作用；石决明有抑菌、保肝、抗凝等作用；甘草有类肾上腺皮质激素样作用；白菊具有扩张血管、增加血流量、降低血压、缩短凝血时间、抗炎、镇静等作用；生地黄具有强心、抑酸、增强免疫、止血等作用。

眼科国医圣手时方

# 第四章 眼睑病

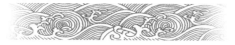

眼睑是眼的附属器，分为上睑、下睑。眼睑皮肤为全身皮肤的一部分，全身的皮肤病变均可在眼睑发生，如接触性皮炎、鳞状细胞癌等。临床常见的眼睑疾病主要有：睑缘炎、睑内翻、睑外翻、上睑下垂、倒睫、睑腺炎等。

中医学称眼睑为胞睑，属于五轮学说中之肉轮，内应于脾，脾与胃相表里，故胞睑疾病多责之于脾胃。治疗时，若风热毒邪直袭胞睑者，治宜祛风清热解毒；属脾胃火热上攻胞睑，治当清热泻火解毒；属脾胃湿热上犯胞睑，治当清热燥湿或利湿；属风湿热合邪为病者，治宜疏风清热除湿；属脾胃虚弱，治宜补中益气。临证时多配合外治，必要时可采用手术治疗及中西医结合治疗。

# 第一节　眼睑炎症

眼睑位居于外，又有丰富的腺体，且大多开口于睑缘及睫毛囊根部，极易遭受细菌、病毒、真菌等病原微生物的感染，以及风尘、化学物质的侵袭，引发各种炎症反应。睑缘是皮肤与黏膜的移行带，除眼睑皮肤的炎症可蔓延至睑缘外，睑结膜的炎症亦常波及睑缘。由于眼睑皮肤菲薄，皮下组织疏松，炎症时眼睑充血、水肿反应往往十分显著，有时球结膜反应性水肿亦非常突出。

眼睑炎症常见的有睑腺炎、睑缘炎、眦角性睑缘炎等。

## 三花消毒饮（姚和清经验方）

【组成】金银花20 g，蒲公英20 g，紫花地丁 20 g，野菊花 20 g，连翘 12 g，白芷10 g。

【功效】清热解毒，消痈散结。

【主治】热毒壅盛之睑腺炎、眶蜂窝织炎等化脓性炎症。症见眼睑疮疡初起，发热恶寒，疮形红肿热痛，舌红苔黄，脉数。

【加减】成脓者，加皂角刺10 g以透疮排脓。

【方解】本方所治之证因风邪热毒客于脾胃肌表，血涩气郁，壅结瘀滞所致。风热之邪外袭，故眼睑发热红肿；气血壅滞，不通则痛，故眼睑疼痛。治宜清热解毒，消痈散结。

方中金银花性味甘寒，最善清热解毒疗疮，前人称之谓"疮疡圣药"，故重用为君；蒲公英苦寒，既能清解火热毒邪，又能泄降滞气，故为清热解毒，消痈散结之佳品，主治内外热毒疮痈诸症；紫花地丁苦泄辛散，能清热解毒，凉血消肿，为治血热壅滞，痈肿疮毒，红肿热痛的常用药物；野菊花辛散苦降，其清热泻火、解毒利咽、消肿止痛力胜，为治外科疔痈之良药；连翘苦寒，能消痈散结，故有"疮家圣药"之称，同时又善于散上焦风热；疮疡初起，其邪多羁留于肌肤腠理之间，用辛散之白芷，通滞而散其结，使热毒从外透解。诸药合之，共奏清热解毒，消痈散结之功。

【注意事项】阳虚体质、外感风寒或脾胃功能低下者忌用。

【现代研究】金银花有广谱抗菌作用，对金黄色葡萄球菌、志贺菌属有很强的抑制作用，能促进白细胞的吞噬作用，有明显的抗炎及解热作用；蒲公英对金黄色葡萄球菌、溶血性链球菌及卡他球菌有较强的抑制作用，对肺炎链球菌、脑膜炎奈瑟菌、白喉杆菌、福氏痢疾杆菌、铜绿假单胞菌及钩端螺旋体等也有一定的抑制作用；紫花地丁有明显的抗菌作用，对结核杆菌、志贺菌属、金黄色葡萄球菌、肺炎链球菌、皮肤真菌及钩端螺旋体有抑制作用，有解热、消炎、消肿等作用；野菊花对金黄色葡萄球菌、白喉杆菌、志贺菌属、流感病毒、疱疹病毒以及钩端螺旋体均有抑制作用；连翘有广谱抗菌作用，抗菌主要成分为连翘酚及挥发油，对金黄色葡萄球菌、志贺菌属有很强的抑制作用，本

眼科国医圣手时方

品有抗炎、解热作用；白芷对大肠埃希菌、志贺菌属、伤寒杆菌、铜绿假单胞菌、变形杆菌有一定的抑制作用，有解热、抗炎、镇痛等作用。

## 清胃泻火汤（张怀安经验方）

【组成】生石膏30 g（先煎），生地黄15 g，金银花15 g，蒲公英15 g，黄芩10 g，栀子10 g，大黄10 g（后下），黄连5 g，甘草5 g。

【功效】泻火解毒。

【主治】眼睑炎症性热毒壅盛证。脾胃蕴热，上攻胞睑，症见胞睑红肿灼热，硬肿渐大，疼痛拒按，或白睛红赤肿胀，甚或突出眼眶嵌于睑裂；伴口渴喜饮，便秘溲赤；舌质红，苔黄，脉数。

【方解】方中生石膏，取其辛甘大寒，以制阳明内盛之热为君。黄芩、黄连、栀子、大黄治火热毒盛，疗胞睑红肿嫩痛为臣。金银花、蒲公英清热解毒，消痈散结；生地黄凉血滋阴，生津止渴为佐。甘草调和诸药，并能解毒为使药。

【注意事项】不适用于脾胃虚寒及血虚、阴虚发热证。

【现代研究】方中生石膏有解热、扩张血管、缩短凝血时间、降低血管通透性等作用。黄芩抗菌谱较广，对多种革兰氏阳性、阴性菌均有抑制作用，其中对金黄色葡萄球菌、铜绿假单胞菌抑制作用最强，对多种致病性真菌亦有一定的抑制作用，对体外甲型流感病毒有抑制作用，此外，还有抗炎、抗过敏、解热、解痉、抗血栓形成、镇静、降压、降脂等作用。黄连具有明显抗菌作用，且抗菌作用范围广，并有抗病毒、抗炎、增强免疫功能、降压、降血脂、降血糖、抑制血小板聚集等作用。栀子有利胆、抗菌、抗炎、镇静、降压、防治动脉粥样硬化等作用。大黄有泻下、抗菌、止血、活血、降血脂、解热、抗炎等作用；大黄蒽醌衍生物对机体免疫功能有明显的抑制作用。金银花抗菌范围较广，对各种致病菌均有抑制作用，对流感病毒、疱疹病毒等亦有抑制作用，与青霉素合用能加强青霉素对耐药金黄色葡萄球菌的抗菌作用，此外，金银花有增强免疫功能、抗炎、解热等作用。蒲公英对耐药金黄色葡萄球菌、溶血性链球菌有较强的杀菌作用，对铜绿假单胞菌等有一定的杀菌作用，对某些真菌亦有抑制作用。生地黄有止血、抗炎、镇静、利尿等作用。甘草有镇咳、祛痰、抗菌、抗病毒、抗炎、抗过敏作用，还能利尿、降脂、护肝。

【用方经验】张怀安先生将本方用于眼睑炎症性热毒壅盛证，如睑腺炎、眼睑蜂窝组织炎、眼眶蜂窝组织炎等急性炎症性眼病。无红肿赤痛者不宜用本方。若眼睑硬结初起者，加穿山甲5 g，皂角刺5 g，以软坚散结消肿；若胞睑红赤色紫暗者，加牡丹皮15 g，郁金15 g，玄参15 g，以活血消肿。

## 清热解毒消肿汤（庞赞襄经验方）

【组成】金银花15 g，蒲公英15 g，天花粉10 g，黄芩10 g，赤芍10 g，生地黄10 g，荆芥10 g，防风10 g，甘草3 g。

【功效】清热解毒，散风行血。

【主治】脾虚湿热内蕴，外受风邪所致的睑板腺炎症。症见患部皮肤红肿硬结，推之不动，局限于眼睑部。疼痛剧烈，眼睑红肿亦甚，往往引起白睛局部水肿，形如鱼泡状。轻者数日内可自行消散，重者红肿范围扩大，可伴有恶寒、发热等全身症状，部分患者伴有耳前淋巴结肿大。口干，舌苔黄厚，便燥、脉沉弦。临床多用于治疗麦粒肿、霰粒肿、眼睑水肿等眼病。

【加减】若大便燥，加大黄3～9 g；病势较重者，加全蝎3～9 g，倍加金银花、蒲公英；胃纳欠佳，去生地黄，加青皮9 g，枳壳9 g，槟榔3 g。

【方解】金银花自古被誉为清热解毒的良药。它性甘寒气芳香，甘寒清热而不伤胃，芳香透达又可祛邪。蒲公英清热解毒、消肿散结，天花粉清热生津、消肿排脓，黄芩清热燥湿、泻火解毒，赤芍清热凉血、活血散瘀，生地黄清热凉血、生津，防风祛风解表、胜湿解痉、止泻止血，甘草补中益气、泻火解毒、润肺祛痰、缓和药性、缓急定痛。该方以金银花、蒲公英、天花粉清热解毒；黄芩清利脾胃湿热；赤芍、生地黄活血凉血，意血行风自灭；荆芥、防风散风驱邪；甘草调和诸药。该方对青年人，尤其是司机患者，现因饮食厚味，酒浆过多，多为湿热困于脾胃者效果较佳。酌情加入连翘、皂角刺、陈皮等品，以增强清热散风化积消导之力。脾胃运化失职，故湿毒内蕴，积于日久，犯及于目，故在治疗本病的同时，常用健脾运化、消食导滞之品。

【注意事项】脾胃虚寒型忌用。

【现代研究】方中金银花具有抗菌、抗内毒素、抗炎、解热、增强免疫力等作用；蒲公英具有抗菌、抗炎、抗癌等作用；天花粉具有抗菌及抗病毒作用；黄芩具有解热、降压、利尿、镇静等作用；赤芍具有解痉、镇痛、镇静、抗惊厥、抗炎、抗菌、解热、抗溃疡作用；生地黄具有止血、抗炎、镇静、利尿等作用；白芷具有抗炎、解热镇痛、抗菌、抗癌作用；皂角刺具有抗癌作用；防风具有解热镇痛、抗菌作用。

【用方经验】庞赞襄教授对于麦粒肿的治疗，以疏风清热，解毒消肿，散结止痛为主，儿童患者酌情配合消食导滞，健脾开胃之药。本病脾胃湿毒上攻于目是标证，急则治其标，故以清热解毒之法治疗；脾胃运化失常为本，儿童患者反复发作者，应以调理脾胃，消食导滞为主。术后复发者，以解毒祛湿清热为法，酌情加入散结通络之品。并嘱咐患者养成良好的卫生习惯，不用脏手或不洁手帕揉眼，经常保持个人卫生，有慢性结膜炎或睑缘炎者，应该彻底医治。伴有糖尿病或其他慢性病时应加以控制。注意营养，适当运动以增强体质，儿童患者尤其应注意多食新鲜蔬菜、水果，纠正偏食偏嗜的不良行为，对预防本病有着积极的意义。

## 清热散风燥湿汤（庞赞襄经验方）

【组成】金银花12 g，蒲公英12 g，天花粉10 g，荆芥穗10 g，防风10 g，白芷10 g，陈皮10 g，白术10 g，苍术10 g，甘草3 g。

【功效】祛风清热，除湿解毒。

【主治】脾虚湿热蕴积，外受风邪侵袭，风与湿热相搏所致的睑缘炎症。症见睑边漫生透明水泡样细小湿疹，痛痒时作，颇喜揉拭，疱疹破裂，眼睑红赤，糜烂胶黏。重症由于皮脂分泌过多而形成黄白色痂块，若拭去痂块，可见该处溃陷，此时睫毛稀疏不齐，久则睫毛脱落，不宜再生，称睫秃。舌质淡红，苔黄，脉弦细数。临床多用于治疗睑缘炎、眼睑湿疹等眼病。

【加减】若大便秘结，加番泻叶10 g，大黄10 g；胃纳欠佳，加焦山楂10 g，焦麦芽10 g，焦神曲10 g。

【方解】金银花清热解毒；蒲公英清热解毒、消肿散结；天花粉清热生津、消肿排脓；黄芩清热燥湿、泻火解毒；荆芥穗祛风解表、止血；白芷止痛、消肿排脓、燥湿；防风祛风解表、胜湿解痉、止泻止血；陈皮行气除胀满、燥湿化痰、健脾和中；枳壳理气宽中、行滞消胀；白术补脾燥湿、利水、止汗；苍术燥湿健脾、祛风湿、解表、明目；甘草补中益气、泻火解毒、润肺祛痰、缓和药性、缓急定痛。本方以金银花、蒲公英、白芷、天花粉清热解毒，以荆芥穗、防风散风祛邪，陈皮、白术、苍术健脾燥湿，祛除湿邪，后加龙胆增强清热除湿之力，甘草调和诸品，以此方共奏清热散风除湿之功。

【注意事项】脾胃虚寒型忌用。

【现代研究】方中金银花具有抗菌、抗内毒素、抗炎、解热、增强免疫力等作用；蒲公英具有抗菌、抗炎、抗癌等作用。天花粉具有抗菌及抗病毒作用；白术具有利尿、降血糖、抗凝血、扩张血管、抗肿瘤、抗菌等作用；苍术具有抑菌消毒、抗缺氧等作用，所含挥发油有驱风健胃作用。

## 双眼肿胀如桃方（韦文贵经验方）

【组成】牛蒡子3 g，黄芩5 g，川黄连5 g，防风6 g，羌活5 g，连翘6 g，薄荷3 g，荆芥6 g。

【功效】清热解毒，疏风消肿。

【主治】过敏性眼睑炎、麦粒肿、急性结

眼科国医圣手时方

膜炎等。症见风热外侵，热毒壅盛所致眼睑水肿者。

【方解】薄荷、羌活、荆芥、防风祛风清热，解表止痛而消肿；牛蒡子散风消肿；连翘清热解毒消肿都是主药。黄芩、川黄连清热降火，燥湿消肿为辅助药。

【现代研究】牛蒡子具有降压、降糖、增强免疫功能、抗菌、抗诱变等作用；黄芩具有抗炎、抗菌、抗自由基、降压、促凝血等作用；黄连具有抗病原微生物、抗炎、中枢抑制、抗心律失常、降压、抗心肌缺血、降血脂、抗血小板聚集、降血糖、抗溃疡、抗癌等作用；防风具有解热镇痛、抗炎免疫、抗病原微生物、抑制血小板聚集、抗肿瘤、镇静、抗惊厥等作用；羌活具有解热、镇痛、抗炎、抗过敏、抗急性心肌缺血、抗癫痫、抗氧化、抗溃疡等作用；连翘具有抗病原微生物、解热、抗炎、保肝、抗过敏、镇吐等作用；薄荷具有抗病原体、解痉、祛痰、促进药物透皮吸收等作用；荆芥具有解热、降温、镇静、镇痛、抗炎、止血、祛痰平喘、免疫调节、抗氧化等作用。

## 凤凰油膏（韦玉英经验方）

【组成】煅炉甘石30 g，西月石15 g，冰片3 g，凤凰油（即蛋黄油）适量。制法：先将西月石、冰片研细，然后加炉甘石粉和匀共研极细，最后以蛋黄油调匀成糊状备用。用法：点涂睑缘一日2次。

【功效】退赤消肿、止痒。

【主治】各种睑缘炎。

【现代研究】炉甘石具有防腐收敛等作用；冰片具有抗心肌缺血、保护脑组织、镇静、镇痛、抗炎、抗病原体等作用。

## 麻蜂膏（韦玉英经验方）

【组成】海螵蛸30 g，制炉甘石30 g。共

研细，用细筛去壳和渣，再研极细，用麻油和蜂蜡适量，调成膏状，涂布患处，一日2次。

【功效】收湿止痒，退赤消肿。

【主治】各种睑缘炎，尤以湿疹性睑缘炎为佳。

【现代研究】炉甘石具有防腐收敛等作用。

## 蚕沙膏（韦玉英经验方）

【组成】晚蚕沙15 g，置瓦上文火焙焦研细，香油（即麻油）调成糊状，涂患处，一日3次。

【功效】润燥软坚，消肿止痒。

【主治】睑缘炎，尤以鳞屑性睑缘炎为佳。

## 炉蜂膏（韦玉英经验方）

【组成】炉甘石30 g，西月石15 g，冰片3 g。和匀研极细，加蜂蜜适量，调成膏状，点内外眼眦，亦可点眼内，每晚1次。

【功效】收湿止痒，退赤止泪。

【主治】眦角性睑缘炎，因慢性泪囊炎经常流泪所致湿疹性睑缘炎。

【现代研究】炉甘石具有防腐收敛等作用；冰片具有抗心肌缺血、保护脑组织、镇静、镇痛、抗炎、抗病原体等作用。

## 犀黄膏（韦玉英经验方）

【组成】犀黄散眼药粉适量，1%黄降汞软膏适量。制法：上药调匀成膏状，点涂睑缘，一日2次。

【功效】退赤消肿，镇痛止痒。

【主治】溃疡性睑缘炎。

# 第二节　眼睑带状疱疹

带状疱疹病毒性睑皮炎是由于带状疱疹病毒引起眼睑及面部疱疹，是一种常见病。本病多发于老人及体弱者，有复发性疱疹与原发性疱疹之分。50%～70%的患者同时伴有程度不同的眼部损害。早期及时治疗，预后良好；严重者可影响视功能。

病毒性睑皮炎与中医学的"风赤疮痍"相似。中医学认为，本病多因脾经蕴热，外感风邪，风热之邪上攻胞睑，以致胞睑皮肤溃烂；或外感风热邪毒引动内火，风火之邪上攻胞睑，以致胞睑皮肤溃烂；或脾胃湿热中阻，复感风邪，风湿热邪循经上犯，蕴蒸腐灼胞睑。

## 舒络止痛汤（文日新经验方）

【组成】全蝎 3 g，延胡索 10 g，白芷 10 g，白芍 10 g，甘草 5 g。

【功效】通络止痛，养阴和血。

【主治】带状疱疹、带状疱疹后神经痛。症见眼睑皮肤红赤、灼痒、肿痛、生水疱或脓疱，疱破处皮肤糜烂，胶黏，结痂后患者仍疼痛难忍。舌质红，苔黄，脉弦或涩。

【加减】皮肤糜烂渗出者，加板蓝根 10 g，土茯苓 15 g，金银花 15 g，以除湿清热解毒；眼痒难忍者，加白鲜皮 10 g，地肤子 10 g，以祛风止痒。

【方解】方中全蝎搜风止痒，解毒散结，通络止痛为君药。延胡索活血气行止痛，白芷芳香通络止痛，为臣药。白芍、甘草酸甘化阴养血，缓急止痛并调和诸药为佐、使药。

【注意事项】不适用于脾胃虚寒者。孕妇慎用。

【现代研究】方中全蝎有抗癫痫、抗惊厥、抗血栓、抗凝、镇痛、抗癌等作用。延胡索有明显的镇痛、催眠、镇静和安定等作用，还能抗心律失常、抗心肌缺血、扩张外周血管、降低血压、减慢心率。白芷有抗菌、解热、抗炎、镇痛、抗癌、降低血压的作用。白芍有镇静、镇痛、解热、抗炎、增强免疫功能、抗菌、抗病毒等作用。甘草能促进皮质激素的合成，调节机体免疫功能，有抗菌、抗病毒、抗炎、抗变态反应，镇咳、祛痰，抑制胃液、胃酸分泌，并有一定的解毒能力，还有降血脂、抗动脉粥样硬化等作用。

【用方经验】文日新先生除用本方治疗带状疱疹后神经痛外，还常用本方加减治疗三叉神经性头痛，眼红热甚者，加赤芍 10 g，黄芩 10 g，黄连 5 g，知母 10 g，以清热解毒；风重痛甚者，加天麻 10 g，钩藤 10 g（后下），细辛 3 g，以祛风止痛；久病气虚者，加黄芪 30 g，防风 10 g，白术 10 g，以祛风益气。

## 解毒渗湿汤（李传课经验方）

【组成】金银花 15 g，大青叶 10 g，板蓝根 15 g，野菊花 10 g，防风 10 g，薄荷 6 g，黄芩 10 g，茵陈 10 g，车前子 10 g（包煎），甘草 3 g。

【功效】祛风解毒，清热渗湿。

【主治】带状疱疹性眼睑炎、角膜炎。症见眼睑周围皮肤灼痛，眼睑痉挛，睫状充血；伴全身不适，轻度发热，舌质红，苔稍黄腻，脉数。

【加减】胞睑灼热剧痛者，加紫花地丁、蒲公英以助清热解毒；皮肤痒甚者，可加蝉蜕、木贼以疏风散邪止痒；眼睑痉挛者酌加僵蚕、天麻、钩藤等以平肝息风；热甚者，加赤芍、生地黄、牡丹皮以加强清热止痛作用；湿热重者，可加土茯苓、薏苡仁、蒲公英等以助除湿清热解毒之功。

【方解】本方所治之证因外感风热毒邪，入里化热，或恣食肥甘厚味，损伤脾胃，酿成脾胃湿热，土反侮木，熏蒸黑睛。治宜祛风解毒，清热渗湿。

眼科国医圣手时方

眼科国医圣手时方

方中金银花甘寒，芳香疏散，善散肺经热邪，透热达表，用于治疗风热所致的外障病；大青叶苦寒，功善清热解毒，可用于治疗热毒所致的目赤肿痛、黑睛生翳等眼病；板蓝根苦寒，善于清解实热火毒，用治外感风热或温病初起之证；野菊花味苦入肝，清泻肝火，味辛性寒，兼散风热，可治风火上攻之目赤肿痛，与上四味共奏清热解毒之功，为君药。防风辛温发散，能辛散外风，又能息内风以止痉，可用于治疗风邪入络所致上胞下垂、目偏视等；薄荷辛凉，清阳升浮，芳香通窍，可治风热上攻之目赤多泪，与防风共为臣药。黄芩苦寒，能清热燥湿、泻火解毒，可用于治疗湿热毒邪所致的睑缘赤烂、黑睛生翳等；茵陈苦微寒，有解毒疗疮之功，可用于湿热内蕴之瘙痒；车前子甘微寒，善清肝热而明目，可治肝热所致的赤痛翳膜，并治水湿、痰湿滞目所致的黑睛混浊、胞睑水肿等眼病，此三味共奏清热利湿之效，同为佐药。甘草调和诸药为使药。诸药合之，共奏祛风解毒，清热渗湿之功。

【注意事项】外感风寒者禁用。方中药物多为芳香轻宣之品，不宜久煎。

【现代研究】方中金银花的抗菌范围较广，对各种致病菌均有抑制作用，对流感病毒、疱疹病毒等亦有抑制作用，与青霉素合用能加强青霉素对耐药金黄色葡萄球菌的抗菌作用，此外，有增强免疫功能、抗炎、解热等作用；大青叶对多种革兰氏阳性菌、革兰氏阴性菌及病毒均有抑制作用，并有解热、抗炎、增强免疫功能等作用；板蓝根对多种革兰氏阳性菌、革兰氏阴性菌及流感病毒、虫媒病毒、腮腺病毒均有抑制作用，可增强免疫功能，有明显的解热效果，有抗白血病、降糖、降脂、降低 MDA、抗氧化等作用；野菊花有抗病原微生物作用，对金黄色葡萄球菌、白喉杆菌、志贺菌属、流感病毒、疱疹病毒以及钩端螺旋体均有抑制作用，并有降血压作用；防风具有解热、镇痛、抗炎、抗菌、增强免疫功能等作用；薄荷可兴奋中枢神经系统、抑制胃肠平滑肌收缩、抗刺激、抗菌等作用；黄芩抗菌谱较广，对多种革兰氏阳性、阴性菌均有抑制作用，对多种致病性真菌亦有一定的抑制作用，对体外甲型流感病毒具有抑制作用，此外还有抗炎、抗过敏、解热、解痉、抗血栓形成、镇静、降压、降脂等作用；茵陈有显著利胆作用，并有解热、保肝、抗肿瘤和降压作用；车前子有利尿、降压、抗炎、降血脂等作用；甘草有类肾上腺皮质激素样作用。

【用方经验】李传课教授认为带状疱疹病毒不仅发生在胞睑皮肤，还可侵犯黑睛，出现黑睛生翳，《世医得效方·眼科》中认为本病"因风热生于脾脏"，脾经蕴热，外感风热邪毒引动内火，风火之邪上攻胞睑或黑睛，致眼睑、额部皮肤瘙痒、灼热、肿痛及生水疱，病变还可累及黑睛，形成翳障。故自拟解毒渗湿汤以祛风解毒，清热渗湿。

## 第三节　眼睑湿疹

眼睑湿疹是一种过敏性皮肤病，分急性、亚急性和慢性三种表现。可单发于眼睑部，亦可为全身、面部湿疹的一部分。

本病常因眼部刺激性药物反应（如局部涂抹致敏物质，或长期使用化妆品、金属眼镜架子等）、内眼药物性反应（可由安眠药、镇静剂、磺胺剂等导致，或食用某些动物性或植物性蛋白，亦可发生睑部湿疹），或由于患慢性结膜炎、睑外翻或泪囊炎时的分泌物或泪液经常刺激眼皮肤而引起。

其主要表现为：在与致敏物质的接触后出现，病变部位热奇痒感。起初眼睑皮肤红肿，局部见大量血疹、水泡、糜烂、结痂，当继发感染时则形成脓泡，脱痂而痊愈，范围亦可扩大至面部、额部等。

对本病的治疗，首先立即停止对致敏原的使用和接触，给予非特异性脱敏疗法。对全身性皮肤湿疹，应考虑全身应用激素及其它对症药物，或自家血液注射。

中医学认为系风湿热邪客于胞睑，或久病耗血，生风化燥所致。治疗主张内服活血凉血、清热、除湿、解毒之药。急性湿疹用双解汤加减，慢性者方用四物汤加减。

---

## 解毒凉血汤（庞赞襄经验方）

【组成】金银花30g，蒲公英30g，天花粉12g，连翘12g，赤芍10g，牡丹皮10g，生地黄15g，枳壳10g，龙胆10g，大黄10g，荆芥10g，防风10g，甘草3g。

【功效】清热解毒，凉血燥湿。

【主治】脾胃湿毒，内挟心火，火热毒邪交攻于目所致的眼睑湿疹。症见胞睑浮肿痛痒，皮色红赤如涂朱砂，继之红赤处渗出黏液，生脓疮甚至溃烂。另一种是胞睑微肿，睑生水疱，成簇的水疱可波及同侧面颊额颞，局部灼热焮痛。水疱基底潮红，但水疱之间不融合。日久水疱内也可灌脓，愈后结痂。也有睑皮肤红赤糜烂，或生丘疹，日久不愈。渗出黏液，局部作痒难忍。舌质红苔黄，脉弦数。

【加减】伴头痛者，加菊花10g、蔓荆子10g、草决明10g；胃痛者，加陈皮10g、白术10g、槟榔10g，去大黄。胃纳欠佳，加神曲10g、麦芽10g、山楂10g、鸡内金10g、木香5g。

【方解】金银花清热解毒；蒲公英清热解毒、消肿散结；天花粉清热生津、消肿排脓；连翘清热解毒、消肿散结；赤芍清热凉血、活血散瘀；牡丹皮清热凉血、活血散瘀；枳壳理气宽中、行滞消胀；龙胆清热燥湿，泻火定惊；大黄攻积导滞，泻火凉血，行瘀；荆芥祛风解表、止血；防风祛风解表、胜湿

解痉、止泻止血；生地黄清热凉血，生津；甘草补中益气、泻火解毒、润肺祛痰、缓和药性、缓急定痛。本方用金银花、蒲公英、天花粉、连翘清热解毒；赤芍、牡丹皮、生地黄凉血活血止痛；龙胆、大黄通腑泻火，解毒祛湿，以收"釜底抽薪"之效；枳壳、甘草宽中和胃。

【注意事项】脾胃虚寒型忌用。

【现代研究】方中金银花具有抗菌、抗内毒素、抗炎、解热、增强免疫力等作用。蒲公英具有抗菌、抗炎、抗癌等作用。天花粉具有抗菌及抗病毒作用。连翘具有抗菌、镇吐作用。牡丹皮有抗菌、抗炎、抗变态反应、解热、镇痛、抗血小板聚集、降压等作用。赤芍具有解痉、镇痛、镇静、抗惊厥、抗炎、抗菌、解热、抗溃疡作用。生地黄具有止血、抗炎、镇静、利尿等作用。防风具有解热镇痛、抗菌作用。枳壳具有降低心肌氧耗量和明显的利尿作用，有显著的增加脑血流量的作用及抗变态反应的作用。龙胆具有促进胃液和胃酸分泌、利胆、保肝、利尿、抗菌等作用。大黄具有增加血小板、促进血液凝固等止血作用，还可促进胆汁等消化液分泌，有利胆、排石和增进消化、降压、降低血清高胆固醇、利尿、抗菌作用。荆芥具有解热镇痛、抗病原微生物、止血等作用。

【用方经验】本病初起眼睑作痒，逐渐则眼睑皮肤红赤而肿，继则渗出黏液；或有水疱、脓疱，痛重痒轻者，为毒邪热盛，多用清热解毒，泻火凉血之品；痒重痛轻者，为风湿邪毒壅盛，治用散风燥湿，清热解毒之品。注意清热勿伤阴，解毒中病即止，以防苦寒伤胃。临床上应辨清痒重，或痛重，分别治之。总之，以疏散风邪、祛除热毒、清解郁热、凉血泻火等为主要治法。

---

# 第四节　上睑下垂（重症肌无力）

上睑下垂系指提上睑的肌肉——提上睑肌（动眼神经支配）和Müller's平滑肌（颈交感神经支配）的功能不全或丧失，而导致上

睑呈部分或全部下垂。可单侧或双侧发病，有先天性和后天性两类。病因常比较复杂，肌源性上睑下垂常见于重症肌无力及进行性

眼外肌麻痹。

本病与中医学的"上胞下垂"相似。认为多因脾虚中气不足，清阳不升，睑肌失养，上胞无力提举；或脾虚聚湿生痰，风邪客睑，风痰阻络，胞睑筋脉迟缓不能而下垂。

## 培土健肌汤（庞赞襄经验方）

【组成】党参 10 g，白术 10 g，茯苓 10 g，当归 10 g，炙黄芪 10 g，银柴胡 3 g，升麻 3 g，陈皮 3 g，钩藤 10 g，全蝎 10 g，甘草 3 g。

【功效】健脾益气，养血疏络。

【主治】由于脾胃虚弱，阳气下陷，外受风邪，肌腠疏开，脉络失畅，风邪客于胞睑所致的上睑下垂。症见半掩睛瞳，重者上睑无力展开，遮于整个黑睛，上睑麻木弛缓，开张失去自主，患者为了克服视物障碍，每有仰头视物的姿态，一般精神疲乏，食欲不振，脉缓细或弦细。

【加减】胃纳欠佳，大便溏薄者，加吴茱萸 9 g、炮姜 9 g、黑附子 3～9 g；口渴烦躁者，加麦冬 9 g、天花粉 9 g、元参 9 g；头痛颈项拘紧者，加羌活 9 g、防风 9 g、前胡 9 g。

【方解】党参补中益气；白术补脾燥湿，利水，止汗；黄芪补气升阳，固表止汗，托疮生肌，利水退肿；陈皮行气除胀满，燥湿化痰，健脾和中；柴胡解表，退热，疏肝解郁，升举阳气；当归补血活血，止痛，润肠通便；茯苓利水渗湿，健脾宁心；钩藤清热平肝，息风镇痉；升麻发表透疹，清热解毒，升举阳气；甘草补中益气，泻火解毒，润肺祛痰，缓和药性，缓急定痛。本方中以党参、白术、茯苓、黄芩、陈皮健脾益气；当归活血养血，疏散风邪，意为血行风自灭；柴胡、升麻疏肝解郁，升阳举气；附子温通脉络；后又加羌活、防风散风疏络。配合针刺治疗，以达内外合治之效。

【注意事项】阴虚阳亢型忌用。

【现代研究】方中白术具有利尿、降血糖、抗凝血、扩张血管、抗肿瘤、抗菌等作用。黄芪具有强心、降压、利尿、镇静、降

血糖等作用。茯苓具有利尿、抗菌、降低胃酸、降低血糖等作用。当归具有降血脂、抗血栓、抗肿瘤、抗辐射、镇痛、抗炎、抗氧化和清除自由基的作用。柴胡具有解热镇静、镇痛、抗炎、抗病原体、利胆等作用。升麻具有抗菌、抗炎、降压、抑制心肌、减慢心率、解热、镇痛以及升高白细胞，抑制血小板的聚集及释放功能等作用。钩藤具有镇静、降压等作用。

【用方经验】治疗本病宜健脾益气，升阳举陷，散风疏络，多用补气升阳之品。注意健脾益气之品中加入辛温通络、散风除邪之品，或用养血活血之品，以驱散风邪，意在血行风自灭。除此之外，还可选用温阳益气之药，如附子、肉桂等，以温补肾阳，举陷升阳，温散风邪。配合针刺治疗，效果较好。老年患者病程日久，多补少散，或补中有散。青年患者若初次患病，多散少补。

## 补脾益肾汤（毕人俊经验方）

【组成】黄芪 15 g，党参 15 g，白术 10 g，茯苓 10 g，炙甘草 8 g，升麻 3 g，僵蚕 10 g，地龙 6 g，当归 10 g，白芍 10 g，枸杞子 10 g，女贞子 10 g。

【功效】补气健脾，益肾明目。

【主治】重症肌无力。症见上胞下垂，提举无力，晨起或休息后减轻，午后或劳累后加重；伴神疲乏力，食欲不振，舌质淡，苔薄白，脉弱。

【加减】神疲食欲不振者，加山药 10 g，白扁豆 10 g，莲子 10 g，以益气温中健脾。

【方解】胞睑下垂，《诸病源候论》称睢目、侵风；《目经大成》称睑废。病因有先天、后天之分，重症肌无力则属气虚下陷，脉络失和，邪风客于胞睑所致。毕人俊认为，其病形在眼，病根在脾肾。补气健脾，益气即补血，血即是源，气血受损，即结合兼治肝肾。方中黄芪、党参补中益气为君药。配伍白术、炙甘草补气健脾为臣，与黄芪、党参合用，以增强其补中气之功。血为气之母，气虚时久，营血亦亏，故用当归、白芍养血和营，协黄芪、党参以补气养血，升麻性平

有升陷之能，茯苓健脾渗湿，僵蚕、地龙性攻痰阻，傍上药能驱邪风，风痰消融而络气和，清阳之气才能上行，肾为气之根，加枸杞子、女贞子补肾养目，共为佐使。炙甘草调和诸药，亦为使药。诸药合用，使气虚得补，气陷得升，风痰得去，肝肾得补，则诸症得愈。

【注意事项】阴虚发热及内热炽盛者忌用。

【现代研究】方中黄芪能增强特异性免疫功能、促进机体代谢、抗疲劳、促进血清和肝脏蛋白质的更新，还有降血脂、抗衰老、抗缺氧、抗辐射、护肝等作用。党参能调节胃肠运动、抗溃疡、增强免疫功能，还有延缓衰老、抗缺氧、抗辐射等作用。白术对肠管活动有双向调节作用，能促进细胞免疫功能，还有护肝、利胆、利尿、降血糖、抗凝血、抗菌、抗肿瘤、镇静等作用。炙甘草有抗菌、抗病毒、抗炎、抗过敏作用，有类似肾上腺皮质激素样作用，还有利尿、降脂、护肝等作用。升麻有解热、抗炎、镇静、抗菌、抗惊厥、升高白细胞、抑制血小板聚集及释放等作用。茯苓具有利尿、镇静、抗肿瘤、降低血糖、增强心肌收缩能力、增强免疫功能等作用。僵蚕含蛋白质、脂肪、多种氨基酸及铁、锌、铜、锰、铬等微量元素，有止咳化痰、镇静、止痉、消肿散结、止遗尿等作用。地龙有解热、抗菌、镇静、抗血栓形成、降压、利尿等作用。当归有护肝、镇痛、抗炎作用，能促进血红蛋白及红细胞的生成，既有提高机体免疫作用，又有促进体液免疫作用。白芍有镇静、镇痛、解热、抗炎、增强免疫功能、抗菌、抗病毒等作用。枸杞子有增强免疫功能、促进造血功能、降血糖、降血压、降血脂、护肝及抗脂肪肝、抗衰老、抗突变、抗肿瘤等作用。女贞子可增强非特异性免疫功能，对异常的免疫功能具有双向调节作用，并具有一定抗衰老作用。

【用方经验】毕人俊先生除用本方治疗重症肌无力外，还常用本方加减治疗视一为二症等眼病。头痛者，加蔓荆子、川芎；头顶痛者，加藁本、细辛以疏风止痛；咳嗽者，加五味子、麦冬，以敛肺止咳；兼气滞者，加木香、枳壳，以理气解郁。

## 升提汤（张怀安经验方）

【组成】黄芪30 g，党参20 g，白术10 g，羌活10 g，防风10 g，枳实10 g，当归10 g，制天南星5 g，制禹白附5 g，柴胡6 g，升麻5 g，炙甘草5 g。

【功效】升阳益气，祛风化痰，疏通经络。

【主治】重症肌无力之脾虚痰阻证。症见晨起病轻，午后加重，甚或眼球转动失灵，视一为二；伴倦怠无力，舌质淡红，苔薄白，脉虚。

【加减】眼球转动不灵活甚者，加秦艽10 g，僵蚕10 g，钩藤10 g（后下），以祛风活络。

【方解】方中重用黄芪补中益气，升阳举陷为君。柴胡、升麻疏肝解郁，升举阳气；党参、白术益气健脾为臣。当归养血活血，枳实理气行滞；羌活、防风祛风散邪，天南星、禹白附燥湿化痰，祛风止痉，以治眼球运动失灵为佐。甘草调和诸药为使。方中重用补中益气之药，佐以益气健脾、养血活血之品以治本，兼以祛风化痰、燥湿化痰之品以治标，有标本同治之妙。

【注意事项】不适用于恶寒发热表证。

【现代研究】方中黄芪能增强特异性免疫功能、促进机体代谢、抗疲劳、促进血清和肝脏蛋白质的更新，还有降血脂、抗衰老、抗缺氧、抗辐射、护肝等作用。柴胡具有镇静、安定、镇痛、解热、镇咳等广泛的中枢抑制作用，有较好的抗脂肪肝、抗肝损伤、利胆、降低转氨酶等作用，还有抗感冒病毒、增加蛋白合成、抗肿瘤、抗辐射及增强免疫功能等作用。升麻有解热、抗炎、镇静、抗菌、抗惊厥、升高白细胞、抑制血小板聚集及释放等作用。党参能调节胃肠运动、抗溃疡、增强免疫功能；还有延缓衰老、抗缺氧、抗辐射等作用。白术对肠管活动有双向调节作用，能促进细胞免疫功能，还有护肝、利胆、利尿、降血糖、抗凝血、抗菌、抗肿瘤、镇静等作用。枳实对子宫有兴奋作用，能治

眼科国医圣手时方

子宫下垂、脱肛，能增加冠脉、脑、肾血流量，降低脑、肾血管阻力，有升高血压作用。羌活有抗炎、抗过敏、镇静、解热、抗休克作用，并能增加心肌营养性血流量。当归有护肝、镇痛、抗炎作用，能促进血红蛋白及红细胞的生成，既有提高机体免疫作用，又有促进体液免疫作用。防风有解热、抗炎、镇静、镇痛、抗惊厥、抗过敏、抗病原微生物等作用。天南星具有祛痰及抗惊厥、镇静、镇痛作用。禹白附有明显的镇静、抗惊厥、镇痛及抗炎作用。炙甘草有抗菌、抗病毒、抗炎、抗过敏作用，有类似肾上腺皮质激素样作用，还有利尿、降脂、护肝等作用。

升提汤对免疫系统、消化系统等均有良好的调节作用，并能增强机体非特异性抵抗力、抗菌、抗病毒等，有调节胃肠运动、抗胃溃疡和抗胃黏膜损伤、增强心肌收缩力、影响消化液分泌、促进代谢、抗肿瘤、抗突变等作用。

【用方经验】张怀安先生将本方用于治疗清气下陷、风痰阻络的重症肌无力、麻痹性斜视等眼病。在临床运用中，若症见无眼球转动失灵，可去天南星、禹白附；神疲乏力，食欲不振者，加山药10 g，白扁豆10 g，莲子10 g，砂仁5 g，以益气温中健脾；大便溏泻者，加炒薏苡仁10 g，煨葛根10 g，以健脾渗湿。

## 葛根举陷汤（李声岳经验方）

【组成】葛根40 g，黄芪30 g，党参20 g，白术12 g，当归15 g，柴胡10 g，升麻10 g，桔梗10 g，炙甘草15 g。

【功效】升阳举陷，补益气血。

【主治】气虚下陷之上胞下垂。症见上睑垂下掩盖瞳神，妨碍视瞻，常需皱额睁眼视物，日久则额部皱纹加深，眉毛高耸；精神困倦，气短乏力，舌淡脉弱。临床用于治疗重症肌无力眼肌型之上睑下垂等眼病。

【加减】对肾虚精亏者，加熟地黄、菟丝子、桑椹、枸杞子以补肾填精；肾阳不足者，加肉桂、附子等温补肾阳；脾虚泄泻者，加山药、莲子、白扁豆、薏苡仁等以补脾益气；

表虚外感者，去党参、当归，黄芪用量减半，加防风、荆芥、金银花、连翘、桑叶等益气祛风；气阴两虚者，加沙参、知母、麦冬、女贞子、黄精等养阴益气；兼夹痰湿者，加茯苓、法半夏、陈皮、浙贝母、藿香等化痰除湿。

【方解】本方所治上胞下垂，皆因气虚下陷所致。脾虚气弱，清阳不升，胞睑失养，脉络失和，上举无力；脾虚失运，化源匮乏，元气不足，故有倦怠乏力，舌淡脉弱。治当升阳举陷，补益气血，使清阳得升，上胞举之有力。

方中重用葛根为君药，功在升阳举陷；以黄芪、党参、白术、当归补益气血、濡养肌肉，使清阳升发有源，发挥升举上睑作用为臣药；佐以柴胡、升麻、桔梗助葛根之升举阳气；使以甘草益气养血，调和诸药。诸药合用，共奏升阳举陷，补益气血之功。

【注意事项】椒疮、肿瘤等病所致者忌用。

【现代研究】葛根有抗氧化损伤、改善心脑缺血、益智、提高免疫功能的作用；黄芪能提高免疫功能、提高机体代谢能力、增加血流量以及抗血栓、抗病毒、抗癌、抗炎与镇痛作用；党参有增强机体应激能力、增强机体免疫功能、延缓衰老作用；白术有增强免疫功能、抗氧化、延缓衰老，以及抗炎、抗凝血、抗肿瘤作用；当归能抑制红细胞聚集，增加血流量，对多种致炎剂引起的急、慢性炎症均有显著的抑制作用；柴胡能解热、镇静、镇痛、增强免疫功能、增强机体代谢，并有抗炎、抗菌、抗病毒作用；升麻有增强免疫功能、解热、降温、镇静、抗惊厥、抗炎、解痉、舒张血管作用；桔梗有抗炎、祛痰、镇痛、增加血流量、扩血管作用；炙甘草有抗炎、抗氧化功能，并有肾上腺皮质激素样作用。

【用方经验】李声岳教授将本方用于治疗气虚下陷所致之上胞下垂。在临床运用当中要注意药量的变化，如方中葛根性味平和，善于升阳举陷，用于治疗眼部顽疾，故当重用；而升麻虽有升阳举陷作用，但性味辛燥，大剂量应用会出现头痛、震颤、四肢强直性收缩等不良作用，《本草经疏》云：升麻"凡吐血鼻衄，咳嗽多痰，阴虚火动，肾经不足，及气逆呕吐，惊悸怔忡，癫狂病，法应忌之"。故应用升麻当慎。该方用治本病的病机为气虚下陷，对气虚卫表不足者应慎用辛热破气之品，而宜用敛补益气实表的甘酸药物等。

# 第五节　目　劄

目劄是以胞睑频频眨动为主要临床特征的眼病。该病最早记载见于《审视瑶函·目劄》。此病以小儿患者多见。小儿慢性结膜炎、小儿多动症、小儿多瞬症等均可出现以胞睑频频眨动为主要临床表现的疾病。

中医认为，本病多因饮食不节，脾胃受损，脾虚肝旺，气血津液不能濡养目珠；或燥邪犯肺伤津，目珠失润；或肝肾阴亏，虚火上炎，灼煎泪液，目外润泽之水缺失而发病。

## 目劄方（陆绵绵经验方）

【组成】白茯苓6 g，炒白芍10 g，六神曲6 g，炒山楂10 g，焙鸡内金6 g，炒谷麦芽各10 g，荆芥5 g，防风5 g，胡黄连5 g，制苍术5 g，甘草3 g。

【功效】健脾消导，除湿通目。

【主治】脾胃虚弱、食滞内停之目劄。症见频繁目眨，挤眉弄眼，甚至歪嘴皱鼻，不能自控；多饮食偏嗜，面色萎黄而瘦削；舌淡苔腻，脉滑。临床多用于治疗角结膜上皮干燥或角膜上皮点状脱落引起的瞬目频繁。

【加减】若两眼干涩不舒，常喜揉眼者，可加太子参、山药以益气生津；若畏光，黑睛生翳者，可加石决明、菊花清肝明目。

【方解】本方所治目劄，皆因脾胃虚弱、食滞内停所致。脾胃虚弱则气血津液生化不足，津液不能循目络润泽目珠，见频繁眨目、挤眉弄眼；食滞内停，水谷精微运化无权，则见面色萎黄而瘦削；舌淡苔腻，脉滑皆为脾胃虚弱之征。治当健脾消导，气血生化充足，津液循目络而上滋润目珠，则病症自除。

方中白茯苓性甘、淡、平，归心、脾、肾经，药性平和，能健脾补中；白芍归肝、脾二经，能调肝理脾，与白茯苓同为君药；六神曲行散消食，健脾开胃，特别是善消面食积滞；山楂酸甘，善消食化积，能治各种饮食积滞，尤为消化油腻肉食积滞之要药；鸡内金消食化积、健运脾胃的作用较强，广泛用于米面薯蓣乳肉等各种食积证；麦芽健胃消食，尤其能促进淀粉性食物的消化，主治米面薯蓣类食积；谷芽消食和中，作用和缓，助消化而不伤胃气，常与麦芽相须为用，以提高疗效，与六神曲、炒山楂、鸡内金、麦芽同为臣药；荆芥、防风药对祛风除湿止痒；胡黄连既可清热燥湿，又可用于小儿消化不良；苍术温燥之性较强，兼能健脾，与荆芥、防风、胡黄连同为佐药；甘草补脾益气，调和诸药。诸药合用，共奏健脾消导、除湿通目之功。

【注意事项】本方中消导之剂较多，中病即止，宁可再剂，切勿重剂。

【现代研究】方中白茯苓能减少胃液分泌，对胃溃疡有抑制作用，又能增强免疫功能；白芍能提高免疫力；神曲含有多量酵母菌和复合维生素B，有增进食欲，维持正常消化功能等作用；山楂所含的脂肪酸能促进脂肪消化，并增加胃消化酶的分泌而促进消化，且对胃肠有一定调整作用；鸡内金能提高胃液分泌量、酸度和消化能力，使胃运动能力明显增强；麦芽对胃酸及胃蛋白酶的分泌有轻度促进作用；谷芽所含淀粉酶能够帮助消化，同时可以通过抑制肥大细胞组胺释放而具有抗过敏活性；荆芥可以增加皮肤的血液循环，增加汗腺分泌，同时具有一定的消炎抑菌作用；防风有抗炎、抗过敏的作用；胡黄连所含的香荚兰乙酮对平滑肌有收缩作用，

眼科国医圣手时方

对平滑肌痉挛具有拮抗作用；苍术的维生素A样物质可以治疗夜盲及角膜软化症。

【用方经验】陆绵绵教授将本方用于治疗脾胃虚弱，饮食积滞证之目箚。在临床运用中由于燥邪犯肺、阴亏火炎等其他病因引起的目箚，应辨证施治，不可拘泥于本方。

## 止箚饮（祁宝玉经验方）

【组成】防风10 g，天麻5 g，僵蚕5 g，焦三仙各4 g，茯苓8 g，木瓜6 g，白芍8 g。

【功效】息风解痉，健脾柔肝。

【主治】肝风内动兼见饮食伤脾型的目箚。症见不自主的眨眼，甚至伴有咧嘴扭颈，全身舌脉异常者多表现不显。

【加减】若便溏体弱者加山药、白术、炒薏苡仁；便秘，苔黄加焦槟榔、枳壳；血虚脉弱者加当归、柴胡；目箚兼有抽动者加钩藤、伸筋草；若起病急，目箚兼有抽动者为肝风挟痰，可加法半夏、天竺黄；如有抽鼻者可加辛夷、牛蒡子，以疏风通窍。

【方解】祁老认为目箚其病多显形于外，但其病则藏于内，病位在脾与肝。因眼睑为肉轮内应于脾，箚者乃为"风掉"之列，属风甚，其脏在肝，病机是饮食不节则伤脾，过度使用目力则伤肝，肝风内动故见不自主的眨眼，甚至伴有咧嘴扭颈。

方中防风味辛甘性微温，入肝经，有祛风解痉之效，和天麻、僵蚕共奏祛风止痉之功；焦三仙即焦麦芽、焦山楂、焦神曲，三药能消食化滞，但侧重不同，焦麦芽长于消化淀粉类食物，焦山楂善于治疗肉类或油腻过多所致的食滞；焦神曲则利于消化米面食物。三药合用，能明显地增强消化功能。茯苓性味甘淡平，为健脾之良药。肝体阴而用阳，白芍酸苦微寒，入肝经，能养血柔肝；木瓜性温味酸，入肝、脾经，有健脾柔肝的功效。诸药合用，共奏祛风止痉，健脾柔肝之效。

【注意事项】肝肾阴亏，虚火上炎者不宜用此方。

【现代研究】方中防风有解热、抗炎、镇静、镇痛、抗惊厥、抗过敏等作用；天麻可

抑制或缩短实验性癫痫的发作时间，还有降低外周血管、脑血管和冠状血管阻力，并有降压、减慢心率及镇痛抗炎等作用；僵蚕有催眠、抗惊厥、抗凝、降血糖等作用；山楂所含脂肪酸能促进脂肪消化，并增加胃消化酶的分泌而促进消化，并对胃肠功能有一定的调整作用；神曲因含有多量酵母菌和复合维生素B，故有增进食欲，维持正常消化功能等作用；麦芽所含淀粉酶能分解淀粉为麦芽糖和糊精，并有促进胃液分泌的作用；茯苓具有利尿、镇静、降低血糖等作用；木瓜混悬液有保肝作用，新鲜木瓜汁和木瓜煎剂对肠道菌和葡萄球菌有明显的抑菌作用；白芍有增强免疫力、镇痛、解痉等作用。

【用方经验】祁老认为"目箚"不是一个症状，可能是一个病，原因是此类患儿经过检查，视力多属正常，而慢性结膜炎、沙眼者并不多见（有的按此治疗的目箚大多症状不减甚至加重）；至于因维生素缺乏即酿成疳积上目者，临床所见不多；有浅层点状角膜炎或内眦赘皮睫毛倒入者，则不应属于目箚范围，即眼前节正常者多。究其病因主要是饮食不节，营养过剩以及环境污染和声像影视不断引进，学习超前，使用目力不当，应用上方多能有效。

## 养血息风定惊汤（韦玉英经验方）

【组成】熟地黄15 g，当归10 g，川芎6 g，白芍10 g，白僵蚕10 g，钩藤10 g（后下），伸筋草10 g，全蝎3 g。

【功效】养血息风，定惊止痉。

【主治】眼睑痉挛，眼轮匝肌频跳不能自制。中医称胞轮振跳或胞睑振跳。以上睑为主，甚则牵动眉际。尤以血虚或气血亏虚，筋脉失养者适宜本方。

【加减】阴虚阳亢所致的，加生石决明、生赭石各15 g；脾气虚弱助湿生痰者，加炒白术、茯苓、党参、苍术等益气健脾，除湿解痉。

【方解】四物汤组方简单，治则明确，其中当归补血活血，熟地黄补血益精，川芎行血中之气，芍药敛阴养血，全方补而不滞，

行血而不破血，补中有散，散中兼收。故四物合用"血滞能通，血虚能补，血枯能润，血乱能抚"。四物汤养血活血为主药，白僵蚕、全蝎息风通络止痉，钩藤清热平肝、息风止痉，伸筋草舒筋活血以助药力。

【现代研究】熟地黄具有增强免疫、抗衰老、抗甲状腺功能亢进等作用；当归具有降血脂、降低血小板聚集、抗血栓形成、增强免疫功能、抗炎、抗菌、镇痛、保肝等作用；川芎具有改善外周血液循环、抗血栓形成、降血脂、镇静镇痛、解除平滑肌痉挛等作用；白芍具有抗炎、镇静、镇痛、保肝、免疫调节等作用；白僵蚕具有催眠、抗惊厥、抗凝血、降血糖等作用；钩藤具有镇静、降压、抑制血小板聚集、抗血栓形成、平喘等作用；伸筋草具有镇痛、抗炎、解热等作用；全蝎具有抗惊厥、镇痛、抗炎、抗突变、抗血栓等作用。

眼科国医圣手时方

# 第五章 泪器病

泪器分为泪液分泌系统和泪液排出系统。泪液分泌系统由泪腺、副泪腺和结膜杯状细胞组成。泪液排出系统包括泪小点、泪小管、泪总管、泪囊和鼻泪管。泪器病的主要症状是流泪，其原因有二：一是排出受阻，泪液不能流入鼻腔而溢出眼睑之外，称为泪溢；其次是泪液分泌过多，排出系统来不及排出而流出眼睑外，称为流泪。临床上区分是由于泪道阻塞引起的泪溢、还是因眼表疾病刺激引起的高分泌性流泪十分重要。

泪器病类似于中医眼科的两眦疾病，属于外障眼病范畴。两眦在五轮中属血轮，内应于心，心与小肠相表里，故两眦疾病常与心和小肠相关。病变常因心火内炽，或外邪引动心火，内外合邪发病。中医理论认为"泪为肝之液"，肝肾同源，故肝肾在生成及约束泪液不溢出眼外方面都有一定的作用，所以病变与肝肾亦相关，发病多为肝血亏虚或肝肾不足等。两眦病的治疗多用疏风清热、清心泻火、清热解毒、补肝养血、补益肝肾等治法。

# 第一节　迎风流泪

流泪症是指泪液不循常道而溢出睑弦的眼病，迎风流泪为流泪症中的一种。中医学认为，其病因主要为肝血不足，泪窍不密，风邪外袭而致泪出；或因泪为肝之液，肝肾同源，肝肾两虚，风邪外袭，不能约束其液而流泪。

## 滋阴止泪汤（庞赞襄经验方）

【组成】熟地黄 15 g，山药 12 g，枸杞子 12 g，女贞子 12 g，地骨皮 10 g，盐知母 10 g，蕤仁 10 g，菊花 10 g，霜桑叶 10 g，黄芩 6 g，五味子 3 g。

【功效】滋阴益肾，纳气养肝。

【主治】由于老年体衰，肝肾阴虚，肝血不足，肾不纳气，气虚无力摄纳，外受冷风刺激而致的迎风流泪。症见平素患眼红肿痛，但不流泪，遇风吹则可引起流泪，无风则止。仅在冬季或春动时遇寒风刺激出现，即泪出汪汪，泪水清稀而又有冷湿感。眼部检查常可见泪小点狭小或阻塞，泪道冲洗或探通术可作出狭窄或阻塞的诊断和部位，这常在医院里检查使用。本病可有反复发作的趋向，可演变成经常泪下，患侧眼睛不分春夏秋冬，无风或有风均有流泪，迎风时则更甚。舌质红苔白，脉沉弦。

【加减】胃纳欠佳者，加青皮 9 g，神曲、麦芽、山楂各 9 g；孕妇加当归、白芍各 9 g。

【方解】熟地黄补血，滋阴；五味子敛肺滋肾，生津敛汗，涩精止泻；地骨皮清热凉血，退虚热。山药补脾胃，益肺肾；枸杞子补肾益精，养肝明目；女贞子补肾滋阴，养肝明目；盐知母滋肾润燥、退虚热；蕤仁养肝明目，疏风散热；桑叶疏散风热，清肝明目。本方以熟地黄、山药、枸杞子、女贞子滋补肝肾，壮水涵养于目；地骨皮、知母、桑叶、五味子清退虚热，固摄肾气。

【注意事项】肾阳虚衰型忌用。

【现代研究】方中枸杞子具有抗脂肪肝、降低血压的作用。熟地黄对异常的甲状腺素状态有调节作用。山药具有降血糖、调节机体对非特异刺激反应性、刺激小肠运动、促进肠道内容物排空等作用。女贞子具有抗炎、抗癌、抗突变、降血糖、降血脂及抗动脉硬化、提高免疫功能、增强体液免疫、抑制变态反应、强心、扩张冠状血管、扩张外周血管、抗 HpD 光氯化等作用。知母具有抗菌、解热、降低血糖的作用。菊花具有扩张血管、增加血流量、降低血压、缩短凝血时间、抗炎、镇静等作用。桑叶具有抗菌、降血糖等作用。五味子具有延缓衰老、抗过敏、保护肝脏等作用。黄芩具有解热、降压、利尿、镇静等作用。

【用方经验】冷泪多为虚证，故迎风流泪

眼科国医圣手时方

与无时冷泪的局部表现仅程度上的不同，前者为泪窍虚而招风邪侵袭，后者为脏腑虚弱，多属肝肾气血亏损，均为衰老的表现。治宜滋养肝肾，大养肝阴，固摄肾气，酌情加用祛风止泪药物，并配合针刺治疗。

## 三子菊花饮（姚和清经验方）

【组成】菟丝子20 g，枸杞子15 g，女贞子10 g，菊花10 g，白芷6 g，川芎3 g。

【功效】补益肝肾，祛风止泪。

【主治】老年人肝肾不足，风邪外袭之流泪症。症见两眼频频流泪，头晕目眩，腰膝酸软，舌质红，少苔，脉细。

【加减】肝肾阴虚明显者，加六味地黄汤，以滋补肝肾。

【方解】本方所治之证因肝肾不足，固涩无权，外感风邪，引泪外出所致。肝肾不足，腰膝失养，故腰膝酸软；肝肾不足，固涩无权，外感风邪，引泪外出，故两眼泪流频频。治宜补益肝肾，祛风止泪。

方中菟丝子为平补阴阳之品，功能补肾阳、益肾精以止泪明目，故重用为君药；枸杞子能滋补肝肾之阴，为平补肾精肝血之品；女贞子能补益肝肾之阴，与枸杞子合用以增补益肝肾之功，同为臣药；菊花性寒，入肝经，能疏散肝经风热；白芷辛散温通，祛风解表散寒之力较温和，与菊花配伍，一温一寒能祛一切外感之风邪，同为佐药；川芎辛温升散，能"上行头目"，祛风止痛，能载药上行，直达病所，为使药。诸药合用，共奏补益肝肾，祛风止泪之功。

【注意事项】阳虚体质或脾胃功能低下者忌用。

【现代研究】菟丝子水煎剂对心肌过氧化氢酶及脑组织的乳酸脱氢酶和过氧化氢酶活性有增强作用；枸杞子对免疫和造血功能有促进作用，同时具有免疫调节作用，还有抗衰老等作用；女贞子可增强非特异性免疫功能，对异常的免疫功能具有双向调节作用，能提高超氧化物歧化酶活性，有一定抗衰老作用；菊花具有扩张冠状动脉、增加冠脉血流量和心肌耗氧量的作用；白芷有兴奋中枢

神经、升高血压等作用；川芎有扩张血管，增加血流量，改善微循环等作用。

## 止泪散（韦玉英经验方）

【组成】西月石30 g，麝香0.5 g，制炉甘石粉15 g，净海螵蛸粉15 g，冰片5 g。制法：海螵蛸炒黄研细，过细筛去壳渣、净粉，制炉甘石粉加冰片、麝香先研2小时，后加西月石粉，共研极细，备用。用法：点眼，一日2～3次。

【功效】因慢性结膜炎、沙眼、泪腺分泌过多等流泪或迎风流泪，点此药可止泪。

【现代研究】麝香具有抗炎、镇痛、强心、降压、雄激素样作用、增强免疫、抗变态反应等作用；炉甘石具有防腐收敛等作用；冰片具有抗心肌缺血、保护脑组织、镇静、镇痛、抗炎、抗病原体等作用。

## 益气养肝止泪汤（李传课经验方）

【组成】黄芪20 g，熟地黄10 g，当归10 g，白芍10 g，白蒺藜10 g，蕤仁肉10 g，枸杞子15 g，甘草3 g。

【功效】补脾肺之气，益肝肾之阴。

【主治】脾肺气虚，肝肾不足之流泪症。

【加减】若流泪迎风更甚者，加白薇10 g、菊花10 g、石榴皮10 g，以祛风止泪。

【方解】本方常用于老年人因泪小管周围肌肉松弛，收缩无力虹吸减弱，泪道通畅之流泪。方中重用黄芪以补气摄泪为君，伴有全身气虚症状者，可重用至30 g。《银海精微》："泪乃肝之液"，说明泪液湿滑润泽眼珠而无流溢之象，与肝制约泪液有密切关系，今肝虚不足，不能制约泪液，故须用补肝制泪之法，用熟地黄、当归、白芍、蕤仁、枸杞子补肝肾，养肝血；白蒺藜祛风止泪；甘草调和诸药。

【注意事项】风热上攻、火毒炽盛之流泪、流脓者不宜用之。

【现代研究】方中黄芪具有增强机体免疫功能、强心、降压、利尿、保肾及保肝、抗肿瘤的作用；地黄具有明显对抗地塞米松对

垂体-肾上腺皮质系统的抑制作用，并能促进肾上腺激素的合成；白芍具有提高免疫功能的作用，其中的主要成分芍药苷具有较好的解痉作用；枸杞子对免疫有促进作用，同时具有免疫调节作用，还有抗衰老、抗突变、抗肿瘤、降血脂、保肝及抗脂肪肝、降血糖、降血压的作用；白蒺藜具有降压、利尿、强心、提高机体免疫力、抗衰老、抗过敏作用；当归挥发油能对抗肾上腺素-垂体后叶素或组胺对子宫的兴奋作用，能增加冠脉血流量，当归中性油对实验性心肌缺血亦有明显保护作用；蕤仁具有降压和镇静的药理作用；甘草具有抗心律失常、保肝、解除胃肠道平滑肌痉挛、镇痛、抗菌、抗病毒、抗过敏作用。

【用方经验】李传课教授认为流泪的原因多是泪道狭窄、阻塞等，但也有泪道通畅而又有溢泪者。对于后者，多是老年人，年老体衰，肝虚不足，肝主筋，在窍为目，在液为泪，肝虚则制约泪液不行。治疗应该以调补肝脏为主，以《银海精微》中的止泪补肝散为基础临证进行加减，每获良效。

# 第二节　泪囊炎

泪囊炎是指泪囊部位发生的炎症，分为急性泪囊炎和慢性泪囊炎。

慢性泪囊炎是一种较常见的眼病，由鼻泪管狭窄或阻塞，致使泪液滞留于泪囊内，伴发细菌感染引起。多见于中老年女性，特别是绝经期妇女，多为单侧发病。慢性泪囊炎属于中医学"漏睛"范畴。多因外感风热，停留泪窍，泪道不畅，积伏日久，泪液受染而变稠浊；或心有伏火，脾蕴湿热，流注经络，上攻泪窍，腐而成脓。

慢性泪囊炎是眼部的感染病灶，泪囊中的致病菌及脓性分泌物反流到结膜可引起结膜炎症，在角膜存在损伤情况下，还可导致角膜溃疡。因此，应高度重视慢性泪囊炎对眼球构成的潜在威胁，尤其在内眼手术前，必须首先治疗泪囊感染，避免引起眼内化脓性感染。慢性泪囊炎治疗不及时而引起感染，可并发急性泪囊炎。

急性泪囊炎由毒力强的致病菌如金黄色葡萄球菌或β-溶血链球菌，或者少见的白色念珠菌感染引起，多为慢性泪囊炎的急性发作，也可以无溢泪史而突然发生。急性泪囊炎属中医学"漏睛疮"范畴。多由心经蕴热，或素有漏睛，热毒内蕴，复感风邪，风热搏结所致；或由过嗜辛辣炙煿，心脾热毒壅盛，致气血凝滞，营卫不和，结聚成疮，热盛肉腐成脓而溃。

## 银花全蝎饮（庞赞襄经验方）

【组成】金银花12 g，全蝎10 g，蒲公英12 g，天花粉10 g，当归6 g，赤芍10 g，防风10 g，白芷10 g，陈皮10 g，乳香6 g，没药6 g，荆芥穗6 g，羌活5 g，黄连3 g，甘草3 g。

【功效】清热散风，破瘀通络。

【主治】由于心火旺盛，复受风邪，风热毒邪上攻于目，积聚成脓，浸渍泪窍而致。症见大眦头皮色如常，或微红赤，或见睛明穴下方微有隆起，自觉隐涩不舒，但无痛感，不时泪下，眦头常湿，拭之又生，按之则黏油脓汁自泪窍沁沁而出，病情缓慢，难以消除，冲洗泪道多有阻塞现象。舌质淡红，苔黄，脉弦数。

【加减】胃纳欠佳者，加白术10 g、神曲10 g、山楂10 g、麦芽10 g；头痛者，加川芎10 g、蔓荆子10 g、草决明10 g、菊花10 g。

【方解】金银花清热解毒；蒲公英清热解毒、消肿散结；全蝎息风解痉，祛风止痛，解毒散结；天花粉清热生津、消肿排脓；白芷祛风解表、止痛、消肿排脓、燥湿；赤芍清热凉血，活血散瘀；羌活祛风解表，祛风湿，止痛；防风祛风解表，胜湿解痉，止泻止血；荆芥穗祛风解表，止血；陈皮行气除胀满，燥湿化痰，健脾和中；当归补血活血，调经止痛，润肠通便；乳香、没药活血止痛，消肿生肌；甘草补中益气、泻火解毒、润肺祛痰、缓和药性、缓急定痛。本方中赤芍、当归、乳香、没药活血清热，止痛排脓消肿；白芷、陈皮、甘草解毒排脓；金银花、蒲公英、天花粉、黄连清热解毒；全蝎、防风、荆芥穗、羌活散风止痛，解郁疏络。此方对慢性泪囊炎，一般可以减轻症状，但治愈较为困难。日久不愈者，可以考虑手术治疗。但本方对消肿止痛，治疗流泪、脓溢确有佳效。

【注意事项】脾胃虚寒型忌用。

【现代研究】方中金银花具有抗菌、抗内毒素、抗炎、解热、增强免疫力等作用；蒲公英具有抗菌、抗炎、抗癌等作用；天花粉具有抗菌及抗病毒作用；全蝎具有抗惊厥、降压、镇静的作用；防风具有解热镇痛、抗菌作用；赤芍具有解痉、镇痛、镇静、抗惊厥、抗炎、抗菌、解热、抗溃疡作用；白芷具有抗炎、解热镇痛、抗菌、抗癌作用；当归具有降血脂、抗血栓、抗肿瘤、抗辐射、镇痛、抗炎、抗氧化和清除自由基的作用；乳香具有镇痛、消炎、防腐的作用。没药具有抗菌的作用；羌活具有解热、抗炎、镇痛、抗心律失常的作用；黄连具有抗微生物及抗原虫、抗癌、抗放射及细胞代谢的作用。

【用方经验】本病若为手术适应证，可考虑手术治疗。长期炎症不消或不愿手术者可用中药治疗，确有一定效果。应该重视外治法，如点眼药水及冲洗泪道等。本病急性期为热毒壅盛所致，辨证应以眼局部症状为主，兼顾全身症状，以清热解毒、散风祛脓为治法。由于本病起病较急，来势较猛，必须及时治疗。原则上是在未成脓时以内治为主，初起风邪热盛，故治宜疏风清热；脓溢按压外出，为热毒炽盛，应以解毒排脓，祛瘀消肿为主。

### 全蝎陈皮合剂（姚和清经验方）

【组成】炙全蝎 3 g，陈皮 1.5 g，共研细末。成人每日用 1.5 g，小儿随年龄的大小而递减。

【功效】攻毒散结。

【主治】急性泪囊炎。症见内眦睛明穴下方突发皮肤红肿、灼热、疼痛，热泪频流，重者红肿连及患侧鼻梁及颜面，甚至眼睑红肿难开；伴恶寒、发热，舌红，苔黄，脉数。

【方解】本方所治之证因热毒外袭所致。热毒外袭，致热壅血瘀，故见红肿、灼热、疼痛、热泪频流。

方中全蝎辛平，有毒，故有散结、攻毒之功，《医学衷中参西录》中称之"其性虽毒，却能专善解毒，清除一切疮疡"；陈皮辛行温通，有行气、健脾、和中之功，能防止全蝎呆胃。两者合用能攻毒散结。

【注意事项】服用该药是应严格控制剂量，不能长期服用。

【现代研究】全蝎有明显的抗癫痫、抗惊厥、防止血栓形成、抗凝、镇痛、抑制癌细胞等作用；陈皮能扩张血管、增加血流量、清除氧自由基、抗脂质过氧化等作用。

### 治脓漏眼方（韦文贵经验方）

【组成】金银花 9 g，川黄连 2 g，黄芩 6 g，防风 6 g，木贼 6 g，牡丹皮 6 g，桑叶 9 g，白蒺藜 9 g，石决明 20 g（煅先下），甘菊 6 g，蝉蜕 3 g，焦山栀 10 g，羌活 6 g。

【功效】祛风平肝，清热解毒。

【主治】急性泪囊炎、卡他性结膜炎等。

【方解】防风、羌活祛风解表为君药；桑叶、菊花、蝉蜕、木贼、白蒺藜祛风平肝，退翳明目；石决明平肝明目；金银花清热解毒；川黄连、黄芩、牡丹皮清热泻火凉血。

【现代研究】金银花具有抗病原微生物、抗细菌毒素、解热、抗炎、保肝利胆、降脂、止血等作用；黄连具有抗病原微生物、抗炎、中枢抑制、抗心律失常、降压、抗心肌缺血、降血脂、抗血小板聚集、降血糖、抗溃疡、抗癌等作用；黄芩具有抗炎、抗菌、抗自由基、降压、促凝血等作用；防风具有解热镇痛、抗炎免疫、抗病原微生物、抑制血小板聚集、抗肿瘤、镇静、抗惊厥等作用；木贼具有扩张血管、降低血压、镇痛、降脂、降糖、抗菌、抗氧化等作用；牡丹皮具有抗炎、抗动脉粥样硬化、抗血栓形成、调节免疫功能、镇痛、镇静催眠等作用；桑叶具有降血糖、降血脂、抗菌、抗炎、抗氧化、抗肿瘤、抗应激、降压等作用；白蒺藜有降低血压、强心、利尿、降血糖等作用；石决明有抑菌、保肝、抗凝等作用；菊花具有扩张血管、增加血流量、降低血压、缩短凝血时间、抗炎、镇静等作用；蝉蜕具有抗惊厥、镇静、解热、镇痛、免疫抑制与抗过敏等作用；栀子具有保肝利胆、抗炎、抗病原体、镇静催眠等作用；羌活具有解热、镇痛、抗炎、抗过敏、抗急性心肌缺血、抗癫痫、抗氧化、抗溃疡等作用。

眼科国医圣手时方

# 第六章 干眼

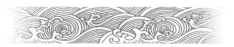

任何原因导致泪液量的减少、质的异常以及泪液流体动力学异常，引起患者自觉症状和（或）眼表损害的一类疾病称为干眼。有症状以及泪膜变化，但无眼表上皮广泛损害者称为干眼症；而将有症状、泪膜变化以及广泛眼表上皮损伤体征者为干眼病；如同时合并全身免疫性疾病者则为干眼综合征。因此，干眼是指由多因素所致的一种以眼表不适症状、视觉障碍、泪膜不稳定以及有潜在眼表损害的常见泪液和眼表疾病。多为双眼发病。

本病属中医"白涩症"（《审视瑶函》）范畴。中医学认为，本病多因外感疫邪停留或余邪未尽，隐伏脾肺两经，阻碍津液之敷布；或日久风沙尘埃侵袭或长期于空调房及近火烟熏等刺激，致肺卫气郁不宣，化燥伤津，目失所荣；或沉酒恣燥、肥甘厚味，致脾胃蕴结湿热，郁久伤阴；或劳瞻竭视、过虑多思、房劳太过致肝肾亏虚，精血暗耗，目失濡泽；或劳作过度，体虚气衰，气机衰惫，肝肾之阴精亏虚，不能敷布精微，充泽五脏，上荣于目而致目失濡养。

## 双目干痛方（韦文贵经验方）

【组成】柴胡6 g，荆芥5 g，香附3 g，车前子6 g，防风5 g，焦栀子9 g，青皮5 g，川芎6 g。

【功效】疏肝理气，祛风清热。

【主治】双眼干痛症，证属肝气郁结，风邪乘虚或产后哭泣而致者。

【方解】柴胡、青皮疏肝理气，解郁；香附理气解郁，调经止痛，能除三焦气滞和通行经脉，是本方主药。栀子清热降火；车前子清热利水而有明目之效，是辅助药。川芎活血行瘀止痛；防风、荆芥散风清热止痛。

【现代研究】柴胡具有抗炎、抗惊厥、镇静、解热、镇痛、抗辐射、抗肝损害、抗溃疡、镇咳、抗氧化等作用；荆芥具有解热、降温、镇静、镇痛、抗炎、止血、祛痰平喘、免疫调节、抗氧化等作用；香附具有抑制中枢、麻醉、解热镇痛、抗炎、强心降压、活血化瘀、消积化滞等作用；车前子具有抗炎、利尿、抗衰老、降眼压等作用；防风具有解热镇痛、抗炎免疫、抗病原微生物、抑制血小板聚集、抗肿瘤、镇静、抗惊厥等作用；栀子具有保肝利胆、抗炎、抗病原体、镇静催眠等作用；青皮具有镇痛、祛痰平喘、升压、抗休克、保肝利胆等作用；川芎具有改善外周血液循环、抗血栓形成、降血脂、镇静镇痛、解除平滑肌痉挛等作用。

## 清燥润肺方（张子述经验方）

【组成】太子参14 g，生地黄10 g，杏仁10 g，枇杷叶10 g，桑叶10 g，菊花10 g，火麻仁10 g，甘草4 g。

【功效】滋阴润肺，清热除燥。

【主治】肺阴不足，燥热内生所致之白涩症。症见眼内干涩，泪少，不耐久视，或视物不清，白睛不赤不肿，或可见赤脉隐隐，黑睛可见细点星翳；全身可有咽燥、干咳，脉细。临床多用于治疗形成泪膜的质和量发生改变或结构异常导致的干眼症。

【加减】若肺经燥热、大便干结、溺黄、眼痛者，可加酒大黄、当归、川芎以清腑泻热，间接泻肺，通经止痛；沙涩羞明者，可加菊花、蔓荆子、青葙子、夜明砂以清热润燥明目。

【方解】本方所治之白涩症，皆因肺阴不足，燥热内生所致。白睛属肺，肺阴不足，目中津液匮乏而失于滋润，故眼内干涩泪少，不耐久视，甚至影响睛明鉴物；阴虚则燥热内生，燥热犯目，白睛则赤脉隐隐，黑睛受累则生细点星翳；肺阴亏虚，燥热内生则有咽燥、干咳，脉细。治当滋阴润肺，清热除燥，肺阴足则燥热除，燥热除则眼症消。

方中太子参甘平，入肺脾经，补气养胃生津，培土生金，裨脾气健运则津液自生，肺气敷布则津液上承，乃治本之治为君药；辅以生地黄性味苦甘寒，养阴生津，凉血清热以养肺阴，除燥热为臣药；枇杷叶、桑叶、菊花轻扬以宣肺清热，杏仁、火麻仁润肠通便以间接泻肺，共为佐药；甘草调和诸药为使药。诸药合用，共奏滋阴润肺，清热除燥之功。

【注意事项】邪热留恋及湿热阻滞者忌用。

【现代研究】方中太子参具有增强免疫功能、抗疲劳、抗应激以及延缓衰老的作用；生地黄具有止血、抗炎、镇静、利尿等作用；杏仁可促进肺表面活性物质的合成，并有止咳平喘，润肠通便，抗肿瘤作用；枇杷叶具有祛痰、镇咳、平喘功能，其主要成分三萜酸有抗炎、降血糖、抗病毒作用；桑叶有增强免疫功能、抗炎、抗菌、抗凝、降血糖作用；菊花有抗菌、抗病毒作用，并可增加血流量；火麻仁有镇痛、抗炎功能，并有降血脂、降压作用；甘草有抗微生物、抗炎、抗氧化功能，并有肾上腺皮质激素样作用。

【用方经验】张子述教授将本方用于治疗肺阴不足、燥热内生所致之白涩症。在临床运用当中若兼有头昏耳鸣、少眠多梦、舌红少津等肝肾阴虚而致津液不足者，可加用白芍、女贞子、天冬等养阴生津之药；若兼有气短乏力、食少发热等脾虚气弱而致津液失布者，可加用山药、黄精、石斛等益气养阴之药。在应用本方时，当以生津滋润为主，但由于阴津亏虚，易生燥热，故清热之法亦不可少，但属辅佐之法，药亦当选用桑叶、菊花、薄荷、木贼等轻扬疏散之品。

## 润目灵（陆绵绵经验方）

【组成】鬼针草，枸杞子，菊花。

【功效】清热养阴润目。

【主治】郁火上攻或肝肾不足之神水将枯病。症见目珠干燥，失却莹润光泽，白睛微红，黑睛生翳，眼眵黏稠，眼干涩，磨痛，畏光，可伴有口鼻干燥。临床多用于治疗水样液缺乏性干眼，亦可用于治疗慢性结膜炎、浅层点状角膜炎。

【加减】气阴不足者，可加太子参、黄芪益气养阴；白睛红赤明显者，可加黄芩、桑白皮、地骨皮、牡丹皮以清热泻肺；口干少津明显者，可加五味子、玄参、沙参以养阴生津。

【方解】本方所治神水将枯病，或为肝肾阴虚，虚火上炎，津液亏损；或因郁热化火，

上攻于目，灼津耗液，泪液减少，以致目珠干燥，失却莹润光泽，白睛微红，黑睛生翳，眼眵黏稠。郁火上攻或肝肾亏虚，津液亏损，故可伴有口鼻干燥。治当清郁热、滋养肝肾、润目，郁热之火得清，肝肾得以滋养，则神水生成，润目明目。

方中鬼针草清热解毒，消肿散瘀，重用为君药；枸杞子味甘，性平，归肝肾经，能滋肝肾之阴，为平补肾精肝血之品，因其还能明目，故尤多用于肝肾阴虚或精亏血虚之两目干涩，为臣药；菊花质轻柔，气清香，微寒清热，入肝经，既能疏散肝经风热，又能清泻肝热以明目，为佐药。诸药合用，共奏清热养阴润目之功。

【注意事项】本方适用于轻症患者，重症患者需配合人工泪液或行泪小点栓塞术。

【现代研究】方中鬼针草含大量胆碱，非消炎成分，却可引起副作用如唾液分泌、流泪等；枸杞子对免疫有促进作用、并有免疫调节作用，还可以抗衰老、抗肿瘤、降血脂、保肝及降血糖、降血压；菊花具有抗细菌、抗病毒的作用，并能降压、解热、抗炎、镇静。

【用方经验】陆绵绵教授在阅读文献时发现鬼针草有引起多泪的副作用，因此受到启发，总结临床经验，筛选出鬼针草、枸杞子、菊花制成中药制剂润目灵，润目灵在增加泪流量、延长泪膜破裂时间、改善角膜染色及改善眼部自觉症状方面有一定的作用。润目灵给药途径除了口服之外，还可以制成雾化剂雾化熏眼，取得了一定疗效。常用剂量：鬼针草30 g，枸杞子10 g，菊花6 g。作者在临床中自身试验多种药物体会和患者用药反应，口服润目灵可以有效改善眼部干涩、异物感、疼痛等症状；使用润目灵雾化剂雾化熏眼，可以有效避免常规滴眼液的眼表毒性，降低毒性反应，保护眼结膜及角膜的正常组织。

## 温肾逍遥汤（高健生经验方）

【组成】巴戟天，淫羊藿，当归，白芍，知母，柴胡，栀子，白术，茯苓，甘草。

【功效】温肾滋阴，清肝和脾。

【主治】肝肾阴虚，冲任失调，阳虚阴亏，肝旺脾弱所致"白涩症""干涩昏花症"。症见眼部具有干涩、视物疲劳、异物感、白睛红赤等干眼症状，同时伴有烘热、出汗、失眠、烦躁等全身症状。临床多用于治疗围绝经期干眼症。

【方解】围绝经期女性干眼症是其全身症状中较为突出的一部分，仅仅补益肝肾是不够的，应将全身辨证与局部辨证相结合，以调理阴阳平衡。其病机为肾气日衰，天癸将竭，冲任二脉逐渐亏虚，阴血日趋不足，肾的阴阳易于失调，或偏于阴虚，或偏于阳虚，或阴阳俱虚。肾阴虚不足以涵养肝木，使肝肾阴虚，内生虚热上扰，眼目津液亏损；肾阳虚则不能温煦脾阳，气化无权，津液不能上承敷布于目。此外，干眼症妇女多伴情志不舒，肝郁日久化火，气火上逆，灼伤津液而致目涩。其辨证为冲任失调、阳虚阴亏、肝旺脾弱、运化失调，治以温肾滋阴、清肝和脾，予自拟温肾逍遥汤。方中巴戟天、淫羊藿调理冲任，温补肾阳，化气明目为君药；白芍、当归、知母养血滋阴，降火润目为臣药，君、臣相伍可温肾滋阴、调理冲任；柴胡、栀子疏肝解郁、清泄肝火，与益气健脾的白术、茯苓共为佐药；甘草缓急又调和诸药为使药。共奏温肾滋阴、清肝和脾之功。

【现代研究】巴戟天能增加体重及抗疲劳、促进皮质酮分泌、降压及抗炎；淫羊藿具有激素样作用及抗衰老作用，并且能显著提高巨噬细胞的吞噬功能；当归、白芍、知母、柴胡具有明显的抗炎及增强免疫系统功能作用。

## 干眼症方（邹菊生经验方）

【组成】南北沙参各 12 g，川石斛 12 g，麦冬 12 g，地肤子 12 g，晚蚕沙 12 g（包），熟地黄 12 g，枸杞子 12 g，黄精 12 g，乌梅 12 g，巴戟天 12 g，紫苏 12 g，石菖蒲 10 g，浮萍 12 g，西河柳 12 g，千里光 12 g。

【功效】养阴宣通玄府。

【主治】干眼，泪液分泌减少引起的眼干涩，视物模糊，眼疲劳，或有口干，舌红少苔，脉细。

【加减】若口干少津明显者，可加五味子、玄参、太子参以养阴生津。

【方解】处方中南北沙参、川石斛、麦冬养阴；地肤子、晚蚕沙含维生素 A 之功；熟地黄、枸杞子、黄精滋阴明目；乌梅甘酸化阴，生津；浮萍、西河柳、石菖蒲、紫苏通窍发汗利水；巴戟天温阳行气；千里光清热明目。处方养阴与发汗同处，寒温并用，有走有守，相得益彰。

【注意事项】脾胃虚寒者禁服。

【现代研究】南北沙参具有祛痰、解热、镇痛以及对心血管系统的作用；熟地黄具有抗血栓、抗氧化作用；黄精具有降血压、降血糖、降血脂、抗疲劳、抗氧化、延缓衰老作用，并有不同程度的抑制真菌和免疫激活作用；乌梅对免疫功能有增强作用；枸杞子具有增强免疫功能、降血糖、抗脂肪肝、抗肿瘤作用；石斛具有降血压、促进胃液分泌、助消化及增强新陈代谢、抗衰老等作用，还有微弱的止痛退热作用。

【用方经验】根据中医玄府理论，玄府乃指腺体，如汗腺之类。眼中泪液分泌在于泪腺、副泪腺，邹老师认为干眼症治疗在养阴基础上采用宣通眼部玄府之法，可达润泽之效。还认为目前空调、电脑使用不当，导致眼球表面泪液蒸发过度，故临床上常嘱患者汤药蒸汽先熏目，然后内服。

## 养阴明目方（廖品正经验方）

【组成】生地黄 15 g，石斛 15 g，麦冬 10 g，五味子 10 g，枸杞子 15 g，白芍 15 g，牡丹皮 10 g，桑叶 10 g，菊花 10 g，蝉蜕 10 g，薄荷 5 g，甘草 5 g。

【功效】滋养肺肾，清热明目。

【主治】肺肾阴虚，目失润养之"白涩症""神水将枯"等。症见目干涩不适，或微痒涩痛，微赤畏光，频频眨目，不耐久视，视物模糊，或眼前黑花飞舞，咽干少津，或夜卧口干等，苔薄少津，脉细无力。临床多用于治疗干眼、慢性结膜炎等。

眼科国医圣手时方

【加减】临床上，可直接使用养阴明目方加减治疗干眼，若偏脾肾两虚者，去生地黄、石斛、牡丹皮以免滋阴凉血伤脾胃，另加健脾补肾之品如太子参、茯苓、山楂、楮实子等；蝉蜕可改为密蒙花等。

【方解】本方所治之"白涩症""神水将枯"等，多因肺肾阴虚，目失润养所致。肺肾阴虚，目失润养，故目干涩不适，频频眨目，不耐久视，视物模糊，或眼前黑花飞舞；阴虚津不上承，故咽干少津，夜卧口干；苔薄少津，脉细无力亦为阴虚之象。

本方为养阴清肺汤去玄参、贝母，加石斛、五味子、枸杞子、桑叶、菊花、蝉蜕而成。方中生地黄甘苦寒，归心肝肾经，清热凉血，养阴生津；石斛甘淡，微寒，归肺、胃、肾经，养阴清热，生津明目；麦冬甘苦微寒，归心肺胃经，养阴清热，润肺止咳；白芍苦、酸、微寒，归肝经，养血敛阴；五味子酸甘温，归肺、心、肾经，益气生津，补肾明目，止泪；前五者以滋养肺肾为主。牡丹皮苦、辛、微寒，归心、肝、肾经，清热凉血，活血散瘀；桑叶苦甘寒，归肺肝经，祛风清热、清肝明目；菊花甘苦、平，归肝肾肺经，清热祛风，平肝明目；蝉蜕咸、干、寒，归肺、肝经，清热祛风止痒，退目翳；薄荷辛凉，归肺肝经，散风清热，解郁疏气，清利头目；此五味清热明目为要。甘草甘平，归心肺脾胃经，调和诸药，且与白芍共用酸甘化阴，柔肝缓急。全方共奏滋养肺肾，清热明目之功。主治肺肾阴虚，目失润养证之慢性结膜炎、干眼症。

【注意事项】本方主要为干眼"肺肾阴虚，目失润养"证而设，若非此证则非本方所宜。临床应用本方时，患者应注意调整起居、饮食，注意眼部休息，避免辛辣炙煿之品；定期进行眼科检查，及时进行针对性治疗。

【现代研究】方中生地黄具有止血、抗炎、镇静、利尿等作用；石斛具有促进胃液分泌、帮助消化、提高免疫能力、解热、降血糖、降血压、治疗白内障等作用；麦冬具有抗休克、抗缺氧、增强免疫、降血糖、抗脂质过氧化、抗菌、胃肠推动、改善心肌收缩力、保护心肌、抗心律失常等作用；五味子具有保肝、抗氧化、抗衰老、增强细胞免疫功能、抗菌、抗溃疡、抗过敏、双向调节血压等作用；枸杞子具有增强免疫力、抗肿瘤、抗氧化、抗衰老、降血糖、降血脂、保肝、促进造血功能、刺激生长等作用；白芍具有免疫增强及调节、抗炎、抗菌、抗病毒、镇痛、降温、抗惊厥、解痉、改善睡眠、耐缺氧、扩张血管、抗血小板聚集、抑制血栓形成、保肝、抗溃疡等作用；牡丹皮有抗菌、抗炎、抗变态反应、解热、镇痛、抗血小板聚集、降压等作用；桑叶具有降血糖、扩张冠状血管、改善血液循环、抗菌、抗炎等作用；菊花具有扩张血管、增加冠脉流量、降压、抗炎、抗菌、镇静解热、保护红细胞膜、抗疲劳、降血脂、抗衰老、抗基因突变等作用；蝉蜕具有镇痛、抗惊厥、镇静、抗癌、免疫抑制、抗过敏、降低毛细血管通透性等作用；薄荷具有健胃、利胆、保肝、抗病毒、抗菌、驱虫、抗癌、发汗解热、促进血脑屏障通透性、增加呼吸道黏液分泌、稀释黏液等作用；甘草具肾上腺皮质样作用及抗溃疡、解痉、促进胰液分泌、保肝、免疫增强及调节、抗病毒、抗菌、降脂、抑制血小板聚集、抗心律失常、止咳平喘、祛痰、抗氧化、解毒、解热镇痛、抗惊、抗利尿等作用。

【用方经验】廖品正教授将本方用于治疗肺肾阴虚，目失润养所致"白涩症""神水将枯"等症，在临床运用当中发现，患者治疗前后目干涩不适、频频眨目、不耐久视、视物模糊、眼前黑花飞舞、咽干少津、夜卧口干等症状及泪液分泌量、泪膜破裂时间、等疗效指标均有明显改善。

曾玲观察在成都中医药大学附属医院采用相同入选和排除标准纳入干眼症病例60例，按1∶1随机分为治疗组和对照组，治疗组内服养阴明目方，局部滴用透明质酸钠眼液（爱丽眼液），每日3次；对照组仅局部滴用透明质酸钠眼液，也为每日3次。1个月为一疗程。观察治疗前后的眼部症状、泪液分泌量、泪膜破裂时间、中医症状等疗效指标。结果：治疗组总有效率为86.66%，治疗后眼部症状改善，中医临床症状疗效总有效率为

90％，患者自觉症状改善明显。治疗后两组泪液分泌量增加（$P<0.05$），泪膜破裂时间延长（$P<0.05$），中医临床症状改善（$P<0.05$）。同时观察两组中医临床症状改善指标显示治疗组明显优于对照组（$P<0.01$）。结论：养阴明目方合人工泪液治疗干眼症可明显改善干眼症状，增加泪液分泌量，延长泪膜破裂时间，改善角膜上皮情况，较单纯应用人工泪液治疗效果明显。

## 加减十珍汤（李传课经验方）

【组成】生地黄 15 g，天门冬 10 g，麦门冬 10 g，白参须 10 g，地骨皮 10 g，菊花 10 g，甘草 3 g。

【功效】养阴清肺，生津润燥。

【主治】肺肾阴虚之干眼。

【加减】若白睛红赤者，加柴胡、栀子、黄芩，以清热；若眼干涩甚者，加石斛、天花粉，以养阴生津。

【方解】十珍汤为《审视瑶函》治疗白涩症之主方。以其加减常治疗眼干涩不适，视物昏花或灼热微红之干眼症。阴虚火旺，肝血不能上荣于目，则目涩、目干、目昏。治当滋阴降火，养血清肝。方中以生地黄为君，养血以清肝，补肾以壮水，滋阴养血而清虚火，因肝肾同源，故肾阴充则肝阴足，滋水涵木而清肝；火胜则金衰，肝木虚火易伤肺金，白睛为气轮属肺，肺金伤则白睛病，故用天冬、麦冬增液养肺阴，顾护肺金免受虚火灼伤；参须补脾，脾土为肺金之母，为土中生金之意，与天冬、麦冬共养肺中气阴，

以养白睛气轮；地骨皮凉血养阴，清除虚火；菊花轻浮上行清利头目；甘草协和诸药。本方配伍精当，充分运用了五脏相生原理与法则，体现了整体观思想。

【注意事项】实火上犯之眼痒、眵多流泪者忌用。

【现代研究】生地黄具有降压、镇静、抗炎、抗过敏作用，能防止肾上腺皮质萎缩，具有促进机体淋巴母细胞的转化、增加 T 淋巴细胞数量的作用，特别对免疫功能低下者作用更明显；天门冬具有升高外周白细胞，增强网状内皮系统吞噬能力及体液免疫功能的作用，还可抑制肿瘤细胞增殖、扩张外周血管；麦门冬能提高免疫功能，能增强垂体肾上腺皮质系统作用，提高机体适应性，能显著提高实验动物耐缺氧能力，抗心律失常及改善心肌收缩力，还有一定的镇静和抗菌作用；地骨皮有较强的解热作用，还有明显的降压作用，另外地骨皮水煎剂还有免疫调节及抗微生物作用；菊花具有抗菌、扩张冠脉、增加冠脉血流量、降压、解热镇静等作用；白参须具有增强免疫功能、抗衰老、强心作用，还有抗过敏、利尿及抗肿瘤等多种作用。

【用法经验】本方出自《审视瑶函》中的十珍汤。李传课教授将此方临证加减后主要用于治疗肺肾阴虚、肝血不足的目痛、目痒、白睛红赤、黑睛干燥混浊等疾病。凡时复目痒、白睛红赤、聚星障、凝脂翳、暴露赤眼生翳而见目赤痛、目涩、目干、目昏、目痒，属肝肾不足、阴虚血亏、虚火上炎证者，皆可加减用之。

眼科国医圣手时方

# 第七章 结膜病

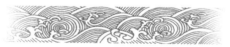

结膜疾病为眼科多发病、常见病。结膜疾病多种多样，以结膜炎症最为常见。此外，还有结膜的变性、增生、出血、肿瘤等。

中医学将结膜病归属于外障眼病范畴，其病变主要在胞睑、白睛和两眦疾病中。如沙眼、包涵体性结膜炎、结膜结石属胞睑疾病，翼状胬肉属两眦疾病，其他则属于白睛疾病。在五轮学说中，眼睑属肉轮，内应于脾和胃；球结膜属气轮，内应于肺和大肠；两眦属血轮，内应于心和小肠。若脏腑功能失调，或感受六淫之邪及疫疠之气都可引起结膜疾病，或为内外因素共同作用的结果，所谓"正气存内，邪不可干，邪之所凑，其气必虚"。结膜疾病起病急，发病快，外部症状明显，证候有虚有实。实证多用疏风散邪、清热解毒、泻肺利气、泻火通腑、除湿止痒、凉血退赤等法；虚证多用滋阴润燥、益气生津等法。眼局部可用具有清热解毒、祛风止痒的药物熏洗，或用清热解毒药物制成的滴眼液滴眼。

# 第一节　细菌性或病毒性结膜炎

结膜炎是由于某些因素减弱了眼表的防御机制，或外界的致病因素过强时，会引起结膜组织的炎性病变。结膜炎按病因分类可分为感染性与非感染性结膜炎，常见的感染性结膜炎有细菌性、衣原体、病毒性结膜炎；按病程分类可分为超急性、急性与慢性结膜炎。

结膜炎的病因可分为外因、内因和邻近组织的炎症蔓延。常见外因为微生物感染，如细菌、病毒、衣原体等，也见于化学性、物理性损伤，如酸碱、有毒气体，以及烟尘、光、热、紫外线等。内因常见于某些全身病，如结核、梅毒、糖尿病及维生素缺乏等，均可引起结膜的炎性病变。

结膜炎临床表现为患者有异物感、灼热感及痒涩。如炎症累及角膜，可伴有畏光、流泪及疼痛，严重者可有不同程度的视力下降。结膜炎最基本的体征就是结膜充血与分泌物增多。某些结膜炎有很强的传染性，甚至可引起广泛流行。

结膜炎的治疗，首先要去除病因，以局部用药为主，必要时辅以全身给予抗生素。应注意的是，急性结膜炎切勿包扎患眼，因包扎会使局部温度升高，有利于致病微生物的繁殖。

## 天行赤眼方（邹菊生经验方）

【组成】金银花12 g，野菊花12 g，鱼腥草12 g，秦皮9 g，黄芩9 g，桑白皮12 g，荸荠6 g，千里光12 g，甘草6 g。

【功效】清热解毒。

【主治】急性结膜炎，症见痒涩刺痛，怕热畏光，热泪频流，眵多胶结，胞睑红肿，白睛红赤浮肿；兼见口渴尿赤，大便秘结，烦躁不宁，舌红苔黄，脉数。

【加减】若白睛溢血则加紫草、牡丹皮、赤芍、生地黄以清热凉血退赤；黑睛生翳者加石决明、木贼、蝉蜕以散邪退翳；若便秘溲赤者加木通、生大黄以利水渗湿、清热通腑。

【方解】方中金银花、野菊花配伍为主药，具有清热解毒、清肺肝之热、明目之功效，药理研究：具有抗菌、抗病毒作用；秦皮为古代治疗"风热火眼"之要药；鱼腥草、黄芩针对结膜炎眵泪症状；桑白皮、荸荠具有清肺经之火，养肺阴之功能；甘草调和诸药。急性结膜炎具有传染性，中医称"天行"，为外感疫疠之气所伤。证属疫热伤络，或肺胃积热，肺金凌木，侵犯肝经，上攻于目而发病。邹老师认为本病病位在白睛结膜，属肺，治疗以清肺解毒为主，但须防肺金凌木，故配清肝之药。邹老师在临床中常嘱患者内服外熏，认为这样既可从胃肠道吸收药物，又可从呼吸道吸收其挥发成分；另外，因为其属分泌物的接触传染，外熏还可针对患者的周围环境和家人及亲近朋友。

【注意事项】①注意个人卫生，不用脏手、脏毛巾揉擦眼部。②急性期患者的生活日用品需消毒，防止传染。③禁止包扎患眼。

【现代研究】方中金银花、野菊花、鱼腥草具有抗菌、抗病毒、利尿、消炎的作用；秦皮具有抗炎、抗过敏的作用；黄芩能强心、利尿、镇静、降血压、抗过敏等；千里光有清热明目、降血压的作用。

【用方经验】邹菊生教授将本方用于治疗天行赤眼，嘱患者服用草药同时，可用药渣之气熏眼，助其清热解毒之力直达病所。

## 红眼 1 号眼药水（石守礼经验方）

【组成】大青叶 30 g，板蓝根 30 g，蒲公英 30 g，夏枯草 30 g，菊花 15 g。

【功效】清热解毒，退目赤、云翳。

【主治】肺肝火热上攻引起之目赤肿痛。临床上多用于治疗急性细菌性结膜炎、流行性出血性结膜炎。

【配制方法】将上药用蒸馏水适量浸泡 2～4 小时，煮沸 30 分钟，过滤；再将药渣加蒸馏水适量，煮沸 30 分钟，过滤，合并两次滤液加热浓缩至 150 mL，晾凉后再入 95％乙醇 300 mL，搅拌几分钟后，静置 24 小时，过滤，回收乙醇（如无乙醇回收装置，可用电炉加热使乙醇挥发，但要注意防火！），得药液 150 mL，加入蒸馏水至 300 mL，再加入硼砂 4 g，调整 pH 值为 8，再加入尼泊金 0.1 g，搅拌溶解后过滤至澄清，煮沸消毒，装入消毒之眼药瓶中备用。

【用法】滴眼，每日 4～6 次，病重者可每小时 1 次。

【方解】本方所治主要为肺肝火盛导致之暴发火眼。症见目赤肿痛、生眵、畏光流泪，或有黑睛生翳。肺主白睛，肺火盛故目赤肿痛；肝火盛则目珠疼痛、流泪生眵；病因属火故畏光。

方中大青叶、板蓝根、蒲公英苦寒清热解毒消肿退赤；夏枯草清肝火、散郁结，缓解目赤肿痛；菊花疏风清热、清肝退翳。全方共奏清热解毒、退目赤、云翳之功。

【现代研究】方中各药据现代研究，均有抗菌、消炎、抑制病毒之作用。

【用方经验】本方药水虽经酒精脱蛋白、果胶等手段，但久放后仍有沉淀出现，故应新鲜配制。

## 生地黄散（姚和清经验方）

【组成】生地黄 10 g，赤芍 3 g，当归 3 g，川芎 1 g，天花粉 3 g，甘草 1 g。

【功效】凉血清热，解毒活血。

【主治】新生儿淋菌性结膜炎。症见眼睑及球结膜高度红肿，眼内灼热疼痛，有大量脓性分泌物，拭之又生；舌红，苔黄，脉数。

【加减】若脓性分泌物增多，结膜充血加重者，加金银花 5 g，连翘 3 g，紫花地丁 5 g，蒲公英 5 g。

【方解】本方所治之证系新生儿由于胎中蕴热，热毒熏蒸所致。热毒熏蒸，故见眼睑及球结膜红肿，眼内灼热疼痛；血中热毒蕴久，化腐成脓，故见大量脓性分泌物。治宜凉血清热，解毒活血。

方中生地黄苦寒入营血，为清热、凉血、止血之要药，热久则伤阴，生地黄又能清热生津止渴，故重用为君药。赤芍苦寒，能清热凉血，散瘀消肿，治疗热毒壅盛诸症；当归辛温，长于补血，兼具活血行瘀之功；天花粉既能清热泻火解毒，又能消肿排脓，热毒炽盛，未成脓者可使消散，脓已成者可促进排脓；以上三药共为臣药。川芎既能活血化瘀，又能行气止痛，为"血中之气药"，使壅结之血得以散，血中之热得以凉，为佐药。甘草生用能清热解毒，调和诸药，为使药。全方共奏凉血清热，解毒活血之功。

【注意事项】脾胃虚寒者忌用。

【现代研究】生地黄能促进淋巴母细胞的转化、增加 T 淋巴细胞数量、抗炎、抗过敏等作用；赤芍能扩张血管、增加血流量、抑制血小板聚集、对多种病原微生物有较强的抑制作用；当归能扩张血管，增加血流量，抗血栓形成，促进血红蛋白及红细胞的形成等；天花粉对溶血性链球菌、肺炎链球菌、白喉杆菌有一定的抑制作用；川芎能够扩张血管、增加血流量、抑制血小板聚集、预防血栓形成、抑制多种杆菌的作用；甘草有抗菌、抗病毒、抗炎、抗过敏等作用。

## 明目清凉散（韦玉英经验方）

【组成】西月石60g，冰片6g，麝香0.5g。

【功效】退赤消肿明目。

【主治】慢性结膜炎、急性结膜炎、泡性角结膜炎。

【配制方法】上药碾研成极细末，以舌粘后无渣为度，备用。用时以玻璃棒将药粉直接点于眼内眦部，每日2～3次。

【现代研究】冰片具有抗心肌缺血、保护脑组织、镇静、镇痛、抗炎、抗病原体等作用；麝香具有抗炎、镇痛、强心、降压、雄激素样作用、增强免疫、抗变态反应等作用。

# 第二节　春季结膜炎

春季结膜炎又称春季卡他性结膜炎或结角膜炎，是一种季节性、反复发作的免疫性结膜炎。多在春夏发作，秋冬缓解。好发于儿童、少年，男性多见，常侵犯双眼，每年复发。其病因尚未明确。一般认为是对外源性过敏原的高度过敏反应。过敏原通常是花粉以及各种微生物的蛋白成分、动物皮屑、羽毛、紫外线等，目前尚未能鉴定出特异性反应原。

中医称之为"时复证"或"时复目痒"。认为多因风邪侵袭，经络受阻；或脾胃湿热内蕴，外感风邪，风湿热相搏，上壅于目；或肝血亏虚，血虚生风而发病。

## 祛风固本汤（文日新经验方）

【组成】荆芥10g，薄荷5g（后下），白鲜皮10g，乌梅10g，黄精30g，生姜3片，大枣5枚，甘草5g。

【功效】祛风止痒，滋阴固本。

【主治】春季角结膜炎之气阴两虚，复感风邪证。亦可用于气阴两虚，复感风邪所致的目痒等眼病。症见眼痒难忍，灼热微痛，有白色黏丝样眼眵，胞睑内面遍生状如小卵石样颗粒，白睛污浊；舌质红，苔薄黄，脉浮细数。

【加减】眼痒甚者，加桑叶10g，菊花10g，刺蒺藜10g，以增祛风止痒之功；若白睛红赤，灼热明显者，加牡丹皮10g，赤芍10g，郁金10g，以凉血消滞退赤。

【方解】方中荆芥、薄荷、白鲜皮祛风止痒为君药。乌梅、甘草酸甘化阴，滋养皮肌，兼敛疮止痒为臣药。黄精滋阴培土生金，益皮毛为佐药。生姜、大枣、甘草健胃补中，调和诸药为使药。

【注意事项】不适用于脾胃虚寒证。

【现代研究】方中荆芥有抗菌和抗炎、解热镇痛、止血等作用。薄荷发汗解热、祛痰止咳，有抗菌、消炎、止痛、止痒作用，还能抑制单纯性疱疹病毒、森林病毒、流行性腮腺病毒等。白鲜皮对多种致病性真菌有不同程度的作用，并能解热。乌梅有抗菌、抗真菌、抑制蛔虫、抗过敏作用，能增强机体免疫功能。黄精有抗菌、抗疲劳、抗氧化、延缓衰老、止血、抗病毒、提高机体免疫功能等作用。甘草能促进皮质激素的合成，调节机体免疫功能，能抗菌、抗病毒、抗炎、抗变态反应、镇咳、祛痰，抑制胃液、胃酸分泌，并有一定的解毒能力，还有降血脂、抗动脉粥样硬化等作用。生姜有抗溃疡、护肝、利胆、抗炎、解热、抗菌、镇痛、镇吐作用。大枣有增强肌力、护肝、抗变态反应、镇静催眠作用，还有抑制癌症细胞增殖、抗突变、镇痛及镇咳、祛痰等作用。

【用方经验】文日新先生除将本方用于治疗春季角结膜炎之气阴两虚，复感风邪证外，还常用于气阴两虚，复感风邪所致的睑缘炎、过敏性眼炎等眼病。眼红甚者，加赤芍10g，以清热凉血；眼痒甚者，加蝉蜕 5 g，乌梢蛇 10 g，以祛风止痒；角膜缘结节隆起者，加决明子 10 g，夏枯草 10 g，以清肝泻火散结。

## 活血祛风止痒方（韦玉英经验方）

【组成】当归尾 10 g，川芎 3 g，薄荷 3 g，甘草 3 g，生大黄 12 g，生地黄 12 g，羌活 3 g，焦栀子 9 g，防风 5 g，龙胆 6 g，地肤子 10 g。

【功效】祛风泻火，活血止痒。

【主治】风热偏盛兼有湿热之春季卡他性结膜炎、沙眼性结膜炎。症见肝肺郁热，复感风邪，眵泪较多，痒涩难开，怕日羞明。

【方解】薄荷、羌活祛风清热；焦栀子、龙胆泻火解毒；大黄泻热祛瘀；当归尾、川芎活血破瘀；生地黄滋阴凉血；甘草调和诸药；地肤子祛风利湿止痒。

【现代研究】当归具有降血脂、降低血小板聚集、抗血栓形成、增强免疫功能、抗炎、抗菌、镇痛、保肝等作用；川芎具有改善外周血液循环、抗血栓形成、降血脂、镇静镇痛、解除平滑肌痉挛等作用；薄荷具有抗病原体、解痉、祛痰、促进药物透皮吸收等作用；甘草有类肾上腺皮质激素样作用；生大黄具有泻下、保肝、抗菌、抗病毒、抗炎等作用；生地黄具有强心、抑酸、增强免疫、止血等作用；羌活具有解热、镇痛、抗炎、抗过敏、抗急性心肌缺血、抗癫痫、抗氧化、抗溃疡等作用；焦栀子具有保肝利胆、抗炎、抗病原体、镇静催眠等作用；防风具有解热镇痛、抗炎免疫、抗病原微生物、抑制血小板聚集、抗肿瘤、镇静、抗惊厥等作用；龙胆具有抗炎、抗菌、增强免疫力、保肝利胆等作用；地肤子具有免疫抑制、抗变态反应、抑菌、利尿、抗炎等作用。

## 加味玉屏风汤（李传课经验方）

【组成】黄芪 15 g，白术 10 g，防风 6 g，羌活 6 g，菊花 10 g，蝉蜕 6 g，白蒺藜 10 g，薄荷 6 g，甘草 3 g。

【功效】益气固表，祛风止痒。

【主治】眼痒难忍，春夏加剧，秋冬缓解之春季卡他性结膜炎。

【加减】可加陈皮 10 g，秦艽 10 g，以祛风退翳明目，扶正祛邪，防止复发。

【方解】黄芪、白术、防风为玉屏风散，能补肺卫，固表止汗，增强抗过敏之功。方中黄芪甘温，内可大补脾肺之气，外可固表止汗，为君药；白术健脾益气，助黄芪以加强益气固表之力，两药相合，使气旺表实，外邪难入侵；羌活、菊花、蝉蜕、白蒺藜、薄荷上行头目，祛风止痒；甘草协和诸药。本方配伍特点是以补气固表为主，配合祛风解表药，补中寓散。

【注意事项】虚人外感，邪多虚少，以及阴虚发热者，不宜使用本方。

【现代研究】方中黄芪具有增强机体免疫功能、强心、降压、利尿、保护肾功能及保肝、抗肿瘤的作用；白术具有调整胃肠运动功能、抗溃疡、保肝、增强机体免疫功能、抗应激、增强造血功能等作用；防风具有解热、抗炎、镇静镇痛、抗惊厥、抗过敏作用；羌活具有抗炎、镇痛、解热等作用；菊花具有抗菌、扩张冠脉、增加冠脉血流量、降压、解热镇静等作用；蝉蜕具有抗惊厥、镇静、解头足热的作用；白蒺藜具有降压、利尿、强心、提高机体免疫力、抗衰老、抗过敏作用；薄荷具有发汗解热、抗炎、止痛作用；甘草具有抗心律失常、保肝、解除胃肠道平滑肌痉挛、镇痛、抗菌、抗病毒、抗过敏作用。

【用方经验】本方是治疗表虚自汗的常用方，李传课教授以此方为基础常用来治疗表虚不固、易感外邪而发病的春季卡他性结膜炎。李教授认为素体本虚的患者，肺卫不固，易被外邪入侵，上犯于胞睑肌肤腠理之间，因此固护本虚是关键。《内经》有云："正气存内，邪不可干"。取玉屏风散原方黄芪、白术、防风，存正气，固表虚；再佐以疏散风邪的羌活、蝉蜕等药物，则体现了"扶正祛邪"的治疗原则。

## 桑明液洗剂（韦玉英经验方）

【组成】霜桑叶 10 g，元明粉 5 g。

【功效】消炎止痒。

【主治】韦老常用本方治疗沙眼、滤泡性结膜炎所致的眼痒及分泌物较多者，亦可用于春季卡他性结膜炎所致之眼痒。

【配制方法】上药煮沸5分钟后，去渣，澄清过滤，取汁备用，洗眼，一日2次。

【现代研究】桑叶具有降血糖、降血脂、抗菌、抗炎、抗氧化、抗肿瘤、抗应激、降压等作用。

# 第三节 泡性结膜炎

泡性结膜炎是一种由微生物蛋白质引起的迟发型免疫性结膜炎。病变以结膜泡性结节形成为特点。好发于春秋季，多见于营养不良、体质虚弱的儿童和青少年，女性多于男性。本病确切病因尚不清楚，一般认为是结膜、角膜上皮组织局部对微生物蛋白质发生的迟发型过敏反应。相关微生物有结核杆菌、金黄色葡萄球菌及真菌、衣原体、寄生虫等。

病变局限于结膜者，中医称之为"金疳"，或"金疡""金疡玉粒"。病变在角膜缘有新生血管束状伸入，发展成束状角膜炎者，称为"风轮赤豆"。中医认为，本病多因肺经燥热，宣发失职，致气血郁滞而成；或肺阴不足，虚火上炎，白睛血络瘀滞不行所致；或脾胃虚弱，土不生金，肺脾失调而成；或肺火太盛，金乘肝木所致。

## 双解汤（庞赞襄经验方）

【组成】金银花15 g，蒲公英15 g，天花粉10 g，黄芩10 g，枳壳5 g，龙胆10 g，荆芥10 g，防风10 g，桑白皮6 g，甘草3 g。

【功效】清热解毒，散风驱邪。

【主治】由于肝经实火，复受风邪，内有郁热所致的泡性结膜炎。症见异物感或灼热感，如侵及角膜则有严重的畏光、流泪、刺痛和睑痉挛等症状。发生在球结膜的结节呈灰红色，直径1～4 mm，结节周围局限性结膜充血。结节易破溃，顶端形成溃疡。随后上皮细胞由边缘向内生长，1周左右溃疡愈合，一般不留瘢痕。在较严重的病例，有时形成较大的溃疡，病变可深及浅层巩膜，愈合后遗留瘢痕。舌苔薄白，脉细数。

【加减】大便秘结者，加番泻叶5 g、大黄5 g；大便溏稀者，去龙胆，加苍术10 g、白术10 g；眼睛发痒者，加羌活10 g。

【方解】金银花清热解毒；蒲公英清热解毒，消肿散结；天花粉清热生津，消肿排脓；桑白皮泻肺平喘、行水消肿；黄芩清热燥湿，泻火解毒；枳壳行气宽中除胀；龙胆清热燥湿，泻火定惊；荆芥祛风解表，止血；防风祛风解表，胜湿解痉，止泻止血；甘草补中益气，泻火解毒，润肺祛痰，缓和药性，缓急定痛。本方中金银花、蒲公英、黄芩、桑白皮、天花粉清热解毒以清肝胆之热，使热邪从里而除；荆芥、防风、散风驱邪以疏腠理，使风邪从表而解；枳壳、甘草理气中和，调和诸药。此方名曰双解，其道理就在于此。

【注意事项】脾胃虚寒型忌用。

【现代研究】方中金银花具有抗菌、抗内毒素、抗炎、解热、增强免疫力等作用；蒲公英具有抗菌、抗炎、抗癌等作用；天花粉具有抗菌及抗病毒作用；黄芩具有解热、降压、利尿、镇静等作用；龙胆具有促进胃液和胃酸分泌、利胆、保肝、利尿、抗菌等作用；防风具有解热镇痛、抗菌作用；枳壳具有降低心肌氧耗量和明显的利尿作用、显著增加脑血流量及抗变态反应的作用；荆芥具有解热镇痛、抗病原微生物、止血等作用；桑白皮具有利尿、降压、镇静等作用。

【用方经验】本病位于白睛，属气轮，发病的过程虽有外感风邪所侵，但为标证，故治疗以治肺为其本。病初始，为风热俱盛，当以表里双解，祛外风之邪，清内里郁热；病中见有燥热伤阴，故以养阴清热，散风除邪，中病即止；如反复发作，或缠绵不愈，为湿邪所盛，用散风除湿之品，取"风能胜湿"之意，以养阴清热、润肺燥湿、散风祛湿诸品交替应用，共奏功效。注意诸品有寒凉之性，勿伤脾胃，若见脾胃虚寒之证，当以温中散寒，佐以祛湿除邪。本病以肝热挟风型最为常见，应用双解汤加减治疗。

### 退眼角红方（韦文贵经验方）

【组成】炒栀子6g，知母5g，黄芩5g，桑叶6g，菊花9g，生地黄15g，薄荷5g（后下）。

【功效】滋阴降火，散风清热。

【主治】眦部结膜炎、泡性结膜炎、上巩膜炎等，症见火盛伤阴，眦部红赤，涩痒兼作，舌红少津，脉细稍长者。

【方解】生地黄滋阴凉血，润燥而扶正；炒栀子清三焦郁火而退赤；黄芩清肺明目；桑叶、菊花平肝、清肝、退赤明目；薄荷散风清热而解表邪；知母滋阴降火而退赤。

【现代研究】栀子具有保肝利胆、抗炎、抗病原体、镇静催眠等作用；知母具有抗菌、解热、降血糖、清除氧自由基、抗血小板聚集、抗癫痫、免疫调节等作用；黄芩具有抗炎、抗菌、抗自由基、降压、促凝血等作用；桑叶具有降血糖、降血脂、抗菌、抗炎、抗氧化、抗肿瘤、抗应激、降压等作用；菊花

具有扩张血管、增加血流量、降低血压、缩短凝血时间、抗炎、镇静等作用；生地黄具有强心、抑酸、增强免疫、止血等作用；薄荷具有抗病原体、解痉、祛痰、促进药物透皮吸收等作用。

### 沙参饮（韦玉英经验方）

【组成】沙参10g，苦杏仁9g，玉竹10g，川贝母6g，石斛10g，薏苡仁12g。

【功效】润肺止咳，生津养胃。

【主治】肺阴不足，肺火亢盛，肺热燥咳，胃阴不足，咽干口燥之泡性结膜炎、角膜炎和束状角膜炎等。

【方解】沙参、玉竹、石斛养阴润肺，生津止渴，对温热病后阴亏津少，咽干口燥或肺胃阴虚燥热者适用，但不宜早用，有恋邪助湿之弊；杏仁宣肺润肠，止咳平喘；川贝母润肺散结除热；薏苡仁健脾补肺，利湿消肿。

【现代研究】沙参具有调节免疫、解热镇痛等作用；苦杏仁具有镇咳平喘、增强机体免疫、抗肿瘤、降血糖等作用；玉竹具有降血脂、改善微循环、降血糖、抗肿瘤等作用；川贝母具有镇咳等作用；石斛具有增强机体免疫力、降血糖、抗肿瘤等作用；薏苡仁具有镇静、解热、抗肿瘤、降血糖、增强免疫力、降血钙等作用。

## 第四节　变应性结膜炎

变应性结膜炎是由接触药物或其他抗原过敏而引起的结膜炎。分迟发型和速发型两种。迟发型过敏原有各种药物，如阿托品、新霉素、广谱抗生素、毛果芸香碱等，也有因使用化妆品、染发剂等引起迟发型结膜变态反应者；速发型过敏原有花粉、角膜接触镜、清洗液等。

本病属中医"目痒症"范畴。认为多因患者先天禀赋不足，或后天脏腑失调，复感外邪，风热上壅于目所致。

西医治疗本病以去除过敏原、局部短期应用糖皮质激素为主。中医治疗以疏风、清热、止痒为主。应找出及去除过敏原，立刻停用致敏药物。

### 川椒方（高健生经验方）

【组成】荆芥6g，防风6g，地肤子10g，蛇床子6g，川芎6g，牛蒡子6g，知母6g，川椒3g。

【功效】祛风、清热、止痒。

【主治】外感风热时邪，或湿热上泛所致"时复目痒"。症见眼部奇痒，眼睑水肿，结膜充血，分泌物增多，畏光等；舌红、苔薄白、脉浮数。临床多用于治疗变应性结膜炎。

【方解】变应性结膜炎属于中医的"时复证""目痒"范畴，目前文献中在中医药方面对本病尚无统一、疗效明确的治疗方法，大多认为是外感风热时邪，或湿热上泛所致，治疗原则是疏风清热止痒或清热利湿止痒。变应性结膜炎是眼科顽固性眼疾，病因病机为脏腑经络先有蓄热，热闭于内，于春夏之交或夏秋之交，腠理疏松之际，外感风寒，热为寒郁，气不得通，久之寒亦化热。其本质为"寒包火"，日久寒热相持，故病情复杂难治。川椒方是高健生主任医师经验方，该方突破单用传统的治法祛风、清热、止痒之剂，在治疗中加用温热药川椒少量，热因热

用，形成临床治疗目痒（AC）的特色经验方——川椒方，以解玄府湿郁，从而达到较好的治疗效果。

方中地肤子、蛇床子为君药，地肤子清热利湿，祛风止痒；蛇床子祛风湿、止痒，抗变态反应，抑制肥大细胞脱颗粒。荆芥、防风为臣药，辛散轻扬，上行头面，善治头面诸疾，协助君药祛风止痒；知母、牛蒡子清热不伤正。佐以温热药川椒，寒热并用可防止阴阳格拒，又能引火下行，止痒明目。川芎辛香升散，上行头目，助主药祛风、热、湿，《本草汇言》川芎"虽入血分，又能去一切风，调一切气，若眼科、创科，此为要药"。各药合用，奏疏风清热祛湿止痒之功。

【现代研究】川椒能快速抑制 I 型变态反应。川椒方治疗变应性结膜炎，可以明显改善眼痒结膜充血，有效控制变应性结膜炎的发作。

# 第五节　球结膜下出血

球结膜下出血常由球结膜下血管破裂，血管壁渗透性增加所引起，为自发性出血。一般单眼发病，可发于任何年龄。

中医称此病为"色似胭脂症"或"白睛溢血"。认为多因热客肺经，肺气不降，迫血妄行；或年老精亏，或素体阴虚，虚火上炎，灼伤络脉，血溢络外，或剧烈咳嗽、呕吐导致气逆上冲；或酗酒过度而湿热上熏，以及妇女逆经、眼外伤等，均可导致血不循经、目络破损而血溢络外。

西医治疗本病主要治疗原发病；中医则以清肺散血、滋阴降火为原则。

## 化痰清肺汤（庞赞襄经验方）

【组成】桔梗10 g，橘红10 g，半夏10 g，杏仁10 g，桑白皮10 g，瓜蒌10 g，川贝母5 g，银柴胡5 g，黄芩5 g，枳壳5 g，龙胆3 g，甘草3 g。

【功效】清肺解郁，化痰散结。

【主治】由于肺经郁热，肺气不清，血热妄行，以致血溢络外的结膜溢血。症见患眼不痛不肿，或有隐涩，出血发生于不知不觉之中。白睛浅层下出血，或多或少，点、片形状不一，甚或遍及白睛，色似胭脂，出血始为鲜红，2～3 日后变暗红，经旬日全消，不留痕迹。舌质红少苔，脉弦数。

【加减】大便秘结者，加大黄5 g；胃纳欠佳者，加山楂10 g、神曲10 g、炒麦芽10 g；眼胀者，加荆芥穗10 g、防风10 g。

【方解】桔梗宣肺祛痰，排脓；橘红燥湿化痰，理气，消食；银柴胡凉血，退虚热；川贝母止咳化痰，清热散结；桑白皮泻肺平喘，行水消肿；杏仁止咳化痰，润肠通便；半夏燥湿化痰，消痞散结，降逆止呕；瓜蒌清热涤痰，宽胸散结，润燥滑肠；龙胆清热燥湿，泻火定惊；黄芩清热燥湿，泻火解毒；枳壳理气宽中，行滞消胀；甘草补中益气，泻火解毒，润肺祛痰，缓和药性，缓急定痛。本方以桔梗、橘红、半夏、杏仁、川贝母化

痰清肺；桑白皮、瓜蒌润肺清热郁结；黄芩、龙胆、银柴胡清解郁热，开通玄府；枳壳、甘草调和诸药。

【注意事项】寒邪侵肺者忌用。

【现代研究】方中桑白皮具有利尿、降压、镇静等作用；银柴胡具有阻止胆甾醇的酯化及其在血管壁沉积的作用；黄芩具有解热、降压、利尿、镇静等作用；龙胆具有促进胃液和胃酸分泌、利胆、保肝、利尿、抗菌等作用；枳壳具有降低心肌氧耗量和明显的利尿、显著增加脑血流量及抗变态反应的作用；桔梗具有祛痰、镇咳、镇静、镇痛、解热、抗炎、降低血糖、抑制胃液分泌和抗溃疡等作用；半夏具有镇咳、抑制腺体分泌、镇吐、催吐、降压、凝血、促细胞分裂、抑制胰蛋白酶等作用；杏仁具有抗炎、镇痛、抗癌、降低血压、驱虫、杀菌、促进肺表面活性物质合成等作用；川贝母具有镇咳、祛痰、抗溃疡、降压、解痉等作用。

【用方经验】结膜溢血较少者，嘱咐患者不必恐慌，不需治疗，一般10日左右即可自行吸收。如果是屡次复发，或是儿童因百日咳所引起的，可用中药治疗。尤其是肺经郁热，迫血溢外者，治宜清解郁热，化痰清肺。外伤所致的结膜溢血，以泻肝解郁汤治之，酌加止血散瘀之品。老年患者或伴有高血压病，应以育阴潜阳，开通玄府，散郁通络为主治疗。大便秘结所致者，当用通腑泻下之品，以达散除瘀血之效。除内服药外，出血5～6日后，可以局部热敷，促进出血早日吸收。

## 活血清肺方（张子述经验方）

【组成】生桑皮10 g，地骨皮10 g，生牡丹皮10 g，栀子10 g，当归10 g，川芎10 g，赤芍10 g，生地黄10 g。

【功效】活血清肺，安络凉血。

【主治】肺热迫血妄行之白睛溢血证。症见白睛表层下忽然出现一片出血，色鲜红，重者白睛全部变红，眼不痛不痒，全身可见口干咽燥，呛咳心烦，舌红苔黄，脉数。临床多用于治疗结膜毛细血管破裂等所致的结膜下出血。

【加减】若因肺热重者，去川芎、赤芍，加黄芩、贝母、知母、鱼腥草之类以清肺泻热；若咳甚而出血者，加杏仁、桔梗、陈皮、五味子等以宣肺止咳。

【方解】本方所治的白睛溢血，皆因肺经燥热所致。肺经有热，气血运行失常，迫血妄行，白睛属肺，故见白睛溢血，且血色鲜红；肺热伤津，故口干咽燥，舌红苔黄；肺燥气逆，肺气不降，故呛咳心烦。治当活血清肺，安络凉血，肺热得清，气血自宁，出血止而消退。

方中生桑皮甘寒，入肺经，清肺热；地骨皮甘寒，入肺经，清热凉血；生牡丹皮苦寒，入血分，善清营分，能清热凉血止血，兼有活血祛瘀之功；三皮均为主药，以清热凉血止血。辅以栀子清三焦热以泻肺热；佐以生地黄、当归、赤芍滋阴养血活血通络，能祛瘀生新而不伤正；川芎具有通达气血的功效，能"上行头目"，为使药。诸药合用，共奏活血清肺，安络凉血之功。

【注意事项】虚寒性出血忌用。

【现代研究】方中桑皮具有利尿、降血压、降血糖、镇咳、祛痰、平喘及抗炎等作用；地骨皮具有解热、降血压、降血糖等作用；牡丹皮有抗菌、抗炎、抗变态反应、解热、镇痛、抗血小板聚集、降压等作用；栀子有明显的抗菌及抗炎作用，并有泻下功能；当归能抑制红细胞聚集，增加血流量；对多种致炎剂引起的急、慢性炎症均有显著的抑制作用；川芎有抗血栓形成、镇静、抗菌、抗病毒等作用；赤芍能抗血栓形成，并具有对神经细胞的保护作用；生地黄具有止血、抗炎、镇静、利尿等作用。

【用方经验】张子述教授将本方用于治疗肺经燥热，肺失宣降，气血瘀滞，目络破裂，血热妄行，溢于白睛之出血症。在临床运用中若素有高血压者，可加钩藤、草决明、石决明平肝潜阳；妇女行经出血者，可加香附、郁金、薄荷调畅肝气。在此基础上，出血初期可加白茅根、蒲黄、茜草等凉血止血之药；出血久不吸收，可加桃仁、红花、三七等活血化瘀之药。

眼科国医圣手时方

# 第六节 翼状胬肉

翼状胬肉是睑裂部肥厚的结膜及结膜下的纤维血管组织，呈三角状向角膜表面攀爬的慢性进行性眼病，状似昆虫的翅膀而得名。中老年人多发，单眼或双眼发病。分为静止期和进行期。病因不清，越靠近赤道地区，此病的发病率越高，而且长期户外工作的人群发病率也偏高。故可能与紫外线照射、风沙烟尘刺激有关，还可能与营养缺乏、眼干燥、过敏等因素有关。

中医称此病为"胬肉攀睛"。认为是内外因共同作用的结果。外因为长期风沙阳光刺激，或风热外袭。内因有虚有实：饮食不节，恣嗜肥甘厚腻、五辛酒浆，脾胃湿热蕴积，壅滞目眦，或情志过急，其郁化火，上犯于目；或劳欲过度，真阴暗耗，水不制火，虚火上炎。以上各种因素皆可导致脉络瘀滞，胬肉攀睛。

本病的治疗原则是：若胬肉较小，以局部用药和全身用药为主；若胬肉发展较快，有影响视力的趋势时，宜手术治疗。

## 平肝镇惊安神方（韦玉英经验方）

【组成】菊花 10 g，枸杞子 10 g，远志 6 g，石菖蒲 10 g，飞朱砂 1 g（另包分冲），麦冬 12 g。

【功效】平肝清热，润肺清心，镇惊安神。

【主治】心肺有热，脉络瘀滞，或心火上炎之早期翼状胬肉。常用此方控制翼状胬肉的发展；或手术后服用防止复发；小儿温热病后，双目青盲、夜寐不安者亦可服此方，但剂量酌减。

【方解】菊花、枸杞子平肝清热而明目；远志、石菖蒲安神定心，芳香开窍；辰砂安神镇惊；麦冬润肺清心。上方因有朱砂，最多服 7 剂。

【现代研究】菊花具有扩张血管、增加血流量、降低血压、缩短凝血时间、抗炎、镇静等作用；枸杞子具有增强免疫、保肝、降血脂、降血糖、抗应激等作用；远志具有镇静、抗惊厥、降压、祛痰镇咳、兴奋子宫、溶血、抑菌、抗肿瘤等作用；石菖蒲具有镇静催眠、抗惊厥、抗抑郁、改善学习记忆、祛痰平喘、镇咳等作用；麦冬具有提高耐缺氧能力、保护心脏、抗实验性心律失常、止咳平喘、抗过敏、免疫促进、抗菌、抗突变等作用。

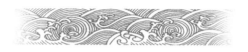

第八章　角膜病

角膜位于眼球前部，和巩膜一起构成眼球最外层的纤维膜，是眼球重要的屈光间质之一。组织学上角膜从前到后可分为上皮层、前弹力层、基质层、后弹力层和内皮层等五层结构。角膜是无血管的组织，组成简单但排列却非常规则，从而保证其良好的透光性和屈光性。角膜是机体神经末梢分布密度最高的器官之一，因此，角膜的炎症大多伴有畏光、流泪、眼睑痉挛等症状。

角膜疾病主要有炎症、外伤、先天性异常、变性和营养不良、肿瘤等。其中感染性角膜炎症占有重要地位。角膜病是中国主要致盲眼病之一，全面加强角膜病的防治研究是防盲工作的重点。

中医学称角膜为黑睛，认为角膜疾病的致病因素，以外感六淫为多见，六淫之中，以风热为多。局部表现主要是翳障。一般说来，病情初起，角膜出现星点翳障，病位表浅，若能及时治疗，多可痊愈，不留瘢痕翳障。若治不及时，或正虚邪盛，则病情继续发展，翳障扩大再生，即便愈后也遗留较厚的瘢痕翳障。黑睛在五轮中属风轮，内应于肝，肝胆相表里，故黑睛疾病与肝胆功能失常关系密切，辨证也常从肝胆病机着手。黑睛疾病的治疗，必须辨证求因，针对病因治疗。

# 第一节　单纯疱疹性角膜炎

单纯疱疹性角膜炎是由单纯疱疹病毒引起的角膜感染，简称单疱角膜炎。是一种严重的世界性致盲性眼病，其发病率和致盲率均占角膜病首位。是临床上的常见病，常为单眼发病，少数患者可有双眼先后或同时发病，无性别差异，可发生于任何年龄组。因目前尚无控制复发的特效药物，常因反复发作，角膜混浊逐渐加重而终致失明。

本病属于中医学"聚星障"范畴。认为本病多因外感风热，上犯黑睛，致生星翳；肝经伏火，复受风邪，内外合邪，交攻于目；或因饮食不节，内伤脾胃，酿成脾胃湿热，土反侮木，熏蒸黑睛；或因素体阴虚，热病伤阴，阴津亏乏，兼挟风邪所致。

对本病的治疗必须采取有效措施，取中西医药之长，及时控制炎症，抑制病毒在角膜内的复制，防止并发症，减少瘢痕形成。中医药在治疗单纯疱疹病毒性角膜炎方面有肯定疗效，能抗病毒，减轻症状，一定程度防止复发，减轻角膜瘢痕，提高视功能。西医治疗本病在于合理选择抗病毒药及皮质类固醇，适时采用手术治疗，有利于缩短病程，防止并发症。

## 健脾温化消翳汤（庞赞襄经验方）

【组成】苍术 10 g，白术 10 g，吴茱萸 10 g，炮姜 10 g，陈皮 10 g，神曲 10 g，半夏 10 g，金银花 10 g，枳壳 5 g，荆芥 10 g，防风 10 g，甘草 3 g。

【功效】健脾温中，和胃消翳。

【主治】由于脾胃虚弱，寒居中焦，清阳不升，浊阴不降，湿郁因寒而凝玄府，运化失职，寒邪凝滞，阳气下陷所致的单纯疱疹性角膜炎。症见胞睑肿胀或红肿难睁，白睛红赤或抱轮红赤，甚则白睛混赤，黑睛有点状星翳，色灰白或微黄，少则数颗，多则数十颗；或齐起，或先后渐次而生，排列不一，荧光素钠染色阳性。若星点扩大加深，可连缀成树枝状；或融合成片，边缘婉蜒犹如地图状；若星点向深层发展，团聚群集而呈圆盘状，并可出现瞳神紧小。舌红苔薄白，脉缓细。

【加减】如伴大便溏稀者，日行数次，加附子 10 g；心悸气短，加党参 10 g、茯苓 10 g；胃痛者，加良姜 10 g、木香 5 g、草豆蔻 5 g；下肢或颜面有浮肿时，可酌加姜皮 10 g、薏苡仁 10 g、车前子 10 g。1 岁以下患儿用药剂量酌减。

【方解】白术补脾燥湿，利水，止汗；炮姜温中散寒，温经止血；神曲健脾和胃，消食调中；半夏燥湿化痰，消痞散结，降逆止呕；吴茱萸温中止痛，降逆止呕，杀虫；苍术燥湿健脾，祛风湿，解表，明目；金银花清热解毒；防风祛风解表，胜湿解痉，止泻止血；荆芥祛风解表，止血；陈皮行气除胀满，燥湿化痰，健脾和中；枳壳理气宽中，行滞消胀；甘草补中益气，泻火解毒，润肺祛痰，缓和药性，缓急定痛。本方中苍术、白术、半夏健脾燥湿；吴茱萸、炮姜温中散寒；陈皮、神曲、枳壳调理脾胃之气机；荆芥、防风、金银花辛凉辛温并用，开其玄府，散其郁结；甘草调和诸药。

【注意事项】胃火炽盛者忌用。

【现代研究】方中白术具有利尿、降血糖、抗凝血、扩张血管、抗肿瘤、抗菌等作用。苍术具有抑菌消毒、抗缺氧等作用，所含挥发油有驱风健胃作用。枳壳具有降低心肌氧耗量和明显的利尿作用、有显著的增加脑血流量及抗变态反应的作用。荆芥具有解热镇痛、抗病原微生物、止血等作用。防风具有解热镇痛、抗菌作用。半夏具有镇咳、抑制腺体分泌、镇吐、催吐、降压、凝血、促细胞分裂、抑制胰蛋白酶等作用。金银花具有抗菌、抗内毒素、抗炎、解热、增强免疫力等作用。吴茱萸具有驱蛔抗菌、引起中枢神经兴奋、升高血压等作用。

【用方经验】目前，随着医学的发展，以及卫生条件的改善，中西医对本病的治疗有一定的进展，虽然对本病的认识不一，治疗方法和手段各异，但中医对本病的治疗方法逐渐增多，有抗病毒的中成药口服液，有外用点眼药液单纯中药制剂，但至今没有一种特效药物或方法，致使本病多数患者反复发作。庞赞襄治疗本病是以彻底治愈为其主要目的。通过中药的全身调理，冀望控制本病的复发。本病的关键是阴虚内热，玄府郁结，故在滋阴清热的基础上，加入辛散通利之品，方能如意收效。人体各有差异，病邪各有轻重，庞赞襄在治疗本病时，坚持辨证论治的特色，宗河间玄府学说，结合东垣脾胃学说，

临床辨证论治都收到满意疗效。不少医者谈论"炎症"，即大量应用苦寒之品清泻，一味地"清热解毒"，但临床未见收效。此时在用药上，重视全身与眼部辨证的关系，据全身症状，择时择量使用吴茱萸、炮姜等温热之品亦均能收益，临床可彰。治疗本病坚持应用"清中有养，养中宜宣"，"清中有泻，泻中有舒"，"温中有健，健中有散"，"养中有消，消中有清"等法。

---

## 银翘荆防汤（张怀安经验方）

【组成】板蓝根 15 g，金银花 10 g，黄芩 10 g，连翘 10 g，薄荷 6 g，荆芥 10 g，防风 10 g，柴胡 6 g，蒲公英 10 g，桔梗 10 g，甘草 3 g。

【功效】疏肝经风热，清热解毒。

【主治】单纯疱疹性角膜炎之肝经风热证。症见患眼碜痛，羞明流泪，抱轮红赤，黑睛浅层点状混浊或多或少，或疏散或密集，或呈树枝状，伴恶风发热，鼻塞，口干咽痛；舌苔薄黄，脉浮数。

【加减】抱轮红赤，热邪较重者，加赤芍 10 g，牡丹皮 10 g，大青叶 10 g，以助清热散邪之功；胞睑微红肿，羞明多泪者，加蔓荆子 10 g，桑叶 10 g，以清肝明目。

【方解】方中柴胡辛凉，入肝经，为疏散肝经风热之要药；金银花气味芳香，轻清上扬，辛凉可疏风散热且为解毒之佳品；黄芩苦寒，清热泻火，得柴胡可泻肝经风热，三者共为君药。荆芥、防风、薄荷助柴胡疏风散邪、清利头目；连翘、板蓝根、蒲公英助金银花清热解毒，为臣药。桔梗、甘草能清热解毒，桔梗可载诸药上行，直达病所，共为佐、使药。诸药相伍，共奏疏肝经风热、清热解毒之效。

【注意事项】不适用于阴虚内热证，脾胃虚寒者慎用。

【现代研究】柴胡具有镇静、安定、镇痛、解热、镇咳等广泛的中枢抑制作用，其抗炎作用与促进肾上腺素皮质系统功能等有关；还有抗感冒病毒、增加蛋白质生物合成、抗肿瘤、抗辐射及增强免疫功能等作用。金

银花具有广谱抗菌作用，对金黄色葡萄球菌有较强的抑制作用，对流感病毒以及致病霉菌等多种病原微生物亦有抑制作用；能促进白细胞的吞噬，有明显的抗炎及解热作用。黄芩有抗菌、抗病毒、抑制流感病毒与乙型肝炎病毒、抗炎作用，能有效抑制炎性介质产生、释放，调节免疫功能，尤其对Ⅰ型变态反应（过敏反应）作用显著，还有解热、镇静、护肝、利胆等作用。荆芥有抗菌和抗炎、解热镇痛、止血等作用。防风有解热、抗炎、镇静、镇痛、抗惊厥、抗过敏作用。薄荷有发汗解热、祛痰止咳、抗菌、消炎、止痛、止痒等作用，对单纯性疱疹病毒、森林病毒、流行性腮腺病毒亦有抑制作用。连翘有广谱抗菌作用，对金黄色葡萄球菌有很强的抑制作用，对其他病菌、流感病毒也有一定的作用，还有抗炎、解热、利尿及降压作用。桔梗有镇咳、抗炎、增强免疫、镇静、镇痛、解热、降血糖、降胆固醇等作用。甘草镇咳祛痰作用显著，并有抗菌、抗病毒、抗炎、抗过敏等作用。

【用方经验】张怀安先生将本方用于治疗单纯疱疹病毒性角膜炎之肝经风热证。在临床运用中，若症见眼痒者，加蝉蜕 5 g，桑叶 10 g，刺蒺藜 10 g，以增强祛风清热，退翳止痒之力；头痛者，加羌活 10 g，以祛风止痛。

## 益气解毒方（高健生经验方）

【组成】生黄芪，淫羊藿，炒白术，防风，金银花，紫草，蒲公英。

【功效】益气扶正，清热解毒。

【主治】外感风热时邪所致复发性单纯疱疹性角膜炎。症见眼红眼痛，结膜充血，分泌物增多，畏光等；舌红，苔薄白，脉细。临床多用于治疗过敏性结膜炎。

【加减】热邪重加黄芩、鱼腥草；阴虚加石斛、生地黄；翳重加木贼、蝉蜕；有角膜新生血管加密蒙花、赤芍。

【方解】中医学认为，本病反复发作则久病必虚。主要病因是伏邪内伤，新感即发，病机为气虚邪留，邪热内伏，是在邪侵正虚的基础上，演变为正虚邪恋的互患之势，治

宜益气扶正，清热解毒。我们选用玉屏风散加味。方中黄芪、炒白术健脾益气、托邪外出补后天，合防风固卫表而御外邪；入经验用药淫羊藿补阳助正补先天，旨在扶本护目；再配金银花、紫草、蒲公英增清解之力，重在解毒祛邪，以达正气内存，邪不可干之效。

【现代研究】扶正中药具有明显的免疫调节作用，淫羊藿苷能增强巨噬细胞的吞噬功能，促进 IL－2，诱生干扰素，增强抗病毒能力；黄芪不仅能增强吞噬细胞吞噬功能，而且能提高细胞对干扰素的敏感性，促进病毒诱生干扰素能力，提高机体抗病毒和清除潜伏病毒能力，降低疾病复发。

【用方经验】联合抗病毒药物（ACV）和扶正祛邪中药用于复发性单纯病毒性角膜炎的临床治疗，前者抑制病毒复制，后者可能通过扶助正气而提高机体免疫功能，增强机体抗病毒及清除病毒能力，两者联合应用起协同作用，可达到提高疗效、缩短病程、降低复发的目的，而清热祛风中药总体疗效不明显。提示在治疗复发性单纯病毒性角膜炎过程中应使用益气扶正中药，本方具有较好的临床应用价值。

## 龙胆泻毒汤（苏藩经验方）

【组成】龙胆 10 g，栀子 10 g，黄芩 12 g，生地黄 15 g，蒲公英 15 g，金银花 15 g，连翘 15 g，泽泻 10 g，蝉蜕 10 g，红花 6 g。

【功效】清肝泻火，解毒祛翳。

【主治】肝胆火炽，湿热互滞所致的单纯疱疹病毒性角膜炎。症见抱轮红赤，羞明泪热，碜涩珠痛，黑睛上骤起细小星点，其色灰白，或连缀成片，或排列成行，荧光素染色（＋），重者形成溃陷，呈条状或树枝状，或呈地图状，或呈圆盘状；大便干结，小便黄赤，口干咽燥；舌红苔黄腻，脉弦数。此外，临床还用于带状疱疹病毒性角膜炎、虹膜睫状体炎等疾病。

【加减】若外感风热，可加桑叶、菊花、荆芥清热祛风；湿热不化可加杏仁、薏苡仁、豆蔻清热化湿；阴虚火旺可加知母、黄柏、牡丹皮滋阴降火。

眼科国医圣手时方

【方解】本方所治之单纯疱疹性角膜炎，皆因肝胆火炽、湿热互滞所致。火、热、湿邪上犯黑睛，而见抱轮红赤，黑睛有点、条、片、树枝、地图状的溃陷；火邪伤津、湿热不化，故口干咽燥，大便干，小便黄赤，脉弦数，舌红苔黄腻。治当泻火、清热利湿、解毒祛翳。火降、热清、湿化、翳消，疾病自愈。

方中龙胆味苦如胆，且秋季开花，得金令司权而能制木，故专泻肝胆实火，除下焦湿热，为君药。栀子苦寒泻火；黄芩清热燥湿止血，且得酒上行，得猪胆汁而除肝胆火，两药协助龙胆以清肝胆湿热，共为臣药。蒲公英清热解毒，消痈散结，重用本药可治眼疾肿痛；金银花清热解毒，善清络中风、火、湿、热；连翘清热解毒，其作用有三：泻心经寒热，去上焦诸热，并为疮家圣药，故与金银花合用，增强清热解毒的功用；泽泻利水、渗湿、泄热，四药合用协助龙胆清热、利湿、解毒，并引火、热、湿邪从二便而解，共为佐药。生地黄滋阴益肾；红花活血通络、祛瘀止痛，性本温和，气兼辛散，但走而不守，迅利四达；蝉蜕散风热、退翳，因肝有热则易伤所藏之阴血，故以上三药滋阴活血祛翳，合为使药。诸药合用，泻中有补，清中有养，既能泻肝火，清湿热，又能养阴活血祛翳。肝火泻、湿热清、翳障消，诸症自愈。

【注意事项】脾胃虚寒、阴虚火旺者忌用。

【现代研究】方中龙胆之水浸剂对多种致病微生物有不同程度的抑制作用，所含龙胆苦苷有抗炎作用，龙胆碱有降压作用，并有抑制心脏、减缓心率，抑制抗体生成及健胃作用；栀子具有利胆、抑菌、防治动脉粥样硬化作用，其有效成分对心脑血管系统具有良好的抗炎、抗氧化、抗血管平滑肌增生、促进血管内皮细胞生长、抗血小板凝聚等作用；黄芩煎剂在体外对多种致病微生物有不同程度的抑制作用，其主要有效成分黄芩苷有抑菌、清热、利胆、抗炎、抗变态反应等活性；生地黄有止血和促进造血细胞功能、改善微循环的作用；蒲公英对多种致病微生

物具有较强的抑制作用，并能激发机体的免疫功能，其所含阿魏酸具有抗菌消炎、抗突变、抗血小板凝集和血栓、增加免疫功能等作用；金银花具有抗炎、抑菌、抗病毒、抗血小板聚集、解热、缓解过敏、增强免疫、抗腺病毒、抗氧化等作用；连翘有广谱抗菌作用，并有抗炎、解热、抗氧化、抗病毒、抗过敏作用；泽泻有利尿、降压、降血糖、降血脂、降低血浆黏度、抗氧化、免疫调节作用；蝉蜕具有解热、抗炎、抗氧化及免疫抑制作用；红花能扩张周围血管、降低血压、抑制血小板聚集、增强纤维蛋白溶解、降低全血黏度、抗炎、免疫抑制等作用。

【用方经验】苏藩教授将本方用于治疗黑睛的各种病症，证属肝胆火炽、湿热互滞者均可用本方治疗。肝主风，连足厥阴经而开窍于目，黑睛为风轮，此病为标本皆实病证者，当宜泻肝胆实火，清利湿热，标本同治。湿热易伤阴，应注意养阴药的使用，以免邪去阴伤。

## 三仁解毒汤（苏藩经验方）

【组成】杏仁10 g，薏苡仁20 g，豆蔻10 g，萆薢10 g，黄芩10 g，黄柏10 g，茵陈15 g，炒荆芥10 g，金银花15 g，蝉蜕10 g。

【功效】渗利湿热，疏风祛翳。

【主治】湿热熏蒸所致之单纯疱疹性角膜炎。症见抱轮红赤，羞明泪热，碜涩珠痛，黑睛上骤起细小星点，其色灰白，或连缀成片，或排列成行，荧光素染色（＋），重者形成溃陷，呈条状或树枝状，或呈地图状，或呈圆盘状；口干不欲，纳差，大便溏，小便短黄，舌红苔腻微黄，脉弦或弦滑。临床多用于治疗湿热不化所致的各种角膜疾病。

【加减】若热重于湿酌加龙胆、栀子加强清热的作用；脾虚湿重于热可加苍术、白术、茯苓健脾祛湿；湿热伤阴者可加生地黄、牡丹皮、泽泻调养阴液。

【方解】本方所治单纯疱疹性角膜炎，皆因湿、热上犯黑睛所致，症见抱轮红赤，黑睛有点、条、片、树枝状、地图状之溃陷，湿、热之邪伤中，气化不健，故口干不欲饮，

纳差，大便溏，小便短黄，舌红，苔腻微黄，脉弦。治当清热利湿。热清、湿化、翳退，诸症自解。

湿性黏腻，治湿热之邪，惟以芳香苦降、轻宣渗湿之法，宣畅气机，渗利湿热。方中杏仁苦辛，轻开上焦肺气，肺为华盖，主一身之气，气化则湿亦化；薏苡仁甘淡，渗利湿热，豆蔻芳香苦辛，行气化湿；黄芩、黄柏清热燥湿，泻火解毒；金银花清热解毒，还清络中风火湿热；上六味药共用为君药，以达清热除湿之效。萆薢祛风湿、利湿浊；茵陈除湿清热；二药合用以分清利浊为臣药。荆芥祛风解表，蝉蜕散风热退翳，共为佐使。诸药合用，宣上、畅中、渗下，使湿利热清翳消，诸症自解。

【注意事项】肝胆火炽、阴虚火旺及脾肺虚弱者忌用。

【现代研究】杏仁有抗炎、镇痛、润滑通便、促进肺表面活性物质合成作用；薏苡仁具有免疫作用，并有降血糖、降血钙、降血压，抑制胰蛋白酶作用；豆蔻具有抑菌，和良好的芳香健胃作用，能促进胃液分泌，兴奋肠管蠕动，驱除肠内积气，并抑制肠内异常发酵和抑菌平喘；萆薢具有杀虫及抗真菌、治疗动脉粥样硬化作用，能扩张末梢血管、降低血压、增强胃肠平滑肌的运动；黄芩煎剂在体外对多种致病微生物有不同程度的抑制作用，其主要有效成分黄芩苷有抑菌、清热、利胆、抗炎、抗变态反应等活性；黄柏具有抗菌、镇咳、降压、抗溃疡、利尿、健肾的作用；茵陈具有利胆、降血脂、扩张冠脉及促纤溶作用，并参与机体的免疫调节和诱生干扰素；炒荆芥具有解热镇痛、抗病原微生物及止血作用；金银花具有抗炎、抑菌、抗病毒、抗血小板聚集、解热、缓解过敏、抗腺病毒、抗氧化及增强免疫作用；蝉蜕具有解热、抗炎、抗氧化和免疫抑制作用。

【用方经验】苏藩教授认为，由于湿性黏腻，与热相合，或湿热并重，或湿重于热，或热重于湿，治疗难取速效，宜缓图之。惟以芳香苦降，轻宣淡渗之法，宣上、畅中、渗下使气机宣畅则湿热之邪可除。再者，湿热之邪易伤阴液，治疗中需顾护阴液。

# 知柏益坎汤（苏藩经验方）

【组成】知母 10 g，黄柏 10 g，生地黄 15 g，牡丹皮 10 g，山茱萸 10 g，泽泻 10 g，茯苓 15 g，红花 6 g，金银花 15 g，蝉蜕 10 g。

【功效】滋阴补肾，降火祛翳。

【主治】阴虚火旺上犯之单纯疱疹性角膜炎。症兼见口干，大便干结，小便少，舌红少津，脉沉细或细数。

【加减】心肾不交，夜烦难眠可加黄连、竹茹，使火潜藏于下，水济于上，交通心肾，水火既济，烦除眠安；肾者主水，水不涵木，肝阴受损，可加白芍、女贞子，滋养肝阴，阴血足则目得血而视明；纳呆不思饮食者，加白术、薏苡仁、豆蔻以健运中州则纳食可佳。

【方解】本方所治之单纯疱疹性角膜炎属真阴亏损、虚火上炎之证，皆因阴虚内热，阴阳失衡，阴虚阳亢所致。治宜滋阴补肾，调和阴阳，阴生则热自降。

本方为肾、肝、脾三阴并补之剂，而以补肾阴为主。肾主水，北方之坎水也，内藏壬癸水。《易经》云："润万物者润于水。"方中生地黄滋阴补肾为君；辅以山茱萸养肝肾而涩精，为臣；知母清热滋肾，黄柏燥湿泻火，茯苓淡渗脾湿，泽泻清泻肾火，牡丹皮清泻肝火并制山茱萸之温，五药合用，共为佐药；金银花、红花、蝉蜕清热解毒，活血祛翳共为之使。诸药合用，使之滋补而不留邪，祛邪而不伤正，补中有泻，寓泻于补，相辅相成，共达滋阴补肾，降火祛翳之旨。

【注意事项】肝胆火炽，湿热不化，正气虚弱性疾病忌用。

【现代研究】知母具有对抗多种病原微生物作用，可拮抗外源性皮质激素制剂地塞米松引起的反馈性血浆皮质酮水平降低，并有降血糖作用；黄柏具有抗菌、镇咳、降压、抗溃疡、利尿、健肾的作用；生地黄有止血和促进造血细胞功能、改善微循环的作用；牡丹皮可增加冠脉流量，降低心肌耗氧量，具有抗炎、抑菌、抗凝作用，对体液及细胞免疫均有增强作用；山茱萸对多种病原微生物具有抑制作用，并能强心、升压、利尿、降糖，增强非特异性免疫功能及抗氧化作用；泽泻具有利尿、降压、抑菌、降血糖、降脂、降低血浆黏度、抑制动脉粥样硬化斑块、抗氧化、免疫调节等作用；茯苓具有利尿、抗菌作用，并可增强心脏收缩以及加速心率；红花具有增加冠脉流量和心肌营养性血流量、扩张周围血管、降低血压、抑制血小板聚集、增强纤维蛋白溶解、降低全血黏度、抗炎及免疫抑制作用；金银花具有抗炎、抑菌、抗病毒、抗血小板聚集、解热、缓解过敏、抗腺病毒、抗氧化及免疫作用；蝉蜕具有解热、抗炎、抗氧化、免疫抑制作用。

【用方经验】苏藩教授认为，肾主水，内藏真阴之癸水也，真阴亏虚，阴阳失调而生阳亢，其表现为阴虚火旺之象，其病之本为真阴亏损，故急宜滋阴补肾为治，以固其本，阴生则阳亢平，阴阳和谐，"水火既济"，其标之火旺自降。

## 扶正祛翳汤（苏藩经验方）

【组成】生黄芪 30 g，白术 15 g，当归 10 g，川芎 10 g，防风 10 g，薏苡仁 20 g，豆蔻 10 g，红花 6 g，蝉蜕 10 g。

【功效】益气扶正，健脾祛翳。

【主治】正虚邪留，星翳不敛之单纯疱疹性角膜炎。久病正虚者正气虚弱，卫外不力，常易外感风寒之邪，症见星翳不敛，常易复发；或恶寒畏风，汗出神疲，大便正常，小便清长，舌淡苔薄，脉缓弱或浮缓。

【加减】若正虚外感风热者，可加荆芥、金银花、黄芩祛风清热解毒；正虚兼有阴虚者，酌加生地黄、牡丹皮、山茱萸滋养肾阴；正虚湿热甚者，可加黄芩、栀子、泽泻清热利湿。

【方解】本方所治之单纯疱疹性角膜炎，皆因正气虚弱，邪滞留不去所致。"正气存内，邪不可干""邪之所凑，其气必虚"，故正气虚弱，易感病邪；正气不足，无力驱邪外出，故宜益气扶正，健脾祛翳。正盛邪解，则疾病向愈。

方中黄芪补气升阳，具有春令升发之性，

味甘气温色黄，皆得中和之正，故能补益中土，温养脾胃，但升举有余，偏于阳分，气虚阳虚者，宜升宜提，且黄芪生用固表，无汗能发，有汗能止，温分肉，实腠理，泻阴火，解肌热，是为君药。白术补脾益气，燥湿利水，固表止汗，其味苦而甘，既能燥湿实脾，复能缓脾生津，且其性最温，服之能健食消谷；薏苡仁甘淡，渗利湿热；豆蔻芳香苦辛，行气化湿，与白术、薏苡仁三药使用共为臣药。当归补血活血；川芎活血行气，祛风止痛；红花活血通络，走而不守；三药共为佐药。防风祛风胜湿，蝉蜕散风退翳，二药合为使药。诸药使用，共达益气扶正，健脾祛翳的功效。

【注意事项】肝胆湿热、阴虚火旺者忌用。

【现代研究】黄芪有抗病毒作用，并能促进机体代谢、抗疲劳、促进血清和肝脏蛋白质的更新，增强和调节机体免疫功能，提高机体抗病力；白术有强壮作用，能明显促进小肠蛋白质的合成，促进细胞免疫功能；当归可增加冠脉血流量，使心肌氧耗量下降，保护心肌缺血，并可促进血红蛋白及红细胞的生成；川芎能改善微循环，抑制血小板凝集，预防血栓的形成，具有清除氧自由基、保护脏器的缺血损伤、调节免疫系统等作用；防风具有解热、抗炎、镇静、镇痛、抗过敏、抑制多种病原微生物的作用；薏苡仁具有增强免疫、降血糖、降血钙、降血压、抑制胰蛋白酶作用；豆蔻具有抑菌和良好的芳香健胃作用，能促进胃液分泌；红花具有保护和改善心肌缺血、扩张周围血管、降低血压、抑制血小板聚集、降低全血黏度、抗炎作用；蝉蜕具有解热、抗炎、抗氧化及免疫抑制作用。

【用方经验】苏藩教授认为，《内经》中"正气存内，邪不可干""邪之所凑，其气必虚"，强调外因必须通过内因而起作用，内因是决定的因素，一切疾病的发生、发展、变化都是由内因起决定作用的。本方专为正气虚弱、易感病邪和正气虚弱无力驱邪，或正气不足、易反复发病的患者而设，目的在于扶正祛邪，既扶正则邪自祛，乃以益气扶正、增强内因为主。

## 消毒饮（石守礼经验方）

【组成】柴胡10g，夏枯草15g，钩藤（后下）30g，板蓝根30g，大青叶15g，黄芩15g，薄荷（后下）10g，蝉蜕10g，赤芍15g，蒲公英15g，菊花15g，甘草6g。

【功效】疏风清热，解毒退翳。

【主治】风热毒邪上攻于目所致之单纯疱疹性角膜炎、细菌性角膜炎、角膜溃疡等角膜疾病。症见球结膜充血，眼疼、畏光流泪、视力下降，角膜出现点状、片状混浊及溃疡；兼有头疼，鼻塞流涕等症状。

【加减】口干咽燥或咽痛者，加天花粉、麦冬以清肺养阴；球结膜充血严重，或角膜有新生血管者，加牡丹皮以活血凉血化瘀；小便赤涩，加木通以清热利水通淋；大便秘结，或有前房积脓，加大黄、芒硝以通腑泄热；脾胃虚弱，服药后大便泄泻者，加茯苓、炒白术以健脾益气；充血减退后，可逐渐增加养阴退翳药，如当归、生地黄、白芍、玄参、白蒺藜、木贼等，以扶正祛邪。

【方解】本方主要治疗黑睛生翳症。黑睛生翳，或因风热外袭，或因肝胆内热所致。外来风热之邪侵入途径有二：①发生于黑睛外伤后。②外感热病后，正气不足，余邪未能及时清除；或因体虚气弱，复感风热之邪。肝开窍于目，肝主风，物类感召，故黑睛易受风热侵袭。中医学还认为"五志皆可化火"。情志刺激可使肝气郁结，久郁化火化热，复召风邪，风热相搏，上攻于目，亦可导致本病。故《原机启微·风热不制之病》云："因热而召，是为外来；久热不散，感而自生，是为内发，内外为邪，唯病则一。"方中柴胡、薄荷、蝉蜕、菊花疏风清热，清利头目，使邪从表出；蒲公英、大青叶、板蓝根、夏枯草、钩藤、赤芍清热解毒，使邪由内清；黄芩清肺热，以缓解目赤；甘草以调和诸药。全方共奏疏风清热，解毒退翳之功。

【注意事项】本方清热解毒之药较多，虽不偏于寒凉，但对体质较弱之人，使用时宜注意。

【现代研究】方中柴胡、薄荷、蒲公英有抗菌消炎、抑制单疱病毒之作用，且蒲公英、板蓝根还有增强免疫功能之效；黄芩、夏枯草除抑制各种球菌、杆菌外，对铜绿假单胞菌亦有作用；赤芍、菊花、钩藤、蝉蜕均有镇静、镇痛作用，另外菊花还能抑制毛细血管通透性而有抗炎作用。

【用法经验】石守礼教授多用消毒饮治疗单纯疱疹性角膜炎，如无特殊情况，一般守方治疗；如角膜溃疡形成角膜小面，且眼红、流泪等角膜刺激症状消失，局部不修复，亦可加入益气健脾药，如党参、黄芪、炒白术等，以促进溃疡面之修复。并发虹膜炎时，一定要及时应用阿托品眼药水充分散瞳，可缓解眼疼，防治虹膜后粘连。

## 黑睛新翳方（邹菊生经验方）

【组成】柴胡6g，黄芩9g，金银花12g，野菊花12g，鱼腥草12g，蚤休15g，茵陈12g，黄柏9g，木贼6g，谷精草9g，生甘草6g，天花粉12g，木瓜9g，云母石9g。

【功效】祛风清热，退翳明目。

【主治】用于治疗角膜炎。症见畏光流泪疼痛，抱轮红赤，黑睛混浊生翳，表面粗糙，轻浮脆嫩，基底不净，边界模糊，可向周边及纵深发展，荧光素染色检查呈阳性；兼有恶风发热，或胁痛，口苦咽干；舌红，苔黄，脉数。

【加减】若抱轮红赤，热邪重者，加赤芍、牡丹皮、板蓝根、大青叶、紫草以助清热散邪、凉血退赤之功；胞睑红肿、羞明多泪者，可加蔓荆子、防风、桑叶以清肝明目。

【方解】邹老师认为柴胡、黄芩配伍，用于风热或郁热所致眼病，伴少阳头痛更适合；配合金银花、野菊花、木贼、谷精草具有祛风清热、促进翳障消退作用；黑睛新翳每易迁延日久并易反复，故用清热化湿之品茵陈、黄柏；天花粉养阴清热退翳，促进角膜表面泪液膜恢复；云母石治身肤死肌，属疮疡痈疽药，"能使火下，火下则水上"，有增水行舟之攻；木瓜、蚤休平肝除湿，缓解角膜刺激疼痛症状；生甘草缓急止痛，调和诸药，

眼科国医圣手时方

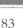

眼科国医圣手时方

并能增强角膜免疫功能。邹老师认为角膜炎病变部位在黑睛，黑睛属肝，感受风热之邪，抱轮红赤，黑睛生翳，根据《原机启微》"翳者，疮也"，见翳溃陷，应属肝经热毒壅盛，或有夹湿。目为上窍，故退黑睛新翳宜采用祛风清热退翳明目为先。

【注意事项】肝胆湿热、阴虚火热者忌用。

【现代研究】方中柴胡有抗惊厥、解热镇痛、镇静、抗炎、保护肝细胞损伤和促进肝脏中脂质代谢、抗病原体、抗结核菌等作用；柴胡注射液也可治疗单疱病毒角膜炎，能促进溃疡愈合、后层皱褶及实质层浸润水肿消失，有助于恢复视力，有抗脂质过氧化、抗肿瘤、增强免疫作用。黄芩有抗菌、抗真菌、抗病毒、对中枢神经系统可加强皮质抑制过程、降压、抗血小板聚集及抗凝、降血脂、保肝利胆、抗氧化、抗癌作用；金银花有抗菌、抗病毒、解热、消炎作用，既能抑制炎性渗出又能抑制炎性增生。野菊花、鱼腥草抗菌、抗病毒力量强，且有增强机体免疫功能的作用。黄柏有消炎、利尿作用。

【用方经验】邹菊生教授将本方用于治疗黑睛新翳，水煎服，每日一剂，日服二次。除内服外，还嘱患者用药渣乘热外熏或药汁浸纱布热敷，每日 2～3 次。

# 第二节　角膜溃疡

角膜溃疡主要由细菌性角膜炎所致。细菌性角膜炎是由细菌感染引起的化脓性角膜炎症，又称为细菌性角膜溃疡（bacterial corneal ulcer）。其致病菌很多，最主要的有细球菌科（葡萄球菌、细球菌等）、链球菌属、假单胞菌属、肠道细菌科等四类。本病起病急，变化多，病情多较危重，如果得不到有效的治疗，可发生角膜溃疡穿孔、虹膜嵌顿、眼内炎、眼球萎缩等。即使病情控制良好，也可残留轻重不等、范围不一的角膜瘢痕、角膜新生血管、角膜葡萄肿等后遗症，严重影响视力甚至失明。

本病与中医学"凝脂翳"相似。中医认为，系黑睛外伤，风热邪毒乘隙入目，素有漏睛者，更易发病；风热外邪入里化热，或素有肝胆火炽，上炎于目，灼伤黑睛；久病耗气伤阴，正虚邪留，黑睛溃陷，久不愈合。

细菌性角膜炎对眼组织危害大，早期有效治疗至关重要。初诊的细菌性角膜炎应根据临床表现、溃疡形态给予广谱抗生素治疗，然后再根据细菌培养＋药敏试验等实验室检查结果，及时调整使用敏感抗生素。值得注意的是，临床实践中发现一些药敏试验敏感的抗生素实际治疗效果并不理想，而一些相对不敏感的抗生素治疗效果却更为满意。这是因为抗生素的药效除了与对细菌的敏感性有关以外，使用剂型、浓度、组织穿透性、患者使用依从性也是重要的影响因素。病情控制后，局部维持用药一段时间，防止复发，特别是铜绿假单胞菌性角膜溃疡。中药的作用在于祛风清热解毒退翳，调整全身功能状态。中西医结合治疗，可积极控制感染，促进溃疡愈合，减少瘢痕形成。

## 白通汤（陈达夫经验方）

【组成】附片15 g（先煎），生姜15 g，葱头 5 根。

【功效】通阳散寒。

【主治】厥阴里虚寒之角膜炎及角膜溃疡。症见头顶闷胀疼痛，目痛不甚，流冷泪，面色白，畏寒怯冷，舌质淡红，苔薄白，脉细微。临床多用于治疗厥阴里虚寒目病，如角膜炎及角膜溃疡。

【加减】若伴黄液上冲，可加海螵蛸收摄敛疮；伴畏寒肢冷眼痛，可加桂枝、白芍调和营卫，解肌止痛；后期溃疡面缩小，可加白蒺藜祛风明目。

【方解】本方所治角膜溃疡，皆因厥阴里虚寒。厥阴虚寒，随肝经上犯于目，导致聚星障、凝脂翳。白通汤即四逆汤去甘草，减少干姜用量，再加葱白而成，此因防大辛大热伤阴。主治阴寒盛于下焦，急需通阳破阴，以防阴盛逼阳，所以用辛温通阳之葱白、附片以通阳。

【注意事项】肝胆火炽、阴虚火旺所致角膜溃疡忌用。

【现代研究】方中附片具有强心、抗炎、镇痛、增强机体抗氧化能力等作用；生姜有止吐、抗氧化、抗炎、抗肿瘤、抗微生物、降低胆固醇等作用；葱白有发汗解热的功效，可健胃、利尿、祛痰，对志贺菌属、葡萄球菌及皮肤真菌也有一定的抑制作用。

【用方经验】陈达夫教授将本方用于治疗厥阴里虚寒之角膜炎及角膜溃疡。在临床运用当中溃疡初起以通阳散寒为主，少佐收涩药，本方常加海螵蛸以收涩敛疮；溃疡后期加以白蒺藜、苍耳子、木贼明目退翳。

# 养阴清热汤（庞赞襄经验方）

【组成】生地黄15 g，天花粉10 g，知母10 g，芦根10 g，生石膏15 g，金银花15 g，黄芩10 g，荆芥10 g，防风10 g，枳壳10 g，龙胆10 g，甘草3 g。

【功效】养阴清热，散风除邪。

【主治】由于肺阴不足，津液短少，内有郁热，外受风邪，风热毒邪交攻所致的角膜溃疡。症见胞睑肿胀或红肿，白睛红赤，甚则混赤壅肿，黑睛生翳，如覆一片凝脂，呈灰白或微黄，甚则色黄浮嫩肥厚，凹陷渐大加深，可蔓延整个黑睛，并向纵深发展，波及黄仁、神水，遂成黄液上冲；瞳神紧小，甚则形成瞳神干缺等。严重者，黑睛溃破形成蟹睛或脓攻全珠，导致眼珠塌陷而失明。舌质绛红，苔白而燥，脉象弦数。

【加减】咽喉疼痛剧烈者，加川贝母10 g、麦门冬10 g；鼻内生疮严重，口腔溃疡者，酌加大生石膏、生地黄、金银花用量；大便燥结者，加大黄10 g、瓜蒌10 g；胸闷者，加麦芽10 g、神曲10 g、山楂10 g、青皮10 g；眼部病情比较严重者，可选加青黛10 g、芦荟10 g、芒硝10 g。

【方解】生地黄清热凉血，生津；知母清热泻火，滋肾润燥；天花粉清热生津，消肿排脓；生石膏清热泻火，收敛生肌；荆芥祛风解表，止血；防风祛风解表，胜湿解痉，止泻止血；龙胆清热燥湿，泻火定惊；青皮疏肝破气，消积化滞；金银花清热解毒；黄芩清热燥湿，泻火解毒；大黄攻积导滞，泻火凉血，行瘀通经；甘草补中益气，泻火解毒，润肺祛痰，缓和药性，缓急定痛。其中生地黄、石膏、天花粉、知母旨在养肺润肺，生津，清热；荆芥、防风散风驱邪；金银花、黄芩、龙胆、大黄有泻热清肝之功；枳壳、甘草宽中和胃，以防养阴清热之品有伤胃气之弊。

【注意事项】脾胃虚寒者忌用。

【现代研究】方中生地黄具有止血、抗炎、镇静、利尿等作用；金银花具有抗菌、抗内毒素、抗炎、解热、增强免疫力等作用；天花粉具有抗菌及抗病毒作用；龙胆具有促进胃液和胃酸分泌、利胆、保肝、利尿、抗菌等作用；黄芩具有解热、降压、利尿、镇静等作用；知母具有抗菌、解热、降血糖的作用；芦根具有轻度抗氧化、轻度雌激素样作用、镇痛、解热、抗癌等作用；枳壳具有降低心肌氧耗量和明显的利尿作用，还有显著的增加脑血流量及抗变态反应的作用；荆芥具有解热镇痛、抗病原微生物、止血等作用；防风具有解热镇痛、抗菌作用。

【用方经验】角膜溃疡发于黑睛，表现为黑睛翳障肥厚浮嫩，或凝脂厚如脂，或翳陷灰白深凹，或伴黄液上冲。无论风热、温热或湿热等邪，入里化火，上攻于目；或七情郁结，久郁生热，脏腑功能失调，五志之火上炎，灼伤清窍；或肝胆内热，外受风邪，风热相搏，热邪上犯而黑睛生翳；或肺阴不足，津液短少，内有郁热，外受风邪；或肝胃实热，邪火上攻，热毒不解，以致本病。

本病以肺阴不足，外挟风邪型和肝胃实热型较为多见。一般说来，肺阴不足，津液亏虚，外受风邪，内有郁热所致的眼病，局部见症有羞明、流泪、眼痛，属于风热外侵之候。口渴欲饮，咽喉疼痛，或生鼻疮，舌绛苔红，脉弦而数，多为阴虚内热之证。故

眼科国医圣手时方

在治疗上，应该采用养阴清热，散风除邪，解毒散结之法。又如肝胃实热上攻于目，属于表邪不解，郁久化热，玄府郁闭，热毒实邪上攻于目，见有羞明，流泪，生眵，眼痛剧烈，或伴头痛不适，口苦，咽干，大便秘结，小便短赤，舌苔黄，脉弦数。治宜清热泻火，通腑泻热。盖人体以脾胃为本，若中州运化无权，常用归芍八味汤调理脾胃，或用健脾温化消翳汤治疗。或在大量苦寒之品中，酌情加入枳壳、甘草理气和胃，调和诸药。在本病的治疗过程中，一是养阴清热，泻火通腑；二是调理脾胃；三是注意运用风药来驱散风邪，宣通玄府，发散郁结，退翳明目。

本病多为实热证，故多用清泻内热，疏散风邪为治疗原则，照顾全身体质。注意重用大黄，取大黄泻下通便，清泻肠胃积热之功；和芒硝、青黛、芦荟等同用增加通腑泻热之力，也谓之"釜底抽薪"，从而驱火热毒邪以外出。同时还具有祛瘀破积，促进前房积脓吸收的作用。酌情加入赤芍、鸡血藤等，以活血清热，凉血止痛。除服用中药外，可以配合阿托品液及抗生素类眼液点眼，以防止虹膜粘连。

## 银花复明汤（庞赞襄经验方）

【组成】金银花30 g，蒲公英30 g，桑皮10 g，天花粉12 g，黄芩10 g，黄连10 g，龙胆10 g，生地黄12 g，知母12 g，大黄12 g，玄明粉12 g，木通5 g，蔓荆子10 g，枳壳10 g，甘草3 g。

【功效】清热解毒，通腑泻火。

【主治】由于肝胃实热，邪火上攻，热毒不解所致的角膜溃疡。症见胞睑肿胀或红肿，白睛红赤，甚则混赤壅肿，黑睛生翳，如覆一片凝脂，呈灰白或微黄，甚则色黄浮嫩肥厚，凹陷渐大加深，可蔓延整个黑睛，并向纵深发展，波及黄仁、神水，遂成黄液上冲，瞳神紧小，甚则形成瞳神干缺等。严重者，黑睛溃破形成蟹睛或脓攻全珠，导致眼珠塌陷而失明。舌苔黄厚或苔薄白，脉象弦数或弦细。

【加减】大便秘结，可酌情加重大黄用量，或加青黛10 g，芦荟10 g；头痛剧烈，加荆芥12 g，防风12 g；孕妇加当归10 g，白芍10 g；儿童患者去生地黄、知母、木通，药量酌情递减。

【方解】蒲公英清热解毒，消肿散结；天花粉清热生津，消肿排脓；知母清热泻火，滋肾润燥；龙胆清热燥湿，泻火定惊；生地黄清热凉血，生津；大黄攻积导滞，泻火凉血，行瘀通经；甘草补中益气，泻火解毒，润肺祛痰，缓和药性，缓急定痛。

【注意事项】脾胃虚弱型忌用。

【现代研究】方中生地黄具有止血、抗炎、镇静、利尿等作用；金银花具有抗菌、抗内毒素、抗炎、解热、增强免疫力等作用；蒲公英具有抗菌、抗炎、抗癌等作用；天花粉具有抗菌及抗病毒作用；黄芩具有解热、降压、利尿、镇静等作用；龙胆具有促进胃液和胃酸分泌、利胆、保肝、利尿、抗菌等作用；大黄具有增加血小板、促进血液凝固等止血作用，还可促进胆汁等消化液分泌，有利胆、排石、增进消化、降压、降低血清胆固醇、利尿、抗菌作用；枳壳具有降低心肌氧耗量和明显的利尿、有显著的增加脑血流量及抗变态反应的作用；知母具有抗菌、解热、降低血糖的作用；黄连具有抗微生物及抗原虫、抗癌、抗放射及对细胞代谢的作用；桑皮具有利尿、降压、镇静等作用；蔓荆子具有退热、镇静、止痛等作用；木通具有利尿、抗菌等作用。

【用方经验】《审视瑶函》云："此症于风轮下际，坎位之间，神膏内初起而色黄，与人指甲白岩相似。"其病因为"经络塞极，三焦关格，火土诸邪盛实，故大便秘，小便塞，则膏火蒸作为脓"。其治则宜"通脾泻胃"。同时《灵枢经》对外眼病有"赤脓从上而下者为太阳病，从下而上者为阳明病，从外走内者为少阳病"之说，并提出"太阳宜升散，阳明宜下寒，少阳宜和解"的治疗法则。在临床实践中，依此理论指导临床确有独到之处。如前房积脓，头目痛剧，口苦咽干，舌苔黄燥，脉象弦数，大便燥结，小便色黄，病在阳阴，应用银花复明汤泻下，一般可以收到较好的疗效。方中金银花、蒲公英、黄连、龙胆清热解毒以泻肝火；大黄、玄明粉急下以清阳明之实；黄芩、木通协同上药清利小肠；生地黄、知母、天花粉清热生津以防急下伤阴；枳壳、甘草理气中和防寒凉伤胃；蔓荆子有清脑止痛之用。诚然，银花复明汤治疗匐形性角膜溃疡按古人以眼局部辨证为指导，投以寒苦急下之法确有卓效，这是事实。但由于患者的体质不同，见证也各有所异，那么在治疗本病中，就不能拘泥于眼局部的辨证和一方一药的应用，必须掌握四诊八纲的基本原则，再结合具体症候群，随证施治，灵活地运用各种方剂，才能达到治疗的目的。

## 退翳散（陆南山经验方）

【组成】嫩钩藤9 g，净蝉蜕3 g，制香附12 g，全当归9 g，川芎3 g，焦白芍9 g。

【功效】疏风清热，活血退翳。

【主治】气血不调引起的顽固性凝脂翳。治疗树枝状或早期病毒性角膜炎有显效。症见黑睛慢性翳障，形似轻度凝脂翳，白睛赤环如带，但流泪刺痛症状尚属轻微者。

【加减】如热重者，加黑山栀、连翘；大便秘结者可加生大黄；如风重者，可加荆芥、防风等。处方中钩藤，对眼病的流泪畏光兼有刺激症状者，用之颇为相宜。

【方解】本方中制香附、当归、川芎、白芍为血分要药，用以行血、活血、止血，其中香附、当归行血、活血之功较强，为君药；川芎、白芍为臣药；钩藤、蝉蜕散风退翳，共为佐药。

【注意事项】不适用于角膜溃疡急性期。

【现代研究】方中香附具有对中枢神经系统的麻醉作用，可协同东莨菪碱麻醉作用，还有一定的解热镇痛作用，其解热有效成分是三萜类化合物，亦有强心、减慢心率、明显的降压作用；当归具有对子宫平滑肌的双相反应，调节子宫平滑肌收缩，解除痉挛而达到调经止痛功效。实验证明其有明显的强心、缓解冠状动脉痉挛、抗心律失常作用，还可以降血脂及抗实验性动脉粥样硬化，有

人认为，当归的补血作用可能与其含维生素$B_{12}$有关。也有研究表明，当归有抗血栓、抗氧化和清除自由基；川芎有明显的镇静、强心、增加冠脉流量的作用，可使缺血心肌免受再灌注的损伤；白芍有明显的镇痛、镇静、降温、收缩血管和增压的作用，实验发现其可抑制副交感神经末梢乙酰胆碱的游离，具有突触前抑制作用，并且白芍可保护肝脏，其有效成分还具有抗炎和免疫调节作用；钩藤主要含生物碱，对心血管系统具有降压作用，有明显的负性肌力作用，具有显著抑制血小板聚集、抗血栓形成、镇静和抗惊厥作用；蝉蜕具有抗惊厥的作用，能延长戊巴妥钠的睡眠时间，能对抗咖啡因的兴奋作用，降低肥大细胞脱颗粒，抑制过敏反应，可减缓心率。

【用方经验】根据中医眼科文献，翳有老嫩之分。在裂隙灯显微镜下，以荧光素能着色的为嫩翳，老翳不着色。这类疾病的治疗，早期除了清热外，尚须祛风，并注意护阴和调和气血。根据具体情况的差异，常用的治疗方法有：养阴清热、凉血和络、升阳益气清热等。临床应用时，可数法合参。本方系陆南山教授运用30余年，疗效满意的经验方。

## 通脾泻胃汤（陆南山经验方）

【组成】生石膏（先煎）15 g，知母6 g，麦冬6 g，玄参9 g，茺蔚子9 g，防风3 g，生大黄4.5 g，黄芩3 g，谷精草9 g。

【功效】清阳明炽热。

【主治】主治胃有郁热，眼眵难开，内生虚肉，眵泪胶凝。中医谓为"黑睛凝脂翳兼黄液上冲症"，西医称为"角膜溃疡兼前房积脓"。

【加减】若凝脂翳见浮嫩者，加龙胆。

【方解】方中用生石膏、知母清阳明热邪为君药；麦冬、玄参、黄芩养阴清热，为臣药；生大黄润肠通便，以泻邪热，茺蔚子、谷精草明目及退目赤翳障，防风疏风清热，共为佐药。

【注意事项】前房积脓时应注意有无角膜

眼科国医圣手时方

穿孔，应谨慎使用。

【现代研究】方中生石膏主要成分为含水硫酸钙，此外，尚有少量硅酸、氢氧化铝、硫化物及微量的铁、镁等，内服经胃酸作用，一部分变成可溶性钙盐，至肠吸收入血后能增加血液清内钙离子的浓度，可抑制体温调节中枢、减轻骨骼肌的兴奋性、减少血管通透性，故有解热、镇痉、消炎等作用；知母具有抗病原微生物作用，对葡萄球菌、伤寒杆菌有较强的抑制作用，对其他常见菌种也有不同程度的抑制作用，另外还有解热、明显降低由甲状腺素造成的耗氧率增高及抑制 $Na^+$-$K^+$-ATP 酶活性的作用，知母皂苷抗肿瘤的作用机制同其对细胞膜泵的强烈抑制作用有关；麦冬具有镇静、抗抽搐惊厥、升高白细胞的作用，麦冬所含皂苷、多糖、氨基酸等有明显抗疲劳作用；玄参具有轻微强心作用，实验发现其有较强降血压、扩张血管的作用，对须疮癣菌、絮状表皮癣菌及羊毛状小芽胞癣菌有抑制作用，且抑菌效力也比较强；黄芩具有抗菌作用，被誉为"植物抗生素"，还能够抗真菌以及抗病毒，另外黄芩具有明显抗炎抗变态反应的作用，还能使实验动物血压下降，心率变慢，可降血脂、保肝、利胆、抗氧化；大黄具有多种有效成分，具有泻下、利胆、保肝、促进胰液分泌、抑制胰酶活性、抗消化道溃疡、止血、降血脂、抗病原微生物、抗炎、解热、免疫调节的作用；茺蔚子水浸出液或醇-水浸出液对麻醉动静脉注射有轻微降压作用；谷精草具有抗微生物作用，对铜绿假单胞菌以及真菌有较好效果。

【用方经验】陆南山教授根据《灵枢·经筋》"阳明为目下纲"以及经络学说中足阳明胃经起于鼻孔两侧，经眼内角而入承泣和四白穴，从而推论前房积脓的病因系阳明炽盛，方用清热泻火之剂，取"釜底抽薪"之意，腑气相通，炽热随之下降。《内经》云："瞳子黑眼法于阴，白眼赤脉法于阳。"陆南山教授认为，眼外障之早期，多见目赤，故多属因火所致，治疗固然不离寒凉清热，但清法有多种办法，须参照《伤寒论》及温病学说仔细分析病情的进退兼夹，订立周密的治疗方案，方能真正达到对症下药的效果。陆南山认为，一般火邪侵袭眼睛多兼挟风邪，这可能是由于眼睛属于上窍，风性扰上的缘故。

---

## 加味黄连泻心汤（陆南山经验方）

【组成】黄连 3 g，黄芩 3 g，酒制大黄 6 g，黑山栀 9 g，水煎服。另三七粉（吞服）1.5 g。

【功效】祛瘀止血。

【主治】主治因外伤引起黑睛为瘀血所贯，视力模糊，畏光流泪疼痛，即西医谓"外伤性角膜炎""前房积血"。

【加减】若凝脂翳见浮嫩者，加龙胆。

【方解】方用黄连、黄芩清心经之火，为君药；大黄祛瘀止血，黑山栀凉血清热，为臣药；另吞金疮要药三七粉，祛瘀止血而不伤正气，为佐剂。

【注意事项】前房积脓时应注意有无角膜穿孔，应谨慎应用。

【现代研究】方中黄芩具有抗菌作用，被誉为"植物抗生素"，还能够抗真菌以及抗病毒，另外黄芩能够明显抗炎抗变态反应的作用，还能使实验动物血压下降，心率变慢，可降血脂、保肝、利胆、抗氧化；黄连具有抗病原微生物、对抗细菌毒素、抗心律失常、降压、正性肌力作用，可调节免疫、抗炎、解热、抑制血小板聚集；大黄具有多种有效成分，具有泻下、利胆、保肝、促进胰液分泌、抑制胰酶活性、抗消化道溃疡、止血、降血脂、抗病原微生物、抗炎、解热、免疫调节的作用；栀子有利胆作用，促进胆汁分泌量增加，对中枢神经系统有镇静、镇痛作用，抗病原微生物作用，能降低心肌收缩力，导致血压下降；三七具有的药理作用十分广泛，包括止血、抗血栓、促进造血、扩血管、降血压、抗心肌缺血、抗脑缺血、抗心律失常、抗动脉粥样硬化、抗炎、保肝、抗肿瘤、镇痛等作用。

【用方经验】本病病情凶险，"急则治其标"，宜从速止血。本方系黄连泻心汤加黑山栀、三七组成。临床上应根据出血时间和体质、年龄不同，处方用药宜因人而异。

## 通脉泻火方（张子述经验方）

【组成】当归10 g，川芎8 g，赤芍10 g，木通8 g，防风10 g，柴胡10 g，黄芩10 g，栀子10 g，连翘12 g，大黄10 g，菊花10 g，甘草4 g。

【功效】活血通降，泻火解毒。

【主治】热积腑实之黄液上冲。症见眼痛难睁，泪热羞明，胞睑红肿，白睛混赤，黑睛与黄仁之间脓液积聚，色黄或黄绿；口渴喜饮，大便秘结，小便黄赤，舌红苔黄，脉洪数。临床多用于治疗细菌性角膜溃疡并发的前房积脓。

【加减】若眼痛较剧者，可加没药、乳香、元胡之类以行血通脉止痛；脾胃积滞而有热者，可加枳壳、厚朴、芒硝等以泻腑降火；全身发热畏寒者，加金银花、蒲公英、败酱草、白花蛇舌草等以清热泻火。

【方解】本方所治之黄液上冲，多因外感风热邪毒，加之嗜食辛辣炙煿，热积脾胃，久蕴灼燔，以致三焦火毒炽盛。火毒之邪，上犯清窍，经络壅滞，故眼痛难睁，泪热羞明，胞睑红肿，白睛混赤；火壅上燔，黄仁被灼，神水受煎，变生脓液，故见黄液上冲；胃家实热，熏灼津液，口渴喜饮；火热下迫，肠胃积热，故大便秘结；膀胱积热，故小便黄赤；舌红苔黄，脉洪数，为火毒炽盛之候。治当活血通降，泻火解毒，方可解除火毒壅滞三焦而上燔于目。

方中大黄性味苦寒，专攻腑实积热，通便泻火解毒为君药；辅以黄芩、栀子以清泻三焦火毒为臣药；防风、柴胡、菊花、连翘以疏散风热邪毒，当归、川芎、赤芍活血通络以疏通火毒之壅滞，均为佐药；木通通经利尿，引热下行为使药。诸药合用，通降同施，共奏清泻三焦火毒之功。

【注意事项】正虚邪留之黄液上冲忌用。

【现代研究】方中当归能抑制红细胞聚集，增加血流量，对多种致炎剂引起的急、慢性炎症均有显著的抑制作用；川芎有抗血栓形成、镇静、抗菌、抗病毒等作用；赤芍能抗血栓形成，并具有对神经细胞的保护作用；防风能解热降温、镇静、镇痛，并有明显的抗炎及抗菌作用；柴胡能解热、镇静、镇痛，并有显著的抗炎、抗菌、抗病毒等作用；菊花有抗菌、抗病毒作用，并可增加血流量；连翘是一种广谱而有效的抗微生物药物，并有一定的降血压作用；黄芩抗致病微生物，还有抗血小板聚集及抗凝作用；栀子有明显的抗菌及抗炎作用，并有泻下功能；木通有利尿及抗菌作用；大黄导泻、利尿，并有抗病原微生物及抗炎作用。

【用方经验】张子述教授将本方用于治疗三焦火盛，毒邪交攻，灼伤黄仁，煎熬神水，变生脓液之黄液上冲。在临床运用中，因以火毒炽盛为主导，脓液常为热盛血肉腐败而液化的结果，如《外科全生集》所云："脓之来，必由气血，气血之化，必内温也"。故当以泻火解毒为经；由于脓液自下而上，多属阳明经所主，故当通降为纬。

## 经常流泪方（韦文贵经验方）

【组成】羌活6 g，滁菊花6 g，地骨皮9 g，生锦纹9 g，桔梗6 g，桑叶5 g，连翘6 g，川芎5 g，木贼6 g，甘草3 g。

【功效】祛风平肝止泪，清热泻火。

【主治】常用于由炎症刺激引起的以流泪为主的眼科疾患，如角膜炎、角膜溃疡、急性结膜炎、巩膜炎等。

【加减】如无分泌物，可去生锦纹、连翘。

【方解】羌活、菊花、桑叶、木贼清热疏风，平肝止泪为本方主药；川芎活血，行血祛头面之风；连翘、生锦纹清热泻火；桔梗、甘草调和诸药，引药上行。

【现代研究】羌活具有解热、镇痛、抗炎、抗过敏、抗急性心肌缺血、抗癫痫、抗氧化、抗溃疡等作用；滁菊花具有扩张血管、增加血流量、降低血压、缩短凝血时间、抗炎、镇静等作用；地骨皮具有解热、降血糖、降血脂、降血压等作用；桔梗具有祛痰、镇咳、抗炎等作用；桑叶具有降血糖、降血脂、抗菌、抗炎、抗氧化、抗肿瘤、抗应激、降压等作用；连翘具有抗病原微生物、解热、抗炎、保肝、抗过敏、镇吐等作用；川芎具有改善外周血液循环、抗血栓形成、降血脂、镇静镇痛、解除平滑肌痉挛等作用；木贼具有扩张血管、降低血压、镇痛、降脂、降糖、抗菌、抗氧化等作用；甘草有类肾上腺皮质激素样作用。

## 消炎退障方（韦文贵经验方）

【组成】柴胡6 g，黄芩6 g，川芎6 g，白芷5 g，薄荷6 g，夏枯草6 g，牛蒡子6 g，生锦纹9 g，木贼6 g，炒枳壳9 g，石决明24 g（先煎），蛇蜕2 g。

【功效】清肝祛风，退翳明目，泻火导滞。

【主治】本方适用于目赤疼痛，怕光羞明，眵泪交流，肝胆实火，大便干结之角膜炎、角膜溃疡，或角膜溃疡初愈，翳膜未消，兼有上症者。

【方解】柴胡、黄芩、夏枯草、生锦纹清肝泻火，破瘀退赤；川芎、白芷行血祛风止痛；薄荷、牛蒡子散风解热；石决明、木贼、蛇蜕平肝祛风，退翳明目；枳壳宽中理气，有助生锦纹导滞之力。

【现代研究】柴胡具有抗炎、抗惊厥、镇静、解热、镇痛、抗辐射、抗肝损害、抗溃疡、镇咳、抗氧化等作用；黄芩具有抗炎、抗菌、抗自由基、降压、促凝血等作用；川芎具有改善外周血液循环、抗血栓形成、降血脂、镇静镇痛、解除平滑肌痉挛等作用；白芷具有解热、抗炎、抗白内障、镇痛、抗氧化、改善循环等作用；薄荷具有抗病原体、解痉、祛痰、促进药物透皮吸收等作用；夏枯草具有降压、抗炎、免疫抑制、降血糖等作用；牛蒡子具有降压、降糖、增强免疫功能、抗菌、抗诱变等作用；木贼具有扩张血管、降低血压、镇痛、降脂、降糖、抗菌、抗氧化等作用；炒枳壳具有抗过敏、清除肌酐、升压、镇痛等作用；石决明有抑菌、保肝、抗凝等作用；蛇蜕具有抗炎、抑制加热引起的溶血等作用。

【用方经验】韦老认为"肾肝之病同一治，非风药引至不可也"，寓补中有流通宣

导，舟楫之用，载阴精而达脏腑，同时配苦寒之剂以升降并行，起相反相成，相互制约。如消炎退障方中大黄、黄芩、枳壳合薄荷、牛蒡、白芷，即风药配以甘温之剂，有升提之功，合东垣之意。

## 破赤丝红筋方（韦文贵经验方）

【组成】生锦纹12 g（后下），玄明粉9 g，生枳壳9 g，桃仁3 g，当归尾9 g，红花3 g，赤芍6 g，菊花6 g，密蒙花6 g，生甘草3 g。

【功效】活血破瘀，泻火解毒为主，辅以退翳明目。

【主治】前房积脓性角膜溃疡，因炎症所致球结膜混合充血经久不退者。

【方解】生锦纹、生枳壳、玄明粉泻火解毒为主药；桃仁、红花、当归尾、赤芍行滞消积、活血祛瘀，以助行滞消积之力为辅助药；菊花、密蒙花清肝消翳明目。

【现代研究】生枳壳具有抗过敏、清除肌酐、升压、镇痛等作用；桃仁具有扩张血管、抗凝血、促进创口愈合、通便、保肝、抗炎、抗过敏、镇咳、抗肿瘤等作用；当归具有降血脂、降低血小板聚集、抗血栓形成、增强免疫功能、抗炎、抗菌、镇痛、保肝等作用；红花具有兴奋子宫、雌激素样作用、抑制血小板聚集、抗血栓形成、兴奋心脏、免疫调节、改善微循环、抗氧化、抗应激、抗炎镇痛、抗过敏等作用；赤芍具有抗血栓形成、抑制血小板聚集、抗氧自由基生成、镇静催眠、镇痛、抗炎、保肝等作用；菊花具有扩张血管、增加血流量、降低血压、缩短凝血时间、抗炎、镇静等作用；生甘草有类肾上腺皮质激素样作用。

## 清热消脓方（韦玉英经验方）

【组成】金银花20 g，野菊花20 g，防风20 g，生石膏20 g（先煎），生大黄15 g，全瓜蒌15 g，天花粉15 g，夏枯草15 g，赤石脂15 g，黄芩10 g。

【功效】泻火解毒，清热消脓。

【主治】角膜溃疡合并前房积脓。症见大

便燥结，小便短赤，苔黄脉实，证属邪盛正实者。

【加减】风邪偏重多用防风、羌活、白芷、荆芥、苏叶、蔓荆子、蝉蜕、薄荷等轻灵宣散之品；火热为主则用柴胡、栀子、菊花、夏枯草、草决明、谷精草、密蒙花、青葙子等寒凉清肝之品。并常在祛风清热基础上适加牡丹皮、赤芍、紫草类凉血活血药，凉血有助于热清火消，活血则利于邪散表解。

【方解】大黄性寒味苦，生用泻下力猛，可攻下泻火，推陈致新；金银花、野菊花、夏枯草、黄芩清热解毒；全瓜蒌荡热涤痰，润燥开结。六药以生大黄推荡壅滞为先，共为主药，合用使头目实热之邪下泄而热清脓消。防风疏散外邪；天花粉清热除烦，生津存阴；生石膏清火止渴除烦，兼有收敛疮疡作用；赤石脂酸涩有利溃疡愈合；同为辅助主药之品。本方是韦玉英主任医师在继承韦老大夫经验方"眼球灌脓方"的基础上，化裁加减而组成，仍取釜底抽薪之法。

【注意事项】中病即止，不宜久服，老幼体弱、妊娠、产妇则当禁用。

【现代研究】金银花具有抗病原微生物、抗细菌毒素、解热、抗炎、保肝利胆、降脂、止血等作用；野菊花具有抗病原微生物、抗炎、解热、抑制血小板聚集、抗心肌缺血、降压、抗氧化等作用；防风具有解热镇痛、抗炎免疫、抗病原微生物、抑制血小板聚集、抗肿瘤、镇静、抗惊厥等作用；生石膏具有解热、镇痛、增强机体免疫力、止渴等作用；生大黄具有泻下、保肝、抗菌、抗病毒、抗炎等作用；瓜蒌具有祛痰、泻下、扩血管、耐缺氧、抗血小板聚集、抗心律失常、抗菌、抗肿瘤等作用；天花粉具有调节免疫、抗菌、抗肿瘤、抗生育、降糖等作用；夏枯草具有降压、抗炎、免疫抑制、降血糖等作用；黄芩具有抗炎、抗菌、抗自由基、降压、促凝血等作用。

【用方经验】角膜病临床上的共同特点是白睛混赤，或抱轮红赤，睛珠疼痛，目涩难睁，畏光头痛，脉多弦数等。韦老认为因本病多为实热证，邪热易伤津耗液，加之治疗过程中应用辛燥风热药较多，故应防止伤阴，

韦老常用生地黄、玄参养阴生津，阴虚火动者可加知母、黄柏以滋阴清热降火。白睛红赤，头痛目胀，是为瘀滞，常加当归尾、桃仁、赤芍、红花、川芎、牡丹皮、茺蔚子等。久病体虚，年老体弱者，当顾及脾胃，培补后天，注意调养，治疗中韦老常嘱患者避免急躁、急怒及房事过度等，饮食方面当忌酒、椒、蒜、葱等生热化火刺激之品及鸡鸭鱼蟹类发物，这对缩短疗程和预后有很大益处。

对角膜溃疡病程迁延，久不愈合或反复发病时，除强调结合现代医学技术尽量明确病因病源外，中药可加党参、黄芪、太子参益气扶正，或加生地黄、麦冬、北沙参滋阴生津。韦老认为，邪去大半，在继续祛邪的基础上，补益药应适时早用，既防久病伤正，又可扶正祛除余毒，增强机体抗邪外出和促进病损组织修复。所谓"邪以正为本，欲攻其邪，必顾其正"。这对久治难愈的角膜溃疡是十分适宜的。当然，外邪未尽不可过补，病情非虚不可滥补。倘若外风日久，引发内风，加之素体阴亏者，可加石决明、钩藤、白芍、阿胶类平肝养阴药，以遏阻风动。

## 治蟹珠方（韦文贵经验方）

【组成】党参10 g，生石膏15 g，赤芍10 g，桔梗3 g，黄芩6 g，甘草3 g，细辛3 g，防风5 g，远志6 g。

【功效】清热降火，益气活血，祛风止痛。

【主治】邪正俱虚的角膜溃疡穿孔、虹膜脱出者。

【方解】根据韦老医生的经验，蟹珠症起病急剧，角膜溃疡穿孔，虹膜脱出，肿痛难忍，急宜泻肝经实火；痛消珠平，重在扶正祛邪。本方以石膏、黄芩清肝肺之热而降火；党参、赤芍益气活血而扶其正；用防风、细辛祛风散寒止痛，是本方的主药。甘草和中；远志宁心安神；桔梗载药上行。补泻兼施，标本兼顾。

【现代研究】党参具有抑制血小板聚集、调节免疫、调节胃肠蠕动、保肝、抗菌、抗炎、镇痛等作用；生石膏具有解热、镇痛、

眼科国医圣手时方

眼科国医圣手时方

增强机体免疫力、止渴等作用；赤芍具有抗血栓形成、抑制血小板聚集、抗氧自由基生成、镇静催眠、镇痛、抗炎、保肝等作用；桔梗具有祛痰、镇咳、抗炎等作用；黄芩具有抗炎、抗菌、抗自由基、降压、促凝血等作用；甘草有类肾上腺皮质激素样作用；细辛具有镇静、镇痛、解热、抗炎、神经传导阻滞、抗过敏、抗氧化等作用；防风具有解热镇痛、抗炎免疫、抗病原微生物、抑制血小板聚集、抗肿瘤、镇静、抗惊厥等作用；远志具有镇静、抗惊厥、降压、祛痰镇咳、兴奋子宫、溶血、抑菌、抗肿瘤等作用。

## 红肿翳障方（韦文贵经验方）

【组成】生地黄15g，赤芍10g，密蒙花10g，白芷6g，石决明25g（先煎），赤石脂10g，焦白术6g，夏枯草10g，细辛3g，川芎6g，黄芩10g，甘草5g。

【功效】祛风清热，滋阴活血，退翳明目。

【主治】肝肺风热壅盛，羞明、流泪、疼痛等刺激症状明显的角膜炎和角膜溃疡。

【加减】风盛泪多选加防风、羌活、细辛、菊花等；热重红肿，眵多泪少选加龙胆、连翘、金银花、生大黄等；退翳明目选加蝉蜕、木贼、青葙子等。

【方解】韦老认为"花翳白陷"属于肝肺热盛，外感风邪，内外合邪，上攻目窍而成；或阴虚肝旺，风邪外侵，风热交炽，上乘目窍；若麻疹、肺炎等热性病后，阴伤津耗，热毒内炽，感受风邪，均可导致本病。治疗原则均以祛风清热、滋阴活血、退翳明目为主。常用红肿翳障方或该方加减；对于发病已久，病程较长，病情严重的病例，多为虚实夹杂，应根据患者的具体情况，祛邪扶正，攻补兼施，以祛邪不伤正，扶正不留邪，本方适当加减。

方中石决明、密蒙花平肝清热，退翳明目，治目赤翳障是主药；生地黄、赤芍、川芎滋阴活血、退赤明目为辅助药；白芷、细辛祛风止痛；夏枯草、黄芩清肝散结明目；赤石脂收敛生肌，根据韦老医生的经验，对

久治不易愈合的角膜溃疡有促进愈合之功；焦白术、甘草健脾和中，调和诸药。本方标本兼顾，药性平和，适用于男女老少，是治疗各种角膜炎、角膜溃疡的主方。

【注意事项】孕妇忌用，年老体弱慎用。

【现代研究】生地黄具有强心、抑酸、增强免疫、止血等作用；赤芍具有抗血栓形成、抑制血小板聚集、抗氧自由基生成、镇静催眠、镇痛、抗炎、保肝等作用；白芷具有解热、抗炎、抗白内障、镇痛、抗氧化、改善循环等作用；石决明有抑菌、保肝、抗凝等作用；夏枯草具有降压、抗炎、免疫抑制、降血糖等作用；细辛具有镇静、镇痛、解热、抗炎、神经传导阻滞、抗过敏、抗氧化等作用；川芎具有改善外周血液循环、抗血栓形成、降血脂、镇静镇痛、解除平滑肌痉挛等作用；黄芩具有抗炎、抗菌、抗自由基、降压、促凝血等作用；甘草有类肾上腺皮质激素样作用。

【用方经验】韦老治疗"凝脂翳"，常在方中加石决明、赤石脂。他认为赤石脂能促进角膜溃疡的愈合，石决明能消除翳障，收敛明目的赤石脂与退翳明目的石决明合用既能使角膜溃疡愈合加快，又能减少角膜瘢痕，从而达到治愈溃疡又减少视力障碍的目的。其用量是石决明25g，赤石脂10g。石决明质重难化，应包煎或煎后过滤去渣，以防止粉末入胃引起脾虚便溏。脾弱患者，常加神曲、白术以防止便溏之弊。

韦老常用煎药之热腾蒸气，上熏患眼，一日两次，每次5～10分钟，熏后将药再煎，滤汁内服。这种外熏内服法，有助于祛风清热、退赤消肿，亦是一药两用的办法。本法须注意用药温度，以免过热烫伤角膜。

## 眼球灌脓方（韦文贵经验方）

【组成】生锦纹12g（后下），枳实6g，玄明粉9g（冲服），瓜蒌仁9g，金银花10g，黄芩6g，生石膏12g（先煎），夏枯草6g，天花粉6g，淡竹叶6g，甘草3g。

【功效】清热解毒，泻火破瘀，养阴生津。

【主治】本方应用于大便燥结，小便短赤之角膜溃疡所致前房积脓者。

【加减】如眵多泪少者，宜选加连翘、蒲公英、紫花地丁、大青叶、野菊花等以清热解毒；泪多眵少者，可选加防风、荆芥、细辛、羌活、薄荷、藁本、蔓荆子、蝉蜕、菊花等祛风止泪；便秘火盛者，重用大黄，配以玄明粉以泻火解毒；眼部疼痛者，加蔓荆子祛风散热而止痛。

【方解】生锦纹、枳实、玄明粉泻火解毒，使头目热邪下泄而积脓自消，是釜底抽薪之法；金银花清热解毒排脓，都是本方主药。黄芩、夏枯草清肝明目；淡竹叶、生石膏清热泻火，是辅助药。天花粉生津存阴清热除烦；甘草调和诸药。

【注意事项】年老体弱及孕妇更宜慎用或禁用。

【现代研究】枳实具有镇痛、镇静、升压、改善微循环、抗过敏、抑制血小板聚集等作用；瓜蒌具有祛痰、泻下、扩血管、耐缺氧、抗血小板聚集、抗心律失常、抗菌、抗肿瘤等作用；金银花具有抗病原微生物、抗细菌毒素、解热、抗炎、保肝利胆、降脂、止血等作用；黄芩具有抗炎、抗菌、抗自由基、降压、促凝血等作用；生石膏具有解热、镇痛、增强机体免疫力、止渴等作用；夏枯草具有降压、抗炎、免疫抑制、降血糖等作用；天花粉具有调节免疫、抗菌、抗肿瘤、抗生育、降糖等作用；甘草有类肾上腺皮质激素样作用。

【用方经验】凝脂翳具有发病急速，病程短，病势急的特征，多属"实证"。对于热毒内攻化火，上灼风轮，神水混浊，化而成脓，并发"黄膜上冲"者，韦老认为：风火热毒盛者当急用釜底抽薪之法，眼球灌脓方可随证选用。因为"风为百病之长""火为热毒之源"，风火热盛用清热解毒之法如扬汤止沸，所谓舆薪既燃，非杯水所能息，惟有釜底抽薪，才能火灭风息。因本方药性峻猛，只能

中病即止，不可久服，以免损伤脾气。

此外，在本病治疗过程中，韦老常嘱咐患者要注意节制房事，因房劳过度，精血两亏，邪气方盛正气已衰，有黑睛破溃、穿孔之危；同时要避免急躁和暴怒，急和怒都能伤肝动火，目为肝窍，肝火上逆，犹如火上浇油，能加重病情，对病机转化不利。

## 平肝熄风止痛方（韦玉英经验方）

【组成】石决明 24 g，菊花 10 g，桑叶 10 g，天麻 3 g，蝉蜕 3 g，茯苓 12 g，陈皮 5 g，谷精草 10 g，女贞子 10 g，生熟谷芽各 12 g。

【功效】平肝清热，息风止痛。

【主治】阴虚肝旺兼有风热之角膜炎、角膜溃疡，患者有头晕头痛等证候。

【方解】石决明、菊花、桑叶平肝息风而散头面风热，兼能退翳明目；天麻平肝息风，为治阴虚肝旺眩晕之主药；蝉蜕、谷精草清肝明目，祛风消翳；陈皮、茯苓理气化痰；生熟谷芽调脾健胃；女贞子滋阴益肾明目。故本方对肝热头痛及虚风眩晕均有疗效。

【现代研究】石决明有抑菌、保肝、抗凝等作用；菊花具有扩张血管、增加血流量、降低血压、缩短凝血时间、抗炎、镇静等作用；桑叶具有降血糖、降血脂、抗菌、抗炎、抗氧化、抗肿瘤、抗应激、降压等作用；天麻具有镇静、镇痛、抗惊厥、抗癫痫、保护神经细胞、降压、抗应激、抗炎、促进免疫等作用；蝉蜕具有抗惊厥、镇静、解热、镇痛、免疫抑制与抗过敏等作用；茯苓具有抑瘤、增强免疫、抗变态反应、抗炎、利尿、镇静、保肝、抑菌、清除自由基等作用；陈皮具有抗动脉硬化、抗氧化、抗病毒、祛痰平喘、增强免疫功能等作用；谷精草具有抑菌作用；女贞子具有增强免疫、降血脂、抑制动脉粥样硬化、降血糖、保肝降酶、抗炎抑菌等作用；生熟谷芽具有助消化等作用。

# 第三节　角膜基质炎

角膜基质炎是角膜基质非化脓性炎症，特点为角膜基质细胞浸润和血管化，通常不累及角膜上皮和内皮。多属于抗原抗体反应。发病年龄一般在5～20岁之间，初期为单眼发病，数周或数月后常累及双眼，病程长。女性发病多于男性。先天性梅毒为最常见的病因，其他病原体如单纯疱疹、结核、带状疱疹、麻风亦可引起本病。血液循环抗体与抗原在角膜基质内发生的剧烈免疫反应，导致本病的发生与发展。由于角膜基质瘢痕形成，不同程度影响视力，甚至失明。

本病属中医学"混睛障"范畴，中医认为，本病系肝经风热，上扰于目，侵袭黑睛；或肝胆热毒，循经上攻，气血瘀滞；湿热内蕴，熏蒸于目，上损黑睛；或阴津耗损，虚火上炎，发为本病。

本病病程长，病因治疗至关重要，合理使用激素可减轻角膜基质和虹膜的炎症；联合中药辨证论治，有利于减轻症状，缩短病程，防止并发症。

## 解毒活血汤（姚和清经验方）

【组成】土茯苓30 g，生地黄25 g，赤芍10 g，当归10 g，川芎3 g，红花6 g，桃仁10 g，黄芩10 g，金银花12 g，黄连3 g，连翘10 g，甘草梢6 g。

【功效】凉血清热，解毒活血。

【主治】梅毒性角膜基质炎、前葡萄膜炎之湿热蕴结证。症见眼睛疼痛，眼睑难睁，结膜充血，畏光流泪，视物模糊，角膜混浊，舌红，苔黄腻，脉数。

【加减】角膜肿胀明显者，加车前子、薏苡仁以利水渗湿。

【方解】本方所治之证因梅毒入血，湿热蕴结，眼内缺血瘀滞所致。热毒上炎，熏蒸目窍，故见眼痛，结膜充血，畏光流泪；湿浊上泛，故见视物模糊，角膜混浊。治宜凉血清热，解毒活血。

方中土茯苓甘淡，解毒利湿，为治梅毒要药；生地黄苦寒入营血，为清热凉血之要药，故两者重用为君药。赤芍苦寒，能清热凉血，散瘀消肿，治疗热毒壅盛诸症；当归辛温，长于补血，兼具活血行瘀之功；红花辛散温通，为活血化瘀、通经止痛之要药；桃仁入心肝血分，善泄血滞，祛瘀力强，为治疗多种瘀血阻滞病证的常用药；黄芩苦寒，能清热燥湿，长于清中上焦湿热；金银花甘寒，有清热解毒凉血之效；连翘苦寒，能清热解毒，消肿散结，与金银花合用能透热达表，上七味合用同为臣药。黄连大苦大寒，能清热燥湿，长于清中焦湿热，助黄芩增加清热燥湿之功；川芎既能活血化瘀，又能行气止痛，为"血中之气药"，使壅结之血得以散，血中之热得以凉，两者同为佐药。甘草梢清热解毒，并能调和诸药，为使药。

【注意事项】外感风寒或脾胃功能低下者忌用。

【现代研究】土茯苓对金黄色葡萄球菌、溶血性链球菌、大肠埃希菌、铜绿假单胞菌、伤寒杆菌、福氏痢疾杆菌、白喉杆菌和炭疽杆菌均有抑制作用，可通过影响T淋巴细胞释放淋巴因子的炎症过程而选择性地抑制细胞免疫反应；生地黄有促进淋巴母细胞的转化、增加T淋巴细胞数量、抗炎、抗过敏等作用；赤芍能扩张血管、增加血流量、抑制血小板聚集、对多种病原微生物有较强的抑制作用；当归能扩张血管、增加血流量、抗血栓形成、促进血红蛋白及红细胞的形成等；川芎有扩张血管、增加血流量、抑制血小板聚集、预防血栓形成、抑制多种杆菌的作用；红花能扩张周围血管、降低血压、抑制血小板聚集、增强纤维蛋白溶解液、降低全血黏度；桃仁能增加血流量、降低血管阻力、改善血流动力学状况；黄芩对志贺菌属、白喉杆菌、铜绿假单胞菌、伤寒杆菌、副伤寒杆菌、变形杆菌、金黄色葡萄球菌、溶血性链球菌、肺炎链球菌、脑膜炎奈瑟菌、霍乱弧菌等有不同程度的抑制作用；金银花有广谱抗菌作用，对金黄色葡萄球菌、志贺菌属有很强的抑制作用，能促进白细胞的吞噬，有明显的抗炎及解热作用；连翘有广谱抗菌作用，抗菌主要成分为连翘酚及挥发油，对金黄色葡萄球菌、志贺菌属有很强的抑制作用，本品

有抗炎、解热作用；黄连对葡萄球菌、链球菌、肺炎球菌、霍乱弧菌、炭疽杆菌及除宋内氏以外的志贺菌属均有较强的抗菌作用，对肺炎杆菌、白喉杆菌、枯草杆菌、百日咳杆菌、鼠疫杆菌、布氏杆菌、结核杆菌也有抗菌作用，还有抗急性炎症、抑制组织代谢等作用；甘草有抗菌、抗病毒、抗炎、抗过敏等作用。

# 第四节　大泡性角膜炎

大泡性角膜炎，又称大泡性角膜病变，是由于眼前段手术尤其是白内障摘除，术中机械损伤，人工晶体植入，白内障术后玻璃体接触角膜；或绝对期青光眼、角膜内皮炎、单疱病毒或带状疱疹病毒感染，角膜移植术后内皮排斥反应，前房内硅油损伤内皮，激光引起的角膜内皮损伤，角膜内皮营养不良等各种原因导致角膜内皮细胞失代偿，引起角膜基质和上皮下持续性水肿及形成泡状隆起的状态。实际上大泡性角膜病变不是原发性的角膜上皮病变，而是角膜内皮细胞失代偿所继发的上皮病变。

中医认为，多因肝胆湿热，上熏黑睛；或肝阴血不足，目失濡养，酿成本病。治疗时，肝胆湿热者，清肝利胆化湿；肝血亏虚者，补血养肝。

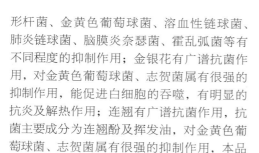

## 养阴退翳汤（李传课经验方）

【组成】玄参10 g，麦冬12 g，白芍10 g，生地黄12 g，蒺藜10 g，菊花10 g，蝉蜕6 g，车前子10 g（包煎），甘草3 g。

【功效】养阴生津，退翳明目。

【主治】肝阴不足之大泡性角膜炎。

【加减】眼痒有泪者，加荆芥、防风，以祛风止痒；遗留瘢痕者，可加海螵蛸、蒲公英以增退翳明目之功。

【方解】本方主治角膜翳日久，肝阴不足之症。翳膜日久则气血已定难消，方中生地黄、玄参、麦冬、白芍滋阴养肝，生津增液，

补肝阴；《证治准绳》云："邪气牢而深，谓之陷翳，当以掀发之物，使其邪气再动，翳膜乃浮，佐之以退翳之药而能去之矣。"掀发之物，寓指辛散之品，方用蒺藜、菊花、蝉蜕等辛散药物祛风退翳；车前子益阴明目利水，配合蒺藜、蝉蜕等发散药物，使久伏之邪气散之；甘草协和诸药。

【注意事项】凡初起之角膜炎性病变，发展迅速者，伴有羞明、畏光、流泪、疼痛甚者不宜用之。

【现代研究】玄参具有抗炎、镇静、抗惊厥及降压作用；麦冬能提高免疫功能、增强垂体肾上腺皮质系统作用、提高机体适应性和实验动物耐缺氧能力、抗心律失常及改善心肌收缩力，还有一定的镇静和抗菌作用；白芍具有提高免疫功能的作用，其中的主要成分芍药苷具有较好的解痉作用；生地黄具有降压、镇静、抗炎、抗过敏作用，能防止肾上腺皮质萎缩，具有促进机体淋巴母细胞的转化、增加T淋巴细胞数量的作用，特别对免疫功能低下者作用更明显；菊花具有抗菌、扩张冠脉、增加冠脉血流量、降压、解热镇静等作用；蝉蜕具有抗惊厥、镇静、解头足热的作用；蒺藜具有降压、利尿、强心、提高机体免疫力、抗衰老、抗过敏作用；蝉蜕具有抗惊厥、镇静及一定的解热作用；车前子具有显著利尿作用，车前子提取液有预防肾结石形成的作用；甘草具有抗心律失常、保肝、解除胃肠道平滑肌痉挛、镇痛、抗菌、抗病毒、抗过敏作用。

眼科国医圣手时方

**【用方经验】**李教授对角膜翳有较系统详细的认识。认为翳首先应将其定位在角膜上，其次将翳的概念定为角膜混浊，辨证时要将翳分为动翳和静翳，动翳要辨病因、审脏腑、分表里、察虚实，静翳要注意其病理特点，予以相应治疗。李教授用本方主要治疗静翳

或动翳后期，因热邪耗伤气阴，导致气阴两虚，故用养阴退翳法配合蒺藜、菊花等发散药物，李教授从多年的临床经验中总结出退翳药物以发散药物为首，提出"升发退翳"的方法，不论翳病初起的动翳或后期的静翳，均需要用发散药物来掀发翳膜，助其消退。

# 第五节　角膜软化症

角膜软化症是由于维生素A严重缺乏，造成以角膜干燥混浊、软化坏死为主要特征的眼病。是全身营养不良的局部表现，多见于小儿，双眼同时受累。若能早期治疗，愈后良好；若延误治疗，则发生角膜溶解、坏死、穿孔，极易形成粘连性角膜白斑或角膜葡萄肿，严重影响视力。

本病属中医学"疳积上目"范畴。认为多因小儿脏腑娇嫩，脾常不足，脾气亏虚，精微失运，肝血不足，目失濡养而致本病。

本病治疗原则是纠正全身营养失衡，补充维生素A，防止严重并发症。病因治疗是关键，应请儿科或内科会诊，加强全身原发病的治疗。眼局部治疗的关键是促进角膜上皮的修复，防止角膜穿孔。

---

## 归芍八味汤（庞赞襄经验方）

**【组成】**当归3g，白芍3g，枳壳3g，槟榔10g，莱菔子3g，车前子3g，金银花12g，甘草3g。

**【功效】**调理脾胃，清热消翳。

**【主治】**由于脾病及肝，肝脾亏虚，气血津液生化不足，目失濡养；或因脾胃受损，气血津液生化不足，血不养肝，肝之阴血虚少，肝热内生，则脾虚肝热，热邪上犯；或虫积成疳，脾胃虚弱，脾病及肝，肝虚血少，肝热内生，上攻于目的角膜软化症。症见白睛萎黄干燥，环绕黑睛处呈晕状皱起，黑睛失泽混浊如雾状，知觉减退；随病情发展，白睛正对睑裂处出现略带银灰色之三角形干燥斑，底向着黑睛边缘，不为泪液所湿润；

病情严重时，白睛粗糙增厚，黑睛混浊溃烂，或伴黄液上冲，甚至黑睛溃破，变生蟹睛，形成螺旋突起，或致目珠萎缩。患儿常挤目、揉鼻、咬甲；继而面色萎黄，形体消瘦，毛发枯焦，烦躁不安，掩面而卧；严重者，声音嘶哑，腹大如鼓，青筋暴露，频频泄泻，手足俱肿等，可有生命垂危的征象。舌质淡苔白，脉细无力。

**【加减】**患儿羞明流泪，眼部充血较重，大便秘结者，加蒲公英12g、黄芩10g、天花粉6g、龙胆3g；发热，咳喘，气促（或合并肺炎），减当归、白芍，加蒲公英12g、瓜蒌10g、桔梗5g、川贝母5g、黄芩6g；大便溏稀，日行数次，腹泻症状较重者，加白术5g、苍术5g；腹泻不止，四肢发凉，加炮姜5g、吴茱萸5g、附子2g、白术6g；1岁以下患儿用药剂量及加减用药剂量酌减。

**【方解】**当归补血活血，润肠通便；白芍养血敛阴，柔肝止痛，平肝阳；枳壳理气宽中，行滞消胀；甘草补中益气，泻火解毒，润肺祛痰，缓和药性，缓急定痛；车前子清热利水通淋，渗湿止泻，清肝明目，祛痰止咳；槟榔杀虫，消积，行水；莱菔子消食化积，祛痰下气；金银花清热解毒。本方中当归、白芍补养肝血为君；枳壳、槟榔、莱菔子理气和胃，车前子利湿而健脾为臣；金银花取其甘寒，其药性轻，清轻而散郁热为佐；甘草既助当归、白芍养肝，又助臣调护中州，化积消食祛疳，更助金银花解毒清热。

**【注意事项】**脾胃虚寒者忌用。

**【现代研究】**方中当归具有降血脂、抗血栓、抗肿瘤、抗辐射、镇痛、抗炎、抗氧化

和清除自由基的作用；白芍具有镇痛、解痉、抗炎、抗溃疡、扩张血管、增加器官血流量、抑制血小板聚集、保肝、解毒、抗诱变、抗肿瘤的作用；枳壳具有降低心肌氧耗量和明显的利尿、增加脑血流量及抗变态反应的作用；槟榔具有驱虫、抗真菌、抗病毒、降低眼压、降低血压等作用；莱菔子具有抗病原微生物、解毒、降压等作用；车前子具有利尿、降低血清胆甾醇、促进关节囊滑膜结缔组织增生等作用；金银花具有抗菌、抗内毒素、抗炎、解热、增强免疫力等作用。

【用方经验】治疗小儿角膜软化症，首先应调整患儿的饮食结构，嘱咐患儿家长给患儿多喂食新鲜蔬菜、水果，多食含维生素A的食品。另外，服中药以调整脾胃。庞赞襄家传验方"归芍八味汤"是治疗本病的经验方剂，其方之旨在于补养肝血，健脾和胃，佐以清散郁热。

现除儿童之外，也有成年人因病忌口和误下等原因所致者。儿童多见小儿肺炎、麻疹引起的角膜软化症，特别是几个月的婴儿高热后，邪热伤耗小儿原阴真气，故可见此病。目前此病较为少见，但其法其理均可用于成人，特别是消导这一法则，在治疗本病或其他眼病时有是证者，兼护中州，常用草蔻、枳壳等健脾和胃，调护中州之品。总之，

治疗本病应注重调理脾胃，解郁明目。

## 小儿疳积上目方（韦玉英经验方）

【组成】石决明10g，夜明砂10g，谷精草5g，槟榔3g，神曲3g。

【功效】平肝明目，杀虫消积，健脾开胃。

【主治】学龄前儿童瞬目揉鼻，目涩难睁，入暮不能见物，挑食，消化不良。证属内有虫疾，肠胃积滞。

【方解】石决明、谷精草平肝清肝退翳明目；夜明砂、槟榔可破瘀消积，杀虫治疳；神曲有健脾消积开胃之效。

【用方经验】疳积初起多属实证，由积滞所成，以消导化滞，调理脾胃为主；初起失治形成脾虚肝热，虚实挟杂之证，宜攻补兼施，泄热化积，益气健脾；久则脾虚溏泄，病情危重，以培补为主，极力抢救。若因虫疳攻目，则以杀虫为主，或在上述治法中加入杀虫药。

【现代研究】石决明有抑菌、保肝、抗凝等作用；谷精草具有抗菌作用；槟榔具有驱绦虫、驱蛔虫、驱蛲虫、抗血吸虫、抗菌、抗病毒等作用；神曲具有促消化功能。

# 第六节 角膜新生血管

正常角膜无血管，如毛细血管进入透明角膜1mm及以上即为病态，称角膜新生血管。新生血管可呈网状、束状、放射状，自角膜缘向角膜中央生长，或沿瘢痕延伸，可不同程度影响视力，同时也是同种异体角膜移植术后发生排斥反应的重要因素。角膜新生血管由浅入深均可发生，分为上皮表面、上皮下、基质浅层和深层，前二者血管来源于表层角膜周围血管网，后二者分别来自于深层角膜周围血管网和虹膜大动脉环或虹膜的放射状血管。

引起角膜新生血管的原因很多，主要的

原因有：感染、角膜外伤、变态反应性角膜病、自身免疫性角膜病、角膜占位性病变及角膜接触镜、严重干眼、长期高眼压、某些全身疾病如糖尿病、尿毒症等。

中医眼科积累了数千年治疗角膜血管翳的方法，但其确切疗效尚需进一步研究，包括局部治疗与全身治疗。局部滴眼液或眼膏，应深入剂型改革，稳定质量，减少刺激，发掘疗效好、刺激少、化学性质稳定的外用制剂，是今后治疗角膜新生血管较有前途的方法。

眼科国医圣手时方

眼科国医圣手时方

## 治血热瘀滞型眼科血症方
### （张梅芳经验方）

【组成】柴胡9g，天花粉9g，当归6g，红花6g，甘草6g，穿山甲6g，大黄9g，桃仁9g，紫草6g，牡丹皮9g，蝉蜕6g。

【功效】清热凉血，活血化瘀。

【主治】患眼视物昏矇，轻度羞明流泪，检视眼部有角膜血管翳，全身多兼见情志不遂，身热心烦，舌红绛，脉细数等。

【加减】有刺激征且充血者，可加泻肝凉血药，如赤芍9g、夏枯草6g；血管翳显著者，可加蒺藜9g、海螵蛸9g等疏肝退翳。

【方解】本方源自《医学发明·中风同堕坠论》复元活血汤加减。方中重用大黄以荡涤留瘀败血，引瘀血下行；柴胡疏肝理气，使气行血活。二药一升一降，调畅气机，攻散眼部瘀滞，为本方之君药。配以当归、桃仁、红花、紫草活血祛瘀，消肿止痛。佐以穿山甲破瘀通络，天花粉、牡丹皮清热散结、祛瘀消肿，蝉蜕疏风清热退翳。再以甘草调和诸药。全方合用，有清热凉血，气行络通瘀化之效。多用于血热瘀滞所致的角膜血管翳、玻璃体出血等。

【注意事项】方中瓜蒌反乌头。

【现代研究】大黄可降低血液黏度并有泻下作用，可促进血肿吸收消散，又能降低毛细血管的通透性、脆性，减少渗出；柴胡有溶血作用，并有显著的抗炎、抗渗出及解热等作用；桃仁有抑制血凝作用，还可扩张血管；当归、红花、穿山甲可增强网状内皮系统的吞噬作用。全方配合，既抗血凝、促进血肿吸收，又有抗炎、减少渗出，增强网状内皮系统的吞噬功能、清热等作用。

分别给小鼠、大鼠口服复元活血汤（生药）10g/kg、20g/kg，能显著延长小鼠凝血时间、凝血酶时间，降低大鼠全血黏度，抑制大鼠动静脉旁路血栓形成，扩张大鼠后肢血管，使灌流量增加，扩张小鼠耳郭微血管，改善微血管。认为复元活血汤具有显著的抗凝、抗血栓、降低血液黏度、扩张外周血管、改善微循环的作用。

【用方经验】张梅芳根据角膜血管翳形成的病因与临床表现，以复元活血汤加减，制定主治血热瘀滞型眼科血症方，疗效卓著。张梅芳认为角膜血管翳属中医学"赤膜下垂""血翳包睛"范畴，临床较为常见，常因血热瘀滞，导致丝脉丛生，日久形成血翳，并侵入黑睛而成。

# 第七节　角膜瘢痕

角膜瘢痕是指角膜因炎症、外伤、手术等病愈后遗留厚薄不等的不透明体。为角膜病愈合后的表现，前弹力层和基质层病愈由成纤维细胞产生的瘢痕组织修复所致。角膜瘢痕因厚薄、部位的不同而对视力产生不同程度的影响，严重者可致失明。另外角膜愈合后所形成的瘢痕，抗张力不如正常角膜，一旦受到挫伤，容易从瘢痕处裂开。依瘢痕厚薄及是否嵌顿组织的不同常分为：角膜云翳、角膜斑翳、角膜白斑、粘连性角膜白斑几类。

中医眼科将角膜混浊称为"翳"，而瘢痕性混浊称为"宿翳"。依翳的厚薄形态的不同，有不同的命名。角膜薄翳称为冰瑕翳，角膜斑翳谓之云翳，角膜白斑称为厚翳，粘连性角膜白斑称为斑脂翳。认为本病的形成是黑睛损伤恢复期，正气已虚，邪气未尽，血热瘀滞所致。邪热伤阴，阴虚邪恋，黑睛混浊；久病伤气，气虚邪留，而致本病。

本病治疗的关键是早期对角膜创伤进行积极有效的治疗，合理应用生长因子，减少瘢痕的形成。中医中药治疗的重点是位于视轴部冰瑕翳及云翳影响视力者，内服退翳明目中药配合局部退翳中药点眼，可一定程度减轻宿翳。

# 四物退翳汤（韦文贵经验方）

【组成】生地黄15 g，赤芍10 g，当归尾10 g，川芎5 g，木贼10 g，白蒺藜15 g，密蒙花10 g，谷精草10 g，青葙子10 g。

【功效】滋阴活血，退翳明目。

【主治】角膜溃疡初愈之角膜薄翳和角膜斑翳。

【方解】方中生地黄清热凉血，芍药敛阴养血，当归补血用归身，破血取当归尾，和血投以全当归，川芎行血中之气，生地黄、赤芍、当归尾、川芎滋阴活血行瘀退赤补而不滞，补中有散，散中兼收。故四物合用"血滞能通，血虚能补，血枯能润，血乱能抚"。木贼、白蒺藜、密蒙花、谷精草、青葙子清肝、平肝、退翳明目。

【现代研究】生地黄具有强心、抑酸、增强免疫、止血等作用；赤芍具有抗血栓形成、抑制血小板聚集、抗氧自由基生成、镇静催眠、镇痛、抗炎、保肝等作用；当归尾具有降血脂、抗血小板聚集、抗血栓形成、增强免疫功能、抗炎、抗菌、镇痛、保肝等作用；川芎具有改善外周血液循环、抗血栓形成、降血脂、镇静镇痛、解除平滑肌痉挛等作用；木贼具有扩张血管降低血压、镇痛、降脂、降糖、抗菌、抗氧化等作用；白蒺藜具有降压、抗血小板聚集、降脂、抗氧化、降血糖、利尿等作用；谷精草具有抗菌作用；青葙子具有抑制真菌、降低血压、抗衰老等作用。

【用方经验】角膜炎或角膜溃疡后期，服用寒凉药和祛风药较多，阴血不足，故翳凝难退。因翳自热生，病在风轮，清肝平肝疏肝的药物有助退翳明目之力。如风热已尽，黑睛白翳经久不退，则用活血退翳之法，方用四物退翳汤加减。韦老平时常用退翳药又大致可分清肝退翳药：菊花、蒙花、谷精草、木贼、青葙子、夏枯草、决明子；平肝退翳药：珍珠母、石决明、白蒺藜；疏肝退翳药：柴胡、青皮、川楝子；活血退翳药：赤芍、川芎、牡丹皮、丹参、红花；滋阴退翳药：生地黄、麦冬、石斛、元参；祛风退翳药：防风、荆芥、羌活、蔓荆子。

# 新老翳障方（韦文贵经验方）

【组成】密蒙花6 g，蝉蜕5 g，川芎5 g，川楝子6 g，白菊花5 g，羌活5 g，白蒺藜10 g，当归身10 g，薄荷3 g，瓜蒌仁12 g，地骨皮10 g，木贼10 g，生石决明20～25 g，生地黄15 g。

【功效】滋阴活血，平肝疏风，退翳明目。

【主治】角膜炎或角膜溃疡初愈，羞明、流泪等刺激症状尚未完全消退者；或角膜炎和角膜溃疡后，角膜遗有薄翳、斑翳者。

【方解】当归、川芎养血活血；石决明、白蒺藜、密蒙花、木贼平肝清肝，退翳明目，都是本方主药。生地黄滋阴明目；川楝子疏肝理气，退翳明目，为辅助药。蝉蜕、菊花、薄荷疏风散热、退翳明目；羌活祛风止痛；地骨皮、瓜蒌仁清上焦积热而润燥通便，腑气通畅则气机转化，有利退翳明目。

【现代研究】蝉蜕具有抗惊厥、镇静、解热、镇痛、免疫抑制与抗过敏等作用；川芎具有改善外周血液循环、抗血栓形成、降血脂、镇静镇痛、解除平滑肌痉挛等作用；川楝子具有阻断神经肌肉接头、抑制呼吸中枢、抗肉毒、驱虫、镇痛、抗炎等作用；白菊花具有扩张血管、增加血流量、降低血压、缩短凝血时间、抗炎、镇静等作用；羌活具有解热、镇痛、抗炎、抗过敏、抗急性心肌缺血、抗癫痫、抗氧化、抗溃疡等作用；白蒺藜具有降压、抗血小板聚集、降脂、抗氧化、降血糖、利尿等作用；当归具有降血脂、降低血小板聚集、抗血栓形成、增强免疫功能、抗炎、抗菌、镇痛、保肝等作用；薄荷具有抗病原体、解痉、祛痰、促进药物透皮吸收等作用；瓜蒌仁具有祛痰、泻下、扩血管、耐缺氧、抗血小板聚集、抗心律失常、抗菌、抗肿瘤等作用；地骨皮具有解热、降血糖、降血脂、降血压等作用；木贼具有扩张血管降低血压、镇痛、降脂、降糖、抗菌、抗氧化等作用；生石决明有抑菌、保肝、抗凝等作用；生地黄具有强心、抑酸、增强免疫、止血等作用。

眼科国医圣手时方

【用方经验】韦老对于黑睛凝脂初愈，余邪未净者，常用祛风清热、退翳明目的治法，适加平肝、清肝、疏肝活血药。因翳自热生，病在风轮，清肝、平肝、疏肝的药物有助退翳明目之力。常用方剂新老翳障方。如上方服后无效，患者有肝肾阴虚的证候，可改用滋补肝肾、退翳明目之法，适加活血祛风之品。

## 荸荠退翳散（韦文贵经验方）

【组成】荸荠粉 50 g，西月石 15 g，冰片 5 g，麝香 0.5 g。

【功效】退翳明目。

【主治】角膜翳。

【配制方法】先去荸荠外皮，捣碎砸烂用细纱布过滤去渣存汁，24 小时后澄清将浮面清水倒净，取沉淀极细之粉晒干备用。荸荠退翳散制法：先将西月石粉 15 g 及冰片、麝香和匀共研 2 小时，再加入荸荠粉 50 g，同研极细，以舌粘无渣为度。放贮瓷瓶备用。用法：每日 2 次，早晚分点，每次 1/2 芝麻大。点后闭眼 5～10 分钟。

【现代研究】冰片具有抗心肌缺血、保护脑组织、镇静、镇痛、抗炎、抗病原体等作用；麝香具有抗炎、镇痛、强心、降压、增强免疫、抗变态反应和雄激素样作用。

【用方经验】凝脂或花翳白陷已愈，白睛无红赤肿痛，亦无畏光流泪等症，黑睛留有翳障而不退者，韦老常选用荸荠退翳散点眼。

## 朱砂拨云散（韦文贵经验方）

【组成】飞辰砂 1 g，冰片 4.5 g，麝香 0.5 g，西月石 45 g。

【功效】退翳明目。

【主治】各种角膜炎、角膜溃疡后角膜翳。

【配制方法】先将飞辰砂、冰片、麝香和匀，加月石粉 15 g，共研 2 小时，再放月石粉 30 g，同研极细，舌粘无渣为度。用法：点眼一日 2 次，早晚分点，点后闭眼 5 分钟。

【现代研究】冰片具有抗心肌缺血、保护脑组织、镇静、镇痛、抗炎、抗病原体等作用；麝香具有抗炎、镇痛、强心、降压、免疫增强、抗变态反应和雄激素样作用。

## 平肝退翳明目方（韦玉英经验方）

【组成】蒺藜 9 g，青葙子 9 g，蔓荆子 9 g，珍珠母 15 g，谷精草 10 g，夜明砂 10 g（包煎），山药 10 g，川芎 6 g，菊花 9 g。

【功效】平肝活血，退翳明目。

【主治】角膜溃疡后视物不清，眼球疼痛。

【方解】黑睛留有云翳，故用蒺藜、青葙子、珍珠母、谷精草、夜明砂平肝清肝、退翳明目；肝热生瘀，脉络受阻，血不养睛而视物模糊、睛珠疼痛，用川芎活血行瘀止痛；蔓荆子散风止痛；山药健脾益气扶正；菊花平肝明目。

【现代研究】蒺藜具有降压、抗血小板聚集、降脂、抗氧化、降血糖、利尿等作用；蔓荆子具有抗菌、抗炎、降血压、解热镇痛、抗凝等作用；珍珠母具有保护眼睛、中枢抑制、抗溃疡、抗氧自由基等作用；谷精草具有抑菌作用；山药具有降血糖、增强免疫功能、抗氧化、促进创口愈合、促胃液分泌、防治心脑血管疾病等作用；川芎具有改善外周血液循环、抗血栓形成、降血脂、镇静镇痛、解除平滑肌痉挛等作用；菊花具有扩张血管、增加血流量、降低血压、缩短凝血时间、抗炎、镇静等作用。

## 珠黄散（韦玉英经验方）

【组成】飞濂珠粉 2 g，犀黄 1 g，麝香 1 g，冰片 5 g，西月石 60 g。

【功效】退赤消翳，镇痛明目。

【主治】角膜炎、角膜薄翳、角膜斑翳。

【配制方法】碾研成极细末，以舌粘后无渣为度，备用。用时以玻璃棒将药粉直接点于眼内眦部，每日 2～3 次。

【现代研究】犀黄具有镇静、镇痛、抗惊厥、解热、抗炎、强心、降压、生血、抑制

血小板聚集、抗病原微生物、调节免疫等作用；麝香具有抗炎、镇痛、强心、降压、免疫增强、抗变态反应和雄激素样作用；冰片

具有抗心肌缺血、保护脑组织、镇静、镇痛、抗炎、抗病原体等作用。

# 第九章 巩膜炎

巩膜炎分为表层巩膜炎和深层巩膜炎。表层巩膜炎是指巩膜表层组织的非特异性炎症，以复发性、暂时性、自限性的无明显刺激症状的眼红为主要临床特征，常发生于睑裂暴露区角膜缘至直肌附着线间的区域内。好发于20～50岁，40岁年龄段为发病高峰；男女之比约为1：3；多数患者为单眼发病，约1/3的患者双眼同时或先后发病。临床根据其局部表现可分为单纯性表层巩膜炎和结节性巩膜炎两种类型。

深层巩膜炎是巩膜深层组织的一种严重的炎性病变，又称巩膜实质炎、巩膜深层炎。本病较表层巩膜炎少见，但其病情和预后比表层巩膜炎严重，不仅对眼球的结构和功能有潜在的破坏性，而且巩膜炎还可能产生心血管系统的潜在损伤，或成为已经控制的相关全身性疾病发作的一个诱因。巩膜炎好发于血管穿过巩膜的前部巩膜，而位于赤道部后面的巩膜炎，由于不能直接见到且血管少，发病亦少，容易被漏诊或误诊。巩膜炎根据病变部位可分为前巩膜炎和后巩膜炎；前巩膜炎又可分为结节性、弥漫性和坏死性。

巩膜炎的原因尚未完全阐明。表层巩膜炎可能与免疫性反应有关。大约1/3的患者可伴有红斑、痤疮、痛风、感染、或胶原血管病等。深层巩膜炎常伴有全身胶原性、肉芽肿性或代谢性疾病，少数患者可由微生物直接感染所致。伴有全身性疾病的巩膜炎多与自身免疫有关。免疫反应的类型多为迟发型或免疫复合物型超敏反应。但也有不少患者查不到明确病因。

本病相似于中医学之"火疳"。中医认为多因肺经郁火或热毒蕴结白睛，滞结为疳；或心肺热毒内蕴，火郁不得宣泄，上逼白睛所致；素患痹证，风湿久郁经络，循经上犯于目；肺阴不足，或久病伤阴，虚火上炎均可发病。

## 还阴救苦汤（庞赞襄经验方）

【组成】升麻3g，银柴胡3g，苍术3g，羌活3g，防风3g，川芎3g，桔梗6g，连翘10g，生地黄10g，知母10g，龙胆10g，木通6g，甘草3g。

【功效】升阳化滞，清热散火。

【主治】由于脾胃虚弱，阳气下陷，外受风邪，内有湿热，湿热之邪侵及于目，抑郁于内，阻血畅行，热毒火邪上攻于目所致的巩膜炎。症见轻者患眼碜涩难睁，羞明流泪，疼痛较剧，入夜尤甚。局部体征：白睛里层隆起紫红色结节，其形圆或椭圆，大小不均，推之不移，压之痛增，结节之周围布有紫赤血脉。结节可由小逐渐增大，但多不溃破，病程缓慢。经数周后，结节可逐渐消失，但易于复发。本病失治或误治常可危及黑睛、瞳神。重者初起眼珠胀痛，羞明流泪，可伴有视物模糊。局部体征：白睛深层，黑睛边际形成隆起，四周紫红肿胀，压痛明显，此起彼伏，反复发作，致使黑睛四周病变如环形堤状，患处白睛变薄，失去光泽且变青蓝。在反复发作过程中，病变常侵及黑睛，甚至瞳神，造成黑睛边际发生尖端向着中央的舌形混浊，以及发生瞳神紧小，甚则黏着变形。舌质红苔黄，脉弦数。

【加减】胃纳欠佳者，加陈皮10g、山楂10g、神曲10g、麦芽10g；眼痛头痛较剧者，加荆芥10g、防风10g、蔓荆子10g。

【方解】苍术燥湿健脾，祛风湿，解表，明目；桔梗宣肺祛痰，排脓；连翘清热解毒，消肿散结；生地黄清热凉血，生津；升麻发表透疹，清热解毒，升举阳气；羌活祛风解表，祛风湿，止痛；防风祛风解表，胜湿解痉，止泻止血；川芎活血祛瘀，祛风止痛；银柴胡凉血，退虚热；知母清热泻火，滋肾润燥；黄芩清热燥湿，泻火解毒；甘草补中益气，泻火解毒，润肺祛痰，缓和药性，缓急定痛。

【注意事项】阴虚阳亢型忌用。

【现代研究】方中苍术具有抑菌消毒、抗缺氧等作用，所含挥发油有驱风健胃作用；连翘具有抗菌、镇吐作用；升麻具有抗菌、抗炎、降压、抑制心肌、减慢心率、解热、镇痛以及升高白细胞，抑制血小板的聚集及释放功能等作用；防风具有解热镇痛、抗菌作用；黄芩具有解热、降压、利尿、镇静等作用；生地黄具有止血、抗炎、镇静、利尿

眼科国医圣手时方

等作用；知母具有抗菌、解热、降低血糖的作用；川芎有抗血栓形成、镇静、抗菌、抗病毒等作用；羌活具有解热、抗炎、镇痛、抗心律失常的作用；银柴胡具有阻止胆甾醇的酯化及其在血管壁的沉积的作用。

【用方经验】本病多因脾胃阳虚，阳气下陷，外有风邪，内有湿热为主，故在治疗时以健脾升阳，散风清热为主。如合并其他症状者，可以随症施治。注意疏散风邪，除湿解毒，活血通络，又防止某些寒凉药物伤碍脾胃，更损阳气。若有全身症状者，应用温热之品，注意掌握用药的时机及剂量，勿长期应用。若病变侵及角膜虹膜，并发虹膜睫状体炎时，或在本病急性炎症期，可用阿托品眼液散瞳，以防止虹膜后粘连。可配合其他眼液，取内外合治之效。

## 散风除湿活血汤（庞赞襄经验方）

【组成】羌活10 g，独活10 g，防风10 g，当归10 g，川芎5 g，赤芍10 g，鸡血藤10 g，前胡10 g，苍术10 g，白术10 g，忍冬藤10 g，红花10 g，枳壳10 g，甘草3 g。

【功效】散风燥湿，活血通络。

【主治】由于内有湿热，外受风邪，湿热之邪侵及于目，抑郁于内，阻血畅行，热毒火邪上攻于目所致的巩膜炎。症见轻者患眼碜涩难睁，羞明流泪，疼痛较剧，入夜尤甚。局部体征：白睛里层隆起紫红色结节，其形圆或椭圆，大小不均，推之不移，压之痛增，结节之周围布有紫赤血脉。结节可由小逐渐增大，但多不溃破，病程缓慢。经数周后，结节可逐渐消失，但易于复发。本病失治或误治常可危及黑睛、瞳神。重者初起眼珠胀痛，羞明流泪，可伴有视物模糊。局部体征：白睛深层，黑睛边际形成隆起，四周紫红肿胀，压痛明显，此起彼伏，反复发作，致使黑睛四周病变如环形堤状，患处白睛变薄，失去光泽且变青蓝。在反复发作过程中，病变常侵及黑睛，甚至瞳神，造成黑睛边际发生尖端向着中央的舌形混浊，以及发生瞳神紧小，甚则黏着变形。舌质淡，苔薄白，脉缓细。

【加减】大便燥结，加番泻叶10 g；胃纳欠佳，加吴茱萸、麦芽、焦曲、山楂各10 g；心悸短气，加党参、黄芪各10 g。

【方解】羌活祛风解表，祛风湿，止痛；独活祛除风湿，散寒解表；防风祛风解表，胜湿解痉，止泻止血；当归补血活血，明目止痛，润肠通便；赤芍清热凉血，活血散瘀；鸡血藤活血明目，养血通络；前胡降气化痰，宣散风热；苍术燥湿健脾，祛风湿，解表明目；白术降气化痰，宣散风热；枳壳理气宽中，行滞消胀；忍冬藤清热解毒，又能通络；红花活血祛瘀；川芎活血祛瘀，祛风止痛；甘草补中益气，泻火解毒，润肺祛痰，缓和药性，缓急定痛。本方中以羌活、独活、防风、前胡散风除湿，以风能胜湿；当归、赤芍、鸡血藤、忍冬藤、红花、川芎养血活血，疏络止痛，取"血行风自灭"之意；白术、苍术、枳壳、甘草健脾燥湿，调和诸药。酌加黄芩清热燥湿，海风藤疏络散风除湿止痛，共奏驱风除湿、解郁明目之效。

【注意事项】肝肾阴虚型忌用。

【现代研究】方中羌活具有解热、抗炎、镇痛、抗心律失常的作用；独活具有镇静、催眠、镇痛、抗炎、降压作用；防风具有解热镇痛、抗菌作用；当归具有降血脂、抗血栓、抗肿瘤、抗辐射、镇痛、抗炎、抗氧化和清除自由基的作用；赤芍具有解痉、镇痛、镇静、抗惊厥、抗炎、抗菌、解热、抗溃疡的作用；鸡血藤具有使血细胞增加，血红蛋白升高及抑制心脏、降低血压、抗癌等作用；前胡具有祛痰、扩张冠脉以及对原发性血小板凝集有促进作用；白术具有利尿、降血糖、抗凝血、扩张血管、抗肿瘤、抗菌等作用；苍术具有抑菌消毒、抗缺氧等作用，所含挥发油有驱风健胃作用；枳壳具有降低心肌氧耗量和明显的利尿、显著的增加脑血流量及抗变态反应的作用；红花具有抑制心脏、降压、抗凝血、抗疲劳、镇痛和镇静、抗炎以及增加脑缺血区的血流量等作用；川芎有抗血栓形成、镇静、抗菌、抗病毒等作用。

【用方经验】本病多因内有湿热，外受风邪，湿热之邪侵及于目，抑郁于内，阻血畅行，热毒火邪上攻于目所致，散风除湿活血汤已收载于全国高等医药院校教材《中医眼科学》（第五版）中，该方具有散风燥湿，活血通络之功。如合并其他症状者，可以随症施治。既疏散风邪，除湿解毒，活血通络，又防止某些寒凉药物伤碍脾胃，更损阳气。若有全身症状者，应用温热之品，注意掌握用药的时机及剂量，勿以长期应用。若病变侵及角膜虹膜，并发虹膜睫状体炎时，或在本病急性炎症期，可用阿托品眼液散瞳，以防止虹膜后粘连。可配合其他眼液，取内外合治之效。

## 泻火解毒方（张子述经验方）

【组成】栀子10 g，蒲公英12 g，金银花12 g，白茅根14 g，当归10 g，白芍10 g。

【功效】泻火解毒，凉血散结。

【主治】心肺火毒上攻之火疳。症见白睛结节大而隆起，周围血脉紫赤怒张疼痛明显，按之尤剧，视物模糊，羞明流泪；全身兼见心烦口渴，便结溲赤，舌红少津，脉数。临床多用于治疗由于系统性结缔组织病变或感染导致的前部巩膜炎。

【加减】若体虚者，可加沙参、麦冬、大枣以滋阴益气；白睛红肿充血并疼痛者可加大黄、黄芩、连翘、元胡等以清热泻火，凉血行血，消肿止痛。

【方解】本方所治为心肺火毒上攻所致之火疳。心肺火毒，蕴结不得宣泄，上攻于目，发于气轮，其心火侵犯白睛，为火盛克金，致气血瘀滞不行，则聚为结节外发而目睛疼痛；火热为患，故羞明流泪；心烦口渴、便结溲赤，舌红少津，脉数亦呈现一派心肺火热实证表现。治当泻火解毒，凉血散结，火毒得解，瘀滞得散，则目睛疼痛随之而止。

方中栀子性味苦寒，入心、肺经，泻火除烦，可清泻心肺火毒为君药；蒲公英、金银花性寒，均长于清热解毒，辅助君药，增强清热泻火解毒之力为臣药；白茅根入膀胱经，清热凉血利尿，引热下行；当归、白芍养血行血，既可防苦寒药损伤正气，又可使气血流通，通络散结止痛，均为佐使药。诸药合用，共奏泻火解毒，凉血散结之功。

【注意事项】虚火所致之火疳忌用。

【现代研究】方中白茅根有增强免疫功能、促凝血及利尿作用；蒲公英有抗病原微生物、抗内毒素、抗肿瘤、抗氧自由基以及免疫调节作用；金银花能抗病原微生物、抗毒、抗炎以及免疫调节功能，还有降血脂、中枢兴奋作用；栀子有明显的抗菌及抗炎作用，并有泻下功能；当归能抑制红细胞聚集，增加血流量，对多种致炎剂引起的急、慢性炎症均有显著的抑制作用；白芍能抗炎、镇痛、抗病原微生物、抗诱变与抗肿瘤以及免疫调节功能，还有耐缺氧、保肝解毒作用。

【用方经验】张子述教授将本方用于治疗心肺火毒上攻所致之火疳。在临床运用时可加用大黄，该药不仅用于大便秘结不通者，即使未引起便秘者，亦可适量使用。使用该药除泻热通腑外，还有上病下治、引热下行、釜底抽薪、间接泻肺之功效；眼痛特甚者，可加用元胡、制乳香、没药等活血通络止痛；瘀滞甚，表现为结节紫暗，可加大活血行血的力度，并加夏枯草、连翘、浙贝母等以清热散结。

## 火疳方（邹菊生经验方）

【组成】柴胡6 g，黄芩9 g，栀子9 g，茵陈14 g（包），赤芍12 g，丹参12 g，半支莲15 g，葵花12 g，川芎6 g，延胡索12 g，车前子14 g（包），青葙子9 g，生甘草6 g。

【功效】清热泻火，活血明目。

【主治】用于治疗巩膜炎。症见眼痛难睁，羞明流泪，目痛拒按，视物不清，白睛结节隆起，或连缀成环，周围血脉紫赤怒张；可伴有口苦咽干，或胁痛，便秘尿赤；舌红，苔黄，脉数有力。

【加减】可加生石膏增强清热泻火之力，加牛蒡子、连翘、浙贝母以清热散结，加红花、郁金活血化瘀、散结消滞。

【方解】火热毒邪结聚，目络壅阻，气血瘀滞，导致巩膜结节红肿，疼痛拒按。邹老师认为巩膜炎多为内源性感染，往往与免疫相关。巩膜炎病程长，易反复，与感受湿邪相关，湿性黏腻，缠绵。白睛属肺，但巩膜为白睛里层，与黑睛基质层延续，巩膜组织具坚韧特性，故治疗当从肝经为主论治，处方中柴胡、黄芩、栀子清肝经郁热泻火，现代药理研究提示：柴胡有解热、镇痛、抗炎、增强机体免疫功能等作用；茵陈化湿清热；赤芍、丹参活血凉血；半支莲、葵花活血散结消肿，可防灼津成瘀；川芎、延胡索活血止痛；车前子清热利水；青葙子清热明目，防止白膜侵睛生翳；生甘草调和诸药，清热缓急止痛。

【注意事项】肺阴不足所致火疳不宜使用本方。

【现代研究】柴胡有抗惊厥、解热镇痛、镇静、抗炎、保护肝细胞损伤和促进肝脏中脂质代谢、抗病原体、抗结核菌、抗肿瘤、增强免疫作用；栀子镇痛、抗炎；茵陈有利胆、退热作用、降血脂、扩张冠脉及促纤溶、降血压、利尿、抗菌、消炎作用；赤芍对高黏滞血冠心病患者有改变血液流变性的作用，可使全血黏度比及红细胞电泳时间降低，有显著的抗利尿、镇静、止痛效果，还能增强食欲、消化功能及改善某些神经疾患；丹参强心、扩张冠脉、增加心肌血流量、扩张外周血管、抗血栓形成、改善微循环；川芎有镇静、促进冠脉循环的作用，对外周血管与血压的作用，对血小板聚集、血栓形成和血液黏滞度的影响，对平滑肌的作用，抗菌、抗放射作用。

【用方经验】邹菊生教授将本方用于治疗火疳，嘱患者在服用草药的同时，可用药渣之气熏眼，助其清热解毒之力直达病所。

## 红肿痛方（韦文贵经验方）

【组成】柴胡6g，黄芩6g，赤芍6g，川芎6g，夏枯草6g，生大黄12g，苏薄荷5g，木贼9g，枳壳9g，生地黄20g。

【功效】泻火解毒，活血行瘀，清肝明目。

【主治】红肿赤痛，眉棱骨痛，羞明流泪眵多，腑气不通，证属肝胆实火之巩膜炎或角膜溃疡。

【加减】风盛泪多选加防风、羌活、细辛、菊花等；热重红肿，眵多泪少选加龙胆、连翘、金银花等；退翳明目选加蝉蜕、青葙子等。

【方解】柴胡、黄芩、夏枯草、木贼清热泻肝；生大黄、枳壳泻热行滞助清热泻肝之力，为本方主药。川芎、赤芍凉血活血而退赤；薄荷清头目风热；生地黄滋阴凉血。本方由大柴胡汤化裁而出，取柴胡配黄芩和解枢机，薄荷伍枳壳上导下以理气，川芎合生大黄行上导下而调血，可谓精巧别致，尤妙者在大剂用量轻的祛邪药中，独用生地黄20g以滋阴扶正，深得标本同治之奥。

【注意事项】孕妇忌用，年老体弱者慎用。通泻峻剂不可久用，以免损伤正气。

【现代研究】柴胡具有抗炎、抗惊厥、镇静、解热、镇痛、抗辐射、抗肝损害、抗溃疡、镇咳、抗氧化等作用；黄芩具有抗炎、抗菌、抗自由基、降压、促凝血等作用；赤芍具有抗血栓形成、抑制血小板聚集、抗氧自由基生成、镇静催眠、镇痛、抗炎、保肝等作用；生大黄具有泻下、保肝、抗菌、抗病毒、抗炎等作用；川芎具有改善外周血液循环、抗血栓形成、降血脂、镇静镇痛、解除平滑肌痉挛等作用；夏枯草具有降压、抗炎、免疫抑制、降血糖等作用；薄荷具有抗病原体、解痉、祛痰、促进药物透皮吸收等作用；木贼具有扩张血管、降低血压、镇痛、降脂、降糖、抗菌、抗氧化等作用；枳壳具有促胃肠推进功能、消除肌酐、抗过敏、升压、镇痛等作用；生地黄具有强心、抑酸、增强免疫、止血等作用；

【用方经验】巩膜炎中医称之为"火疳"，韦老认为该病主要是肺、肝、心三经火邪，挟风、瘀滞为患。轻者为心肺火郁而滞结；重者肝肺实火上蒸，络脉瘀滞而成。本病好发于阴虚火旺者。韦老把本病概括为"热""火""瘀""风"，其中以"热""火"为主，心肺热郁化火；肝胆热邪也可伤阴化火；六淫外邪亦能入里化火。热久必瘀，脉络瘀阻，故可致白睛紫暗，睛珠疼痛。阴虚火旺者易招风邪，同时外风又可引动内热，治以清热泻火（或平肝泻火），活血化瘀为主，辅以祛风止痛。韦老常用红肿痛方加味取得良效。

角膜溃疡属中医"花翳白陷"的范畴。韦老认为本病属于肝肺热盛，外感风邪，内外合邪，上攻目窍而成；或阴虚肝旺，风邪外侵，风热交炽，上乘目窍；或肝阴不足，肝阳偏亢，感受风邪。韦老常用红肿痛方加味进行治疗。

## 见风流泪方（韦文贵经验方）

【组成】生石膏20 g，黄芩6 g，瓜蒌仁6 g，白菊花6 g，细辛3 g，车前子10 g（包煎），焦栀子5 g，川黄连3 g，羌活5 g。

【功效】清热降火，清肝止泪。

【主治】巩膜炎、角膜溃疡等症见心肺有热兼有风邪之眼流热泪者。

【方解】生石膏、焦栀子、川黄连清热降火止泪为主药。羌活、菊花、细辛疏风平肝清热为辅助药。黄芩清热燥湿而止泪；瓜蒌仁清火化痰，润肺下气而通便；车前子利尿渗湿，清肝明目。

【现代研究】生石膏具有解热、镇痛、增强机体免疫力、止渴等作用；黄芩具有抗炎、抗菌、抗自由基、降压、促凝血等作用；瓜蒌具有祛痰、泻下、扩血管、耐缺氧、抗血小板聚集、抗心律失常、抗菌、抗肿瘤等作用；白菊花具有扩张血管、增加血流量、降低血压、缩短凝血时间、抗炎、镇静等作用；细辛具有镇静、镇痛、解热、抗炎、神经传导阻滞、抗过敏、抗氧化等作用；车前子具有抗炎、利尿、抗衰老、降眼压等作用；焦栀子具有保肝利胆、抗炎、抗病原体、镇静催眠等作用；川黄连具有抗病原微生物、抗炎、中枢抑制、抗心律失常、降压、抗心肌缺血、降血脂、抗血小板聚集、降血糖、抗溃疡、抗癌等作用；羌活具有解热、镇痛、抗炎、抗过敏、抗急性心肌缺血、抗癫痫、抗氧化、抗溃疡等作用。

## 偏正头痛方（韦文贵经验方）

【组成】防风5 g，荆芥穗5 g，木瓜3 g，紫苏叶5 g，蝉蜕3 g，甘草5 g。

【功效】发表散寒，祛风止痛。

【主治】外感风寒所致的偏头痛或偏正头风；亦可治疗风邪偏盛的上巩膜炎、角膜炎、角膜溃疡、开角型青光眼兼偏正头痛者。

【方解】素体阴虚火旺或肝火郁结，风邪易侵，风火相煽，上犯目窍，头眼剧痛或偏头痛者，治宜祛风止痛为主，滋阴降火为辅。荆芥穗、紫苏叶发表散寒，祛风止痛；防风祛风除湿止痛；木瓜和中去湿，舒筋止痛；蝉蜕散风除热；甘草和中。

【注意事项】孕妇忌用，年老体弱者慎用。通泻峻剂不可久用，以免损伤正气。

【现代研究】防风具有解热、镇痛、抗炎免疫、抗病原微生物、抑制血小板聚集、抗肿瘤、镇静及抗惊厥等作用；荆芥穗具有解热、降温、镇静、镇痛、抗炎、止血、祛痰平喘、免疫调节、抗氧化等作用；木瓜具有抗菌、保肝、抗肿瘤等作用；紫苏叶具有镇静、解热、抑制神经兴奋、止咳祛痰平喘、止血、抗凝血、升高血糖等作用；蝉蜕具有抗惊厥、镇静、解热、镇痛、免疫抑制与抗过敏等作用；甘草有类肾上腺皮质激素样作用。

【用方经验】巩膜炎中医称"火疳"，白睛紫暗、睛珠疼痛，都是络脉瘀阻之象。"不通则痛"，只有活血破瘀，使血流通畅，才能达到止痛目的。血瘀生风，热盛也可生风，根据"治风先治血，血行风自灭"的理论，韦老常以祛风止痛、活血破瘀二法结合应用，适加滋阴之品，使用"偏正头痛方"在临床上取得很好的止痛效果。

青光眼实证，若为肝经风热而发，眼压偏高，脉弦数，舌苔薄白，症以偏头痛或全头痛为主，治宜祛风止痛，以"偏正头痛方"为主。韦老使用的"偏正头痛方"，对急性闭角型青光眼和慢性开角型青光眼之偏正头痛者，均有较好的止痛作用。

## 活血芩连汤（韦玉英经验方）

【组成】生地黄15 g，赤芍6 g，牡丹皮5 g，当归尾6 g，黄芩5 g，黄连3 g，木通5 g，焦栀子6 g，甘草梢3 g。

【功效】清热泻火，活血破瘀。

眼科国医圣手时方

【主治】巩膜炎、角膜炎、角膜溃疡之睑状充血久而不退者。症见肝胆火旺的抱轮红赤，赤丝虬脉。

【方解】黄芩、黄连、焦栀子清热泻火；牡丹皮凉血化瘀，平肝；生地黄、赤芍、当归尾活血破瘀；木通导热下行；甘草梢清热泻火。

【现代研究】生地黄具有强心、抑酸、增强免疫、止血等作用；赤芍具有抗血栓形成、抑制血小板聚集、抗氧自由基生成、镇静催眠、镇痛、抗炎、保肝等作用；牡丹皮具有抗炎、抗动脉粥样硬化、抗血栓形成、调节免疫功能、镇痛、镇静催眠等作用；当归尾具有降血脂、降低血小板聚集、抗血栓形成、增强免疫功能、抗炎、抗菌、镇痛、保肝等作用；黄芩具有抗炎、抗菌、抗自由基、降压、促凝血等作用；黄连具有抗病原微生物、抗炎、中枢抑制、抗心律失常、降压、抗心肌缺血、降血脂、抗血小板聚集、降血糖、抗溃疡、抗癌等作用；木通具有利尿、抗菌等作用；焦栀子具有保肝利胆、抗炎、抗病原体、镇静催眠等作用；甘草有类肾上腺皮质激素样作用。

## 止痛散（韦文贵经验方）

【组成】天花粉 10 g，柴胡 10 g，甘草 10 g，生地黄 12 g，黄芩 10 g，生姜 2 片，大枣 5 枚。

【功效】疏肝清热，滋阴润燥，生津止痛。

【主治】肝郁气滞，久而化火，伤阴生燥，或肝火上炎，而犯清窍。症见头额部痛，眼胀痛，或目赤疼痛之虹膜睫状体炎、巩膜炎等。

【方解】柴胡疏肝解郁，配合黄芩能清肝火而止痛；生地黄、天花粉滋阴生津而润燥；大枣和脾健中；生姜散寒止痛。

【现代研究】天花粉具有调节免疫、抗菌、抗肿瘤、抗生育、降糖等作用；柴胡具有抗炎、抗惊厥、镇静、解热、镇痛、抗辐射、抗肝损害、抗溃疡、镇咳、抗氧化等作用；甘草有类肾上腺皮质激素样作用；生地

黄具有止血、抗炎、镇静、利尿等作用；黄芩具有抗炎、抗菌、抗自由基、降压、促凝血等作用；生姜具有抗溃疡、保肝利胆、抗缺氧、抗血栓和抗血小板聚集、止呕、解热、镇痛、抗炎、止咳平喘、抗菌、灭螺、抗血吸虫等作用。

## 滋阴降火四物汤（韦玉英经验方）

【组成】炒知母、炒黄柏各 9 g，玄参 15 g，丹参 10 g，黄芩 9 g，生地黄 15 g，赤芍 10 g，全当归 9 g，川芎 6 g，淡竹叶 5 g，木通 5 g。

【功效】滋阴降火，活血散瘀，养血明目。

【主治】巩膜炎、眼底出血。症见阴虚火动，迫血妄行，脉络受阻，血瘀气滞兼有口干，小便赤涩者。

【方解】巩膜炎中医称"火疳"，病程日久或反复发作，六淫外邪乘虚入里化火，脉络因热致瘀；或热病伤阴，阴虚火动者，可用滋阴降火四物汤，以生四物加炒知柏、玄参、丹参、淡竹叶、木通、黄芩，治则活血化瘀，滋阴降火。炒知柏、玄参、淡竹叶、木通滋阴降火而导热下行；丹参、赤芍、川芎活血散瘀，通脉络，解瘀滞；全当归养血活血而明目；生地黄滋阴凉血；黄芩清肝明目。

【现代研究】知母具有抗菌、解热、降血糖、清除氧自由基、抗血小板聚集、抗癫痫、免疫调节等作用；黄柏具有抗病原微生物、免疫抑制、抗溃疡、降压、抗心律失常等作用；玄参具有抗菌、升高血糖、抗炎、抗氧化等作用；丹参具有降血脂、抗血栓、改善微循环、抗动脉粥样硬化、抗菌、抗炎等作用；黄芩具有抗炎、抗菌、抗自由基、降压、促凝血等作用；生地黄具有强心、抑酸、增强免疫、止血等作用；赤芍具有抗血栓形成、抑制血小板聚集、抗氧自由基生成、镇静催眠、镇痛、抗炎、保肝等作用；全当归具有降血脂、降低血小板聚集、抗血栓形成、增强免疫功能、抗炎、抗菌、镇痛、保肝等作用；川芎具有改善外周血液循环、抗血栓形

成、降血脂、镇静镇痛、解除平滑肌痉挛等作用；木通具有利尿、抗菌等作用。

## 泻肝祛风活血汤（李传课经验方）

【组成】黄芩10 g，黄连10 g，龙胆10 g，桑白皮10 g，桔梗10 g，柴胡6 g，防风10 g，羌活6 g，藁本10 g，当归尾10 g，生地黄12 g，制乳香10 g，制没药10 g，甘草3 g。

【功效】泻肝清肺，祛风活血。

【主治】肺肝热毒，风热壅盛之巩膜炎等。

【加减】火盛者可加生石膏、金银花；大便秘结者，加大黄、芒硝通腑泄热；积热蓄腐成脓者，可加栀子、白芷、芦荟等；肝阳上亢者，加石决明、牡蛎、夏枯草等。

【方解】本方所治之证乃风火毒瘀结、热邪上攻所致，治当清热燥湿解毒，祛风活血散结。黄芩、黄连、龙胆大苦大寒之品直折火势，桑白皮苦寒清热凉肺，共除热邪，为"客者除之"之意；桔梗、柴胡、防风、羌活、藁本祛风散邪，引药上行，为"结者散之"之意；生地黄、当归尾、乳香、没药凉血活血，化瘀止痛；甘草调和诸药。本方升散药与清热药合用，相辅相成，清热燥湿解毒，祛风活血散结，则热者可清，湿者可除，结者可散。

【注意事项】本方为苦寒之剂，不可多服或久服，以免损伤脾胃；非火毒炽盛，或津液受损较重者，均不宜使用。

【现代研究】方中黄芩能抗多种细菌，对前列腺素生物合成有抑制作用，能抗菌、解热镇静、降压、保肝、抗肿瘤的作用；黄连能对抗多种细菌，主含黄连素，有抗急性炎症、抗癌、抑制组织代谢等作用；龙胆中所含龙胆苦苷具有抗炎、保肝及抗疟原虫的作用，龙胆碱有镇静、肌松的作用；桑白皮有轻度止咳作用，对神经系统有镇静、安定、抗惊厥作用，并能降压，对金黄色葡萄球菌、伤寒杆菌有抑制作用；桔梗有祛痰、镇咳，抗炎、解热镇痛、抑制溃疡的作用，抗炎功效类似阿司匹林；柴胡具有镇静、安定、镇痛、解热、镇咳等广泛的中枢抑制作用，另外还有较好的抗脂肪肝、利胆、降低转氨酶的作用；防风具有解热、抗炎、镇静镇痛、抗惊厥、抗过敏作用；羌活具有抗炎、镇痛、解热等作用；藁本具有镇静、镇痛、解热及抗炎作用，能增加组织耐缺氧能力，有明显的平喘作用；当归挥发油能对抗肾上腺素-垂体后叶素或组胺对子宫的兴奋作用，能增加冠脉血流量，当归中性油对实验性心肌缺血亦有明显保护作用；生地黄具有降压、镇静、抗炎、抗过敏作用，能防止肾上腺皮质萎缩，具有促进机体淋巴母细胞的转化、增加T淋巴细胞数量的作用，特别对免疫功能低下者作用更明显；乳香具有镇痛、消炎、升高白细胞的作用，并能加速炎症渗出排泄，促进伤口愈合；没药含油脂部分具有降脂、防止动脉内膜粥样斑块形成的作用，水浸剂对多种真菌有抑制作用；甘草具有抗心律失常、保肝、解除胃肠道平滑肌痉挛、镇痛、抗菌、抗病毒、抗过敏作用。

【用方经验】李教授认为眼科病因火者多见，其中肝火者又居火热中的首位，因此，清泻肝火是眼科治疗中较为常用的方法。根据不同的病变部位、不同的病种，选用不同的方药。因巩膜本身血络稀少，营养供应较差，病情恢复缓慢，故在清泻肝火的基础上应酌加活血化瘀药物。本方取其意，治疗肺肝热毒、风热壅盛的巩膜炎性疾病。

眼科国医圣手时方

# 第十章 老年性白内障

老年性白内障又称年龄相关性白内障，是指在中老年开始发生晶状体混浊，又无糖尿病、外伤、其他眼病、皮肤病、内分泌障碍、中毒等原因可稽的后天性白内障。是白内障中最多见的一种，年龄越大发病率越高，其致盲率居老年眼病之首。常为双眼发病，但两眼的发病时间及进展程度常不相等。随着年龄的增长，晶状体混浊程度逐渐加重，视力呈进行性减退，晶状体完全混浊，视力仅存光感。

本病病因仍未完全明了。一般认为本病是在全身老化、晶状体代谢功能减退的基础上，加上多种因素的作用形成。近年的研究表明，白内障的形成与氧化损伤有关，年龄、职业、性别、紫外线辐射以及糖尿病、高血压、阳性家族史和营养状况等均是本病的危险因素。目前对紫外线辐射的研究较多。在我国，西藏地区的发病率最高。

根据本病的临床表现，与中医学"圆翳内障""黄心内障"等相似。认为多因年老体衰，肝肾两亏，精血不足，目失濡养；或饮食失节，脾胃虚弱，运化失常，清气不利，精微不能上承于目；或肝郁气滞，郁久化热，郁热之邪循经上扰目窍，蒸灼晶珠所致。

对于本病的早中期，宜用药物治疗，以缓解晶状体混浊的发展；若因白内障的影响，视力较低者，宜行手术治疗。

## 内障蕤仁丸（韦玉英经验方）

【组成】蕤仁（去壳）120 g，海螵蛸40 g，广木香15 g，石决明240 g，川黄连60 g，玄精石60 g。上药共研细末，每料用羊肝一具（连胆），用竹刀刮去筋膜切片，用新瓦焙干，研作糊，梧桐子大，合并前药为丸，每日早晚各服6 g，淡盐汤送服。

【功效】平肝清热，滋阴泻火，退翳明目。

【主治】素有痰火，肝热偏盛之早期老年性白内障或外伤性白内障等。韦老医生常用此丸治疗痰火偏盛或肝热偏盛之白内障患者。

【方解】石决明、蕤仁平肝清肝，退翳明目；川黄连泻火解毒；海螵蛸消翳明目；广

木香行气宽中而无寒滞之弊；玄精石泻热滋阴而治头风。

【现代研究】海螵蛸具有抗胃溃疡、接骨、抗辐射、抗肿瘤等作用；广木香具有改善循环、抗菌等作用；石决明有抑菌、保肝、抗凝等作用；川黄连具有抗病原微生物、抗炎、中枢抑制、抗心律失常、降压、抗心肌缺血、降血脂、抗血小板聚集、降血糖、抗溃疡、抗癌等作用。

## 祛障明目汤（衣元良经验方）

【组成】熟地黄15 g，党参15 g，茯苓15 g，炒山药15 g，黄精12 g，菊花12 g，制首乌12 g，沙苑蒺藜12 g，白芍12 g，枸杞子12 g，当归12 g，女贞子12 g，制桃仁12 g，川芎10 g，红花10 g，车前子10 g，神曲10 g，夏枯草10 g，陈皮6 g。

【功效】补肾健脾，活血平肝。

【主治】肝肾不足，脾气虚弱之老年性白内障。症见视力缓降，日渐昏矇，晶珠混浊，头晕耳鸣，腰酸腿软，饮食不佳等。

【加减】肾阳虚者，可加菟丝子15 g、肉苁蓉12 g以温补肾阳；脾胃虚弱者，加黄芪20 g、白术12 g健脾益气；阴虚明显者，加玄参15 g、麦冬15 g、石斛15 g滋养肝肾；肝胆热甚者，加龙胆12 g、栀子12 g清肝胆郁热；便秘难下者，加草决明15 g、火麻仁15 g润肠通便；肝阳上亢者，可加石决明30 g、龙骨15 g、钩藤12 g等以平肝潜阳。

【方解】本方主治因肝肾不足、脾气虚弱所致的白内障。精血不足，晶珠失养则混浊不清；耳为肾之外窍，腰为肾之府，肾精不足，充养无力，故头晕耳鸣，腰膝酸软；脾气虚弱，受纳运化失职，故饮食欠佳。治当滋补肝肾，健脾和胃，活血化瘀，平肝明目。肾精充盛，脾胃健运，精血上荣，则晶珠得养，视瞻精明。

方中熟地黄味甘微温，其质润入肝肾两经，善补肝肾之阴，填精益髓；同时本品又有补阴益精以生血之功效，为滋补肝肾之要药。炒山药、黄精均甘平入脾肾，有健脾益肾涩精，气阴双补，脾肾同调的作用；党参

补脾生血，茯苓健脾宁神，与山药、黄精配伍，以健脾益肾，补后天以助先天之功，使精血化生有源，晶珠得养，则视瞻光明，并能有效改善头晕、腰膝酸软症状；制首乌苦甘微温，功善补肝肾，益精血；沙苑蒺藜补肾固精，养肝明目；白芍苦酸微寒，收敛肝阴以养血；枸杞子滋肝肾之阴，平补肝肾精血；当归甘辛温质润，补血活血，养肝血以明目，上药与熟地黄同用，以加强生精养血，补益肝肾之功；女贞子甘苦性凉，补肝肾之阴兼制上炎虚火，配合菊花、车前子、夏枯草清肝热明目，与补益肝肾药物配伍，补而不腻，清泄虚火，标本兼顾；制桃仁活血化瘀，善泄血滞，为治血瘀要药；川芎辛散温通，活血化瘀，又行气止痛；红花辛散温通，活血通经；神曲、陈皮理气健脾开胃。全方共奏补肾健脾，活血平肝之力。

【注意事项】湿热内蕴者慎用。

【现代研究】方中熟地黄具有改善肾功能，促进肾皮质激素合成，降低血压、血清胆固醇和甘油三酯作用；当归、白芍能促进血红蛋白及红细胞生成，改善微循环，并具有明显抗血栓作用；何首乌能增加胸腺、肾上腺重量和白细胞数量，降低血清胆固醇，具有明显抗衰老作用；黄精能提高机体免疫功能，促进蛋白质合成，并有降低血脂和良好的抗衰老作用；枸杞子具有免疫促进与免疫调节作用，能促进造血，升高白细胞、降血脂、血糖、血压和显著抗衰老作用；女贞子具有双向免疫调节，降低血清胆固醇和抗衰老；党参具有增强免疫、延缓衰老、抗缺氧、抗辐射作用；山药善调整胃肠功能，并具有双向免疫调节、降血糖和抗氧化作用；沙苑蒺藜改善微循环、抗衰老、降血脂和增强免疫；车前子、夏枯草、菊花利尿、清热抗炎和降压、改善供血供氧；桃仁、红花降低血管阻力，改善血液动力学，抑制血小板聚集，增强纤维蛋白溶解，降低血液黏稠度，延长出凝血时间，降低血压，并提高组织器官耐氧能力；川芎能够改善供血，降低血管阻力，改善微循环，预防血栓形成，并具有持久降压和抗维生素 E 缺乏作用；神曲、陈皮促进消化利胆，降低胆固醇，清除自由基和抗脂质过氧化作用。

【用方经验】衣元良教授认为，老年性白内障主要因年老体弱，阴阳不调，气血不足，或气血郁滞，精气不能上荣导致晶体混浊而发病，与肝肾脾关系最为密切。瞳神属肾，肾者主水，受五脏六腑之精而藏之而上荣于目。肝开窍于目，"肝受血而能视"，"肝气和则目能辨五色矣"。肝肾同源，精血互生，相火内寄。肝主疏泄和藏血量有依赖于肾阴的滋养，而肾精也必须依赖肝的疏泄而封藏于肾。不仅肾精亏损、肝血不足是晶珠失养成为圆翳内障的原因，由此而伴发的虚火上炎、肝气郁结以及气滞血瘀同样占有重要地位。脾主运化，为气血化生之源。如脾胃虚弱，运化失职，不仅精血化生无源，还会引起痰湿内生，阻滞脉道，气血运行受阻，日久成为晶珠混浊的原因。祛障明目汤具有补益肝肾，健脾和胃，和血平肝的作用，切中肝肾不足，脾气虚弱的病机特点，着重从肝脾肾入手，既补益精血，化痰祛瘀，标本兼顾。如能结合患者具体情况，随症加减，会获得更加满意的疗效。

## 白内障术后方（邹菊生经验方）

【组成】熟地黄12 g，枸杞子12 g，黄精12 g，桑椹12 g，川石斛12 g，珍珠母30 g，甘菊花9 g，沙苑蒺藜12 g，白术9 g，陈皮9 g，川断12 g，覆盆子12 g。

【功效】补肝肾明目。

【主治】适用于白内障术后。

【加减】若阴亏虚火上炎，潮热虚烦，口咽干燥者，可用知柏地黄丸加地骨皮；若大便稀溏者，宜加薏苡仁、扁豆、车前子以利水渗湿；纳差食少者，加山药、神曲、鸡内金、薏苡仁等补脾和胃渗湿；续断、覆盆子补益肝肾明目。

【方解】熟地黄、枸杞子、黄精、桑椹、川石斛补肝肾明目；白术、陈皮健脾益气明目；珍珠母清肝明目；甘菊花、沙苑蒺藜祛风清热。

【注意事项】元阳气衰，阴虚精滑之人慎用。

【现代研究】黄精具有降血压、降血糖、降血脂、抗疲劳、抗氧化、延缓衰老，不同程度的抑制真菌和免疫激活作用；熟地黄具有抗血栓、抗氧化作用；覆盆子具有抑菌、拟雌激素样作用；菊花具有抗菌、抗病毒、利尿、消炎作用；陈皮其作用与肾上腺素极为相似，有扩张冠张血管、抗炎、抗溃疡、利胆作用；白术调整胃肠运动功能、抗溃疡、增强机体免疫功能、抗应激、增强造血功能、利尿、抗氧化、延缓衰老、降血糖、抗凝血、抗肿瘤作用。

【用方经验】邹老师认为白内障形成为慢性过程，视觉功能长期抑制，所以在手术除障后，还须通过辨证，采用补肝肾明目法激活视细胞功能，以帮助术后视力的恢复和提高。根据创口愈合情况还常合《原机启微》除风益损汤加减化裁。

眼科国医圣手时方

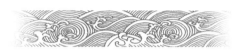

# 第十一章　玻璃体混浊

玻璃体为透明胶体，位于视网膜之前，是眼的重要屈光间质，具有三大物理特性，即粘弹性、渗透性和透明性。玻璃体变性或炎性细胞、出血等进入玻璃体，就会发生混浊。玻璃体本身无血管和神经组织，仅皮质部分有活动细胞，所以其正常代谢活动低下，且不能再生，在很大程度上依赖于周围组织的正常生理功能，因此原发病变相对较少，继发性病变占了大多数。玻璃体无原发炎症，但却是一个良好的培养基，若细菌侵入，则可大量繁殖，形成脓肿。继发性病变大多为在近邻组织病变的影响下被动地发生和发展的，如玻璃体积血、玻璃体炎症、玻璃体内肿瘤等。其他尚有增生性玻璃体视网膜病变、玻璃体寄生虫病、渗出性玻璃体视网膜病变等。由于玻璃体与视网膜的关系密切，玻璃体也决不是完全被动地受周围病变的波及，它反过来也会再作用于原发病变，而使原发病变加重，形成恶性循环。

中医医籍称玻璃体为神膏，神膏与气血、津液以及所化生之水有密切联系，若气血津液运化失常，则可损及神膏，而危害视功能。本病病因复杂，其治疗主要是审因论治，炎症性病变多以清热利湿为主；出血性病变多以活血利水为主；退行性病变多以补益为主。

## 云雾移睛方（邹菊生经验方）

【组成】柴胡6g，淡黄芩9g，山栀子9g，龙胆6g，甘草6g，猪苓、茯苓各12g，毛冬青12g，赤小豆15g，汉防己12g，萹蓄12g，瞿麦12g，昆布6g，海藻6g，淫羊藿15g。

【功效】清热化湿，活血利水。

【主治】用于治疗脉络膜炎引起的玻璃体混浊。症见眼前黑影浮动，视物昏矇，玻璃体呈尘状、絮状混浊；或有胸闷纳呆，或头重神疲；舌红，苔黄腻，脉滑数。

【加减】若混浊呈絮状者，加浙贝母、苍术；混浊物呈灰白色者，加三棱、莪术、鳖甲；有心烦口苦者，加栀子、车前子；胸闷纳呆者，加白术、怀山药。

【方解】方中柴胡、淡黄芩、山栀子、龙胆、甘草清热化湿，猪苓、茯苓健脾利水；邹老师认为脉络膜富含血脉，炎症时热入营血，血脉失和，处方中毛冬青清热解毒，活血通脉；赤小豆活血利水；汉防己、萹蓄、瞿麦利水化湿；昆布、海藻化湿软坚，针对玻璃体机化改变；淫羊藿性温，入肝肾经，具有益精明目作用，现代药理还提示具有激素作用，邹老师在处方中运用淫羊藿意在阴中求阳，可谓匠心独运。

【注意事项】肝肾亏虚、气血亏虚者忌用。

【现代研究】柴胡有抗惊厥、解热镇痛、镇静、抗炎、保护肝细胞和促进肝脏中脂质代谢、抗病原体、抗结核菌、抗肿瘤、增强免疫作用；山栀子镇痛、抗炎；茵陈有利胆、退热、降血脂、扩张冠脉及促纤溶、降血压、利尿、抗菌、消炎作用；龙胆促进胃液和胃酸分泌，有利胆和保肝、利尿、抗菌作用，龙胆水浸剂在试管内对石膏样毛癣菌星形奴卡菌等皮肤真菌有不同程度的抑制作用，具有镇痛和镇静作用，对肠及子宫平滑肌有解痉作用；猪苓有利尿、免疫增强、抗肿瘤作用；毛冬青在增加冠脉流量的同时增强心收缩力，但不影响心率，有抗菌、镇咳、祛痰作用。

【用方经验】邹菊生教授嘱咐患者用此方时，亦需情志调畅，避免沮丧，高度近视者应避免过度用眼，眼前黑影短期内增加时，应详查眼底，防治视网膜脱离。

## 清肝解郁益阴渗湿汤（庞赞襄经验方）

【组成】银柴胡10g，菊花10g，蝉蜕10g，木贼10g，羌活10g，防风10g，苍术10g，白术10g，女贞子10g，赤芍10g，生地黄10g，甘草3g，菟丝子10g。

【功效】清肝解郁，健脾渗湿。

【主治】由于肝郁脾虚，湿邪阻络，脉络受阻，溢血于外所致的玻璃体积血。症见玻璃体内可见点状、片状、团块状飘浮物，颜色灰暗或发红，视网膜有红色出血，大量出血时看不到眼底。用彻照法检查看不到眼底的红色反光,瞳孔区呈暗黑色。裂隙灯检查可见玻璃体内有棕褐色点状混浊,大量出血时可见红色血块。舌质淡苔薄白,脉弦细。

【加减】大便秘结者,加番泻叶10 g;胃纳欠佳者,加槟榔10 g、莱菔子10 g、山楂10 g;孕妇去赤芍,加当归10 g、白芍10 g。

【方解】柴胡解表,退热,疏肝解郁,升举阳气;荆芥祛风解表,止血;防风祛风解表,胜湿解痉,止泻止血;羌活祛风解表,祛风湿,止痛;夏枯草清肝火,散郁结。生地清热凉血,生津;赤芍清热凉血,活血散瘀;苍术燥湿健脾,祛风湿,解表,明目;菟丝子补肾固精,养肝明目;白术补脾燥湿,利水,止汗;蝉蜕散风热,利咽喉,退目翳,定惊痫;木贼疏风散热,解肌,退翳;菊花疏散风热,明目,清热解毒,平肝阳;枳壳理气宽中,行滞消胀;三七粉止血,散瘀,消肿,定痛;甘草补中益气,泻火解毒,润肺祛痰,缓和药性,缓急定痛。因为玄府郁闭较甚,故加荆芥、夏枯草发散郁结,开启玄府;加三七粉止血散瘀,加枳壳助白术、苍术理气健脾燥湿,共奏清肝解郁,健脾渗湿之效。

【注意事项】阴虚阳亢型忌用。

【现代研究】方中赤芍具有解痉、镇痛、镇静、抗惊厥、抗炎、抗菌、解热、抗溃疡作用;生地黄具有止血、抗炎、镇静、利尿等作用;防风具有解热镇痛、抗菌作用;白术具有利尿、降血糖、抗凝血、扩张血管、抗肿瘤、抗菌等作用;苍术具有抑菌消毒、抗缺氧等作用,所含挥发油有驱风健胃作用;柴胡具有解热镇静、镇痛、抗炎、抗病原体、利胆等作用;菊花具有扩张血管、增加血流量、降低血压、缩短凝血时间、抗炎、镇静等作用;羌活具有解热、抗炎、镇痛、抗心律失常的作用;女贞子具有抗炎、抗癌、抗突变、降血糖、降血脂及抗动脉硬化、提高免疫功能、增强体液免疫功能、对变态反应有抑制作用、强心、扩张冠状血管、扩张外周血管、抗 HpD 光氯化等作用;菟丝子具有保肝、助阳和增强性活力、增加非特异性抵抗力、抗肿瘤、抗病毒、抗炎、抗不育、致泻及抑制中枢神经系统的作用;木贼具有消

炎、止血、利尿、降压、镇静、抗惊厥等作用;蝉蜕具有抗惊厥、镇痛、镇静、抗过敏作用及对红细胞的保护作用;三七能够缩短出血和凝血时间,具有抗血小板聚集及溶栓作用;枳壳具有降低心肌氧耗量和明显的利尿作用、有显著的增加脑血流量的作用及抗变态反应的作用。

【用方经验】本病既为血证,治疗不同于以往见血就止,概用凉血止血之品、寒凉之剂,又不宜用炭类药止血,恐其性燥留邪,积热为害,少用寒凉止血之药,而多用解肝郁、散郁结、清肝热的发散之品。尤其是常重复用夏枯草、木贼、蝉蜕,旨在发散郁结,启闭玄府,清除郁热。玻璃体出血如果长期没有吸收,可以引起纤维增殖、机化,从而牵引视网膜,继发视网膜脱离。出血长期积存于眼内,引起白内障,继发性青光眼。故此,早期积极治疗非常关键。总之,应用清肝解郁、开启玄府之法,多用发散郁结之品,是血证而非用大量治血之药亦能取效。

## 养阴清热明目方（韦玉英经验方）

【组成】熟地黄30 g,生地黄15 g,当归身9 g,熟大黄9 g,羌活6 g,黄芩3 g,木通3 g,防风3 g,玄参6 g,木贼6 g,炙甘草3 g,谷精草15 g。

【功效】滋阴养血,清热祛风,平肝明目。

【主治】各种白内障手术后或其他内眼术后前房出血或玻璃体出血者。

【方解】熟地黄滋阴血,填精髓,阴虚而火升者,非重用熟地黄,不足以降火,阴虚而刚者,以熟地黄之甘足以缓之;生地黄合玄参滋阴清热,凉血止血;大黄破瘀泻火都是主药;木通、黄芩泻心肝之火,以助大黄之力;内眼手术后风邪乘隙而入,用羌活、防风散头面之风邪而止痛;木贼、谷精草祛风清肝,退翳明目;当归身有益血补虚,润燥通便之功,用以扶正。

【加减】若术后出血多,可去熟地黄,重用生地黄,适加牡丹皮、赤芍凉血散瘀。

【现代研究】熟地黄具有增强免疫、抗衰

老、抗甲状腺功能亢进等作用；生地黄具有强心、抑酸、增强免疫、止血等作用；当归具有降血脂、降低血小板聚集、抗血栓形成、增强免疫功能、抗炎、抗菌、镇痛、保肝等作用；熟大黄具有保肝、抗菌、抗病毒、抗炎等作用；羌活具有解热、镇痛、抗炎、抗过敏、抗急性心肌缺血、抗癫痫、抗氧化、抗溃疡等作用；黄芩具有抗炎、抗菌、抗自由基、降压、促凝血等作用；木通具有利尿、抗菌等作用；防风具有解热镇痛、抗炎免疫、抗病原微生物、抑制血小板聚集、抗肿瘤、镇静、抗惊厥等作用；玄参具有抗菌、升高血糖、抗炎、抗氧化等作用；木贼具有扩张血管降低血压、镇痛、降脂、降糖、抗菌、抗氧化等作用；炙甘草有类肾上腺皮质激素样作用；谷精草具有抗菌作用。

## 散血明目方（彭清华经验方）

【组成】生蒲黄 20 g（包煎），白茅根 30 g，益母草 20 g，玄参 20 g，猪苓 20 g，墨旱莲 15 g，汉防己 15 g，泽泻 15 g，木贼 15 g，酒大黄 10 g，地龙 10 g，田三七 3 g。

【功效】活血利水，养阴明目。

【主治】治疗玻璃体积血水血互结证。临床常用于治疗视网膜静脉周围炎、视网膜静脉阻塞、糖尿病视网膜病变、高血压动脉硬化性视网膜病变、眼外伤、内眼手术后等玻璃体积血患者。

【加减】若血分热甚，出血鲜红者，加水牛角、生地黄、金银花、连翘等以清热凉血；若阴虚火旺者，加知母、黄柏、生地黄、女贞子等以滋阴降火。

【方解】玻璃体积血病因复杂，不仅因为瞳神属肾，肝肾同源，若肾阴虚，虚火上炎，灼伤脉络，血溢脉外，注入神膏可致本病。而且肝气郁结，气滞血瘀，脉络阻滞，血运不畅，破脉而出，溢于神膏；或肝郁日久化热，或外邪入里化热，迫血妄行，血溢神膏；或肾水不足，水不涵木，肝阳上亢，血不循经，破脉而溢于神膏；或外伤后损伤脉络，血从破脉而出，溢于神膏等均可导致本病的发生。尽管病因比较复杂，但对于病程较长

的患者，其病理特点主要是水血互结，治疗宜养阴活血利水。

方中蒲黄长于收敛止血，兼有活血行瘀之功，为止血行瘀之良药，有"止血不留瘀"的特点，此外，本品还具有利尿通淋之功，为方中君药。白茅根甘寒入血分，能清血分之热而凉血止血，此外还具有清热利尿、消除水肿之功效；益母草辛散苦泄，主入血分，既能活血化瘀，又能利水消肿，尤宜于水瘀互结之水肿；田三七功善止血，又能祛瘀，有"止血不留瘀，化瘀不伤正"的特点；玄参咸寒入血分，能清热凉血，甘寒质润，能清热生津、滋阴润燥；墨旱莲长于补肝肾之阴，又能凉血止血；酒大黄善上行，具有凉血解毒，逐瘀通经之功；地龙善走窜，长于通行经络，此外本品咸寒走下，能清热利水，上七味合用能加强蒲黄活血行瘀之功，为方中臣药。猪苓甘淡渗泄，利水渗湿；汉防己苦寒降泄，能清热利水；泽泻甘淡，具有利水渗湿之功，此三味共为佐药。木贼性味甘苦，入肺肝二经，除具有明目功效之外，尚兼有止血之功，方中取其引经之效，载药直达睛珠以生捷效，为方中使药。诸药合用共奏活血利水，养阴明目之功。

本方在活血利水的同时，又养阴增液，是遵《审视瑶函》中"物秽当洗，脂膏之釜，不经涤洗，焉能洁净？"之旨。离经之血即是瘀，积血对于正常生理状态下清澈透明的玻璃体而言，即是污秽之物，也当涤洗。也就是说，玻璃体积血就好比洁白的衣服上沾上了污秽，要洗涤干净污秽就必须先用水浸泡一样，本来透明的玻璃体现被积血"沾污"了，那么就要用墨旱莲、玄参等养阴增液之品稀释其血液的同时，再用活血利水之药将其积血"洗去"。因而养阴活血利水法可共同促进玻璃体积血的吸收。

【注意事项】脾胃虚寒者，禁用或慎用。

【现代研究】方中生蒲黄有调节脂代谢、抗动脉粥样性硬化、抗炎、调节免疫、抗微生物等作用；白茅根具有止血、免疫调节、利尿降压、抗炎镇痛、抗肿瘤、降血糖、降血脂、降低羟自由基、抗氧化等作用；益母草有抗炎镇痛、抗氧化、抑菌等作用；玄参

具有抗炎、保肝、抗氧化、抗血小板聚集等作用；猪苓具有利尿、抗癌、抗菌等作用；墨旱莲具有降血脂、抗肿瘤、抗炎、抑菌、抗氧化等作用；汉防己具有抗炎、抗肿瘤、防治多种纤维化疾病等作用；泽泻具有利尿、降血脂、抗炎、抗过敏、免疫调节等作用；木贼具有降压、镇痛镇静、抗血小板聚集和抗血栓、利尿、抗衰老等作用；酒大黄具有调血脂、清除自由基、抑制血管生、增强免疫、抗肿瘤、抗氧化、改善记忆等作用；地龙有抗炎镇痛、治疗哮喘、镇静催眠、抗惊厥、促进创伤愈合、抑制血小板聚集、降脂等作用；田三七有抗血小板聚集、抗溶栓、造血、降血压、镇痛、抗炎、抗衰老、扩张血管等作用。

彭清华等通过临床观察散血明目方治疗玻璃体积血患者37例42只眼，结果治愈9只眼，好转27只眼，未愈6只眼，总有效率为85.71%。彭清华等采用散血明目片治疗玻璃体积血患者76例79只眼，证实该药确能促进玻璃体积血的吸收，改善眼底情况，改善全身血液流变性，降低血液的黏滞性和聚集性，降低血小板的活化功能，减轻血管内皮细胞的受损等，从而全面改善患者血瘀状况，提高玻璃体积血患者的视功能。张琳等观察散血明目片对家兔实验性玻璃体积血的作用，证实散血明目片能明显促进溶血，提高巨噬细胞噬血能力和SOD活性，明显促进玻璃体积血的吸收。魏燕萍等观察散血明目片治疗视网膜静脉阻塞气滞血瘀证的临床疗效，证实散血明目片对视网膜静脉阻塞（尤其是对视网膜分支静脉阻塞）气滞血瘀证有较好治疗作用，推断其机理可能是通过扩张血管，改善视网膜微循环，加速眼底出血、渗出的吸收，从而促进视功能的恢复。彭清华等观察散血明目片对非缺血型视网膜静脉阻塞患者眼底荧光血管造影结果的影响，发现散血明目片联合中西医常规治疗其总有效率较血栓通片联合中西医常规治疗高，但差异无统计学意义，而总显效率差异有统计学意义（$P<0.01$）；视网膜循环时间优于对照组，另外治疗组无灌注区、眼底新生血管和侧枝循环建立的改善程度均优于对照组。吴权龙等观察散血明目片联合激光治疗糖尿病性视网膜病变的疗效，证实散血明目片联合激光组有效率为91.7%，优于单纯激光组的79.7%（$P<0.05$）。散血明目片联合激光组视力提高和不变率为90.3%，优于单纯激光组的76.8%（$P<0.05$）。

第十二章 青光眼

青光眼是以特征性视神经萎缩和视野缺损为主要特征的一组疾病，是临床上的常见病和主要致盲眼病。据统计，中国人群中青光眼的发病率为 0.21%～1.64%，40 岁以上的发病率约为 2.5%。随着中国人口平均寿命的延长，其致盲人数在全体盲人中所占比例逐年增高（现占致盲眼病的第 2 位或第 3 位）。临床上根据房角形态是开角或闭角、病理机制明确或不明确，以及发病年龄三个主要因素，一般将青光眼分为原发性（闭角型青光眼、开角型青光眼）、继发性和先天性三大类。

青光眼治疗的目的是降低眼压和保护视功能。其治疗的方法主要有药物、激光、手术治疗等。一般先用药物治疗降低眼压，若用药后眼压不降，且视功能仍在下降，则当选择手术治疗。但闭角型青光眼一经确诊，就须手术治疗。在视神经保护性治疗方面，采用益气养阴、活血通络等中药及针刺治疗等可取得一定疗效，且中医中药具有一定的优势。

中医学根据青光眼的证候类型、临床特征、预后转归等，分为青风、绿风、黄风、乌风、黑风内障。

## 泻肝解郁汤（庞赞襄经验方）

【组成】桔梗 10 g，茺蔚子 10 g，车前子 10 g，夏枯草 30 g，芦根 30 g，葶苈子 10 g，防风 10 g，黄芩 10 g，香附 10 g，甘草 3 g。

【功效】泻肝解郁，利水通络。

【主治】由于七情过激，思虑过度，肝经郁热，玄府郁闭，水道不利，神水瘀滞，通路闭塞，眼压升高所致。症见发病前自觉眼珠微胀，同侧头额作痛，鼻根发酸，或有恶心感，白昼视物呈蒙雾状，夜晚观灯光有虹视（灯周有如彩虹围绕的现象）等症。急性发作时眼珠剧烈胀痛，头痛如劈，痛连同侧目眶、颊、额，视力急降，严重者视力常为眼前指数或仅存光感。全身常伴有恶心、呕吐、发热、恶寒、便秘或腹泻等症状。

【加减】大便秘结者，加番泻叶 10 g；胃纳欠佳较重者，加吴茱萸 10 g、麦芽 10 g、神曲 10 g、山楂 10 g；心悸失眠者，加远志 10 g、炒枣仁 10 g、柏子仁 10 g。

【方解】桔梗宣肺祛痰，排脓；车前子清热利水通淋，渗湿止泻，清肝明目，祛痰止咳；茺蔚子活血调经，清肝明目；葶苈子泻肺定喘，行水消肿；黄芩清热燥湿，泻火解毒；防风祛风解表，胜湿解痉，止泻止血；银柴胡凉血，退虚热；蝉蜕散风热，利咽喉，退目翳，定惊痫；木贼疏风散热，解肌，退翳；香附疏肝理气，活血调经；夏枯草清肝火，散郁结；芦根清肺胃热，生津止渴；侧柏炭凉血，止血，祛风湿，散肿毒；甘草补中益气，泻火解毒，润肺祛痰，缓和药性，缓急定痛。本方中以桔梗、黄芩解上焦之郁；夏枯草、芦根泻肝解郁，散结疏络；香附、茺蔚子、葶苈子、车前子理气行血利水；防风散风疏络；甘草调和诸药。总之，治疗本病，以肝郁得解，血脉通畅，水道通利，眼压正常，其病可除，配合点眼药控制和降低眼压。

【注意事项】脾胃虚寒者忌用。

【现代研究】方中桔梗具有祛痰、镇咳、镇静、镇痛、解热、抗炎、降低血糖、抑制胃液分泌和抗溃疡等作用；车前子具有利尿、降低血清胆甾醇、促进关节囊滑膜结缔组织增生等作用；香附具有解热镇痛、抗菌、抗炎、降温、降压等作用；黄芩具有解热、降压、利尿、镇静等作用；夏枯草具有降压、抗菌、降血糖、抗病毒等作用；芦根具有轻度抗氧化、轻度雌激素样作用、镇痛、解热、抗癌等作用；防风具有解热镇痛、抗菌作用；泽泻具有利尿、降血脂、保肝、轻度降压作用；茺蔚子具有降压作用；葶苈子具有强心、利尿的作用。

【用方经验】庞赞襄教授在治疗本病时，常以泻肝解郁、利水通络之法，以泻肝解郁汤加泽泻利水渗湿，加槟榔、荆芥、枳壳健脾和胃，散风疏络。一般急性闭角型青光眼，大多数采用手术治疗。青光眼急性发作，眼压较高者，配合点眼药、针刺疗法控制和降低眼压。应用中药可以起到清肝解郁，启闭玄府，利水通络，散结通利，防止视功能受损的作用，尤其是对于术后眼压仍然较高者

眼科国医圣手时方

更为适宜。对于一些不能手术的患者，应用中药、点眼药液及针刺治疗，旨在进一步提高视力，扩大视野，挽救视功能，为患者解除痛苦。有全身症状时，临时主攻全身症状，兼顾眼部，全身症状改善后，则偏重眼部情况。应用泻肝解郁汤收效较多。青光眼患者眼压比较稳定以后，或有肾阴虚症状者应用益阴肾气汤，或肾阴肾阳俱虚，或气虚者，应用石斛夜光丸或明目地黄丸等。

另外，经过医院详细检查与诊断，凡属于手术适应证者可以考虑手术，术前及术后可用中药及点眼液治疗，以控制和降低眼压。

## 回光汤（张怀安经验方）

【组成】羚羊角 1 g（可用山羊角 15 g 代替），玄参 15 g，知母 10 g，龙胆 10 g，荆芥 10 g，防风 10 g，法半夏 10 g，僵蚕 6 g，菊花 10 g，细辛 3 g，川芎 5 g，茯苓 20 g，车前子 20 g（包煎）。

【功效】疏肝清热，利湿化痰。

【主治】各种类型青光眼及青光眼术后证属肝经风热，痰热上扰者。头目剧痛，痛连目眶、鼻、颊、额、颞，白睛混赤，黑睛混浊，瞳神散大而呈淡绿色，眼珠胀硬，视力下降，恶心呕吐；舌红，苔薄黄，脉弦数有力。

【加减】若风甚头痛者，加羌活 10 g，以增祛风之力；肝阳上亢者，加石决明 15 g（包煎），以平肝潜阳；气滞者，加槟榔 10 g，以行气；热结便秘者，加酒炒大黄 10 g（后下），或玄明粉 10 g（后下），以通腑泻热；年老体弱便秘者，顿服蜂蜜以润肠通便。

【方解】方中羚羊角味咸，性寒，质重，入肝经，善清泻肝火而明目，故用以为君。龙胆苦寒沉降，泻肝胆实火，并清热燥湿；僵蚕祛肝经风热，善治肝经风热上攻之头痛，目赤肿痛；玄参、知母苦寒，清泻郁滞之火；菊花入肝经，清肝明目，以上五味共为臣药。半夏、茯苓、车前子利湿化痰，共为佐药。荆芥、防风疏散风邪；川芎上行头目，既入血分，又能祛一切风，功能祛风活血止痛，为治头痛要药，故东垣言"头痛须用川芎"；

细辛辛温，疏散风邪，升阳化滞，寓"结者散之"之意，诸辛散之药又能载药上行头目，直达病所为使药。诸药合用，热、风、痰三者并治，热清风息则痰自降，兼能开郁结，利神水，切中病机。

【注意事项】不适用脾胃虚弱证。忌烟、酒及辛辣食物。

【现代研究】方中羚羊角含角质蛋白，其水解后可得 18 种氨基酸、多肽物质、维生素 A 和多种微量元素，有镇痛作用，并能增强耐缺氧能力；山羊角性味咸寒，归肝经，能平肝、镇惊，常用于肝阳上亢之头目眩晕、肝火上炎之目赤肿痛，其功用似羚羊角；玄参有抗炎、镇痛、抗惊厥作用；知母抗菌、抗真菌、抗辐射、降血糖，并能延缓肝脏对皮质醇的代谢；龙胆或龙胆苦苷能促进胃液和胃酸分泌，使游离盐酸增加，食欲增进，并能显著增加胆汁流量，有明显的利尿、抗菌、镇痛和镇静作用；荆芥有抗菌和抗炎、解热镇痛、止血等作用；防风有解热、抗炎、镇静、镇痛、抗惊厥、抗过敏作用；半夏能镇咳、镇吐，对毛果芸香碱引起的唾液分泌有显著的抑制作用；僵蚕含蛋白质，脂肪、多种氨基酸及铁、锌、铜、锰、铬等微量元素，有止咳化痰、镇静、止痉、消肿散结止遗尿等作用；菊花有降压、解热、抗炎、镇静作用，能明显地扩张冠脉及增加冠脉流量；细辛有镇静、镇痛、解热、抗炎、提高机体的代谢功能及局麻作用；川芎有镇静、降压、抗菌、扩张血管、降低血管阻力、增加血流量、改善微循环的作用；茯苓具有利尿、镇静、抗肿瘤、降低血糖、增加心肌收缩能力、增强免疫功能等作用；车前子有显著利尿降眼压作用，还能祛痰。

【用方经验】张怀安先生常将本方用于治疗各种类型青光眼及青光眼术后证属肝经风热，痰热上扰者。若白睛混赤甚者，加赤芍 10 g，牛膝 10 g，以凉血散瘀；若恶心呕吐甚者，加竹茹 10 g，以和胃降逆；溲赤短少，加猪苓 10 g，木通 10 g，以清利小便；口苦胁痛，加栀子 10 g，以清泻肝胆。

## 陈氏金水丸（陈达夫经验方）

【组成】净茨菇粉480 g，玄参120 g，白及120 g，百草霜120 g，升麻30 g。研为细末，茨菇汁或水为丸，如梧子大，每服6 g，冷开水送下。

【功效】养阴清热。

【主治】高风雀目日久失治所致瞳神发黄的黄风内障以及圆翳内障等眼病。症见青风、黑风、绿风发展恶化而成的瞳神散大难收，不睹三光，眼珠变硬，视瞳内为灰黄色，或瞳神结处内障，色白如银，盲无所睹，口干咽燥，舌红，脉弦。临床多用于绝对期青光眼以及老年性白内障等眼病。

【加减】若为黄风内障则另用山药12 g，白术3 g，煎汤晾冷，送服。

【方解】本方所治白内障为少阴里虚，精气不收，真元不足，以致瞳神后的肺脏精膏，分泌出金性本质，色白如银，结聚在瞳神之中，成为内障，使目无睹，而黄风内障则为高风雀目日久失治，则风木走窜，顺克脾土，土不胜侮，即现出中央戊己的黄色，金无土生，也分化出金性本质，与黄色混合，结为金黄色的黄内障，而附于瞳神，犹如白内障的情形，所以仍按白内障的治法，均用抑母宁子之法，而黄风内障略用脾药来引经。茨菇作粉食，明耳目，消黄疸；玄参补肾气，明目，为肾病主药，散无根浮游之火；白及补肺逐瘀生新；百草霜消化积滞；升麻升阳散毒。诸药共用以养阴清热。

【注意事项】阳虚、脾胃虚寒者忌用，如未收效，建议手术治疗。

【现代研究】方中茨菇主要成分为淀粉、蛋白质和多种维生素，富含铁、锌、硼等多种活性物所需的微量元素，预防贫血和水肿等；玄参具有强心、大剂量降血压、抗菌等作用；白及具有止血、保护胃黏膜、抗菌、抗癌及防癌等作用；百草霜具有止血、止泻等作用；升麻具有降压、抗菌、镇静、抗惊厥、解热降温、解痉等作用。

【用方经验】陈达夫教授将本方用于圆翳内障、高风雀目日久失治所致瞳神发黄的黄风内障等眼病。在临床运用当中，宜先予以驻景丸治疗肝肾不足之圆翳内障或高风雀目，如日久失治，则可用此方加山药、白术引药入脾经。

## 陈氏息风丸（陈达夫经验方）

【组成】赤芍30 g，紫草30 g，菊花30 g，僵蚕30，玄参30 g，川芎21 g，桔梗15 g，细辛15 g，牛黄1.5 g，麝香0.3 g，羚羊角12 g。研为细末，水为丸，日服7丸，白开水下。

【功效】息风开窍。

【主治】绿风内障、青风内障、黑风内障伴头痛者，另可治疗雷头风及辘轳转关。症见眼前常见绿花，或时又发现红白色，继则头眩，或者瞳神散大，额角痛牵瞳神，及鼻隔，昏盲且瞳神变绿，或见头眩晕，顶巅偶痛，眼前常见青花，日久不治后瞳变青色，混浊将失明；或见头痛如锥，突见黑花或乌红色花，久则瞳神昏黑或乌红色；或见头痛如劈，内起雷声或风声，瞳神大小不定，突然昏盲急症；或见眼珠旋转不定，不能自止；舌红，苔黄腻，脉弦滑。临床多用于治疗急性闭角型青光眼、慢性开角型青光眼、闭角型青光眼慢性期等均伴头痛者、颞浅动脉炎以及眼球震颤。

【加减】黑风内障、雷头风及辘轳转关用独活煎汤送下为引经药，辘轳转关另须加用金箔为衣以重镇安神。

【方解】绿风内障，陈达夫教授认为其起于足少阳胆经，无论是虚是实，都是瞳神前面的胆汁精膏在发生病变，所以常常能看见绿色花飞，或者瞳神散大。至于时或又见红花或白花者，是因胆病连肝，肝风上冲而扰及心肺两脏的关系。有风故头作眩晕；胆病，故少阳经的额角痛牵瞳神，株连鼻隔，病属于实，属于里。而青风内障之症为肝风为害，以致袭伤瞳神，使瞳神变成青色，病属于里。因为东方生风，风生木，木生酸，酸生肝，风为木母，木本青色，肝和则风和而宁静，不和则风暴而善行，风动则头中的清阳被扰，故作眩晕，肝伤而本脏的真色外现，故眼中常见青色。黑风内障为肾受风邪，风热上攻的关系，是属足少阴的里实病形，故均予以

眼科国医圣手时方

息风开窍。雷头风之症，为足厥阴肝经的里热实证。因厥阴肝经早有痰火风热潜伏而没有发作，自己不知觉，一旦风热上攻，痰多热涌，所以头痛如劈，内起雷声或风声。至于瞳神大小不定，突然瞻视昏盲，也是因为风热太过，扰及风水二轮的关系。辘轳转动之症，是属足厥阴里实，肝风妄动，致使眼珠系络，被风牵引，旋转拘挛，所以眼珠旋转不定，不能自止，须祛风化痰。赤芍通血脉，散恶血；紫草入肝、肾、心包络三经，凉血解毒；菊花主治诸风、头眩、肿痛；僵蚕祛风化痰；玄参治热风头痛，散无根浮游之火；川芎治头脑痛，搜肝风，补肝血，润肝燥，益肝虚；桔梗清利头目；细辛散寒开窍，主治少阴头痛，诸风通用之；牛黄安魂祛风定魄，麝香通行十二经，开关利窍；羚羊角散邪祛风，共用以息风开窍。

【注意事项】忌辛燥，治疗需及时，虚证忌用。

【现代研究】方中赤芍具有抗血小板聚集、降血脂、抗动脉硬化、保肝、清除氧自由基等作用；紫草具有抗病原微生物、抗炎、抗肿瘤、避孕、降血糖等作用；菊花具有抗病毒、抗衰老、抗炎、抗肿瘤等作用；僵蚕具有抗凝、抗癌、抗惊厥、催眠、降血糖等作用；玄参具有强心、大剂量降血压、抗菌等作用；川芎具有抗放射、治疗维生素 E 缺乏症、促进骨折愈合和血肿的吸收、提高免疫力以及抗癌作用；桔梗具有祛痰、镇咳、抗炎作用；细辛具有镇静、镇痛、解热、抗炎、免疫抑制、抗变态反应、平喘、祛痰、抗菌、抗病毒等作用；牛黄具有镇静、抗惊厥、解热、抗炎、镇咳祛痰、强心、降压、保肝利胆、促进红细胞生成等作用；麝香具有兴奋中枢神经和苏醒作用，还有强心、抗炎、兴奋子宫、增强免疫、抗肿瘤、抗蛇毒等作用；羚羊角具有抑制中枢神经系统、解热、降压、抗菌、增加缺氧耐受力以及镇痛等作用。

【用方经验】本方所致皆为急症，伴明显头痛或眼球震颤，如为肝肾阴虚证以及未渐见黑花或乌红花者，则服驻景丸加减方，独活煎汤下。

## 平肝健脾利湿方（陆南山经验方）

【组成】生石决明15 g，茯苓12 g，猪苓6 g，泽泻9 g，白术6 g，苍术6 g，杭菊花9 g，陈皮3 g，楮实子9 g，桂枝3 g。

【功效】平肝，健脾利湿。

【主治】主治脾虚水湿上泛于眼内，眼压升高。症见眼胀头痛，视物模糊或视野缩小，甚则视力丧失。高眼压及早期原发性开角型青光眼患者久服此方，有明显的降眼压作用，效果较为持久。

【加减】若患者有明显头痛，可加雷公藤、玄参、龙骨、钩藤等以平肝潜阳；若患者有失眠、心悸，可加人参、黄芪、山药之类以补脾益气以及当归、丹参、熟地黄、川芎之类以养血活血；若患者有便秘，可加知母、阿胶、白芍、大黄等以滋阴降火。

【方解】本方系由五苓散加味组成，方用茯苓、猪苓淡渗利水为君药；白术、苍术健脾燥湿，泽泻利水渗湿，桂枝辛温通阳，共为臣药；陈皮、苍术行气燥湿，楮实子、菊花、生石决明清肝明目、平息肝阳，共为佐药。

【注意事项】对晚期青光眼效果不明显。

【现代研究】方中茯苓所含茯苓酸具有增强免疫力、抗肿瘤以及镇静、降血糖等作用，茯苓还有松弛消化道平滑肌、抑制胃酸分泌、防止肝细胞坏死、抗菌等；猪苓具有利尿作用，可能是通过抑制了肾小管重吸收功能的结果，还有增强免疫、抗肿瘤、肝脏保护、抗辐射作用；苍术具有调整胃肠运动功能、抗消化道溃疡、抑制胃酸分泌、增强胃黏膜保护、抗缺氧、中枢抑制、抗肿瘤、促进骨骼钙化及对心血管系统的影响等作用；泽泻具有明显的降血脂和利尿作用，可调节免疫，减少心输出量和心率以及左心室压力，但可增加冠脉流量，另外，动物实验表明泽泻会对肝脏和肾脏造成损害；石决明有清热、镇静、降血压、拟交感神经、抗感染作用，另外动物实验还表明其具有抗凝、免疫抑制作用；桂枝具有对中枢神经系统的镇静镇痛解热作用，还能够抗菌、抗病毒、利尿、增加冠状动脉血流量、减少心脏负担，另外对免疫系统有显著的抗炎作用。

【用方经验】现代医学一般认为，青光眼眼内压持续升高，系眼内房水循环障碍，无法及时排出所致。为此，陆南山教授根据中医"水湿溢于皮肤则肿胀、并于大肠则泄泻，水停心下则呕逆，水寒射肺则喘咳"之说，结合西医理论，推论本病为体内水湿上泛于眼内，故其治疗原则取健脾利湿为主，平肝为辅，收到满意的疗效。本方亦可用于中心性视网膜炎、黄斑部渗出水肿等病症。

# 舒肝明目汤（张怀安经验方）

【组成】柴胡10 g，当归10 g，白芍10 g，白术10 g，茯苓10 g，决明子10 g，桑椹10 g，女贞子10 g，首乌藤10 g，桑寄生10 g，甘草5 g。

【功效】疏肝解郁，养血明目。

【主治】原发性青光眼之肝郁气滞证。亦可用于肝郁气滞证之圆翳内障、视瞻昏渺、云雾移睛、血灌瞳神、暴盲、青盲等眼病。症见在情绪波动后出现头目胀痛或有虹视，情志不舒，胸胁满闷，食少神疲，心烦口苦；舌质红，苔薄白或黄，脉弦而虚。

【加减】肝郁血热者，加牡丹皮10 g，栀子10 g，以疏肝清热；头目胀痛者，加菊花10 g，蔓荆子10 g，石决明10 g（先煎），以清头目止痛；郁久化火者，加夏枯草10 g，钩藤10 g（后下），以增清热平肝息风之力；若肝郁而阴血亏虚较甚者，加熟地黄15 g，以滋阴养血。

【方解】本方是由逍遥散衍化而来。方中柴胡疏肝解郁，使肝气条达为君药。当归甘辛苦温，养血和血；白芍养血柔肝，调和气血；当归、白芍、柴胡同用，补肝体而助肝用，使血和则肝和，血充则肝柔，共为臣药。白术、甘草和中健脾；茯苓清热利湿，助甘草、白术以健脾，配首乌藤令心气安宁为臣药。决明子清肝明目；桑椹、女贞子、桑寄生补益肝肾，滋养肾精；共为佐药。甘草尚能调和诸药，兼为使药。诸药合用，补而不滞，滋腻而不生湿。本方熔疏肝、健脾、益肾为一炉，以疏肝解郁、舒畅气机为先，健脾渗湿、补益脾土为本，滋养肝脾、益精明目为根，共奏疏肝解郁明目，利湿健脾，补益肝肾之功。本方治法周全，组方严谨，故为舒肝明目之名方。

【注意事项】虚寒证慎用；忌气恼辛辣。

【现代研究】方中柴胡有解热、镇痛、抗炎、增强机体免疫功能、抗菌、抗病毒等作用；当归有抗血小板聚集、抗血栓形成、促进血红蛋白及红细胞的生成、扩张血管、降低血脂、增强非特异性免疫功能、镇痛、镇静、抗炎、抗缺氧、抗菌等作用；白芍有镇静、镇痛、解热、抗炎、增强免疫功能、抗菌、抗病毒等作用；白术有利尿、降压、降血糖、抗凝血、增强免疫功能、抗菌等作用；茯苓有利尿、增强免疫功能、镇静、抗菌、护肝等作用；决明子有抗菌、抗真菌、降压、降血脂、抗血小板聚集的作用；桑椹有改善血液供应、防止人体动脉硬化、增强免疫功能、促进新陈代谢、延缓衰老等作用；女贞子可增强非特异性免疫功能，对异常的免疫功能具有双向调节作用，并具有一定抗衰老作用；首乌藤对动脉粥样硬化有一定防治作用，并能促进免疫功能；桑寄生有降压、利尿、扩张血管、抗惊厥、抗病毒、抗血栓等作用；甘草能促进皮质激素的合成，调节机体免疫功能，能抗菌、抗病毒、抗炎、抗变态反应、镇咳、祛痰、抑制胃液、胃酸分泌、降血脂、抗动脉粥样硬化等，并有一定的解毒能力。

【用方经验】舒肝明目汤为张怀安治疗瞳神疾病的常用经验方之一，张怀安先生认为情志内伤常可导致的眼部病症，内、外障皆有，但一般以内障为多。故治疗以疏肝解郁，养血明目为主。张怀安除将本方用于原发性青光眼之肝郁气滞证外，亦常采用本方加减治疗肝郁气滞之葡萄膜炎、中心性浆液性脉络膜视网膜病变、中心性渗出性视网膜脉络膜病变、视神经炎、视神经萎缩、癔病性黑矇、老视、炎性假瘤等内外眼病。临证治疗青光眼，常加香附10 g，行气助解气郁；加川芎5 g，活血祛瘀以理血郁；加半夏10 g，竹茹10 g，利水渗湿以治痰郁；若头眼时有胀痛，视力下降，加牡丹皮10 g，菊花10 g，石决明15 g（先煎），以清肝明目止痛；郁久化热者，加知母10 g，黄柏10 g，以滋阴降火；陈旧病变夹杂新出血者，加三七粉3 g（冲服），茜草10 g，以化瘀止血；视盘充血明显或视网膜静脉迂曲粗大者，加牡丹皮10 g，栀子10 g，以清热凉血散瘀。用于治疗肝郁气滞之视神经萎缩，常加川芎5 g，青皮10 g，红花5 g，石菖蒲10 g，以行气化瘀开窍；有热象者，加牡丹皮10 g，炒栀子10 g，菊花10 g，以清肝热；兼阴虚者，加桑椹10 g，女贞子10 g，生地黄15 g，以滋阴。治疗炎性假瘤痰湿互结者，用本方合清气化痰丸，加郁金10 g，川芎5 g，桃仁10 g，以行气活血化瘀；加牡蛎10 g（先煎），浮海石10 g（先煎），以软坚化痰散结。治疗血虚肝郁之老视，常加枸杞子10 g，生地黄10 g，香附10 g，以增其养血和解郁之效。肝肾不足者，加枸杞子10 g，熟地黄15 g，墨旱莲10 g，以滋阴补肾，益精明目；失眠多梦者，加酸枣仁10 g，柏子仁10 g，以养血安神；眼病后期，脉络瘀滞者，加丹参10 g，三七粉3 g（冲服），以活血化瘀。

## 平肝潜阳汤（张怀安经验方）

【组成】石决明20 g（先煎），磁石20 g（先煎），珍珠母20 g（先煎），天麻10 g，钩藤10 g（后下），熟地黄30 g，枸杞子10 g，菊花10 g，山茱萸10 g，泽泻10 g。

【功效】平肝潜阳。

【主治】原发性青光眼之肝阳上亢证，亦可用于肝阳上亢之视瞻昏渺、圆翳内障、云雾移睛、暴盲、青盲、五风内障等眼病。症见眩晕耳鸣，头痛且胀，急躁易怒，失眠多梦，健忘心悸，腰膝酸软，肢体震颤，口苦咽干，瞳神气色不清或散大；舌质红绛，苔薄黄，脉弦细数或弦数。

【加减】若见五心烦热，加知母10 g，黄柏10 g，以降虚火；心神不宁，烦躁失眠者，加酸枣仁10 g，首乌藤10 g，合欢皮10 g，以解郁安神。

【方解】方中石决明、磁石、珍珠母平肝潜阳为君药；天麻、钩藤、菊花平肝清热熄风为臣药；熟地黄、枸杞子补肾明目，山茱萸补益肝肾，收敛固脱为佐药；泽泻利水渗湿泄热，入肾经为使药。全方重用潜镇诸药，配伍滋阴、疏肝明目之品，共成标本兼治，而以治本为主的良方。

【注意事项】不适用于气虚血瘀证。

【现代研究】方中石决明有清热、镇静、降压、抗感染、抗凝、护肝、免疫抑制作用；磁石具有抑制中枢神经系统、镇惊、抗惊厥作用；珍珠母具有护肝、抗过敏、治胃溃疡等作用；天麻有降低外周血管、脑血管和冠状血管阻力、降压、减慢心率及镇静抗炎作用；钩藤有降压、镇静、解痉、抑制血小板聚集及抗血栓、降血脂等作用；菊花有抗菌、抗病毒、降压、缩短凝血时间、解热、镇静作用，同时能抑制毛细血管通透性而有抗炎作用；熟地黄有降压、降血糖、利尿、改善肾功能、抗真菌等作用；枸杞子有增强免疫功能、促进造血功能、降血糖、降压、降血脂、护肝及抗脂肪肝、抗衰老、抗突变、抗肿瘤等作用；山茱萸有抗炎、抗菌、抗应激、抗氧化、降血脂等作用；泽泻有利尿、降血脂、降血糖、降压、抗脂肪肝、降低细胞免疫功能反应、抗炎、抗菌等作用。

【用方经验】张怀安先生除将本方用于原发性青光眼之肝阳上亢证外，亦常用本方加减治疗肝阳上亢之老年黄斑变性、老年性白内障、玻璃体混浊、视网膜动脉阻塞、视网膜静脉阻塞、高血压视网膜病变、缺血性视神经病变等眼病。眼底出血色鲜艳者，加白茅根10 g，荆芥炭10 g（包煎），侧柏叶10 g，以凉血止血；眼底出血色紫暗者，加生蒲黄10 g（包煎），茜草10 g，丹参10 g，生三七粉3 g（冲服），以化瘀止血；视网膜水肿者，加泽兰10 g，牛膝10 g，以活血利水。

## 化肝祛瘀汤（张怀安经验方）

【组成】生地黄15 g，赤芍10 g，当归10 g，川芎5 g，桃仁10 g，红花5 g，苏木10 g，羌活10 g，栀子10 g，滑石10 g（包煎），桔梗10 g，枳壳10 g，大黄10 g（后

下），甘草5 g。

【功效】活血祛瘀。

【主治】原发性青光眼之气血瘀滞证。亦可用于气血瘀滞之视瞻昏渺、云雾移睛、瞳神散大或缩小、青盲、暴盲、高风雀目等眼病。症见面色紫暗，头痛时作时止，或痛如针刺，或剧痛如裂，或走路震痛，胸闷心烦，妇女痛经或闭经；舌质紫暗，或有瘀斑、瘀点，苔薄黄或薄白，脉弦细或涩。

【加减】若见眼胀眼压高者，加牛膝10 g，泽兰10 g，车前子10 g（包煎），以活血利水明目；头晕眼胀者，加僵蚕6 g，山羊角15 g（先煎），石决明10 g（先煎），以平肝息风；大便通畅者，去大黄。

【方解】本方即桃红四物汤加苏木、羌活、栀子、滑石、桔梗、枳壳、大黄、甘草而成。方中当归补血调经，止痛化肝经之瘀为君。生地黄、赤芍、川芎、枳壳、大黄、桃仁、红花、苏木活血祛瘀，行气通窍，助当归疏通经络，祛瘀止痛为臣。羌活祛风止痛，栀子、滑石清热除烦、利尿行湿为佐。桔梗能宣肺祛痰、载药上行，甘草调和诸药为使。合而用之，使瘀化血活气行，则诸证可愈，为治神水瘀滞、眼内瘀血证之良方。

【注意事项】不适用于脾胃虚弱证。孕妇忌用。

【现代研究】方中当归有抗血小板聚集、抗血栓形成、促进血红蛋白及红细胞的生成、扩张血管、降低血脂、增强非特异性和特异性免疫功能、镇痛、镇静、抗炎、抗缺氧、体外抗菌等作用；生地黄有降压、镇静、抗炎、抗过敏、止血、利尿等作用；赤芍有抗凝、抗炎、增强免疫功能、解热、解痉、镇痛、镇静、抗菌、抗病毒等作用；川芎有降压、抗血栓形成、镇静、抗菌、抗病毒、抗组胺和利胆等作用；枳壳有显著的增加脑血流量、促进消化液分泌、利胆、利尿作用；大黄具有泻下、抗菌、止血、活血、降血脂、解热、抗炎等作用，大黄蒽醌衍生物对机体免疫功能呈现明显抑制作用；桃仁有抗凝及抑制血栓形成、润肠缓泻、抗炎、抗过敏、镇痛等作用，对体外纤维母细胞增生亦有抑制作用，可用于青光眼术后减少瘢痕形成；

红花有保护和改善心肌缺血、抗血栓形成、降压、降血脂、镇痛、镇静、抗惊厥和免疫抑制作用；苏木有促进微循环、镇静、催眠、消炎、抗癌等作用；羌活有显著的解热、镇痛、抗炎、抗过敏、抗菌等作用；栀子有利胆、抗菌、抗炎、镇静、降压、防治动脉粥样硬化等作用；滑石保护胃肠黏膜而发挥镇吐、止泻、抗菌作用，并可阻止毒物在胃肠道的吸收；桔梗有镇咳、抗炎、增强免疫、镇静、镇痛、解热、降血糖、降胆固醇等作用；甘草能促进皮质激素的合成、调节机体免疫功能、有抗菌、抗病毒、抗炎、抗变态反应、镇咳、祛痰、抑制胃液与胃酸分泌、降血脂、抗动脉粥样硬化等作用，并有一定的解毒能力。

【用方经验】张怀安先生除将本方用于原发性青光眼之气血瘀滞证外，还常用本方加减治疗气血瘀滞之老年黄斑变性、玻璃体混浊、视网膜动脉阻塞、视网膜静脉阻塞、缺血性视神经病变、视网色素变性等眼病。眼底出血色鲜艳者，去川芎、桃仁、红花、苏木，加炒蒲黄6 g（包煎），荆芥炭10 g（包煎），以凉血止血；眼底出血色紫暗者，加生蒲黄10 g（包煎），丹参10 g，生三七粉3 g（冲服），以化瘀止血；视网膜水肿者，加泽兰10 g，牛膝10 g，以活血利水。

---

## 青光眼三方（韦文贵经验方）

【组成】石决明24 g，白蒺藜10 g，决明子15 g，防风6 g，羌活6 g，蝉蜕6 g，密蒙花6 g，白术10 g，白芷6 g，细辛3 g，生地黄20 g。

【功效】平肝清肝，祛风止痛，滋阴明目。

【主治】开角型青光眼，证见阴虚肝旺，兼感风邪之偏头痛，眉棱骨痛，眼胀，口干烦，头晕耳鸣，时轻时重，眼压在 25～35 mmHg。

【方解】方中石决明、白蒺藜、决明子平肝、清肝而明目，根据韦老医生的经验，同时有降眼压的作用，是本方主药；防风、羌活、白芷、细辛祛风邪而止痛，是辅助药。

密蒙花、蝉蜕疏风清热，兼有退翳明目之效。本方风药较多，易伤阴生燥，故用生地黄滋阴润燥明目；白术健脾燥湿而扶正气。

【现代研究】石决明有抑菌、保肝、抗凝等作用；白蒺藜有降低血压、强心、利尿、降血糖等作用；决明子具有降压、降脂、抗病原体、免疫调节、保肝、抗癌等作用；防风具有解热镇痛、抗炎免疫、抗病原微生物、抑制血小板聚集、抗肿瘤、镇静、抗惊厥等作用；羌活具有解热、镇痛、抗炎、抗过敏、抗急性心肌缺血、抗癫痫、抗氧化、抗溃疡等作用；蝉蜕具有抗惊厥、镇静、解热、镇痛、免疫抑制与抗过敏等作用；白术具有利尿、抗癌、调节免疫、抑菌、保肝利胆等作用；白芷具有解热、抗炎、抗白内障、镇痛、抗氧化、改善循环等作用；细辛具有镇静、镇痛、解热、抗炎、抗神经传导阻滞、抗过敏、抗氧化等作用；生地黄具有强心、抑酸、增强免疫、止血等作用。

【用方经验】韦老认为青光眼发病，与邪和正两方面因素有关。外邪以风、火、痰、湿为主，正气不足以肝肾阴虚或脾虚气弱为主。虚证多由肝肾不足，阴虚火旺所致，症见偏头痛或眉棱骨痛，眼胀，瞳神散大，目晕，视物稍模糊；口干神烦，头晕耳鸣，时轻时重，时发时止；脉细数或弦细，舌红苔微黄或白腻。治宜平肝清肝，滋阴明目，祛风止痛，方用"青光眼三方"。标本兼顾，是韦老医生治疗开角型青光眼之主方。

## 风热头痛方（韦文贵经验方）

【组成】蔓荆子10 g，木瓜3 g，荆芥5 g，防风5 g，紫苏叶5 g（后下），蝉蜕3 g，川芎3 g，藁本6 g，白芷6 g，桑叶10 g，细辛3 g，升麻1 g，钩藤12 g。

【功效】祛风止痛，活血破瘀，舒筋活络。

【主治】闭角型青光眼急性发作或开角型青光眼闭角型亚急性发作，兼见风热表证者；亦可治感受风热，络脉瘀滞之眼胀、眼眶及眉棱骨痛、头顶痛者，以及风热重兼有瘀滞之巩膜炎、角膜炎、眼底出血等。

【方解】急性闭角型青光眼急性发作或开角型青光眼，其病因病机，多由风邪闭塞腠理，内火郁结而上攻。"火郁发之"，疏风解表使腠理开，郁火泄，病情得以缓解。复加清肝泻热药表里同治，其效益著。如不注意疏风，全用大剂苦寒直折，则火邪被抑，内郁更盛，《罗氏会约医镜·论眼目》云："火邪既客于目，从内出外，若外用寒凉以阻之，则火内郁，不得散矣。"韦老治眼病的用药法则，多从古代结合其本人临床实践锤炼而得，确有独到之处。方中蔓荆子、荆芥、防风、藁本、白芷、细辛祛风止痛为主药；蝉蜕、钩藤、木瓜，平肝息风，舒筋活络而止痛为辅助药；川芎活血破瘀止痛；桑叶散风热，清肝明目；升麻提升阳气而解表，兼治风火头痛；紫苏叶解表散寒。

【现代研究】蔓荆子具有抗菌、抗炎、降血压、解热镇痛、抗凝等作用；木瓜具有抗菌、保肝、抗肿瘤等作用；防风具有解热、镇痛、抗炎免疫、抗病原微生物、抑制血小板聚集、抗肿瘤、镇静及抗惊厥等作用；荆芥具有解热、降温、镇静、镇痛、抗炎、止血、祛痰平喘、免疫调节、抗氧化等作用；紫苏叶具有镇静、解热、抑制神经兴奋、止咳祛痰平喘、止血、抗凝血、升高血糖等作用；蝉蜕具有抗惊厥、镇静、解热、镇痛、免疫抑制与抗过敏等作用；川芎具有改善外周血液循环、抗血栓形成、降血脂、镇静镇痛、解除平滑肌痉挛等作用；藁本具有抗炎、抑制平滑肌、抗菌、利胆、抗溃疡、平喘、抑制皮肤色素增加等作用；白芷具有解热、抗炎、抗白内障、镇痛、抗氧化、改善循环等作用；桑叶具有降血糖、降血脂、抗菌、抗炎、抗氧化、抗肿瘤、抗应激、降压等作用；细辛具有镇静、镇痛、解热、抗炎、神经传导阻滞、抗过敏、抗氧化等作用；升麻具有解热镇痛、镇静、抗惊厥、抗炎、降血脂、抗变态反应等作用；钩藤具有镇静、降压、抑制血小板聚集、抗血栓形成、平喘等作用。

【用方经验】韦老认为青光眼发病，与邪和正两方面因素有关。外邪以风、火、痰、湿为主。暴怒伤肝，肝胆风火上扰；或肝经有热，风邪外侵，风热相助，上扰清窍，阻遏清阳，脉络受阻，瞳神失养，房水瘀滞，眼压增高，瞳神散大，目晕。如热邪偏盛者，可选用"风热头痛方"。大便干结加大黄、芒硝；恶心呕吐者加半夏、淡豆豉、厚朴、竹茹。

## 湿热头痛方（韦文贵经验方）

【组成】淡豆豉10g，防风5g，浙贝母5g，荆芥3g，杏仁9g，金沸草6g，茯苓10g，桑叶10g，玄参6g，甘草3g，地栗5个。

【功效】祛风清热，润肺化痰。

【主治】外感风邪，内有湿热之开角型青光眼、角膜炎、急性结膜炎。韦老医生常用本方治疗上述眼病兼有痰湿内阻，久而生热，湿热上冲之头痛。

【方解】荆芥、桑叶、防风、淡豆豉发表散寒，祛风止痛；贝母、杏仁、金沸草润肺泄热，化痰行气；玄参滋阴润燥；茯苓、地栗补脾清热化痰；甘草和中。

【现代研究】防风具有解热、镇痛、抗炎免疫、抗病原微生物、抑制血小板聚集、抗肿瘤、镇静及抗惊厥等作用；浙贝母具有镇咳等作用；荆芥具有解热、降温、镇静、镇痛、抗炎、止血、祛痰平喘、免疫调节、抗氧化等作用；杏仁具有镇咳平喘、增强机体免疫、抗肿瘤、降血糖等作用；茯苓具有抑瘤、增强免疫、抗变态反应、抗炎、利尿、镇静、保肝、抑菌、清除自由基等作用；桑叶具有降血糖、降血脂、抗菌、抗炎、抗氧化、抗肿瘤、抗应激、降压等作用；玄参具有抗菌、升高血糖、抗炎、抗氧化等作用；甘草有类肾上腺皮质激素样作用。

## 治暑湿头痛方（韦文贵经验方）

【组成】藿香9g，木贼6g，省头草9g，块滑石9g，白蒺藜9g，炒陈皮5g，黄芩5g，白菊5g，生熟薏苡仁各12g。

【功效】芳香化浊，健脾利湿，平肝止痛。

【主治】暑温湿困所致头痛眼痛为主症的开角型青光眼、球后视神经炎、中心性浆液性视网膜脉络膜病变等。

【方解】湿热内困，气机不畅，邪浊阻窍而身重头沉者，可用芳香化浊、祛风利湿法，方用暑湿头痛验方。方中藿香、省头草祛暑化湿，芳香化浊，为主药。滑石清热利湿；陈皮、生熟薏苡仁健脾化湿，为清热利湿之要药；黄芩清热燥湿而有清肝明目之功；白菊、白蒺藜、木贼平肝祛风止痛，且有明目之效，是本方之辅助药。

【现代研究】藿香具有抗真菌、解痉、镇痛、镇吐等作用；木贼具有扩张血管、降低血压、镇痛、降脂、降糖、抗菌、抗氧化等作用；滑石具有保护皮肤和黏膜、抗菌等作用；白蒺藜有降低血压、强心、利尿、降血糖等作用；陈皮具有抗动脉硬化、抗氧化、抗病毒、祛痰平喘、增强免疫功能等作用；黄芩具有抗炎、抗菌、抗自由基、降压、促凝血等作用；菊花具有扩张血管、增加血流量、降低血压、缩短凝血时间、抗炎、镇静等作用；薏苡仁具有镇静、解热、抗肿瘤、降血糖、增强免疫力、降血钙等作用。

【用方经验】湿邪的来源有二：一是外湿侵淫；二是湿从内生。湿邪在上则头重目黄；湿邪在眼，则见眼睑湿疹、睑缘炎、湿浊上泛之中心性浆液性视网膜脉络膜病变黄斑区水肿期、早期青光眼等。燥湿之药过量或久服易伤阴耗津，利水渗湿之剂亦能伤阴劫液，因此，韦老医生临证处方常酌加生津养血之品，以护津液。

## 和胃止呕方（韦文贵经验方）

【组成】柴胡5g，姜半夏10g，川朴6g，淡豆豉10g，黄芩5g。

【功效】疏肝和胃止呕。

【主治】可用本方治疗妊娠呕吐和肝胃不和、浊阴上逆之青光眼、视网膜玻璃体出血以及小儿温热病后、肝强胃弱所致呕吐。症见肝气犯胃，胸膈苦满，作逆呕吐。

【方解】胃失和降，气逆于上而发呕吐。柴胡、黄芩疏肝清热，和胃止吐，为本方主

眼科国医圣手时方

眼科国医圣手时方

药。川朴化湿而除胸腹之胀满；豆豉解表除烦；姜半夏降逆止呕。古人有半夏"堕胎"和厚朴孕妇慎用的理论，韦老医生用于妊娠恶阻的眼病患者，均和砂仁配用，因砂仁有行气和中、止痛安胎之功，故服后无损胎儿。

【现代研究】柴胡具有抗炎、抗惊厥、镇静、解热、镇痛、抗辐射、抗肝损害、抗溃疡、镇咳、抗氧化等作用；姜半夏具有镇咳祛痰、镇吐、抗矽肺、抗肿瘤、抗早孕等作用；川朴具有中枢抑制、抗溃疡、抗菌、镇痛、抗炎、抗血栓等作用；黄芩具有抗炎、抗菌、抗自由基、降压、促凝血等作用。

【用方经验】韦老认为青光眼发病，与邪和正两方面因素有关。外邪以风、火、痰、湿为主，正气不足以肝肾阴虚或脾虚气弱为主。阴虚者多火，气虚者多痰。脾虚气弱，运化失健，湿热内阻，升降失序，上泛清窍；或脾胃虚寒，痰湿内阻，气机不畅，升降失序，浊阴上逆，而致脉络受阻，瞳神失养，房水瘀滞，眼压增高，瞳神散大。韦老使用和胃止呕方对肝胃不和、痰湿内阻、泛恶呕吐患者疗效明显。

## 慢性青光眼方（韦文贵经验方）

【组成】防风5 g，羌活5 g，细辛3 g，蝉蜕3 g，石决明24 g，菊花5 g，密蒙花9 g，生地黄15 g，川芎5 g，石斛9 g，僵蚕6 g。

【功效】祛风平肝，滋阴活血，清热化痰。

【主治】开角型青光眼，症见肝阳上亢，风邪外侵，兼有痰湿内蕴之偏正头风。

【方解】暴怒伤肝，肝胆风火上扰；或肝经有热，风邪外侵，风热相助，上扰清窍，阻遏清阳，脉络受阻，房水淤滞，眼压增高，瞳神散大，目晕。方中防风、羌活、细辛祛风邪而止痛；密蒙花、菊花、蝉蜕平肝散风，退翳明目；生地黄、石斛、川芎滋阴生津，活血祛风；石决明平肝降压明目；因肝热生风，故用僵蚕平肝息风，清热化痰。

【现代研究】防风具有解热镇痛、抗炎免疫、抗病原微生物、抑制血小板聚集、抗肿瘤、镇静、抗惊厥等作用；羌活具有解热、抗

镇痛、抗炎、抗过敏、抗急性心肌缺血、抗癫痫、抗氧化、抗溃疡等作用；细辛具有镇静、镇痛、解热、抗炎、改善神经传导阻滞、抗过敏、抗氧化等作用；蝉蜕具有抗惊厥、镇静、解热、镇痛、免疫抑制与抗过敏等作用；石决明有抑菌、保肝、抗凝等作用；菊花具有扩张血管、增加血流量、降低血压、缩短凝血时间、抗炎、镇静等作用；生地黄具有强心、抑酸、增强免疫、止血等作用；川芎具有改善外周血液循环、抗血栓形成、降血脂、镇静镇痛、解除平滑肌痉挛等作用；石斛具有增强机体免疫力、降血糖、抗肿瘤等作用；僵蚕具有催眠、抗惊厥、抗凝血、降血糖等作用。

## 养阴平肝止痛方（韦文贵经验方）

【组成】炙鳖甲（先煎）24 g，炙龟甲（先煎）24 g，石决明（先煎）24 g，桑叶10 g，野菊花10 g，沙苑蒺藜（盐水炒）10 g，天麻3 g，白芷5 g，蝉蜕5 g，川芎6 g，制女贞子10 g。

【功效】清热养阴，平肝息风，祛风止痛。

【主治】急性闭角型青光眼、慢性开角型青光眼，症见阴虚肝旺，兼挟风邪之头痛眼胀。

【方解】肝阴虚则阳亢，肝阳上亢则头痛眼痛，故用鳖甲、龟甲滋阴潜阳；以石决明平肝潜阳而止痛；桑叶、野菊花平肝清热，散风止痛；天麻平肝息风而止痛；川芎活血化瘀而止痛。古人有"肝虚不足者宜天麻、川芎以补之，更疗风热头痛"的记载；沙苑蒺藜、女贞子补益肝肾而明目；白芷祛风化湿而止痛。

【现代研究】炙鳖甲具有抗肝纤维化、增加血红蛋白含量、增强免疫功能、抗癌、耐缺氧等作用；炙龟甲具有提高免疫功能、抗肿瘤、耐缺氧等作用；石决明有抑菌、保肝、抗凝等作用；桑叶具有降血糖、降血脂、抗菌、抗炎、抗氧化、抗肿瘤、抗应激、降压等作用；野菊花具有扩张血管、增加血流量、降低血压、缩短凝血时间、抗炎、镇静等作

用；沙苑蒺藜具有降压、抗血小板聚集、降脂、抗氧化、降血糖、利尿等作用；天麻具有镇静、镇痛、抗惊厥、抗癫痫、保护神经细胞、降压、抗应激、抗炎、促进免疫等作用；白芷具有解热、抗炎、抗白内障、镇痛、抗氧化、改善微循环等作用；蝉蜕具有抗惊厥、镇静、解热、镇痛、免疫抑制与抗过敏等作用；川芎具有改善外周血液循环、抗血栓形成、降血脂、镇静镇痛、解除平滑肌痉挛等作用；女贞子具有增强免疫、降血脂、抑制动脉粥样硬化、降血糖、保肝降酶、抗炎抑菌等作用。

【用方经验】韦老治疗急性闭角型青光眼以及慢性开角型青光眼，症见阴虚肝旺兼挟风邪之头痛眼胀者常用此方。本方既有育阴潜阳，平肝息风之力，又有祛风止痛之效，内外兼顾，标本兼施。

## 平肝熄风降压方（韦文贵经验方）

【组成】生地黄15 g，制首乌15 g，女贞子9 g，明天麻5 g，钩藤5 g，僵蚕6 g，潼蒺藜10 g，蔓荆子10 g，冬虫夏草6 g，决明子12 g，川芎5 g，神曲12 g。

【功效】滋阴潜阳，息风止痛。

【主治】慢性开角型青光眼，症见肝阳偏亢或痰湿内困的头痛头晕和眼胀。

【方解】根据韦老医生的经验，生地黄、潼蒺藜、嫩钩藤、明天麻滋阴平肝息风，对有高血压的青光眼患者效佳，上述四味是本方之主药。蔓荆子、川芎祛风止痛，活血行瘀；决明子清肝明目，都是辅助药。首乌、女贞子、冬虫夏草滋阴益肾明目，韦老医生认为冬虫夏草兼有化痰降压的作用；神曲行气消食，健脾开胃。

【现代研究】生地黄具有强心、抑酸、增强免疫、止血等作用；首乌具有抗衰老、增强机体免疫能力、促进肾上腺皮质功能、降血脂、保肝、抗菌等作用；女贞子具有增强免疫、降血脂、抑制动脉粥样硬化、降血糖、保肝降酶、抗炎抑菌等作用；天麻具有镇静、镇痛、抗惊厥、抗癫痫、保护神经细胞、降压、抗应激、抗炎、促进免疫等作用；钩藤

具有降低血压、镇静、抑制血小板聚集及抗血栓、降血脂等作用；僵蚕具有催眠、抗惊厥、抗凝血、降血糖等作用；潼蒺藜具有降压、抗血小板聚集、降脂、抗氧化、降血糖、利尿等作用；蔓荆子具有抗菌、抗炎、降血压、解热镇痛、抗凝等作用；冬虫夏草具有调节免疫、抗肿瘤、抗应激、镇静催眠等作用；决明子具有降压、降脂、抗病原体、免疫调节、保肝、抗癌等作用；川芎具有改善外周血液循环、抗血栓形成、降血脂、镇静镇痛、解除平滑肌痉挛等作用；神曲具有促消化功能。

## 降压明目汤（韦玉英经验方）

【组成】生地黄10 g，熟地黄10 g，淮山药10 g，牡丹皮10 g，茯苓10 g，泽泻10 g，山茱萸10 g，蔓荆子10 g，车前子15 g（包煎），石决明15 g（先煎）。

【功效】健脾利湿，补肾明目。

【主治】各种类型青光眼，手术后或病程日久已有青光眼性视神经萎缩，证属脾虚有湿，兼有肾阴不足者。

【方解】六味地黄汤中三补三泻等量并重，共为主药，取其健脾利湿，泻肾降浊，补肾明目之义。蔓荆子辛凉，体轻而浮，疏风散热，清利头目，尤其适宜头部两侧近太阳穴区的头痛及热邪引起的目红肿痛，在此辅助主药治疗本病可缓解症状；车前子消水肿，益肝肾，既可用于肝肾阴虚所致两目昏暗，又能利湿消肿，有利眼压缓降；石决明平肝潜阳，清热明目，对肾阴不足，风阳上扰清窍之头痛目胀，常配伍应用。

【现代研究】生地黄具有强心、抑酸、增强免疫、止血等作用；熟地黄具有增强免疫、抗衰老、抗甲状腺功能亢进等作用；山药具有降血糖、增强免疫功能、抗氧化、促进创口愈合、促胃液分泌、防治心脑血管疾病等作用；牡丹皮具有抗炎、抗动脉粥样硬化、抗血栓形成、调节免疫功能、镇痛、镇静催眠等作用；茯苓具有抑瘤、增强免疫、抗变态反应、抗炎、利尿、镇静、保肝、抑菌、清除自由基等作用；泽泻具有利尿、降血脂、

抗炎、抗过敏、免疫调节等作用；山茱萸具有调节免疫功能、降血糖、杀菌、抗休克、强心、抗心律失常、抗氧化、保肝等作用；蔓荆子具有抗菌、抗炎、降血压、解热镇痛、抗凝等作用；车前子具有抗炎、利尿、抗衰老、降眼压等作用；石决明有抑菌、保肝、抗凝等作用。

【用方经验】韦氏常用自拟降压明目汤（杞菊地黄汤加蔓荆子、车前子、石决明）治疗开角型青光眼，既可增视，又有轻缓降压作用。眼压仍偏高者，可配合西药控制眼压的基础上，服用本方。本方对眼压控制理想，但双眼常胀闷不适、头痛头晕者，可隔日 1 剂长服，或制成丸药服用。1993 年春，韦老在泰国曾以本方为基础治疗 3 例开角型青光眼，均获较好疗效。

## 犀角地黄丸（韦文贵经验方）

【组成】犀角（锉末）100 g，川芎 100 g，当归 120 g，熟地黄 120 g，白菊花 120 g，淮山药 120 g，远志 120 g，白蒺藜 120 g，白芍 120 g，茺蔚子 120 g，菟丝子 120 g，决明子 120 g，密蒙花 120 g，石菖蒲 60 g，黄柏 60 g，青葙子 60 g，巴戟天 60 g，蝉蜕 60 g，知母 60 g，石决明 240 g，女贞子 240 g，枸杞子 200 g，五味子 30 g，肉苁蓉 30 g，青盐 30 g。上药共研细末，蜜丸，重 10 g，辰砂为衣，成人日服 2 次，每服 1 丸，小儿酌减。

【功效】滋阴补肾，平肝祛风，清心凉血。

【主治】韦老医生常用本丸治疗慢性开角型青光眼、早期白内障、中心性浆液性视网膜脉络膜病变、视神经炎、视神经萎缩、阴虚肝旺的眼底出血，以及肝肾阴虚、肝热偏重的各种眼底病。

【方解】犀角清心凉血兼有止血作用；白蒺藜、白菊花、密蒙花、蝉蜕平肝明目，祛风止痛；决明子、青葙子清肝明目；熟地黄、菟丝子、巴戟天、肉苁蓉、五味子、女贞子、枸杞子滋阴补肾明目；当归、白芍、川芎、茺蔚子养血活血破瘀明目；石菖蒲、远志芳香开窍，聪耳明目；山药健脾益气；知母、黄柏滋阴清热而降火；青盐引药入肾。

【现代研究】川芎具有改善外周血液循环、抗血栓形成、降血脂、镇静镇痛、解除平滑肌痉挛等作用；当归具有降血脂、降低血小板聚集、抗血栓形成、增强免疫功能、抗炎、抗菌、镇痛、保肝等作用；熟地黄具有增强免疫、抗衰老、抗甲状腺功能亢进等作用；菊花具有扩张血管、增加血流量、降低血压、缩短凝血时间、抗炎、镇静等作用；淮山药具有降血糖、增强免疫功能、抗氧化、促进创口愈合、促胃液分泌、防治心脑血管疾病等作用；远志具有镇静、抗惊厥、降压、祛痰镇咳、兴奋子宫、溶血、抑菌、抗肿瘤等作用；白蒺藜具有降压、抗血小板聚集、降脂、抗氧化、降血糖、利尿等作用；白芍具有抗炎、镇静、镇痛、保肝、免疫调节等作用；菟丝子具有明目、调节免疫功能等作用；决明子具有降压、降脂、抗病原体、免疫调节、保肝、抗癌等作用；石菖蒲具有镇静催眠、抗惊厥、抗抑郁、改善学习记忆、祛痰平喘镇咳等作用；黄柏具有抗病原微生物、免疫抑制、抗溃疡、降压、抗心律失常等作用；巴戟天具有抗炎、抗应激、调节免疫、调节下丘脑—垂体—性腺轴功能等作用；蝉蜕具有抗惊厥、镇静、解热、镇痛、免疫抑制与抗过敏等作用；知母具有抗菌、解热、降血糖、清除氧自由基、抗血小板聚集、抗癫痫、免疫调节等作用；石决明有抑菌、保肝、抗凝等作用；女贞子具有增强免疫、降血脂、抑制动脉粥样硬化、降血糖、保肝降酶、抗炎抑菌等作用；枸杞子具有增强免疫、保肝、降血脂、降血糖、抗应激等作用；五味子具有抗肝损伤、抗氧化、抗应激等作用；肉苁蓉具有具有增强免疫功能、抗氧化、抗衰老、保护心肌缺血、利尿、抗凋亡等作用。

【用方经验】韦老自制犀角地黄丸药性平和，可滋阴补肾，平肝祛风，清心凉血，对阴虚肝旺的各类眼底出血、慢性开角型青光眼，在出血控制或眼压正常后，服用本方对缓解全身症状，防止病情复发有一定作用。本丸为眼科临床常用药，疗效好，服用方便。

## 明目还睛丸（韦文贵经验方）

【组成】生熟地黄各 500 g，枳壳 250 g，石斛 250 g，防风 250 g，杏仁 250 g，牛膝 250 g，川芎 250 g，夜明砂 250 g，青葙子 250 g，女贞子 250 g，石决明 300 g，白茯苓 300 g。上药共研细末，炼蜜为丸，每丸 10 g，辰砂为衣，日服 2 次，每服 1 丸；或水泛为丸，如梧桐子大，每袋 18 g，日服 3 次，每服 6 g。

【功效】滋阴益肾，理气宽中，平肝明目。

【主治】适用于慢性开角型青光眼、慢性虹膜睫状体炎、色素膜炎、外伤性白内障以及伤阴、烦渴之玻璃体出血和其他眼底病。症见阴虚不足，肝阳偏亢，视物昏蒙，头痛，烦渴，便燥，胸腹胀满。

【方解】熟地黄、女贞子滋阴补肾；枳壳、茯苓健脾理气，宽中化滞；石斛、生地黄滋阴清热而生津；石决明、青葙子、夜明砂有平肝清肝明目之功；杏仁有润燥下气之效；防风温而不燥，祛散风邪；川芎活血行气，和牛膝同用，有逐瘀血，通经脉引热下行，消肿止痛之力。

【现代研究】生地黄具有强心、抑酸、增强免疫、止血等作用；熟地黄具有免疫、抗衰老、抗甲状腺功能亢进等作用；枳壳具有抗过敏、清除肌酐、升血压、镇痛等作用；石斛具有增强机体免疫力、降血糖、抗肿瘤等作用；防风具有解热镇痛、抗炎免疫、抗病原微生物、抑制血小板聚集、抗肿瘤、镇静、抗惊厥等作用；杏仁具有镇咳平喘、增强机体免疫、抗肿瘤、降血糖等作用；牛膝有降低血压、利尿、抗凝、降低血糖、抗炎、镇静等作用；川芎具有改善外周血液循环、抗血栓形成、降血脂、镇静镇痛、解除平滑肌痉挛等作用；女贞子具有增强免疫、降血脂、抑制动脉粥样硬化、降血糖、保肝降酶、抗炎抑菌等作用；石决明有抑菌、保肝、抗凝等作用；茯苓具有抑瘤、增强免疫、抗变态反应、抗炎、利尿、镇静、保肝、抑菌、清除自由基等作用。

## 单纯性青光眼方（祁宝玉经验方）

【组成】当归 10 g，白芍 12 g，柴胡 6 g，茯苓 12 g，白术 10 g，薄荷（后下）6 g，牡丹皮 10 g，栀子 8 g，车前子（包）10 g，远志 6 g，炒酸枣仁 15 g，枸杞子 15 g，香附 10 g，珍珠母 30 g。

【功效】调和肝脾，养心安神。

【主治】肝郁气滞兼见心脾两虚型的原发性开角型青光眼。症兼见全身倦怠，饮食无味，失眠多梦，情绪异常，心烦口苦，胸胁满闷，女子月事失调，大便失调；舌淡苔白，脉弦细。

【方解】本方所治之证因肝郁气滞，心脾两虚所致之青风内障。其病位主要在肝，涉及心脾。肝郁气滞则见失眠多梦，情绪异常，心烦口苦，胸胁满闷，女子月事失调；肝木旺多传于脾，脾虚则运化失常故致全身倦怠，饮食无味，大便失调，甚则后天失养，血无以生；至于心悸失眠，心烦则为心血不足所致。

本方在丹栀逍遥散的基础上加减而成。其中当归、白芍、枸杞子、酸枣仁以柔肝养血；柴胡、香附、薄荷、栀子以清肝解郁；茯苓、白术、车前子以培土运湿；远志、珍珠母以安心宁神；牡丹皮可疏通瘀滞。全方共奏调和肝脾，养心安神之功。

【现代研究】方中当归具有增加冠状动脉血流量、抗心律失常、抗血栓等作用；白芍有增强免疫力、镇痛、解痉等作用；枸杞子对免疫及造血功能均有促进作用，还有抗衰老、抗突变、抗肿瘤、降血脂等作用；酸枣仁具有镇静催眠及抗心律失常等作用；柴胡具有较好的抗脂肪肝、抗肝损伤、利胆等作用；香附具有保肝利胆、强心、降血压等作用；薄荷有发汗解热、利胆、祛痰止咳、消炎等作用；栀子有降热、降压、镇静、保肝利胆等作用；茯苓具有利尿、镇静、降低血糖等作用；白术对肠管活动有双向调节作用，能促进细胞免疫功能、保肝利胆、利尿、降血糖、抗血凝、抗菌、抗肿瘤等；车前子有显著利尿作用，还有祛痰、抗炎等作用；远志有镇静、催眠、抗惊厥等作用；珍珠母有类似远志的作用；牡丹皮有抗菌、抗炎、抗变态反应、解热、镇痛、抗血小板聚集、降压等作用。

【用方经验】原发性开角型青光眼，西医多采取局部点药，必要时可行手术。一般很少考虑全身因素，祁老认为本病恰恰与血管神经紊乱，中枢调节失调，生活不规律或用眼不当关系密切。因此在必要时除局部治疗外，配合合理的中药治疗实属必要，所谓合理，主要是指正确的辨证论治，但眼病患者，早期自觉症状多不明显，这会给辨证论治带来难度，但只要医患密切合作，耐心地进行问诊，结合舌脉是有可能办到的。慢性开角型青光眼系慢性较隐蔽的眼病，需较长时间调理方可有效，故可将此方制成水丸以方便服用，如有条件，治疗开始可以在此方基础上结合患者具体情况进行辨证加减，以汤剂为宜；待病情稳定，眼压正常，再以所用之方配成丸剂，以利患者维护视力功能。

## 绿风内障方（邹菊生经验方）

【组成】柴胡 6 g，淡黄芩 9 g，山栀子 9 g，龙胆 6 g，生甘草 6 g，生地黄 12 g，当归 12 g，玄参 12 g，金银花 12 g，蒲公英 30 g，猪苓、茯苓各 12 g，车前子 14 g（包），葛根 12 g，槟榔 12 g，制大黄 9 g，羚羊角粉 0.6 g（分吞）。

【功效】清肝泻火，利水明目。

【主治】适用于急性闭角型青光眼。症见头眼剧烈胀痛，视力骤降，眼压升高，白睛混赤，黑睛雾状混浊，瞳神稍大，房角粘连；或兼有胸闷嗳气、恶心、呕吐、口苦便秘；舌红，苔黄，脉弦数。

【加减】若头痛甚，加川芎、石膏以清散热邪；伴有恶心、呕吐者，加代赭石、竹茹以清热降逆止呕；目珠胀硬者，加通草、泽泻以通气利水。

【方解】绿风内障眼病往往因情志过激，气郁化火，气火上逆，神水壅阻，血脉不和，肝管闭塞，眼压骤高。方中柴胡、淡黄芩、山栀子、龙胆、生甘草清热疏肝，解郁降火；

生地黄、当归、玄参、金银花、蒲公英清热和营活血，减轻虹膜睫状体反应；猪苓、茯苓、车前子、葛根、槟榔利水泻热；制大黄泻热行血通便；羚羊角清肝火明目。本病属急诊眼病，邹老师认为在胃肠道症状明显，内服药难以接受时，须配合西药降眼压措施。

【注意事项】痰火郁结者忌用。

【现代研究】方中柴胡有抗惊厥、解热镇痛、镇静、抗炎、抗病原体、能保护肝细胞损伤和促进肝脏中脂质代谢、抗结核、抗病毒、抗脂质过氧化、抗肿瘤等作用；淡黄芩有抗菌、抗真菌、抗病毒、抗变态反应、对中枢神经系统可加强皮质抑制过程、降压、抗血小板聚集及抗凝、降血脂，保肝、利胆、抗氧化、抗癌作用；山栀子有镇痛、抗炎及治疗软组织损伤的作用；茵陈有利胆、退热、降血脂、扩张冠脉、促纤溶、降血压、利尿、抗菌、消炎作用；龙胆促进胃液和胃酸分泌，有利胆、保肝、利尿、抗菌、镇痛和镇静作用，对肠及子宫平滑肌有解痉作用；猪苓有利尿、增强免疫、抗肿瘤、保肝作用；槟榔碱具有兴奋 M 胆碱受体、抗病原微生物、抗高血压、抗癌作用。

【用方经验】邹菊生教授认为本病为急症，故服用本方同时需点缩瞳剂，使用高渗脱水剂、碳酸酐酶抑制剂，待症情稳定建议手术治疗等。

## 青风内障方（邹菊生经验方）

【组成】夏枯草 12 g，葛根 12 g，槟榔 12 g，猪苓、茯苓各 12 g，车前子 14 g（包），甜葶苈 14 g（包），五味子 9 g，川芎 9 g，玄胡索 12 g，牛膝 6 g，桔梗 4 g，北细辛 3 g，玄参 12 g，枸杞子 12 g，女贞子 15 g。

【功效】清肝利水。

【主治】用于治疗慢性青光眼，主要针对开角型青光眼。症见眼珠微胀，视物昏矇，瞳神稍大，视野渐窄；眼底视盘苍白，杯盘比增大，眼压偏高；或兼有情志不舒，心烦口苦；舌红，苔黄，脉细弦。

【加减】若头眼胀痛者，加白芷、前胡、车前草、通草利水渗湿；视野渐窄者加用白芍、党参、当归、丹参、郁金益气养血；视敏度下降，加桑椹、菟丝子、楮实子、制首乌、熟地黄益精明目。

【方解】青风内障为目中脉络阻滞，玄府郁闭，神水滞留，运行不畅，导致眼压高，眼胀视糊，日久损害目系。邹教授对本病主要是从肝论治，认为病机为肝主疏泄，肝开窍于目，肝郁化火。处方中以夏枯草为君药，清肝明目；葛根、槟榔能清肝利水，邹老从大量临床中观察到葛根能扩血管，具有降眼压作用；猪苓、茯苓、车前子、甜葶苈利水；川芎、玄胡索行气活血止痛；玄参、牛膝活血，牛膝可引血下行；桔梗行气；细辛性温，入心肝胆脾四经，能祛风行水开窍，阴中求阳，现代药理提示其具有麻醉止痛作用；五味子敛瞳安神。邹老对于青光眼治疗还强调治未病，针对青光眼视神经萎缩，常运用枸杞子、女贞子等补肝肾明目之品，以提高视细胞功能。

【注意事项】肝肾亏虚证者忌用。

【现代研究】方中夏枯草有降压作用，可能是一种免疫抑制剂，因而对某些由于免疫过程引起的病理损伤具有潜在的治疗意义，并有降血糖、抗菌、抗病毒作用；葛根能治疗心绞痛，对急性心肌缺血有保护作用，可减轻局部滴注肾上腺素所致的肠系膜微动脉收缩、血液流速减慢和流量减少的微循环障碍，有解热、改善学习记忆、平滑肌解痉等作用；猪苓有利尿、增强免疫、抗肿瘤作用；槟榔碱具有兴奋M胆碱受体、抗病原微生物、抗高血压、抗癌作用；车前子有利尿作用，车前子煎剂可使松弛了的关节囊恢复原有紧张，临床上可用于颞下颌关节半脱位。

【用方经验】邹菊生教授嘱咐患者用此方药时浓煎，勿一次顿服，服药期间必须随访眼压、视野，亦需情志调畅，避免过用目力、脑力。

## 青睫方（邹菊生经验方）

【组成】夏枯草12 g，天麻9 g，葛根12 g，槟榔12 g，大腹皮12 g，楮实子12 g，生地黄12 g，当归12 g，玄参12 g，金银花12 g，蒲公英30 g，甘草6 g，天花粉12 g，羚羊角粉0.6 g（分吞）。

【功效】清肝活血。

【主治】适用于青光眼睫状体综合征或葡萄膜炎继发青光眼。症见视物模糊，头眼胀痛，眼压增高，房水混浊，角膜后沉着物大如羊矢状，或见虹膜水肿、虹膜后粘连等；或兼有胸闷，胃脘不舒，口苦，便秘，尿赤等；舌红，苔黄，脉弦数。

【加减】头痛甚者，宜加川芎、菊花、石膏以清散热邪；伴有恶心、欲吐者，可加代赭石、竹茹以清热降逆止呕；目珠胀硬，神水积滞者，常加猪苓、通草、泽泻以利水泄热；伴胸闷胀痛者，加郁金、香附以疏肝行气止痛。

【方解】方中夏枯草、天麻清肝明目；葛根、槟榔清肝利水；大腹皮、楮实子温阳利水；生地黄、当归、玄参、金银花、蒲公英、甘草和营清热活血；羚羊角清肝火明目；天花粉微苦降火，养阴排脓，可除脾胃实热，清心火。

【注意事项】脾胃虚弱者慎服。

【现代研究】方中夏枯草有降压作用，可能是一种免疫抑制剂，因而对某些由于免疫过程引起的病理损伤具有潜在的治疗意义，并有降血糖、抗菌、抗病毒作用；葛根能治疗心绞痛，对急性心肌缺血有保护作用，可减轻局部滴注肾上腺素所致的肠系膜微动脉收缩、血液流速减慢和流量减少的微循环障碍，有解热、改善学习记忆、平滑肌解痉等作用；当归有保护心脏、抗心律失常、抗动脉粥样硬化心肌梗死、抑制平滑肌、抗血小板聚集、抗炎、增强机体免疫功能、抗脑缺血损伤、抗肿瘤、使细胞增殖、保护肝脏和肾脏等作用；玄参有扩张冠状动脉、降血压、抗血小板聚集、促进纤溶、改善血液流变性、抗脑缺血损伤、镇痛、抗炎、抗菌等作用；金银花有抗病原微生物、抗炎、解热、加强防御功能、中枢兴奋、降血脂、抗内毒素作用；蒲公英具有较强的杀菌、利尿作用；赤芍对高黏滞血冠心病患者有改变血液流变性的作用，可使全血黏度比及红细胞电泳时间降低，有显著的抗利尿、镇静及某些止痛作用；山栀子有镇痛、抗炎及治疗软组织损伤的作用。

【用方经验】邹老师认为虹膜组织即为中医所指的"黄仁"，虹膜睫状体富含血管、肌肉，按轮脏相关进行脏腑分属，应属脾、心，而天花粉清心、胃之火热，在处方中具有独特功效。

## 抗青术后方（邹菊生经验方）

【组成】夏枯草12 g，葛根12 g，槟榔12 g，猪苓、茯苓各12 g，车前子14 g（包），丹参15 g，莪术12 g，毛冬青15 g，枸杞子12 g，黄精12 g，女贞子15 g，制首乌12 g，石菖蒲10 g（包），远志4 g。

【功效】清肝利水，补肾明目。

【主治】适用于抗青光眼手术后。

【加减】视力日减，视野渐窄者，加党参、白芍、川芎、当归等以益气养血；若见面白肢冷，精神倦怠，偏肾阳虚者，可用肾气丸加减；若阴亏虚火上炎，潮热虚烦，口咽干燥者，可用知柏地黄丸加地骨皮。

【方解】方中夏枯草清肝明目；葛根、槟榔清肝利水；猪苓、茯苓、车前子利水渗湿；丹参、莪术、毛冬青活血化瘀；枸杞子、黄精、女贞子、制首乌益肝肾明目；石菖蒲、远志通窍明目。

【注意事项】脾胃虚弱者慎服。

【现代研究】方中夏枯草有降压作用，可能是一种免疫抑制剂，因而对某些由于免疫过程引起的病理损伤具有潜在的治疗意义，并有降血糖、抗菌、抗病毒作用；当归有保护心脏、抗心律失常、抗动脉粥样硬化心肌梗死、抑制平滑肌、抗血小板聚集、抗炎、增强机体免疫功能、抗脑缺血损伤、抗肿瘤、使细胞增殖、保护肝脏和肾脏等作用；槟榔碱具有兴奋M胆碱受体、抗病原微生物、抗高血压、抗癌作用；猪苓、茯苓有利尿、增强免疫、抗肿瘤作用。

【用方经验】根据邹老经验，抗青光眼滤过手术，必须加强房水排出，重建房水循环。邹老师常引用仲景前贤之说："血不利，则为水"，邹老认为本处方关键在于一能利水活血

化瘀，二能提高视细胞功能。

## 青盲方（韦文贵经验方）

【组成】制首乌12 g，蔓荆子9 g，天麻5 g，天冬、麦冬各9 g，桑叶6 g，制女贞子9 g，茺蔚子9 g，龟甲15 g，山茱萸5 g，滁菊花6 g，熟地黄24 g，藁本5 g，当归身9 g，荆芥5 g，杜仲6 g。

【功效】平肝息风，滋补肝肾，祛风止痛。

【主治】慢性开角型青光眼、慢性闭角型青光眼或青光眼术后，眼压基本控制，但仍有眼胀眼痛者；球后视神经炎、阴虚肝旺之其他眼底病，伴有头晕眼胀者。

【加减】对于年高体弱患者，若无头风，可去天麻、藁本、荆芥。

【方解】当归、首乌养血；熟地黄、龟甲、天冬、麦冬滋阴；女贞子、山茱萸、杜仲补肝益肾；菊花、桑叶、天麻平肝息风止痛；荆芥、藁本祛风止痛；茺蔚子、蔓荆子破瘀散风而消眼胀。

【现代研究】制首乌具有抗衰老、增加机体免疫能力、促进肾上腺皮质功能、降血脂、保肝、抗菌等作用；蔓荆子具有抗菌、抗炎、降血压、解热镇痛、抗凝等作用；天麻具有镇静、镇痛、抗惊厥、抗癫痫、保护神经细胞、降压、抗应激、抗炎、促进免疫等作用；天冬具有抗衰老、抗肿瘤、调节免疫等作用；麦冬具有提高耐缺氧能力、保护心脏、抗实验性心律失常、止咳平喘、抗过敏、免疫促进、抗菌、抗突变等作用；桑叶具有降血糖、降血脂、抗菌、抗炎、抗氧化、抗肿瘤、抗应激、降压等作用；制女贞子具有增强免疫、降血脂、抑制动脉粥样硬化、降血糖、保肝降酶、抗炎抑菌等作用；龟甲具有提高免疫功能、抗肿瘤、耐缺氧等作用；山茱萸具有调节免疫功能、降血糖、杀菌、抗休克、强心、抗心律失常、抗氧化、保肝等作用；滁菊花具有扩张血管、增加血流量、降低血压、缩短凝血时间、抗炎、镇静等作用；熟地黄具有增强免疫、抗衰老、抗甲状腺功能亢进等作用；藁本具有抗炎、抑制平滑肌、抗菌、

利胆、抗溃疡、平喘、抑制皮肤色素增加等作用；当归身具有降血脂、降低血小板聚集、抗血栓形成、增强免疫功能、抗炎、抗菌、镇痛、保肝等作用；荆芥具有解热、降温、镇静、镇痛、抗炎、止血、祛痰平喘、免疫调节、抗氧化等作用。

## 增视方（彭清华经验方）

【组成】黄芪 30 g，生地黄 15 g，茯苓 15 g，车前子 15 g，地龙 10 g，红花 10 g，赤芍 10 g，白术 10 g。

【功效】益气养阴，活血利水。

【主治】治疗青光眼及视网膜脱离术后患者。

【加减】术后出血较多者，去红花，加三七、白及、仙鹤草以增收敛止血的功效；水肿较甚者，加泽泻、泽兰、茺蔚子以增活血利水之功；术后炎性渗出较多者，加蒲公英、夏枯草、金银花以增清热解毒，消肿散结的功效。

【方解】青光眼及视网膜脱离患者的视盘和视网膜颜色变淡或变苍白乃气阴两虚，目系及视衣失养所致，而术后更加重其气、阴、血亏虚。手术过程中的创伤导致眼局部脉络破裂，血溢脉外，瘀血阻滞。因气虚无法运行血液与津液致目系失养，瘀血停滞过久易化热，故术后易出现角膜、结膜水肿、视网膜水肿、结膜充血等症；因瘀阻的败血致玄府闭塞神水瘀积，故术后出现术眼疼痛等并发症。故青光眼及视网膜脱离手术后眼局部存在气阴两虚，脉络瘀滞，神水瘀积的病理特点。

方中黄芪补气升阳、利水消肿、行滞通痹，《本草便读》说"（黄芪）之补，善达表益卫，温分肉，肥腠理，使阳气和利，充满流行，自然生津生血，故为外科家圣药，以营卫气血太和，自无瘀滞耳"，故方中重用为君药。生地黄清热凉血，养阴生津，《本草汇言》中言"生地，为补肾要药，益阴上品，故凉血补血有功"，方中为臣药。茯苓利水渗湿，《用药心法》中说"茯苓，淡能利窍，甘以助阳，除湿之圣药也。味甘平补阳，益脾

逐水，生津导气"；车前子清热利尿通淋，《神农本草经》中说"主气癃、止痛，利水道小便，除湿痹"；地龙清热、通络、利尿，《本草纲目》中说"性寒而下行，性寒故能解诸热疾，下行故能利小便"；红花活血通经、散瘀止痛，《本草汇言》中说"红花，破血、行血、和血、调血之药也"，《本草纲目》亦云"活血，润燥，止痛，散肿，通经"；赤芍清热凉血、散瘀止痛，《名医别录》中云"通顺血脉，缓中，散恶血，逐贼血，去水气，利膀胱大小肠，消痈肿，时行寒热，中恶腹痛，腰痛"，上五药合用既能利水消肿，又能活血祛瘀，养血止痛，故共为佐药。白术健脾益气、燥湿利水，《名医别录》中说"主大风在身面，风眩头痛，目泪出，消痰水，逐皮间风水结肿，除心下急满，及霍乱吐下不止，利腰脐间血，益津液，暖胃，消谷嗜食"，方中白术既能助诸药增强药效，又能防止诸药伤脾胃，故为使药。诸药合用，共奏益气养阴、活血利水之功。

【注意事项】有血液系统疾病及出血倾向者应按照加减方法使用，或按照辨证论治处方。

【现代研究】方中黄芪具有促血管生成、增强免疫力、保护神经、抗肿瘤等作用；生地黄具有止血、抗炎、镇静、利尿等作用；茯苓具有增强免疫、抗变态反应、抗炎、利尿、镇静、保肝、抑菌、清除自由基等作用；车前子有利尿、消炎、保肝、降血糖、降血压、调血脂、抗氧化和调节免疫等作用；地龙有抗炎镇痛、治疗哮喘、镇静催眠及抗惊厥、促进创伤愈合、抑制血小板聚集、降脂等作用；红花具有降压、抗心律失常、抗缺氧、补充微量元素、调节生殖和免疫功能、抗肿瘤等作用；赤芍具有抑制血小板聚集、镇静、抗炎止痛等作用；白术具有调节免疫、改善胃肠道功能、抗癌、抑菌、抗炎、保护神经、改善糖代谢等作用。

彭清华等通过临床观察增视Ⅰ号方治疗114例抗青光眼手术后患者发现，增视方与传统治疗方法比较，无论是在术后视力的提高还是在视野的改善方面均优于传统治疗组。且通过近期与远期疗效观察，增视方组亦优

眼科国医圣手时方

于传统治疗组。临床研究还发现，由增视方制成的青光安颗粒剂有提高抗青光眼术后患者视功能的作用，并可改善血液流变学、血栓素和前列腺素的指标。实验研究表明：青光安颗粒能减少视网膜神经节细胞的凋亡，对急、慢性高眼压后视网膜组织有保护作用；青光安颗粒对高眼压模型动物的筛板组织有保护作用，且能明显降低青光眼术后滤过道瘢痕组织中相关蛋白的表达，减少瘢痕形成。青光安颗粒含药血清能够明显抑制人小梁细胞、视网膜神经节细胞的凋亡。青光安有效组份能抑制小梁切除术后 Tenon's 囊成纤维细胞 MMP-2 和 MMP-9 的表达，减少滤过泡瘢痕形成；可抑制成纤维细胞、胶原纤维、弹性纤维、α-平滑肌肌动蛋白（α-SMA）及纤维连接蛋白（FN）的增殖。

# 第十三章　葡萄膜炎

葡萄膜自前向后分为虹膜、睫状体和脉络膜。前面有瞳孔，后面为视神经穿过。葡萄膜含有许多色素，故又称色素膜；因富有血管又称血管膜。

葡萄膜炎是眼科常见眼病之一，且严重者易致盲。其发病原因复杂，可以是单独发生在眼部的炎症，也可以是全身疾病的眼部表现。一旦患病，容易反复发作，病程冗长，出现多种并发症，严重影响视力，4%～10%的眼盲是由葡萄膜炎所致的。

由于葡萄膜炎发病原因较多，因此其分类方法尚不统一，临床上较为常见的分类法是按病变部位分为前葡萄膜炎（虹膜睫状体炎）、后葡萄膜炎（脉络膜炎）、中间葡萄膜炎（周边部葡萄膜炎）、全葡萄膜炎。大多数病因不明，多认为是一种自身免疫性疾病。因葡萄膜血管丰富，是眼部免疫性疾病容易产生的部位，故本病与免疫有着密切的关系。一些特殊病原体的感染引发的自身免疫性疾病也可引起葡萄膜炎，如结核性葡萄膜炎、梅毒性葡萄膜炎、麻风性葡萄膜炎。若因某些眼内肿瘤或周身肿瘤并发的葡萄膜炎则称为肿瘤性葡萄膜炎。

另外，按照病程分类，可以分为急性葡萄膜炎、亚急性葡萄膜炎、慢性葡萄膜炎。按照渗出物性质分类，可以分为化脓性葡萄膜炎、渗出性葡萄膜炎，其中渗出性葡萄膜炎又可分为浆液性葡萄膜炎和纤维性葡萄膜炎（filainous uveitis）。按照病理改变分类，可以分为肉芽肿性葡萄膜炎（以增殖性病变为主，有结节形成）以及非肉芽肿性葡萄膜炎（non-granulomatous uveitis）。

葡萄膜炎由于发病部位不同，临床表现不一，属于中医"瞳神紧小"或"瞳神干缺"范畴；而发生于后葡萄膜之炎症，表现为视力下降，则归属于"视瞻昏渺"范畴；若炎症累及玻璃体混浊，则归属于"云雾移睛"范畴。其病因十分复杂，外感六淫、内伤七情、外伤与饮食劳倦等均可引起。

葡萄膜炎的治疗是一个棘手的问题。目前多采用中西医结合、局部与全身用药结合的方法进行治疗，中西医结合治疗的目的是提高临床疗效，减轻皮质激素副作用，目前已取得一定成绩。

## 瞳神紧小方（邹菊生经验方）

【组成】生地黄 12 g，当归 12 g，玄参 12 g，金银花 12 g，蒲公英 30 g，甘草 6 g，野荞麦根 30 g，土茯苓 15 g，金樱子 12 g，海风藤 12 g，藁本 12 g，木瓜 12 g，枳壳 6 g，天花粉 12 g。

【功效】和营清心胃热毒。

【主治】用于治疗虹膜睫状体炎。症见眼珠疼痛，眉棱骨痛，畏光流泪，视力下降，胞睑红肿，白睛混赤，黑睛后壁可见尘埃状或羊脂状沉着物，神水混浊，黄仁肿胀纹理不清，瞳神紧小，展缩不灵；口苦咽干、便秘尿赤，或有肢节酸楚疼痛；舌红，苔黄，脉弦数。

【加减】若眼珠疼痛重者，可加赤芍、茜草活血止痛；红赤较甚者，加牡丹皮、决明子、密蒙花等退赤止痛；神水混浊较重者，加泽泻、猪苓加强泻热利水之力；口苦咽干、便秘尿赤者，加大黄助天花粉生津泻下之力。

【方解】邹老师认为虹膜睫状体炎病变位于黄仁，黄仁多血脉，属心，黄仁中含有瞳孔括约肌和开大肌，脾主肌肉，脾胃互为表里，炎症时有邪热，证属热入营血，血脉失和，胃火亢盛，黄仁受损，神水熏灼。处方中生地黄、当归、玄参和营为君，针对血管炎症；蒲公英、金银花、野荞麦根、土茯苓清热解毒；金樱子性味酸涩平，入脾肺肾三经，清热固涩，具有养血气之功，针对神水混浊、黑睛后沉着物；蒲公英清阳明胃经之热，利尿散结；海风藤行经络，和血脉，祛风化湿，理气通络；藁本辛温，散风除湿，止巅顶头痛；木瓜性味酸温，入肝益筋走血止痛，针对三叉神经刺激及睫状肌痉挛收缩；枳壳行气止痛；天花粉养阴清热生津，托毒排脓；生甘草调和诸药，清热缓急止痛。

【注意事项】肝肾阴虚，阴虚火旺者，不宜使用本方。

【现代研究】生地黄有强心、降压、止血、抗凝血、镇静、抗炎、抗过敏、抗真菌、抗肿瘤作用；当归有保护心脏、抗心律失常、

眼科国医圣手时方

抗动脉粥样硬化心肌梗死、抑制平滑肌、抗血小板聚集、抗炎、增强机体免疫、抗脑缺血损伤、抗肿瘤、保护肝脏和肾脏等作用；玄参有扩张冠状动脉、降血压、抗血小板聚集、促进纤溶、改善血液流变性、抗脑缺血损伤、镇痛、抗炎、抗菌、增强免疫活性、保肝作用；金银花具有抗病原微生物、抗炎和解热、加强防御功能、中枢兴奋、降血脂、抗内毒素等作用；蒲公英具有较强的杀菌、利尿作用；野荞麦根有抗氧化、降血压、降血脂、降血糖、促进眼部血液微循环、增进视力、开胃健脾、通便润肠，能消炎、止咳、祛痰、平喘等作用；土茯苓有利尿、抗癌、免疫增强作用。

【用方经验】《审视瑶函》谓瞳神紧小为"强阳抟实阴之病"，"足少阴肾为水，肾之精上为神水，手厥阴心包络为相火，火强抟水，水实而收"。其病变部位在血管膜，故证属邪热入络，灼伤瞳神。拟和营清心胃热毒，方用四妙勇安汤加蒲公英、野荞麦根、土茯苓以强化清热解毒之效。另外，邹老师还常加淫羊藿温阳，针对本病治疗中激素递减，认为中药有类激素作用而又无激素毒副作用，有很好的疗效。

## 羚羊地黄汤（李熊飞经验方）

【组成】羚羊角 3～5 g，生地黄 15 g，白芍 10 g，牡丹皮 10 g，栀子 10 g，黄芩 10 g，龙胆 10 g，桑白皮 10 g，金银花 20 g，蒲公英 30 g，茺蔚子 10 g，蔓荆子 10 g，甘草 5 g。

【功效】清肝利胆，清热解毒。

【主治】肝胆实热所致虹膜睫状体炎。症见睫状充血，瞳孔缩小，口苦咽干；舌红，苔黄，脉弦数。

【加减】房水混浊者，加陈皮、法半夏、三七，倍龙胆；眼痛拒按，加没药、琥珀，或倍用生地黄、牡丹皮；夜间痛甚者，加夏枯草、香附；红肿热痛剧烈者，合白虎汤，并重用金银花；伴有前房积血者，合犀角地黄汤；血色鲜红，加蒲黄、白茅根、仙鹤草；血色晦黯，加桃仁、红花、益母草；有梅毒者，重用金银花，加土茯苓；有结核者，加

百部、夏枯草、黄连；继发眼压升高者，加槟榔、枳壳，兼服石斛夜光丸。

【方解】肝主升发疏泄，需有肾水的滋养，肺金的制约，脾土的培育，其一有失，则肝木失其条达之性，肝经风热循经上攻头目而成本病。本方所治之证因肝胆实热所致。肝胆实热，沿肝经上炎，故见口苦咽干；肝火熏蒸目窍，故见睫状充血，瞳孔缩小；舌红，苔黄，脉弦数皆为肝胆实热之征。

方中羚羊角咸寒质重，直入厥阴，善能清泄肝热，清理头目；龙胆苦寒沉降，为"凉肝猛将"，善泻肝胆实火，两者同用为君。金银花、蒲公英清热解毒，增强清肝之力；黄芩、桑白皮清上焦之热，俾肺金肃降以制肝木；栀子清三焦邪热，使热由小便而出，与黄芩、桑白皮合用助君药泻火，同为臣药。肝苦急，急食甘以缓之，故用生甘草清热解毒缓其急；白芍酸寒，能养血敛阴，平抑肝阳；生地黄甘寒，能养阴生津，与甘草、白芍合用能养血柔肝；牡丹皮苦寒，入肝经血分，能清热凉血，活血化瘀；茺蔚子苦寒，能活血化瘀，凉肝明目；上五味合用能补肝血柔肝，活血化瘀，同为佐药。蔓荆子清轻上行，引药入病所，于泻火之中，寓疏散之意；甘草调和诸药，两者合用同为使药。诸药合用共奏清肝利胆，清热解毒之功。

【注意事项】本方药以寒凉为主，服用时注意应保护脾胃。

【现代研究】羚羊角有镇痛、解热的作用；生地黄有镇静、抗炎、抗过敏、有对抗连续服用地塞米松后血浆皮质酮浓度的下降、防止肾上腺皮质萎缩、促进机体淋巴母细胞的转化、增加 T 淋巴细胞数量的作用，并能增强网状内皮细胞的吞噬功能，特别对免疫功能低下者作用更明显；白芍能够促进巨噬细胞的吞噬功能，使处于低下状态的细胞免疫功能恢复正常，对炎症水肿有明显的抑制作用；牡丹皮有抗炎、镇静、解热、镇痛、解痉、抑制血小板的作用；栀子有镇静作用，能对金黄色葡萄球菌、脑膜炎奈瑟菌、卡他球菌、多种皮肤真菌等有抑制作用；黄芩有解热、降压、镇静、抗氧化、抑制多种细菌、抑制前列腺素生物合成的作用；龙胆能够抑

制多种致病菌，有镇静、肌松作用，并能抑制抗体生成；桑白皮有镇静、镇痛、降温的作用，对多种致病菌有抑制作用；金银花能促进白细胞的吞噬，有明显的抗炎及解热作用；蒲公英能活化巨噬细胞、激发机体的免疫功能，并对多种致病菌有抑制作用；茺蔚子有抗血栓形成、改善微循环等作用；蔓荆子有一定的镇静、止痛、退热作用；甘草有抗菌、抗病毒、抗炎、抗过敏等作用。

## 抗炎明目汤（蔡华松经验方）

【组成】生地黄 30 g，黄芪 15 g，黄精 15 g，女贞子 15 g，太子参 12 g，当归 10 g，知母 12 g，黄柏 12 g，茯苓 12 g，淫羊藿 15 g，甘草 9 g。

【功效】滋阴降火明目。

【主治】肝肾阴虚，虚火上炎之慢性葡萄炎或葡萄膜大脑炎。患者视物昏花，瞳神紧小或干缺，赤痛时轻时重，神膏轻度混浊，视衣呈晚霞状改变；全身伴头胀隐痛，五心烦热，口咽干燥，或伴有脱发及毛发变白，皮肤白癜风，耳鸣耳聋；舌质红少苔，脉细数。

【加减】白睛混赤、神水混浊明显者，加金银花 30 g、紫草 15 g、虎杖 15 g 以加强清热解毒之功；午后潮热、盗汗明显者，加地骨皮 12 g、鳖甲 15 g、青蒿 12 g 等清退虚热；心烦失眠，加酸枣仁 30 g、川芎 10 g 养心安神；神膏混浊、视衣见硬性渗出者，加牡蛎 30 g、昆布 15 g、海藻 15 g、玄参 15 g 软坚散结；日久瘀血阻络，舌质暗甚至瘀斑者，加桃仁 10 g、赤芍 12 g、郁金 12 g 等活血祛瘀；视力提高缓慢，可加枸杞子 15 g、菟丝子 15 g、桑椹 15 g 等滋补肝肾以改善视功能。

【方解】本方主治因肝肾不足，虚火上炎所致的葡萄膜炎反复发作，日久不愈，视物蒙昧不清之证。肝肾阴虚，虚火上炎，故五心烦热，口咽干燥；阴不制阳，则头胀隐痛，耳鸣耳聋；肝肾阴虚，其色不荣，故脱发及毛发变白，皮肤白癜风；舌质红少苔，脉细数均为阴虚火旺之征。治宜滋阴降火明目。

方中生地黄甘寒养阴，苦寒泄热，入肾经而滋阴降火，养阴津而泄伏热，并能清心除烦凉血；黄芪健脾益气，与生地黄配伍，健脾益气，补肾滋明，扶正以固本，共为君药。女贞子甘苦性凉，善滋补肝肾之阴，特别对肝肾阴虚夹虚火引起的目暗不明尤为适宜；黄精味甘平，养阴补肾益精，兼能补脾肺气阴；太子参味甘微苦，善补脾肺之气，兼能养阴生津，其性略偏寒，属补气中的清补之品，对热病之后气阴两亏者尤为适宜，二者配伍，对须发早白、眩晕耳鸣、腰膝酸软具有较好的疗效；当归、茯苓健脾养血益气；知母苦甘性寒质润，既清热泻火除烦，又生津润燥，入肾经而滋肾阴、泻肾火，无论虚火实火皆为所宜；黄柏苦寒沉降，善入肾经而泄相火，与知母相须为用，滋阴清热以收治虚火。淫羊藿补肾温阳与甘草共为佐使，调和阴阳。诸药合用，补虚而不敛邪，泻火而不伤正，标本兼顾，共奏扶正固本、滋补肝肾、滋阴降火之功。

【注意事项】肝经实火或湿热者，不宜使用本方，虚寒性体质慎用。

【现代研究】生地黄具有抗炎、镇静、利尿作用，能降低服用地塞米松后血浆皮质酮浓度，增加 T 淋巴细胞数量，增强网状内皮细胞的吞噬功能，对免疫功能低下者作用尤为明显；知母、黄柏清热抗炎，同时黄柏还具有抗溃疡、镇静以及促进抗体生成的作用；太子参对淋巴细胞有明显的刺激作用，黄芪能够调节机体免疫功能，对干扰素系统有促进作用；淫羊藿具有激素样作用，能增强下丘脑－垂体－性腺轴及肾上腺皮质轴、胸腺轴等内分泌系统分泌功能；当归能够增加血流量和明显的抗血栓形成作用；茯苓具有利尿、镇静、降血糖和增强免疫调节作用；黄精能够提高机体免疫功能，促进淋巴细胞转化，并具有抗炎、降低血糖和抑制肾上腺皮质的作用；女贞子增强非特异性免疫，对异常的免疫功能具有双向调节作用；甘草具有抗炎及抗变态反应作用，与皮质激素合用，可减少外源性肾上腺皮质激素类药的副作用。抗炎明目汤对实验性葡萄膜炎动物细胞免疫影响的研究，结果显示，抗炎明目汤能明显抑制小鼠辅助 T 淋巴细胞（$L_3T_4$）及抑制性

T淋巴细胞（$L_3T_4/L_yT_{-2}$），提高T淋巴细胞转化，表明该方剂具有良好的双向免疫调节作用。

【用方经验】蔡华松教授认为，葡萄膜炎病因复杂，早期多属邪热亢盛，慢性期多为正虚邪恋，肝肾阴亏，虚火上炎。临床治疗主要难点是糖皮质激素应用不规范和减量、停药时的复发，随着病程延长，反复的间隔时间越来越短，最终导致严重视力损害。蔡教授认为，由于多数患者有长期应用糖皮质激素史，此药类似中医学的纯阳之品，多伤阴耗气，因此，临床表现多为正虚邪恋，如眼部炎症时轻时重，眼内干涩不适，视物昏花，伴有心烦失眠，五心烦热，口干咽燥，舌红少苔，脉细数，或体弱易感冒等。慢性葡萄膜炎病势相对较缓，正邪相搏，互有进退，故病程缠绵，反复发作，症状时轻时重。本病由于久病伤阴导致肝肾阴虚，肾水不足，阴虚火旺，故治宜补正祛邪，标本兼治。抗炎明目汤是针对慢性葡萄膜炎本虚标实、阴虚火旺上炎的病机制定的扶正祛邪兼顾的方剂。由于许多患者长期应用激素造成免疫功能失调，临症应在辨证的基础上，选择对免疫机制有调节作用的中药，特别是具有补肝肾、益气血类药，如党参、生地黄、黄芪、熟地黄、女贞子、枸杞子、黄精、墨旱莲、山茱萸等。同时，中药可减少激素的用量，防止减量过程中发生反跳。而生地黄、知母、甘草与皮质激素合用，可有效减少外源性肾上腺皮质激素类药的不良反应。

## 平肝止泪方（韦文贵经验方）

【组成】川芎6 g，木贼6 g，荆芥6 g，防风6 g，羌活6 g，甘草3 g，白菊花6 g，生石膏12 g，石决明24 g，蝉蜕3 g。

【功效】祛风止泪，平肝清热。

【主治】虹膜睫状体炎、角膜炎、角膜溃疡等，症见肝经风热壅盛所致流泪者。

【方解】荆芥、防风、羌活、木贼、蝉蜕疏风清热止泪，为主药；生石膏清热降火，草决明、白菊清肝肺之热止泪，为辅助药；川芎活血破瘀退赤止痛；甘草和中。

【现代研究】川芎具有改善外周血液循环、抗血栓形成、降血脂、镇静镇痛、解除平滑肌痉挛等作用；木贼具有扩张血管、降低血压、镇痛、降脂、降糖、抗菌、抗氧化等作用；荆芥具有解热、降温、镇静、镇痛、抗炎、止血、祛痰平喘、免疫调节、抗氧化等作用；防风具有解热镇痛、抗炎免疫、抗病原微生物、抑制血小板聚集、抗肿瘤、镇静、抗惊厥等作用；羌活具有解热、镇痛、抗炎、抗过敏、抗急性心肌缺血、抗癫痫、抗氧化、抗溃疡等作用；甘草有类肾上腺皮质激素样作用；白菊具有扩张血管、增加血流量、降低血压、缩短凝血时间、抗炎、镇静等作用；生石膏具有解热、镇痛、增强机体免疫力、止渴等作用；石决明有抑菌、保肝、抗凝等作用；蝉蜕具有抗惊厥、镇静、解热、镇痛、免疫抑制与抗过敏等作用。

眼科国医圣手时方

# 第十四章 视网膜病

视网膜来自胚胎的视杯，是由大脑向外伸延的视觉神经末梢组织，视杯外层形成视网膜的色素上皮层（REP），内层发育成由神经元、神经胶质和血管系统组成的视网膜感觉层或神经上皮层。视网膜结构复杂而精细，具有感受和传导光刺激的功能，是视功能形成的基础，其组织结构及代谢特点在视网膜病的发病上具有重要意义。

视网膜病属中医眼科之内障眼病，历代中医多将其归入"瞳神疾病"范畴，五轮学说中瞳神为水轮，传统上认为内应于肾与膀胱，实则瞳神疾病涉及脏腑经络颇多，其证有虚证、实证、虚实夹杂证。虚证多因脏腑内损，气血不足，真元耗伤，精气不能上荣于目；实证多由气火上逆，痰湿内聚、气滞血瘀致目窍不利；虚实夹杂则由久病致瘀，久病致虚，全身或外障眼病传变等导致。因此，视网膜病的证治，不可拘泥于瞳神属肾、内障多虚之说，需局部体征与整体辨证结合，辨病与辨证相结合，中医与西医结合，以提高视网膜病的诊治水平。

# 第一节　眼底出血

眼底出血是眼科的疑难病症，可由视网膜静脉周围炎、视网膜静脉阻塞、糖尿病性视网膜病变、高血压性视网膜病变、眼外伤等多种疾病引起，其病因复杂。眼底出血的治疗宜辨病与辨证结合，如由视网膜静脉周围炎和糖尿病性视网膜病变引起者治宜滋阴降火或养阴清热，凉血止血；由高血压性视网膜病变引起者宜平肝潜阳，凉血止血；由视网膜静脉阻塞及眼外伤引起者宜凉血活血止血等。

## 生蒲黄汤（陈达夫经验方）

【组成】生蒲黄25 g，墨旱莲25 g，丹参25 g，牡丹皮12 g，荆芥炭15 g，郁金15 g，生地黄15 g，川芎6 g。

【功效】凉血止血，活血化瘀。

【主治】血热迫血妄行之眼部出血证。症见血色鲜红，口干咽燥，舌红或绛，脉数。临床多用于治疗视网膜静脉阻塞等所致的眼底出血、玻璃体积血，亦可用于结膜下出血、外伤性眼部出血等眼病。

【加减】若心脾两虚，气不摄血所致出血者，可加人参、黄芪、白术、山药之类以补脾益气；阴虚火旺，目络受损者，可加知母、黄柏、阿胶、白芍等以滋阴降火；肝阳上亢，血壅络破者，宜加石决明、龙骨、钩藤等以平肝潜阳；血热旺盛，迫血妄行者，可加白茅根、仙鹤草、茜草等以凉血止血；气血阻滞，头痛甚者，加五灵脂、代赭石以活血化瘀，镇逆止痛。

【方解】本方所治出血，皆因血热所致。血分有热，迫血妄行，络损则见出血，且血色鲜红，脉数；热伤津液，故口干咽燥，舌红或绛。治当凉血止血，血热得清，血分自宁，出血则随之而止。

方中生蒲黄甘平，长于收敛止血，兼有活血化瘀之功，为止血行瘀之良药，有止血不留瘀的特点，对出血证无论属寒属热，有无瘀滞，均可应用，但以属实夹瘀者尤宜，为君药。丹参功善活血祛瘀，性微寒而缓，能祛瘀生新而不伤正，性寒又能凉血活血；血热易耗伤津液，墨旱莲既长于补益肝肾之阴，又能凉血止血，尤宜于阴虚血热之出血证，与丹参同为臣药，以助君药凉血止血。牡丹皮苦寒，入血分，善清营分、血分实热，能清热凉血止血，兼有活血祛瘀之功；郁金苦寒入肝经血分而能凉血止血，味辛能行能散，既能活血，又能行气，使气血流通，血无瘀滞，荆芥炭长于理血止血；生地黄性味苦甘寒，凉血清热，助君药凉血止血之效，并能养阴生津，与牡丹皮、郁金、荆芥炭同为佐药。川芎辛散温通，既能活血化瘀，又能行气止痛，为"血中之气药"，具有通达气

眼科国医圣手时方

血的功效，本品辛温升散，能"上行头目"，为使药。诸药合用，共奏凉血止血，活血化瘀之功。

【注意事项】虚寒性出血忌用。

【现代研究】方中生蒲黄具有止血、抗血小板聚集、扩张血管、降低血压、抗炎、镇痛等作用；丹参有改善微循环、改善血液流变性、抑制血小板聚集、抗血栓、抗炎、镇静、提高耐缺氧能力、促进组织的修复与再生、抗动脉粥样硬化、促进免疫功能、抑菌等作用；川芎有抗血栓形成、镇静、抗菌、抗病毒等作用；郁金有扩张血管、降血脂等作用；荆芥炭具有止血的作用；生地黄具有止血、抗炎、镇静、利尿等作用；牡丹皮有抗菌、抗炎、抗变态反应、解热、镇痛、抗血小板聚集、降压等作用；墨旱莲有增加血流量、提高组织耐缺氧能力、镇静、镇痛等作用。

【用方经验】陈达夫教授将本方用于治疗少阴受热邪，脉被热伤，血液瘀滞，血管破裂，血随热行，窜于目中之出血症。在临床运用当中宜分期进行加减，出血初期以凉血止血为主，少佐活血化瘀之药，本方加白茅根、侧柏炭、血余炭等凉血止血之药；出血中期以活血化瘀为主，佐以凉血止血，本方加桃仁、红花、三七等活血化瘀药；出血后期以活血化瘀、软坚散结为主，少佐扶助正气之品，本方去荆芥炭，加海藻、昆布、花蕊石、三七、桃仁、人参、白术等。

## 瘀血灌睛方加味（韦文贵经验方）

【组成】生地黄20 g，焦栀子10 g，当归尾10 g，赤芍10 g，炒荆芥3 g，龙胆3 g，黄芩5 g，黄连3 g，炙甘草3 g，白芷5 g，槐花10 g。

【功效】清肝泻火，凉血止血，活血破瘀。

【主治】肝胆火盛引起前房出血、视网膜静脉周围炎眼底出血、高血压性眼底出血等。

【加减】口咽干燥，重用生地黄，选加玄参、石斛、知母、天花粉、玉竹等滋阴生津、清热降火；口干喜冷饮者，加用生石膏；阴

虚火旺导致出血者，常加元参；肝阳亢盛，头晕目胀，烦躁易怒，选加石决明、珍珠母、白蒺藜、磁石等平肝潜阳、清热明目；如大量出血，选加三七粉、白及、墨旱莲、仙鹤草、牡丹皮、茜草、侧柏叶、地榆等凉血止血；反复出血者多为久病正虚，常重用党参、黄芪以益气摄血；积血迟迟不能吸收者，选加丹参、三七、莪术，破血消积，并以桃仁、红花、当归尾、赤芍、茺蔚子、鸡血藤活血行瘀。

【方解】眼底出血早期，病程短，出血较多，色泽鲜红，症见头痛，目胀神烦，口干舌燥，脉弦数，舌苔微黄，证属肝热上冲、血热妄行，治宜清肝泻火、凉血止血为主，活血化瘀为辅，适加清肝理气之品，常用瘀血灌睛方。方中龙胆泻肝火，黄芩泻上焦之火，黄连泻心火，焦栀子泻三焦之火，均为主药。生地黄滋阴凉血止血；当归尾、赤芍活血破瘀而生新为辅助药。槐花凉血止血，能减弱毛细血管脆性，韦老医生对高血压性眼底出血常用槐花；炒荆芥入血分，清血热；白芷祛风止痛；甘草和中，调和诸药。

【现代研究】生地黄具有强心、抑酸、增强免疫、止血等作用；焦栀子具有保肝利胆、抗炎、抗病原体、镇静催眠等作用；当归具有降血脂、降低血小板聚集、抗血栓形成、增强免疫功能、抗炎、抗菌、镇痛、保肝等作用；赤芍具有抗血栓形成、抑制血小板聚集、抗氧自由基生成、镇静催眠、镇痛、抗炎、保肝等作用；荆芥具有解热、降温、镇静、镇痛、抗炎、止血、祛痰平喘、免疫调节、抗氧化等作用；龙胆具有抗炎、抗菌、增强免疫力、保肝利胆等作用；黄芩具有抗炎、抗菌、抗自由基、降压、促凝血等作用；黄连具有抗病原微生物、抗炎、中枢抑制、抗心律失常、降压、抗心肌缺血、降血脂、抗血小板聚集、降血糖、抗溃疡、抗癌等作用；炙甘草有类肾上腺皮质激素样作用；白芷具有解热、抗炎、抗白内障、镇痛、抗氧化、改善循环等作用；槐花具有凝血止血、抗菌等作用，现代药理研究，本品用于高血压患者，有降压和改善毛细血管脆性和通透性的作用，动物实验证明槐花煎剂有暂时而

明显的降压作用，能缩短出凝血时间，炒炭后作用更加明显。

【用方经验】韦老对视网膜静脉周围炎主要按中医学的血证论治。唐容川在《血证论》"吐血"一节中提出的通治血证之大纲：先止血、次消瘀、继宁血、终补血等四个步骤，可供临床参考。具体用药时，韦老主张早期以清热凉血止血为主，适加活血理气消瘀之品，以防有留瘀之弊，应避免过早投用活血峻品，否则旧血不消，新血复生，反会欲速不达。若初期出血量大势猛，应急治其标，塞其流，遏其势，可加强炭类药的应用，取其出血"见黑则止"。并应尽量减少体力活动，静养双目，静则生阴，动则扰阳，阳动则血行不安，止血不易。韦老特别指出，炭类药不宜过多，更不宜久服，因炭类药性燥，大量久服易生燥伤阴化火，反会灼伤脉络，引起反复出血。病至中期，眼底积血未消，瘀血未去，新血不生，血脉不通可致再度出血，故治疗总以活血化瘀为主。后期出血已止，若瘀血积久不化，多属日久气亏血虚，气为血帅，血为气母，母病及子可致气虚，气虚帅血无力，又致瘀血不易消散，治疗应扶正祛邪，益气活血，通补并用，做到化瘀不伤正，扶正助瘀消。韦老认为瘀血久留尚可干着难消，阴血亏损又使脉道失血不润，故适当加用地黄、阿胶、麦冬等滋阴濡润之品有利瘀化。

韦老在血证选药方面亦有自己独到见解。槐花清热凉血止血，又可降低血压及改善毛细血管脆性，常用于老年性高血压动脉硬化患者；白及补肺收敛止血，适合青年人视网膜静脉周围炎及外伤眼底出血，研末冲服收效快，寒热虚实之证均可应用；牛膝治血又善引血下行，兼能补肝肾，各期出血均可选用；大黄既是气药，又入血分，唐容川称其"止血而不瘀，尤为妙药"，取其降气即以降血，通腑导热下行，早期出血后实热之证可用之，但年老体衰、妇女经期、妊娠及脾虚阴亏之体忌用。

## 眼底出血二方（韦文贵经验方）

【组成】生地黄15 g，三七粉3 g（另包），党参12 g，白术10 g，茺蔚子10 g，玄参10 g，车前子9 g（包煎），炒火麻仁10 g，五味子6 g，淡竹叶6 g。

【功效】活血化瘀，凉血止血，滋阴降火。

【主治】积血不化，久瘀生热化火或眼底出血未能控制者。

【加减】久病必虚，邪气方盛，正气已衰或虚实互见时，选加黄芪益气摄血，重用党参、白术；滋阴养血加阿胶、当归、白芍；眼底出血色泽偏暗，反复出血未能控制，选加生蒲黄、丹参、牡丹皮、当归尾、赤芍、桃仁、红花、牛膝、大黄、苏木、血竭、大小蓟、血余炭、茜草炭、花蕊石等活血散瘀、凉血止血。

【方解】韦老常用本方破瘀生新。视网膜静脉周围炎中期，眼底出血色泽偏暗，瘀血不化，反复出血未能控制，治宜活血破瘀、凉血止血为主，辅以滋阴、平肝、益气，方用眼底出血二方。方中三七、茺蔚子活血化瘀而达止血为主药；生地黄、玄参凉血止血而滋阴；党参、白术益气扶正而摄血；火麻仁、淡竹叶清热降火；车前子泄热利尿。均为上病下治、引热下行之药。

【现代研究】生地黄具有强心、抑酸、增强免疫、止血等作用；三七粉能够缩短出血和凝血时间，具有抗血小板聚集及溶栓作用；党参具有抑制血小板聚集、调节免疫、调节胃肠蠕动、保肝、抗菌、抗炎、镇痛等作用；白术具有利尿、抗癌、调节免疫、抑菌、保肝利胆等作用；炒火麻仁具有镇痛、抗炎、抗血栓、降血压、降血脂等作用；玄参具有抗菌、升高血糖、抗炎、抗氧化等作用；车前子具有抗炎、利尿、抗衰老、降眼压等作用；五味子具有抗肝损伤、抗氧化、抗应激等作用。

【用方经验】韦老在血证选药方面亦有自己独到见解。韦老常用生地黄、玄参滋阴清热，凉血止血；三七有活血散瘀、止血定痛之功，同时三七止血而无留瘀之弊，近年研究，还有扶正强身作用，故无论各型各期均可使用，可研粉每日吞服或冲服2次，3 g以上最好装胶囊内吞服；茺蔚子活血化瘀兼能凉肝明目，肝郁化火或肝阳上亢的血热妄行常可加用；牛膝治血又善引血下行，兼能补肝肾，各期出血均可选用。

眼底出血原因很多，概括地说，是"血逆气上"，韦老强调"善理血者调其气"，本病气滞与血瘀多同时存在，治疗上除活血破瘀外，同时要行气化滞，故应适当加理气之品，气理则郁解，气行则血行。如腑气不畅，能加重出血，火麻仁能使腑气通畅，又无滑泄之弊。腑气通畅，则百脉和顺，有助于凉血止血之力，火麻仁泻下之功逊于硝黄，但润肠之效又非硝黄所能及，故脾虚便溏者忌用，对于邪气方盛、正气已衰、肠燥津枯之患者较为适宜。这是上病下治在眼科的灵活运用。

## 眼底出血三方（韦文贵经验方）

【组成】炒荆芥9g，三七粉3g（另包分吞），茺蔚子9g，珍珠母25g，生地黄15g，焦白术9g，玄参12g，薄荷5g，青葙子9g，党参12g，白蒺藜10g，炒火麻仁15g。

【功效】活血行瘀，滋阴益气，平肝明目。

【主治】气虚血瘀，阴虚肝旺，眼底反复出血者。

【加减】眼底出血色泽偏暗，反复出血未能控制，选加生蒲黄、丹参、牡丹皮、当归尾、赤芍、桃仁、红花、牛膝、大黄、苏木、血竭、茺蔚子、大小蓟、血余炭、茜草炭、花蕊石等活血散瘀、凉血止血；久病必虚，邪气方盛，正气已衰或虚实互见时，加黄芪益气摄血；滋阴养血加阿胶、当归、白芍。

【方解】三七粉、茺蔚子活血行瘀而止血；生地黄滋阴凉血止血；党参、白术益气健脾而扶正，都是主药；珍珠母、白蒺藜、青葙子平肝、清肝明目，是辅助药；炒荆芥入血分，散血中之风助止血之功；薄荷散风解表，散头面风热；玄参、火麻仁生津润燥通便，使热邪下泻，从而腑气畅行，百脉和顺，血逆可平。

【现代研究】炒荆芥具有解热、降温、镇静、镇痛、抗炎、止血、祛痰平喘、免疫调节、抗氧化等作用；三七粉能够缩短出血和凝血时间，具有抗血小板聚集及溶栓作用；火麻仁具有镇痛、抗炎、抗血栓、降血压、降血脂等作用；珍珠母具有保护眼睛、中枢抑制、抗溃疡、抗氧自由基等作用；生地黄具有强心、抑酸、增强免疫、止血等作用；焦白术具有利尿、抗癌、调节免疫、抑菌、保肝利胆等作用；玄参具有抗菌、升高血糖、抗炎、抗氧化等作用；薄荷具有抗病原体、解痉、祛痰、促进药物透皮吸收等作用；党参具有抑制血小板聚集、调节免疫、调节胃肠蠕动、保肝、抗菌、抗炎、镇痛等作用；白蒺藜具有降压、抗血小板聚集、降脂、抗氧化、降血糖、利尿等作用。

【用方经验】韦老认为气阴两虚，阴虚可生火热，火热复伤阴津，循环往来，反复出血，治宜滋阴益气、活血行瘀、平肝明目；或者眼底出血色泽偏暗，瘀血不化，反复出血，治以滋阴平肝、活血破瘀为主，辅以益气活血；或者心慌气短、眼胀神烦，脉细数，舌红少苔，证属气阴两虚者，均可用眼底出血三方，选加三棱、莪术破血行气、消积止痛，但三棱、莪术均属峻药，久服能伤正气，宜和党参、白术同用，攻补兼施，标本兼顾；视网膜渗出未吸收，或有增殖改变，选加海藻、昆布、牡蛎、夏枯草等软坚散结；"气为血帅"、"气行则血行"，故在治疗过程中宜加理气之品，在行气药中常加木香、厚朴、砂仁、豆蔻、佛手；理气解郁常用柴胡、郁金、青皮、香附、炒枳实（或枳壳）、玫瑰花；降气药常加沉香、陈皮；久病必虚，久药伤脾，选加茯苓、淮山药等，健脾益气而扶其正。

## 眼底出血四方（韦文贵经验方）

【组成】石决明24g，决明子10g，益母草10g，当归尾10g，赤芍6g，滁菊花5g，柴胡5g，五味子3g，天冬6g，山药10g，茯苓10g。

【功效】活血破瘀，平肝清热为主，佐以滋阴明目。

【主治】肝火上逆所引起的各种眼底出血，如视网膜静脉周围炎、视网膜静脉血栓形成、高血压性及糖尿病性眼底出血等；或眼底出血稳定期，患者如有心慌气短、眼胀神烦，脉细数，舌红少苔，证属气阴两虚者，可用此方。

【加减】视网膜渗出未吸收，或有增殖改变，选加海藻、昆布、牡蛎、夏枯草等软坚散结；久病必虚，久药伤脾，选加党参、白术，健脾益气而扶其正。

【方解】肝藏血，脾统血，肝阴不足，肝火上逆，故以石决明、白菊花、决明子平肝清热为主药。柴胡疏肝理气；当归尾、赤芍、益母草活血和营，破瘀生新，为辅助药。五味子、天冬滋阴生津明目；淮山药、茯苓健脾益气而扶正。

【现代研究】石决明有抑菌、保肝、抗凝等作用；决明子具有降压、降脂、抗病原体、免疫调节、保肝、抗癌等作用；益母草具有兴奋子宫平滑肌、抗血小板聚集、抗血栓形成、改善微循环、利尿等作用；当归尾具有降血脂、降低血小板聚集、抗血栓形成、增强免疫功能、抗炎、抗菌、镇痛、保肝等作用；赤芍具有抗血栓形成、抑制血小板聚集、抗氧自由基生成、镇静催眠、镇痛、抗炎、保肝等作用；滁菊花具有扩张血管、增加血流量、降低血压、缩短凝血时间、抗炎、镇静等作用；柴胡具有抗炎、抗惊厥、镇静、解热、镇痛、抗辐射、抗肝损害、抗溃疡、镇咳、抗氧化等作用；五味子具有抗肝损伤、抗氧化、抗应激等作用；天冬具有抗衰老、抗肿瘤、调节免疫等作用；山药具有降血糖、增强免疫功能、抗氧化、促进创口愈合、促胃液分泌、防治心脑血管疾病等作用；茯苓具有抑瘤、增强免疫、抗变态反应、抗炎、利尿、镇静、保肝、抑菌、清除自由基等作用。

【用方经验】韦老常将此用于眼底出血稳定期的治疗，眼内瘀血经久不化，色暗，出血已静止，症见心慌气短、眼胀神烦，脉细数，舌红少苔，证属气阴两虚，可用此方，选加三棱、莪术破血行气、消积止痛，但三棱、莪术均属峻药，久服能伤正气，宜和党参、白术同用，攻补兼施，标本兼顾；"气为血帅"、"气行则血行"，故在治疗过程中宜加

理气之品，在行气药中常加木香、厚朴、砂仁、豆蔻、佛手；理气解郁常用郁金、青皮、香附、炒枳实（或枳壳）、玫瑰花；降气药常加沉香、陈皮。

## 滋阴降火汤（韦文贵经验方）

【组成】生熟地黄各15 g，白芍10 g，当归10 g，川芎6 g，炒知柏各10 g，麦冬10 g，黄芩6 g，柴胡6 g，甘草梢5 g。

【功效】滋阴降火，养血活血。

【主治】阴虚火旺，血热妄行之眼底出血。

【方解】炒知柏、生熟地黄、麦冬滋阴生津而降火；白芍、当归、川芎活血养血；黄芩、柴胡清肝疏肝；甘草梢清热泻火。

【现代研究】白芍具有抗炎、镇静、镇痛、保肝、免疫调节等作用；熟地黄具有免疫、抗衰老、抗甲状腺功能亢进等作用；生地黄具有止血、抗炎、镇静、利尿等作用；当归具有降血脂、降低血小板聚集、抗血栓形成、增强免疫功能、抗炎、抗菌、镇痛、保肝等作用；川芎具有改善外周血液循环、抗血栓形成、降血脂、镇静镇痛、解除平滑肌痉挛等作用；知母具有抗菌、解热、降血糖、清除氧自由基、抗血小板聚集、抗癫痫、免疫调节等作用；黄柏具有抗病原微生物、免疫抑制、抗溃疡、降压、抗心律失常等作用；麦冬具有提高耐缺氧能力、保护心脏、抗实验性心律失常、止咳平喘、抗过敏、免疫促进、抗菌、抗突变等作用；黄芩具有抗炎、抗菌、抗自由基、降压、促凝血等作用；柴胡具有抗炎、抗惊厥、镇静、解热、镇痛、抗辐射、抗肝损害、抗溃疡、镇咳、抗氧化等作用；甘草有类肾上腺皮质激素样作用。

## 丹栀四物汤（韦玉英经验方）

【组成】牡丹皮9 g，炒栀子9 g，生地黄15 g，赤白芍各15 g，当归9 g，川芎6 g。

【功效】凉血活血，清热降火。

【主治】阴虚肝旺、迫血妄行之眼底出血早期，如中心性渗出性脉络膜视网膜病变、

老年黄斑变性及高度近视眼底出血。

【方解】四物汤组方简单，治则明确，其中生地黄清热凉血；芍药敛阴养血，赤白二芍一散一敛；当归补血活血；川芎行血中之气。全方补而不滞，行血而不破血，补中有散，散中兼收。故四物合用"血滞能通，血虚能补，血枯能润，血乱能抚"。牡丹皮凉血散瘀；栀子清热降火；生地黄滋阴凉血、止血；赤白芍、当归、川芎养血活血。

【现代研究】牡丹皮具有抗炎、抗动脉粥样硬化、抗血栓形成、调节免疫功能、镇痛、镇静催眠等作用；炒栀子具有保肝利胆、抗炎、抗病原体、镇静催眠等作用；生地黄具有强心、抑酸、增强免疫、止血等作用；赤芍具有抗血栓形成、抑制血小板聚集、抗氧自由基生成、镇静催眠、镇痛、抗炎、保肝等作用；白芍具有抗炎、镇静、镇痛、保肝、免疫调节等作用；当归具有降血脂、降低血小板聚集、抗血栓形成、增强免疫功能、抗炎、抗菌、镇痛、保肝等作用；川芎具有改善外周血液循环、抗血栓形成、降血脂、镇静镇痛、解除平滑肌痉挛等作用。

## 育阴凉散汤（庞万敏经验方）

【组成】生地黄12 g，百部12 g，夏枯草12 g，金银花12 g，炒茜草12 g，山药10 g，沙参10 g，黄芩炭10 g，炒栀子10 g，白及10 g，阿胶10 g（烊化），牡丹皮6 g，赤芍6 g，大黄炭6 g。

【功效】凉血解毒，滋阴散瘀。

【主治】血分瘀毒之眼部出血证。症见血色鲜红，反复出血，口干咽燥，骨蒸劳热，烦渴、发斑发疹、舌绛起刺，脉细数。临床多用于视网膜血管炎、糖尿病视网膜病变等所致眼底出血、玻璃体积血等。

【加减】视网膜伴有水肿者，加车前子、白茅根、益母草以利水消肿；体兼实火，去大黄炭且生地黄后下；肝阳上亢者，加钩藤、天麻、代赭石以平肝潜阳。

【方解】本方所治出血及渗出，皆因血分热毒，迫血妄行所致。故临床可见血色鲜红，反复出血，口干咽燥，骨蒸劳热，烦渴、发斑发疹、舌绛起刺，脉细数。治当凉血解毒，滋阴散瘀。血热血瘀清除，血分自宁。

生地黄具有清热生津、滋阴凉血之作用，入心、肝、肾经，能散血消瘀解烦，为化瘀散血之君药。夏枯草味苦辛性寒，可入肺气，清热散结；百部味甘苦，性微温，有滋阴润肺的作用；金银花性甘寒气芳香，甘寒清热而不伤胃，芳香透达又可祛邪，既能宣散风热，还善清解血毒，用于各种热入血分之发疹、发斑等证；茜草味苦性寒，归心、肝经，入血分，能散能敛，可升可降，具有凉血止血，活血祛瘀，清热解毒的功效，与夏枯草、金银花共为臣药。牡丹皮清热，活血散瘀，主温热病热入血分，发斑、吐衄，阴虚骨蒸潮热；赤芍能活血通经、凉血散瘀、清热解毒，使气血流通，血无瘀滞；白及擅止血；山药有益肺止咳、养肺阴作用；大黄炭、黄芩炭、栀子炭具有清热、凉血、化瘀止血作用，与牡丹皮、赤芍共为佐药。沙参滋阴，阿胶养血、止血，二者联合，可生新血，滋养目系，神光发越。诸药合用，有凉血解毒，滋阴散瘀之功。

【注意事项】脾虚、胃虚、多痰者出血慎服。

【现代研究】生地黄具有止血、抗炎、利尿等作用；牡丹皮具有抗菌、抗炎、抗变态免疫反应、抗血小板聚集、降压等作用；赤芍有改善微循环、改善血液流变性、抗血栓作用；夏枯草有降低血压和抗多种细菌的作用；金银花有抗菌、抗病毒、抗炎、解热、降脂作用；山药有益肺止咳、降低血糖、解热镇痛作用；茜草具有止血、抗血小板聚集等作用；沙参具有调节免疫平衡、祛痰、抗真菌、强心作用；黄芩炭具有止血、利尿作用；大黄炭、炒栀子具有清热、抗炎、止血作用；白及具有较好的收敛止血、消肿生肌功效，对结核杆菌、肿瘤细胞等有明显抑制作用；阿胶有强大的补血、抗休克、提高机体免疫力等作用。

【用方经验】庞万敏主任医师将本方用于治疗血分瘀毒之眼部出血证。在临床应用中分期随证加减。

## 凉血散瘀汤（庞万敏经验方）

【组成】生地黄 10～30 g，牡丹皮 5～10 g，芍药 5～10 g，夏枯草 10～30 g。

【功效】凉血止血，清热散瘀。

【主治】主治血分瘀热证，尤其适用于全身兼有实证、热证的眼底出血患者。根据"辨证求因"的方法，眼底出血早期，颜色鲜红，为"血热"表现，血无出路，溢于脉外则为瘀；晚期血色紫暗，虽为瘀血指征，然而内含"瘀久化热"的趋势。一者因热而瘀，一者因瘀而热，都属瘀热范畴，为本方的适应证。

【加减】新近出血，重用凉血止血药，加用白茅根 30 g，藕节 15 g，蒲黄炭 10 g；兼见阴虚者，加枸杞子 10 g，玄参 10 g；血不利则为水，兼见视网膜水肿者，可加用益母草 30 g，紫草 10 g，茺蔚子 10 g 以活血利水；肝阳上亢，见头眩头痛，耳鸣眼红者，可加川芎 10 g，牛膝 10 g，石决明 10 g，菊花 10 g。

【方解】外感六淫，内伤七情，或跌打损伤等，均可致使眼底目络受损，血不循经，溢出络外，发为眼底出血之证。但临床所常见者，如视网膜静脉阻塞、糖尿病视网膜病变、视网膜静脉周围炎等，以血热内盛，迫血妄行者最多见，故治疗首要应凉血止血，清热散瘀。

本方是由犀角地黄汤（以夏枯草易犀角）化裁而成。生地黄、丹参、赤芍均为清热凉血之品，有凉血止血之效。而生地黄除凉血止血外，兼能滋阴生津；牡丹皮兼有活血散瘀作用，具有凉血而不致瘀，活血而不妄行特性，生则凉血，炒则散瘀，止血用炭；芍药白补赤散，白芍偏于养血益阴，赤芍长于泻肝散瘀，临床除阴虚血热用白芍外，一般多用赤芍；夏枯草清热散结，与牡丹皮、赤芍同用互增散瘀作用。

【注意事项】本品适用于属于实证的眼底出血者，有气虚表现者不宜。

【现代研究】方剂之中，生地黄既有止血作用，又有抗凝血作用，对实验性高血压有明显的降压作用；牡丹皮能够抗血小板凝聚，降低血压，有抗炎、抗变态反应、抗炎、解热等作用；赤芍能够改善人体血液流变学指标，提高高密度脂蛋白，降低低密度脂蛋白、总胆固醇等，从而对抗血管动脉硬化；夏枯草具有降低血压和抗菌的作用。

【用方经验】庞万敏主任医师将本方用于全身见热性表现的眼底出血患者，而对于全身既无疾病又无证候的眼底出血患者也适用。临床应用过程中，既可使用分期辨证的方法，将本方用于眼底出血的早、中、晚期，又可结合患者的全身情况，进行脏腑辨证使用。但脾胃虚弱者不宜使用。

## 槐花侧柏汤（石守礼经验方）

【组成】槐花 15 g，侧柏叶 15 g，连翘 15 g，焦栀子 10 g，生地黄 15 g，白芍 15 g，炒荆芥 10 g，茜草 12 g，黄芩 12 g，仙鹤草 15 g，墨旱莲 15 g，小蓟 30 g，白茅根 30 g，生蒲黄（包煎）15 g，三七粉（冲服）3 g。

【功效】清热凉血，止血化瘀。

【主治】由血热妄行，或脉络瘀阻所引起之眼底出血证。如视网膜静脉阻塞、视网膜静脉周围炎、高血压视网膜病变、视网膜血管炎、糖尿病性视网膜病变、外伤等。症见眼底出血，血色鲜红，量多，发病在两周以内，舌红脉弦或脉数者。

【加减】心脾两虚、胃纳欠佳者，减焦栀子、侧柏叶，加炒山药、炒白术、炙黄芪、党参以健脾益气；因高血压引起者，加益母草、川牛膝以行血去瘀，引血下行；视网膜有水肿者，加车前子以利水消肿；经治出血停止后，减白茅根、小蓟、焦栀子、侧柏叶、炒荆芥，加当归、玄参以养阴，除浮游上炎之火；出血渐吸收，有机化物形成，或有硬性渗出时，减焦栀子、侧柏叶、荆芥，加夏枯草、海藻、昆布以软坚散结，促进机化物和硬性渗出物的吸收。

【方解】本方所治之眼底出血，皆因肝胃火盛，血热妄行，逼血外溢；或肝失疏泄，气滞血瘀，脉络受阻，血不循经，溢于脉外所致。故本方多用于眼底出血早期，出血量多，血色鲜红，舌红苔黄，脉数或弦数。治

眼科国医圣手时方

宜凉血止血，活血化瘀。血热清其血自止，瘀血除则血不外溢。

方中槐花、侧柏叶微寒，凉血止血，主治各种出血证，故为君。墨旱莲、仙鹤草、小蓟、白茅根、黄芩、栀子、连翘、生地黄、白芍诸药，既能助君药凉血止血，又有养阴之效，故为臣。荆芥有祛风解表之功，炒用则止血效好；茜草、生蒲黄、三七既可凉血止血，又能活血化瘀，使热清而血止，且又不留瘀，为佐使之药。诸药合用，共达止血活血化瘀之效。

【注意事项】偏虚寒性出血时不宜应用。

【现代研究】方中槐花能缩短出血时间，炒炭后作用更显著，槐花煎液对麻醉狗有暂时而显著的降血压作用，槐花中含芸香碱（芦丁），可改善毛细血管的脆性；动物实验证明，侧柏叶有缩短出血时间和凝血时间的作用，生用比炒炭止血效果好；墨旱莲可止血凉血，动物实验发现，将狗的股动脉半切开，以粉末敷出血处，并稍加压迫，有良好的止血效果；仙鹤草有加速凝血时间及增加血小板等作用，小蓟的水浸液及醇浸出液，对麻醉动物有降低血压之作用，且效果显著而持久，还能收缩血管、缩短凝血时间；黄芩有解热、镇静、降压、利胆、利尿和降低毛细血管通透性作用；栀子为有效的消炎解热药，并有止血作用，但解热宜用生栀子，止血宜用焦栀子；连翘除具有较广泛的抗菌作用外，其所含之维生素P可降低血管通透性和脆性，防止出血；生地黄的提取物可促进血液凝固而止血，止血宜用小剂量，大剂量反促使血管扩张，应用时宜注意；白芍可抑菌，对中枢神经有抑制作用；荆芥可抑菌、镇痛、解痉，止血宜炒用；茜草含紫茜素、茜素、伪紫茜素、茜草色素等，对金葡菌、白葡菌、肺炎链球菌等有抑制作用，动物实验发现可缩短家兔出血和凝血时间；蒲黄有止血、抗血小板凝集、扩张血管之作用，有止血而不留瘀之特点；三七含三七皂苷甲、三七皂苷乙，黄酮苷及生物碱，动物实验中，其水浸液能缩短家兔凝血时间，三七皂苷甲、三七皂苷乙，对蛙心有强心作用，对血管有收缩作用，但大剂量则呈血管扩张作用。

【用方经验】本方多用于眼底出血证的早期，故多用清热凉血止血之药，后期出血久不吸收时，则可偏重于活血化瘀、软坚散结之品，以利出血之吸收，尽早恢复视功能。

## 目衄方（邹菊生经验方）

【组成】金银花12 g，玄参12 g，生地黄12 g，当归12 g，蒲公英30 g，赤芍12 g，牡丹皮12 g，山栀子9 g，生甘草6 g，水牛角腮9 g（先），葛根15 g，方儿茶12 g，血见愁30 g，丹参12 g，三七粉4 g（分吞）。

【功效】清热和营，凉血止血。

【主治】适用于眼底出血早期。症见视力渐降或骤降，眼前有黑影飘移，或觉满目红光，甚至漆黑一片，检查可见眼底出血，色鲜红，或片状，或点状，视网膜水肿、渗出，静脉怒张，或见玻璃体混浊等；可兼口苦咽干，烦躁易怒，便结，溲赤；舌红，苔黄，脉弦数。

【加减】出血初期，舌红脉数者，加荆芥炭、血余炭、白茅根以加强凉血止血之力；眼底出血较多者，加蒲黄、茜草。

【方解】肝胆火盛，或气郁化火，或虚火上炎，或感受火热之邪等，导致邪热入络，迫血妄行，血溢脉外，故见眼底出血，或溢于神膏。邹老师认为出血早期，急者治其标，主要针对血热妄行，重在止血。处方以当归、玄参、生地黄、金银花为君药清热和营；蒲公英、山栀子清火热之邪；水牛角腮、牡丹皮活血凉血；血见愁止血；方儿茶、丹参、三七止血活血；葛根升举阳气，扩张血管；甘草调和诸药。本方具有和营清热、凉血止血功效，邹老师还特别强调使用本方须注意止血勿使留瘀。

【注意事项】阴虚阳亢者忌用。

【现代研究】金银花有抗炎、解热、加强防御功能、中枢兴奋、降血脂、抗内毒素作用；玄参有镇静、抗惊、抗菌作用；生地黄有强心、降压、止血、抗凝血、镇静、抗炎、抗过敏作用；当归有保护心脏、抗心律失常、抗动脉粥样硬化心肌梗死、抑制平滑肌、抗血小板聚集、抗炎、抗肿瘤、增强机体免疫功能、抗脑缺血损伤、使细胞增殖、保肝、保肾等作用；蒲公英具有较强的杀菌、利尿作用；三七有止血、活血双向调节功能，"人参补气第一，三七补血第一"，还具有补血作用，能提高外周红细胞、白细胞数量，保护血管内皮细胞、抗动脉粥样硬化、抗心肌缺血再灌注损伤、扩血管、降压、抗心律失常、镇静、镇痛、增智、改善肝脏微循环、抗肝癌、抗肝纤维化。

【用方经验】邹菊生教授治疗目衄，嘱患者在服用本方的同时，切记出血发作期应适当休息，有新鲜玻璃体积血者应半卧位，使积血下沉。

## 目衄 2 号方（邹菊生经验方）

【组成】生地黄12 g，当归12 g，玄参12 g，金银花12 g，蒲公英30 g，甘草6 g，丹参、牡丹皮各12 g，三七粉4 g（分吞），莪术12 g，毛冬青15 g，泽兰叶12 g，方儿茶12 g，昆布6 g，海藻6 g，葛根15 g。

【功效】和营清热，活血化瘀。

【主治】适用于眼底出血中期。症见视物模糊，检查可见眼底出血，色泽淡红或暗红；舌红有瘀斑，苔薄，脉弦或涩。

【加减】若有网膜水肿、渗出者，加车前子、益母草以利水化瘀消肿。

【方解】出血中期，瘀血形成，出血基本停止，证属气滞血瘀，治疗以活血化瘀为主。邹老师认为临床重在把握时机，一般在出血两周后，酌情加入行气、通络之品。处方中生地黄、当归、玄参、金银花和营清热；蒲公英活血清热利水；丹参、牡丹皮、三七止血活血化瘀；莪术活血通络；方儿茶、毛冬青、泽兰叶活血化瘀；昆布、海藻软坚散结；葛根升阳行气，扩张血管；甘草调和诸药。本方具有和营清热、活血化瘀功效。邹老师在临床中特别提醒使用本方注意消瘀，慎防再出血。

【注意事项】阴虚火热者忌用。

【现代研究】生地黄有强心、降压、止血、抗凝血、镇静、抗炎、抗过敏、抗真菌、抗地塞米松对垂体—肾上腺皮质系统的抑制、

促进肾上腺皮质激素的合成、抗肿瘤等作用；当归有保护心脏、抗心律失常、抗动脉粥样硬化心肌梗死、抑制平滑肌、抗血小板聚集、抗炎、增强机体免疫、抗脑缺血损伤、抗肿瘤、使细胞增殖、保护肝脏和肾脏等作用；玄参有扩张冠状动脉、降血压、抗血小板聚集、促进纤溶、改善血液流变性、抗脑缺血损伤、镇痛、抗炎、抗菌、免疫增强、保肝等作用；金银花有抗病原微生物、抗炎和解热、加强防御功能、中枢兴奋、降血脂、抗内毒素等作用；玄参对氯化钾和肾上腺素所致兔主动脉血管痉挛有一定的缓解作用，并有镇静、抗惊、抗菌作用。

【用方经验】邹菊生教授治疗目衄，嘱患者在服用本方的同时，切记出血发作期应适当休息，有新鲜玻璃体积血者应半卧位，使积血下沉。病情可能反复，应坚持长期治疗和观察。

## 目衄 3 号方（邹菊生经验方）

【组成】生地黄12 g，当归12 g，玄参12 g，金银花12 g，蒲公英30 g，甘草6 g，莪术12 g，水蛭6 g，王不留行子12 g，生蒲黄14 g（包），方儿茶12 g，丹参、牡丹皮各12 g，昆布6 g，海藻6 g，郁金12 g。

【功效】和营活血，软坚化痰。

【主治】适用于眼底出血后期。症见视物模糊，检查可见眼底出血部分吸收，色泽淡红或暗红，出现硬性渗出、机化物、膜样物等；可兼有头重眩晕，胸闷脘胀；舌红有瘀斑，苔腻，脉弦或滑。

【加减】胸胁胀满甚者，加莱菔子、青皮以行气解郁；视网膜水肿、渗出明显者，加琥珀、泽兰、益母草之类活血化瘀、利水消肿；头昏重者，加天麻、牛膝以平肝、引血下行；若热邪较甚者，酌加黄连、黄芩以清热涤痰。

【方解】本方用于眼底后期出血已停，瘀血停留，久病生痰，痰湿结聚。证属气滞血瘀，痰瘀互结。治疗宜和营活血，行滞通络，软坚化痰。

方中生地黄、当归、玄参、金银花、蒲

眼科国医圣手时方

公英和营清热活血；莪术、水蛭、王不留行子、郁金行气通络，破血化瘀；生蒲黄、方儿茶、丹参、牡丹皮活血化瘀；昆布、海藻软坚散结。

【注意事项】虚寒性出血忌用。

【现代研究】方中生蒲黄具有止血、抗血小板聚集、扩张血管、抗炎、镇痛等作用；生地黄具有抗炎、止血、镇静、利尿等作用；莪术有抑制血小板聚集、抗炎、抗血栓及抗氧化和拮抗自由基，治疗血栓闭塞性脉管炎的作用；当归具有抗血栓、抗炎和抑制血小板聚集作用；水蛭具有抗凝血、抗血栓、降脂和抗炎等作用；牡丹皮有抗菌、抗炎、抗变态反应、解热、镇痛、抗血小板聚集、降压等作用；丹参有改善微循环、改善血液流变性、抑制血小板聚集、抗炎、镇静、提高耐缺氧能力、促进组织的修复与再生、抗动脉粥样硬化、促进免疫功能、抑菌等作用。

【用方经验】邹老师通过大量临床实践，体会到运用和营清热法可防止眼组织新生血管及血管膜炎症。

## 蒲黄止血方（王明芳经验方）

【组成】生蒲黄30 g，三七粉3 g，仙鹤草30 g，白茅根30 g，牡丹皮10 g，川芎10 g。

【功效】清热凉血，止血活血。

【主治】血热所致的眼底出血性疾病或眼底出血的早期。症见鲜红色出血，口干咽燥，舌质红，苔黄，脉数。临床多用于治疗视网膜静脉阻塞、视网膜静脉周围炎、糖尿病性视网膜病变等所致的眼底出血、玻璃体积血。

【加减】若血热旺盛者，可加藕节、茜草、小蓟等以凉血止血；大便秘结者，可加大黄通腑泻热；肝阳上亢者，可加石决明、夏枯草、白菊花以清热平肝；阴虚火旺，虚火灼络者，宜加知母、阿胶、白芍等以滋阴降火。

【方解】本方所治之证是因血热所致出血之证及出血的早期。血分有热，迫血妄行，溢于络外则见鲜红色出血，脉数；热灼津液，故口干咽燥，舌质红。治宜清热凉血，止血活血。血热得清，血分自宁，出血得止。

方中生蒲黄味甘性凉，入心、肝二经，具有止血化瘀之功，止血而不留瘀，为君药。三七入肝经血分，功善化瘀止血，有止血不留瘀，祛瘀而不伤正的特点；仙鹤草味苦，长于收敛止血，止血功效较佳，广泛用于各种眼部出血；白茅根味甘，性寒，具有凉血止血之功，又有清热之效，与前两味同为臣药，以助君药凉血止血活血。牡丹皮味苦性寒，入血分，善清营血分实热，具有清热凉血、活血散瘀的功效，为佐药。川芎味辛性温，主入肝经，具有活血行气，祛风止痛的功效，为"血中之气药"，本品辛温升散，能"上行头目"，为使药。诸药合用，共奏清热凉血，止血活血之功。

【注意事项】虚寒性出血忌用。

【现代研究】方中生蒲黄含有甾醇类、黄酮类等成分，能促进血液凝固，缩短凝血时间，增加血小板数目，同时又能抗血小板聚集，具有止血活血的双向作用；三七中的三七皂苷、三七氨酸能收缩血管，缩短凝血时间，能使血小板增加，起止血作用，黄酮苷能扩张冠状动脉，增加冠脉流量，减低心肌耗氧量，改善心肌缺血状态，起活血作用；仙鹤草有强心、升血压、凝血、止血、凉血、抗菌等作用；白茅根能缩短血浆的复钙时间；牡丹皮有抗血小板聚集、抗炎、抗变态反应、解热、镇痛、镇静、解痉、利尿、抗溃疡等作用；川芎有抑制血小板凝聚、抗血栓形成、镇静、抗菌、抗病毒等作用。

【用方经验】王明芳教授将本方用于出血性眼病的出血期，出血期多指发病半个月以内。根据急则治其标的原则，止血是治疗出血性疾病的第一要法，同时又根据眼内出血因无窍道直接排出，吸收消散难而易于留瘀的特点，故在凉血止血的同时宜兼活血。在临床运用当中应掌握好止血和活血的关系，止血而不留瘀，活血而不动血，以防止出血加重。一旦出血静止进入瘀血期，则以活血化瘀为主。对于反复出血者，如视网膜静脉周围炎、糖尿病性视网膜病变等，往往是新旧杂存，当以凉血止血为主，辅以少量活血药物。

# 和血明目片（高健生方解）

【组成】蒲黄，丹参，生地黄，墨旱莲，菊花，黄芩（炭），决明子，车前子，茺蔚子，女贞子，夏枯草，龙胆，郁金，木贼，赤芍，牡丹皮，山楂，当归，川芎。

【功效】凉血止血，滋阴化瘀，养肝明目。

【主治】用于阴虚肝旺、热伤脉络等所致眼底出血。症见视力下降或突然不见，眼底瘀血征象；伴面红、口苦、耳鸣、心烦、潮热、盗汗等。视网膜静脉阻塞、视网膜血管炎及糖尿病视网膜病变见上述证候者。

【方解】君药：生地黄、当归、赤芍、川芎为四物汤的变方，本方名为"和血明目片"，"和"有"调和"之意，四物汤是调血的基本方，既能补血，又能活血化瘀，其中生地黄甘寒，长于清热凉血，养阴生津；当归甘温，善补血养肝、和血调经；赤芍微寒，能清血分实热，散瘀血留滞；川芎辛温，可活血行气、祛风止痛。四药相配，凉血而不凝血，补血而不滞血，行血而不破血，补中有散，散中有收，动静结合，刚柔相济，共同组成调血要剂，恰合"和血"之意。女贞子、墨旱莲又称二至丸，为补肝肾明目之要药。女贞子甘苦而性凉，入肝肾经，为除热、益精和血之品，能强腰膝、乌须发、止血明目；墨旱莲甘酸而性寒，入肝肾经，能滋补肝肾，凉血止血。二药按收采时节来分，一冬一夏，一阴一阳，合用有交通阴阳，顺应四时之妙，可相互促进，滋补肝肾，益精升阴，使精气循经上达而明目。以四物汤和血调血，以二至丸补肝肾而止血明目，二方合用，凉血止血、明目，切合眼底出血患者多阴虚血热、虚实夹杂之病机，发挥和血明目之效，共为方中君药。

臣药：蒲黄、丹参、牡丹皮、茺蔚子四药凉血、止血、化瘀、利水，协君药共同发挥和血调血之用。蒲黄性平，味甘，止血、化瘀、通淋，可使血之滞者行，血之行者止，具双向调节作用。不论生用或炒用，皆有明显的止血效果，生用则性凉，行血而兼消，炒用则味涩，调血而止也。《本草正义》："蒲黄，专入血分，以清香之气，兼行气分，故能导瘀结而治气血凝滞之症。"丹参味苦，气微寒，活血祛瘀，凉血消痈，除烦安神，可用于多种瘀血为患的病证，与气血瘀滞脉络所致目病颇为相宜。如《重庆堂随笔》云："丹参，降而行血，血热而滞者宜之。"牡丹皮苦、辛、微寒，清热凉血、活血散瘀，《本草纲目》称其"和血生血、凉血，治血中伏火，除烦热"。与赤芍、黄芩相配而清热凉血，与当归、川芎相伍而行气活血，且能泻血脉中伏火，使火退而阴生，用于阴虚火热所致眼底出血性病变。茺蔚子辛、甘、微寒，活血调经，清肝明目。《神农本草经》："主明目益精，除水气。"补而能行，辛散而兼润，入厥阴肝经，益肝行血而益精明目。方中另两味活血药，山楂及郁金，行气导滞，解郁散瘀。其中山楂味酸、甘，微温，入脾、胃、肝三经，具有化瘀血、行结气、消积食等功用。《医学衷中参西录》赞其"若以甘药佐之，化瘀血而不伤新血，开郁气而不伤正气，其性尤和平也"。郁金辛、苦、寒，可活血祛瘀，行气解郁，清心开窍。本入血分之气药，血之上行，皆由火之上炎，此药能降气，气降即火降，不能迫血妄行，血能归经则自止，从而达到治疗眼底出血的目的。二药合用，则行气解郁，散血化瘀，与蒲黄、丹参、牡丹皮、茺蔚子等止血、化瘀、利水、明目药同用，共为臣药，辅助君药凉血止血、明目之用，增强和血明目之功。

佐药：眼底出血病因多复杂，风火相煽、肝胆火炽、湿热互结等，均可导致血不循经，脉络瘀滞。龙胆为大苦大寒之品，清泄肝胆实火、脾胃积热，以泻火明目；黄芩泻火解毒，凉血消肿明目；夏枯草清肝火，散郁结；菊花散风清热，除翳明目；木贼疏风散热，解肌退翳；五药合用，能平抑肝胆实火上炎，疏利风热而退翳明目，共为佐药。

使药：方中决明子清肝明目，利水通便，治风热赤眼、青盲，有"久服益精光"之说，在上清肝胆火炎之势，在下疏导脐实宿便，解大肠之热结；车前子性味甘寒，有清热明目、利水祛痰之功，入肝、肾、膀胱三经，

眼科国医圣手时方

下焦积热、肝火上盛者，车前子具清利之功，可导热下行，泄膀胱湿热为专长，目自宁则血自安。二药合用，上清炎热之火邪，下导湿热之蕴结，既可引诸药直达病所，清热而明目，又可引火热下行，由二阴而出，诸血证自可安宁，故为诸药之使。

【注意事项】本方中偏于凉血的药物，总体药性偏寒凉，在使用过程中，对脾胃虚弱者，应佐以扶脾和胃之品，或加温中健脾之剂，以防其凉遏过度，气血凝滞不运，影响药效。

【现代研究】和血明目片有如下作用：①止血作用。大小鼠试验证明，对于出血时间有明显的缩短和明显的止血作用。②促血凝作用。对内源性和外源性凝血均有促进作用，可激活多种凝血因子，增强血小板聚集功能；能明显促进血凝块吸收，加快血液流动速度。③促血块吸收作用。外伤后血凝块将发生降解吸收，产生大量生物毒性物质，和血明目片可以促进血管吸收以减少血管内高压，而且能降低血块吸收过程中生物毒物对视神经轴突的损害刺激时间与程度。④抗炎消肿作用。小鼠耳壳炎症试验表明，对急性炎症早期的毛细血管通透性增高及渗出肿胀有明显的对抗作用。⑤改善微循环作用。动物实验证明，能明显缩短荧光出现时间，对微循环电流速度有增加作用，促进眼部循环。

## 自制眼内出血主方（张望之经验方）

【组成】茜草、桑叶各30 g，牡丹皮24 g，生石膏15 g，茺蔚子、香附各12 g，枳实6 g，甘草、三七粉（冲服）各3 g，血余炭9 g。

【主治】血热络瘀证。症见：眼内出血鲜红，舌质红，脉数。

【功效】凉血止血，活血明目。

【加减】阴虚阳亢者，茜草减量，去石膏、血余炭、三七粉，加女贞子、玄参以滋阴潜阳；阳明燥热者，加知母，生石膏加至30 g，以清燥止血；心火上炎者，去石膏、枳实，加生地黄、熟地黄、栀子、荷叶以滋阴凉血止血；肝阳上亢者，去枳实、茺蔚子、甘草，加生龙牡、代赭石、菊花、羚羊角、生白芍以镇肝潜阳。

【方解】本方所治出血，皆因血热络瘀所致，血热则妄行，络瘀血行受阻，血不循常道而外溢，且血色鲜红，治当凉血止血、活血，凉血则血止，络通则血宁。

方中茜草苦寒，归肝经，功效凉血止血，活血祛瘀，为君。桑叶、生石膏清气分之热；牡丹皮清血分之热，气血热清则血不妄行，可助君凉血止血之功，为臣。茺蔚子入肝经，活血化瘀，导血中之滞；香附、枳实理肝脾，疏理气机，气血通畅，协君通络明目亦为臣。三七粉是止血良药，兼有化瘀消肿定痛之用；血余炭是止血有情之品，又有消瘀、补阴、生新血之力，二者合用有快速止血之效，助君活血止血为佐。甘草调和诸药。共奏止血活血明目之效。

【注意事项】虚寒者禁用，调情志，忌食辛辣，戒烟酒。

【现代研究】茜草有促进凝血、升白细胞、抑菌、祛痰、止咳等作用；桑叶有抑菌、降糖、降血脂等作用；牡丹皮有抗炎、抑菌、镇静、降温、解热、镇痛、降压等作用；生石膏有解热、缩短凝血时间、利尿等作用；茺蔚子有降压、利尿、抑制血小板聚集、抗血栓形成等作用；香附有保肝、降压、抑菌等作用；枳实有抗血栓形成、抗溃疡等作用；甘草有抗心律失常、抗溃疡、镇咳、祛痰、平喘、抗菌、抗病毒、抗炎、抗过敏、抗利尿、保肝等作用；三七参有缩短出凝血时间、造血、降压、镇痛、抗炎、抗衰老、防肿瘤等作用；血余炭有缩短出凝血时间、抑菌等作用。

【用方经验】本方治疗血热妄行之出血证。出血期最紧要是凉血止血，可加用白茅根、侧柏叶、荷叶炭、荆芥炭等，以达到快速止血的目的，但血止后应速停炭类止血药，徐撤其他止血药；出血稳定后加用凉血通络明目药，如桃仁、红花；无热者，去石膏、牡丹皮；时间久者，少佐辅正之品。

## 自制眼内止血明目方
### （张望之经验方）

【组成】霜桑叶、菟丝子各 30 g，生荷叶、生茜草各 15 g，石菖蒲 18 g，当归 12 g，淡竹叶、升麻、防风各 3 g，三七粉 1.5 g（冲服），生甘草 3 g。

【功效】清散余邪，润肝明目，止血。

【主治】血热之眼内出血，止后余邪未清证。症见：视物不清，或眼前暗影飘动，舌红，苔薄，脉弦或数等。

【加减】肝经热盛者，加龙胆、羚羊角、栀子清泻肝热；肝郁化火，加柴胡、夏枯草、牡丹皮、栀子解郁清火；肝血不足，去淡竹叶，加熟地黄、女贞子、黑芝麻、熟首乌滋养肝血；阴虚火旺者，加生地黄、知母、黄柏以滋阴降火。

【方解】本方所治血热出血止后余证，邪未尽，出血未吸收，故视昏或眼前暗影飘动，舌质红，脉数或弦。治当清余邪、宁血明目。

方中桑叶甘苦寒，归肝、肺经，功能清肝明目、疏散邪热，又能凉血止血为君。淡竹叶甘寒与君药同气，可助君散热清燥，又能利尿，使邪热下排；当归补血活血；菟丝子填精益肾，精血入肝明目；菖蒲芳香辟浊，开窍明目，三者殊途同归，助君明目；茜草、三七参均可止血祛瘀，助君预防出血，又能散血中瘀滞，以上清药均为臣。升麻发散邪热，升清降浊；防风祛风散邪；荷叶升阳化浊、止血、轻清上浮，既可助君药清利头目，又能提诸药上达目窍为佐。甘草建中和药为使。诸药共奏清散余邪、明目、预防出血之效。

【注意事项】虚寒者禁用，调理情志，忌食辛辣食物。

【现代研究】桑叶有抑菌、降糖、降血脂等作用；菟丝子有降压、治疗白内障等作用；荷叶、茜草有促凝血、升白细胞、镇咳、祛痰、抑菌等作用；菖蒲有镇静、抗惊厥、平喘、解痉、促进消化液分泌等作用；当归有兴奋子宫、保护心肌缺血、抗血栓、促进血红蛋白和红细胞生成等作用；竹叶有退热、利尿、抗肿瘤、抑菌、升高血糖等作用；升麻有抗菌、抗炎、解热、镇痛、抗惊厥、升高白细胞、降血压等作用；防风有解热、抗炎、镇静、抗惊厥、抗过敏等作用；三七粉有抗血小板聚集、抗溶栓、造血、降血压、镇痛、抗炎、抗衰老、扩张血管等作用；甘草有抗心律失常、抗溃疡、镇咳、祛痰、平喘、抗菌、抗病毒、抗炎、抗过敏、抗利尿、降脂、保肝等作用。

【用方经验】治疗血证的原则是先止血，后活血，再则澄源固本。此方用于血热出血后余证，理当先凉血化瘀，凉血则血宁，可预防再次出血，应加用生地黄、牡丹皮、栀子、白茅根等；出血则遗瘀，可逐渐加重化瘀之品如桃仁、红花，再加川牛膝引瘀下行；瘀久者可加散结之品，如鳖甲、穿山甲、海藻、昆布等，但要顾其正气；血热证后期往往伤阴，可选加女贞子、熟地黄、制首乌等以润肝明目。

# 第二节　视网膜动脉阻塞

视网膜动脉阻塞是一种严重的急性视网膜缺血性病变，其特征有三：视力突然下降或丧失；后极部视网膜呈乳白色混浊；黄斑部有樱桃红点。视网膜中央动脉是视网膜内层营养的唯一来源，属于终末动脉，分支间无吻合，一旦发生阻塞，可引起视网膜急性缺血，使视功能急剧减退。由于视网膜神经纤维层对缺氧极为敏感，只要缺血超过 2 小时即发生不可逆性损伤，故本病是导致目盲的急症之一。视网膜动脉阻塞可分为视网膜中央动脉阻塞、分支动脉阻塞、视网膜睫状动脉阻塞，其中以视网膜中央动脉阻塞对视功能的损害最为严重。本病常为单眼发病。发病率男性比女性高，男女之比约为 2：1。

本病多见于患有心血管疾病的老年人，主要的致病因素有血管硬化、高血压等，偶见于年轻患者。各类栓子栓塞如动脉粥样硬化斑脱落，血小板纤维蛋白栓子、脂肪栓子等；动脉硬化或炎症、痉挛等可使血管内皮受损，血管内壁粗糙狭窄，易于形成血栓阻塞。

中医学称本病为"暴盲"或"络阻暴盲"，认为多因忿怒暴悖，气机逆乱，气血上壅，血络瘀阻，窍道不利；偏食肥甘燥腻或恣酒嗜辣，痰热内生，血脉闭塞；或年老阴亏，肝肾不足，肝阳上亢，气血并逆，瘀滞脉络；或心气亏虚，血动乏力，血行滞缓，脉道瘀塞所致。

本病症情危急，必须中西医结合，尽早、尽快进行有效的抢救，以挽救视力。抢救以通为要，兼顾脏腑之虚实，辅以益气、行气。

---

## 育阴潜阳通脉汤（庞赞襄经验方）

【组成】生地黄 15 g，山药 10 g，枸杞子 12 g，麦门冬 10 g，白芍 12 g，沙参 12 g，盐知母 10 g，盐黄柏 10 g，珍珠母 15 g，生龙骨 10 g，生牡蛎 10 g，怀牛膝 10 g，丹参 10 g，赤芍 10 g，蝉蜕 10 g，木贼 10 g。

【功效】育阴潜阳，破瘀通络。

【主治】由于热耗阴液，津液短少，阴虚阳亢，气血失运所致的中央动脉阻塞。症见一只眼突然失明，有的能看到光亮及分辨手指，有的连光亮也不能看到。如果是分支阻塞，则表现为相应的视野缺损。部分患者病前有一时性的视物模糊、头痛头晕等。由于视网膜是极其娇嫩的组织，一旦血液供应中断，则视力极度下降甚至失明。舌润苔薄，脉弦。

【加减】大便秘结者，加番泻叶 10 g；头痛眼胀者，加钩藤 10 g、菊花 10 g、草决明 10 g、蔓荆子 10 g；心悸失眠者，加远志 10 g、炒枣仁 10 g；胸闷气结者，加苏子 10 g、瓜蒌 15 g。

【方解】育阴潜阳通脉汤具有滋阴益肾，平肝潜阳，破瘀行血的作用。以生地黄清热凉血，滋阴益肾，而润燥清营以泄郁热；山药补脾胃，益肺肾，味甘性平，作用缓和，不寒不热，既能补气，又能养阴，补而不滞，滋而不腻，为平补脾胃常用之品；枸杞子滋补肝肾，益精明目；麦门冬养阴明目；白芍、沙参养血敛阴，柔肝解郁，生津润肺；盐知母、盐黄柏清热滋阴润燥生津，清泻相火，取其以泻为补之意，使火去不复伤阴；珍珠母、生龙骨、生牡蛎、怀牛膝育阴潜阳，清肝明目，平安心神，软坚散结，活血祛瘀，引血循行，旨在用于阴虚阳亢之头晕目眩，心神不安等，并有散郁破瘀，导滞通络之功；丹参、赤芍、蝉蜕、木贼开通玄府，疏通脉络，发散郁结，凉血明目。庞老在临床治疗中体会到：本病肝气郁结型较为多见，故多用疏肝破瘀通脉汤治疗，大多数患者取得了满意的效果。阴虚阳亢型少见，故有是证、用是方，关键是迅速而及时的治疗大法，以尽快解除目络郁结为目的。辨证准确，用药得当，配合针刺治疗，以求挽救视力。

【注意事项】肾阳虚衰型忌用。

【现代研究】方中生地黄具有止血、抗炎、镇静、利尿等作用；牡丹皮有抗菌、抗炎、抗变态反应、解热、镇痛、抗血小板聚集、降压等作用；枸杞子具有抗脂肪肝、降低血压的作用；麦门冬具有降血糖、抗菌的作用；知母具有抗菌、解热、降低血糖的作用；黄柏具有抗菌、降压、促进胰腺分泌的作用；龙骨具有促进血凝、降低血管壁通透性及抑制骨骼肌兴奋作用；牡蛎具有收敛、镇静、解毒、镇痛的作用；丹参有改善微循环、改善血液流变性、抑制血小板聚集、抗血栓、抗炎、镇静、提高耐缺氧能力、促进组织的修复与再生、抗动脉粥样硬化、促进免疫功能、抑菌等作用；赤芍具有解痉、镇痛、镇静、抗惊厥、抗炎、抗菌、解热、抗溃疡作用；蝉蜕具有抗惊厥、镇痛、镇静、抗过敏及对红细胞的保护作用。

【用方经验】临床除检查视力、视野、眼底之外，颞侧视力的存在与否是判断疗效好坏的一个依据。有些患者颞侧视力为光感、手动或指数，而恢复视力往往从颞侧开始，逐渐恢复中心视力。近视力的提高，进而发展到提高远视力。颞侧视力的存在，说明治疗的可行性多一些，预后稍好。若中心和颞侧视力均已丧失，治疗恢复视力就比较困难。

本方适用于视网膜中央动脉阻塞或分支动脉阻塞而伴有高血压的患者，以育阴潜阳，破瘀通脉，开通玄府，发散郁结为主旨。对急症患者以每日2剂中药口服，配合针刺治疗（穴位：太阳、攒竹、风池、上星、百会、睛明，每日1次，留针30分钟），旨在及早解除目络的郁结，恢复脉络的通畅及气血的流通，争取保存有用视力，挽救视功能。总之，肝郁清散，脉络通畅，目得所养，冀以复明。故需耐心调治，以图见效。

## 活血开窍饮（姚芳蔚经验方）

【组成】地龙12 g，赤芍12 g，当归尾12 g，川芎10 g，红花10 g，桃仁10 g，丹参30 g，水蛭6 g，茯苓12 g，白芷10 g，葛根30 g，麝香（后下）0.15 g。上药除麝香外，煎头汁，取出，过滤后再煎时入麝香。麝香放在纱布袋内，滚数沸后取出，可再用于第2煎，亦如上法。

【功效】活血祛瘀，通络开窍。

【主治】气血瘀滞所致视网膜动脉阻塞，症见视力突然急剧下降，甚至失明，或部分视野缺损；部分患者起病前可有一时性视物模糊、头痛头昏等；舌有瘀点，苔白或薄黄，脉弦或涩。

【加减】气虚加人参、黄芪；血虚加当归、白芍；阳亢加羚羊角；肝郁加柴胡、郁金。

【方解】本方所治之证因气血瘀滞于目络所致。目中脉络由于气血瘀滞而阻塞则目失濡养，目得血方能视，今目失濡养，故见视力突然急剧下降，甚至失明；舌有瘀点，脉弦或涩皆为瘀血的表现。

方中丹参苦寒，功善活血祛瘀，能通行血脉，祛瘀生新而不伤正；葛根味辛升发，能升发清阳开窍，二者重用同为君药。地龙咸寒，性走窜，善于通行经络；赤芍苦寒入肝经血分，有活血散瘀之功；当归辛行温通，为活血行瘀之良药；川芎辛散温通，既能活血化瘀，又能行气止痛，为"血中之气药"，具有通达气血的功效；红花辛散温通，能活血化瘀，通经止痛；桃仁味苦，入心肝血分，善泄血滞，祛瘀力强，为治疗多种瘀血阻滞证的常用药；水蛭咸苦入血，破血逐瘀力强；上七味同用为臣，以增强君药之活血化瘀之功效。瘀血久则化水，茯苓味甘而淡，利水而不伤正气，为利水消肿之要药；白芷辛散温通，能助诸药消散瘀血，与茯苓合用同为佐药。麝香辛香行散，有很强的开窍通闭功效，可行血中之瘀滞，开经络之壅遏，而具有活血通经之效，为使药能引诸药直达病所。诸药合用，共奏活血祛瘀，通络开窍之功。

【注意事项】方中含破血化瘀、芳香走窜之品，孕妇慎用。

【现代研究】丹参能改善微循环，促进血液流速，能扩张血管，降低血压，改善血液流变性，降低血液黏度，抑制血小板聚集和凝血功能，激活纤溶，对抗血栓形成；葛根能改善微循环，提高局部微血流量，抑制血小板凝集；地龙具有纤溶和抗凝作用；赤芍能扩张血管，增加血流量，抑制血小板聚集，延长血栓形成时间；当归有扩张血管，增加血流量，抗血栓形成，促进血红蛋白及红细胞的形成等作用；川芎有扩张血管、增加血流量、抑制血小板聚集、预防血栓形成、抑制多种杆菌的作用；红花能扩张周围血管、降低血压、抑制血小板聚集、增加纤维蛋白溶液、降低全血黏度；桃仁能增加血流量、降低血管阻力、改善血流动力学状况；水蛭有较强的抗凝血作用，能显著延长纤维蛋白的凝聚时间，对血小板聚集有明显的抑制作用，能抑制血栓的形成；茯苓有利尿、增强免疫功能的作用；白芷能降低血压、抑制多种细菌；麝香能改善微循环，对由于血栓引起的缺血性组织有预防和治疗作用。

眼科国医圣手时方

# 第三节　视网膜静脉阻塞

视网膜静脉阻塞是指视网膜中央静脉或分支静脉内的急性血流梗阻，是临床最常见的视网膜血管性疾患之一。表现为视网膜静脉扩张迂曲、呈腊肠状，沿视网膜血管浅层出血为火焰状、斑点状，视网膜水肿、渗出等。老年患者较多，近年来年轻人亦常见，多为单眼发病，男性稍多于女性。

视网膜静脉阻塞的原因有血管外的压迫、静脉血流的瘀滞以及静脉血管内壁的损害，致视网膜中央静脉的主干或分支发生栓塞，引起视网膜静脉血液回流障碍或中断。血管外的压迫多由于视神经内或视网膜动静脉交叉处的视网膜中央动脉或分支小动脉硬化，压迫其邻近的静脉所致，常见于高血压及动脉硬化等老年病；静脉血流的瘀滞见于视网膜动脉灌注压不足或眼压增高及血液黏滞度增高，因而常发生颈动脉供血不足、糖尿病等病；血管内壁的损害常由于视网膜血管炎所致，常见于糖尿病者。上述因素可互相影响。

中医称本病为"暴盲"或"络瘀暴盲"。认为多因劳倦竭视，阴血暗耗，心血不足，无以化气，致脾气虚弱，血失统摄，血溢脉外；或肝肾阴亏，水不涵木，肝阳上亢，气血上逆，血不循经而外溢；或情志内伤，肝气郁结，肝失调达，气机失调，气滞血瘀，郁久化火，迫血妄行；或过食肥甘厚味，痰湿内生，痰凝气滞，血脉瘀阻，或血行不畅，瘀滞脉内，久瘀伤络而出血。

本病属非缺血型者以中医治疗为主，缺血型者以中西医结合治疗为主。中医学认为本病的病机关键是血瘀，且与气滞、气虚、痰饮、水湿等相关，故以活血祛瘀为主要治法，结合全身证候，辅以理气解郁、平肝潜阳、祛痰利湿、滋阴降火等，以促进视网膜出血的吸收和视网膜水肿的消退，防止并发症的发生发展。在对症治疗的同时应积极寻找病因，治疗原发病。

## 舒肝破瘀通脉汤（庞赞襄经验方）

【组成】当归10 g，白芍10 g，丹参12 g，赤芍12 g，银柴胡10 g，茯苓10 g，白术10 g，羌活10 g，防风10 g，蝉蜕10 g，木贼10 g，甘草3 g。

【功效】舒肝解郁，破瘀通络。

【主治】由于肝经郁滞，玄府郁闭，脉络失畅，瘀血阻络，溢血于络外所致的中央静脉阻塞。症见外眼正常，不痛不痒，由于阻塞的部位及阻塞的程度不同，视力减退的程度也不同，总干阻塞、完全性阻塞要比分支阻塞、不完全性阻塞视力下降严重，出血波及黄斑区的患者，视力下降明显，有的仅能分辨手指。视力减退一般不像中央动脉阻塞那样急剧严重。舌质润无苔，脉弦。

【加减】大便秘结者，加番泻叶10 g；胃纳欠佳者，加青皮10 g、枳壳10 g、麦芽10 g、神曲10 g、山楂10 g；便溏者，加苍术10 g、吴茱萸6 g；口渴烦躁者，去羌活，加生石膏15 g、瓜蒌15 g、麦门冬10 g、沙参12 g。

【方解】当归补血活血，调经止痛，润肠通便；银柴胡凉血，退虚热；白芍养血敛阴，柔肝止痛，平肝阳；茯苓利水渗湿，健脾宁心；白术补脾燥湿，利水止汗；木贼疏风散热，解肌退翳；蝉蜕散风热，利咽喉，退目翳，定惊痫；羌活祛风解表，祛风湿，止痛；防风祛风解表，胜湿解痉，止泻止血；丹参活血祛瘀，凉血清心，养血安神；赤芍清热凉血，活血散瘀；侧柏炭凉血止血，祛风湿，散肿毒；甘草补中益气，泻火解毒，润肺祛痰，缓和药性，缓急定痛。本方加入川芎、侧柏炭，后又加牛膝，均以清散郁结，止血散瘀为主。诸药合用旨在舒肝解郁，破瘀通脉，开通玄府，发散郁结，止血散瘀明目。

【注意事项】气血两虚型忌用。

【现代研究】方中丹参有改善微循环、改善血液流变性、抑制血小板聚集、抗血栓、抗炎、镇静、提高耐缺氧能力、促进组织的修复与再生、抗动脉粥样硬化、促进免疫功能、抑菌等作用；茯苓具有利尿、抗菌、降低胃酸、降低血糖等作用；当归具有降血脂、抗血栓、抗肿瘤、抗辐射、镇痛、抗炎、抗氧化和清除自由基的作用；赤芍具有解痉、镇痛、镇静、抗惊厥、抗炎、抗菌、解热、抗溃疡作用；防风具有解热镇痛、抗菌作用；白术具有利尿、降血糖、抗凝血、扩张血管、抗肿瘤、抗菌等作用；银柴胡具有阻止胆甾醇的酯化及其在血管壁的沉积的作用；羌活具有解热、抗炎、镇痛、抗心律失常的作用；木贼具有消炎、止血、利尿、降压、镇静、抗惊厥等作用；蝉蜕具有抗惊厥、镇痛、镇静、抗过敏作用及对红细胞的保护作用；黄芩具有解热、降压、利尿、镇静等作用。

【用方经验】治疗本病，首先要治疗出血，逐渐恢复视力。视力的恢复取决于阻塞的病因、部位、程度、药物治疗、全身情况以及侧支循环的建立。故以舒肝解郁，疏通脉络，开启玄府，发散郁热，止血散结，破瘀通脉为主。在疏通脉络的基础上，加用凉血止血之品，勿用寒凉之品，或过多应用活血化瘀之类药物，以解肝郁，开玄府，疏脉络，破瘀明目；或用育阴潜阳，平肝息风，破瘀行血之法，以大养肝阴之药，配合散郁通络，止血明目之品；或以补心益阴，养血安神，疏通脉络之法治疗。在治疗过程中，如心阴血虚证候已除，体质健壮，可改用舒肝破瘀通脉汤治疗。无论何型，在出血完全吸收、血管通畅后，视网膜遗留有渗出物时，均可改用清肝解郁益阴渗湿汤加减服之，以善其后。

## 理气活血汤（张皆春经验方）

【组成】柴胡 10 g，当归 12 g，牡丹皮 12 g，香附 9 g，白芍 15 g，炒山栀子 9 g，青皮 6 g，桃仁 9 g，川芎 10 g，生地黄 10 g。

【功效】疏肝解郁，理气活血。

【主治】肝气郁结，气血瘀滞引起的视网膜静脉阻塞。症见突发不同程度视力下降，眼底视盘水肿，视网膜静脉迂曲扩张，放射状或点片状出血，可伴有渗出、水肿。常伴有高血压、动脉硬化等全身性疾病。

【加减】出血初期且热象明显者，加白茅根 30 g、小蓟 30 g、黄芩 12 g 以清热凉血止血；出血色暗者，加花蕊石 30 g、郁金 10 g 活血化瘀；视网膜水肿明显者，加泽兰 12 g、车前子 12 g、益母草 30 g 活血利水；肝阳上亢，头晕耳鸣者，加夏枯草 15 g、石决明 30 g 以平肝潜阳。

【方解】本方主治肝气郁滞、气血不畅引起以血溢脉外为主要特征的视网膜静脉阻塞等眼病。本病多因情志郁结，气滞血瘀；或暴怒气逆，气血郁闭；或肝郁化火，迫血妄行，脉络受损而诱发眼底血症。

方中柴胡味苦辛性微寒，归肝胆经，辛行苦泄，性善调达肝气，疏肝解郁清热，治疗一切肝失疏泄、气机郁阻性眼病；当归味甘辛性寒，归心经，具有补血调经，活血止痛之功效；白芍酸苦微寒，具有养血敛阴，平抑肝阳之功效，与当归同用，在养血活血的同时，养血柔肝，助肝气疏泄调达；牡丹皮苦甘性寒，归心肝二经，功效清热凉血，活血祛瘀；川芎性味辛温，善活血行气，与柴胡配伍，理气行血；桃仁味苦微寒，活血祛瘀力强，功善祛瘀生新而不伤正；红花能活血通经，对瘀血日久难消者常有良效，常与桃仁配合使用，相得益彰；生地黄味甘苦性寒，善清热凉血，养阴生津，与活血药配伍，活血而不伤正；栀子性味苦寒，善清热除烦，凉血解毒，与柴胡配伍，清热疏肝宁神；香附辛苦微寒，疏肝解郁，调经止痛，善入肝经，芳香辛行，散肝经郁结之气，味苦疏泄以平肝气之横逆，还入脾经，宽中下气；青皮味苦辛温，入肝胆二经，疏肝破气，散结止痛，与柴胡、香附配伍，能显著增强疏肝理气解郁的功效。气行则血行，气机调达，疏泄适度，从而促进出血的吸收。全方合用，疏肝解郁，条畅气机，活血化瘀，去瘀生新。

【注意事项】脾胃虚弱者慎用。

【现代研究】方中柴胡具有较好的抗脂肪

眼科国医圣手时方

肝、抗肝损伤、利胆、降低转氨酶、抑制胃酸等作用，柴胡皂苷通过促进肾上腺皮质系统功能抗炎，又可降低血清胆固醇；当归能增加冠脉血流量，降低冠脉阻力、总外周阻力和心肌耗氧量，对缺血损伤具有保护性作用，当归及其阿魏酸还有明显抗血栓作用；白芍提取物则对急性炎症水肿有明显抑制作用；川芎嗪能增加冠状动脉血流量，降低心肌耗氧量，扩张脑血管，降低血管阻力，改善微循环，抑制血小板凝聚，防止血栓形成，并有明显降血压作用；桃仁提取物能明显增加血流量，改善血液动力学状况，延长小鼠出凝血时间，抑制血栓形成，其水煎剂具有良好的抗炎、抗过敏作用；红花能抑制血小板凝聚，增强纤维蛋白溶解，降低血液黏稠度，红花黄色素则具有较好的抗炎、镇静、镇痉和免疫调节作用；生地黄抗炎、抗过敏、降压；栀子有显著利胆作用，能促进胆汁分泌，其煎剂和提取物具有良好的降压、镇静作用，所含藏红花酸能减少动脉硬化的发生；香附水煎剂可明显增加胆汁流量，并对肝细胞具有保护作用和降压作用；青皮所含挥发油对胃肠道有温和刺激作用，能促进消化液的分泌和排泄，对胆囊平滑肌有舒张作用和利胆作用。

【用方经验】视网膜静脉阻塞属中医"暴盲""视瞻昏渺"等范畴，是以眼底出血为特征的眼病，多发于老年患者，常与高血压、糖尿病等全身疾病有关，近年有发病年轻化的趋势。本病因出血多少和部位以及是否累及黄斑，视力预后有所不同。张皆春老先生认为，本病为内伤眼病，尤以情志内伤最为重要，与肝脾功能失调关系最为密切。暴怒气逆，气血郁闭；或肝胆火炽，迫血妄行；或情志郁结，气血不畅；以及忧思过度，饮食不节，损伤脾胃，痰湿内阻，最终导致脉络受损，血溢脉外而发生本病。因此，本病的治疗应从肝脾入手，调达气血，治病求本。

张老先生特别重视气血的关系，认为本病多因气与血，组方用药常从调理气血入手。肝主疏泄，调畅气机，又主藏血；而气为血帅，血为气母。因此，本方用药体现了疏肝理气、养血柔肝和活血化瘀三方面作用，三者相互影响，互为因果。肝体阴而用阳，正常的疏泄离不开肝血的濡养；而肝藏血作用之一在于养血柔肝，使肝气疏泄有度，气机升降有节，则血行常道。气机不畅，肝郁日久化热，或肝阳上亢，或大怒气血逆上多属实证、热证或本虚标实，治疗上遵循急则治其标原则，以疏肝理气解郁为主，并随症加减。出血早期，应凉血止血，后期则应在辨证的基础上，佐以化痰软坚散结之品，如牡蛎、海藻、昆布、三棱、莪术、水蛭、半夏、夏枯草等；瘀血痰结消除之后，可选用菟丝子、石斛、菊花、枸杞子等补益肝肾，扶正祛邪，以提高视力。

---

## 理血方Ⅱ号（陆绵绵经验方）

【组成】赤芍10 g，川芎10 g，红花10 g，苏木10 g，广郁金10 g，参三七10 g。

【功效】活血化瘀止血。

【主治】血瘀之眼部出血证。症见血色紫暗，舌红有瘀斑，苔薄白，脉弦或涩等。临床多用于治疗视网膜静脉阻塞等所致的眼底出血、玻璃体积血，亦可用于结膜下出血、外伤性眼部出血等眼病。

【加减】若心脾两虚，气不摄血所致出血者，可加人参、黄芪、白术、山药之类以补脾益气；阴虚火旺，目络受损者，可加知母、黄柏、阿胶、白芍等以滋阴降火；肝阳上亢，血壅络破者，宜加石决明、龙骨、钩藤等以平肝潜阳；血热旺盛，迫血妄行者，可加白茅根、仙鹤草、茜草等以凉血止血。

【方解】本方所治出血，皆因血瘀所致。血液运行不畅，血液停滞，阻塞脉道，不得归经而致出血，故见血色紫暗，舌红有瘀斑，苔薄白，脉弦或涩等。治当活血化瘀止血，离经之血消散，血行脉内则出血自止。

方中赤芍性苦，微寒，归肝经，能清血分实热，散瘀血留滞而奏凉血止血、活血化瘀之功；川芎辛散温通，既能活血化瘀，又能行气止痛，为"血中之气药"，具有通达气血功效，善治血瘀气滞之证，二者同为君药。红花辛温通散，为活血祛瘀通经之要药；苏木味辛能散，咸入血分，能活血散瘀通经，为瘀滞病证的常用药；广郁金性寒清热，味苦能降泄，辛能行能散，能凉血降气止血，故治气滞血瘀及气火上逆之证，与红花、苏木共为臣药。参三七味甘微苦性温，入肝经血分，功善止血，又能化瘀生新，有止血不留瘀、化瘀不伤正的特点，对人体内外各种出血，无论有无瘀滞皆可应用，尤以有瘀滞者为宜，为使药。诸药合用，共奏活血化瘀止血之功。

【注意事项】血热迫血妄行之出血忌用。

【现代研究】方中赤芍能扩张冠状动脉、增加冠脉血流量、抑制血小板聚集、延长血栓形成时间；川芎有抗血栓形成、镇静、抗菌、抗病毒等作用；郁金有扩张血管、降血脂、降低全血黏度、抑制血小板聚集、降低血浆纤维蛋白含量等作用；红花具有扩张血管、抑制血小板聚集、增强纤维蛋白溶解、降低全血黏度的作用；苏木能增加冠脉流量、促进微循环，抑制血小板的聚集；参三七具有缩短出血和凝血时间、抗血小板聚集及溶栓、促进多功能造血干细胞的增殖，造血等作用。

【用方经验】陆绵绵教授认为视网膜静脉阻塞的发生与演变过程中，局部辨证始终以"瘀"为主要矛盾。此类患者多与高血压、视网膜动脉硬化及高血脂有关；病理学也证明其有静脉内皮细胞增生，管壁增厚，管腔狭窄与血栓形成等亦相关。本方除了具有扩张血管，增加血流量而改善微循环作用外，亦多有降血脂、降低血黏度、抑制血小板聚集、增加纤溶活性等作用。理血方Ⅱ号是通过改善全身状况而达到改善局部循环目的而取效的，由于药切病机，故在改善血液循环、提高视力、消散瘀血、减轻症状等方面均获得较好的疗效。

## 潜阳化瘀方（李传课经验方）

【组成】钩藤10 g，生石决明15 g，白蒺藜10 g，菊花10 g，丹参15 g，川牛膝10 g，三七粉3 g（兑服），益母草15 g，茯苓15 g，甘草3 g。

【功效】平肝潜阳，活血化瘀。

【主治】肝阳上亢型的视网膜静脉阻塞。症兼见头痛，眩晕，心中烦热，面红，失眠；舌红苔黄，脉弦或弦数。

【加减】病程短者，加生地黄、牡丹皮以凉血止血；病程长者，加女贞子、墨旱莲以滋阴止血；视网膜伴有水肿者，加车前子、白茅根以利水消肿；黄斑有水肿者，加泽兰叶以活血消肿；头痛口苦者，加夏枯草以凉肝清火；头昏耳鸣者，加牡蛎以潜阳止鸣。

【方解】本方所治之证因肝肾阴虚，肝阳偏亢，肝风上扰目窍络脉所致的眼底出血。肝阳偏亢，阳亢化风，风阳上扰，故头痛，眩晕；肝阳有余，化热上扰目窍络脉，致络损血出而失明；内扰心神，故心中烦热，夜寐不宁而失眠。治宜平肝潜阳，活血化瘀。

方中石决明咸寒清热，质重潜阳，专入肝经，而有清泄肝热、镇潜肝阳、清利头目之效，为凉肝、镇肝之要药，本品又兼有滋养肝阴之功，故对肝肾阴虚、肝阳眩晕，尤为适宜；钩藤性凉，主入肝经，既能清肝热，又能平肝阳，故可用治肝火上攻或肝阳上亢之头胀头痛、眩晕等症，与石决明同为君药。白蒺藜味苦降泄，主入肝经，有平抑肝阳之功；菊花性寒，入肝经，能清肝热、平肝阳以明目；川牛膝味苦善降泄，能导热下泄，引血下行，以降上炎之火；丹参功善活血祛瘀，性微寒而缓，能祛瘀生新而不伤正，性寒又能凉血活血；"血不利则为水"，益母草既能活血化瘀，又能利水消肿，尤宜治水瘀互阻的水肿；三七入肝经血分，功善止血，又能化瘀生新，有止血不留瘀、化瘀不伤正的特点，寓活中有止、止中有活之意，与前五味共为臣药。茯苓甘淡，治以清肝利水明目为佐药。甘草协和诸药为使药。诸药合之，共奏平肝潜阳，活血化瘀之功。

【注意事项】肝经实火或湿热者，不宜使用本方，虚寒性出血忌用。

【现代研究】方中石决明有抑菌、保肝、抗凝等作用；钩藤具有降低血压、镇静、抑制血小板聚集及抗血栓、降血脂等作用；白蒺藜有降低血压、强心、利尿、降血糖等作用；菊花具有扩张血管、增加血流量、降低血压、缩短凝血时间、抗炎、镇静等作用；

眼科国医圣手时方

眼科国医圣手时方

川牛膝有降低血压、利尿、抗凝、降低血糖、抗炎、镇静等作用；丹参有改善微循环、改善血液流变性、抑制血小板聚集、抗血栓、抗炎、镇静、提高耐缺氧能力、促进组织的修复与再生、抗动脉粥样硬化、促进免疫功能、抑菌等作用；益母草有扩张血管、降低血压、抑制血小板及红细胞聚集、抗血栓形成及利尿等作用；三七能够缩短出血和凝血时间，具有抗血小板聚集及溶栓作用；茯苓具有利尿、镇静、降低血糖等作用；甘草有类肾上腺皮质激素样作用。

潜阳化瘀方干预实验性视网膜静脉阻塞兔视网膜各层结构变化及视网膜组织中血管内皮生长因子（VEGF）、碱性成纤维细胞生长因子（bFGF）表达的观察表明，与模型组比较，潜阳化瘀方能促进 RVO 后出血的吸收，改善视网膜组织缺血缺氧的状态，显著降低 VEGF、bFGF 在视网膜面的高表达（$P < 0.05$），抑制家兔视网膜静脉阻塞的新生血管的形成。

【用方经验】李传课教授认为视网膜静脉阻塞是老年人常见的眼底病，治疗时要特别注意老年人的生理病理特点。老年人的生理病理特点以阴常不足、阳常有余为主，阴常不足是指肾阴不足，在古代眼科医籍里认为肾精只能供给一个人三四十年的视听言动，三四十年后肾精开始虚亏；肾精不足，不能滋养肝阴，导致肝阴亏虚，肝之阴与阳必须相对平衡，如果阴虚则易阳亢，故阳常有余。这类患者常伴有血压增高、动脉硬化，直接影响视网膜的供血状况。肝阳偏亢，藏血失职，疏泄失常，则可致视网膜静脉阻塞。在静脉阻塞出血期应以潜阳止血活血化瘀为主。自拟潜阳化瘀方，由于药切病机，故在改善血液循环、提高视力、消散瘀血、减轻症状等方面均获得较好的疗效。

## 复方光明胶囊（苏藩经验方）

【组成】血竭 30 g，水蛭 20 g，土鳖虫 15 g，地龙 15 g，川芎 10 g，冰片 3 g（按比例配制，其中水蛭、土鳖虫、地龙、川芎分别提取有效成分混合而成，装入胶囊，经钴 60 消毒后备用）。

【功效】活血化瘀，通络明目。

【主治】视网膜静脉阻塞的眼底出血。检查见视网膜出血色红或暗红。临床扩展用于玻璃体积血、黄斑出血、老年性黄斑变性（湿性）、高血压眼底出血、糖尿病性视网膜病变以及外伤引起的眼部出血症等。

【方解】复方光明胶囊针对视网膜静脉阻塞导致的眼底出血而设。眼底出血的主要病机是气滞血瘀。气滞导致血瘀，血瘀加重气滞，二者互为因果。气行瘀化则脉络通畅，功能自复。

方中血竭甘咸平，长于入肝经血分，有破瘀血、止出血之双向功效，有止血不留瘀、破瘀不伤血的特点，为君药。水蛭破血散瘀，通经活络，《本草经百种录》云："凡人身瘀血方阻，尚有生气者易治，阻之久则无生气难治。盖血既离经，与正气全不相属，投之轻药则拒而不纳，药速峻不能伤未败之血，故治之极难。水蛭最喜食人之血，而性又迟缓，迟缓则生血不伤，若入则坚积易破，借其力以攻积久之滞，自有利而无害也"，为臣药。土鳖虫咸寒有毒，入肝经破血逐瘀散癥结，《神农本草经》云："主心腹寒热洗洗，血积癥瘕，攻坚，下血闭"；地龙性咸寒，能清热通络，止痉利尿使瘀热从小便而出，故与土鳖虫合为佐药。川芎活血行气，为血中之气药，可上行头目，下行血海，味辛能升散而不能守，用之以畅血中之气，气行则血行；冰片辛香开窍，与地龙共为使药。诸药共用，共达活血化瘀、通络明目的功效。由于眼底出血的症结主要是气滞血瘀，复方光明胶囊的功效就是活血化瘀，药切病机，故眼科的多种出血症均可治疗。

【用法用量】胶囊每粒重 0.5 g，每次服 4～6 粒，日三服。温开水送服或用汤药吞服。

【注意事项】孕妇和儿童忌服。

【现代研究】血竭具有明显的抗血栓、抗炎、抑菌等作用；水蛭水煎剂有较强抗凝血作用，能改善血液流变学、降血脂、消退动脉粥样硬化斑块、增加心肌营养性血流量；土鳖虫具有抗血栓形成和溶解血栓、调脂的作用，能提高心肌和脑对缺血的耐受力；地龙具有降压、抗血栓、纤溶、抗凝、抗心律失常、增强免疫、解热镇痛等作用；川芎具有扩张冠状动脉，增加冠状动脉血流量，改善心肌的血氧供应，改善微循环，降低血小板表面活性，抑制血小板凝集，清除氧自由基，保护脏器的缺血损伤，调节免疫系统等作用；冰片具有明显镇痛和镇静作用，并有抗炎、抗菌等作用。

## 活血化栓饮（黎家玉经验方）

【组成】当归10 g，生地黄10 g，赤芍药10 g，川芎3 g，桃仁10 g，红花10 g，地龙10 g，田七 10 g，丹参 12 g，广东刘寄奴15 g。

【功效】活血祛瘀。

【主治】暴盲属于视网膜中央静脉阻塞者，各种原因引起的眼底出血、玻璃体积血等。兼见头痛目眩，舌质红有瘀点，脉弦。

【加减】若兼气虚者，加党参、黄芪以补气祛瘀；血虚有热者，加黄芩、牡丹皮以清热凉血；血虚有寒者，加肉桂、炮姜以温通血脉。

【方解】用桃仁、红花、赤芍药破血行瘀；气行则血行，气滞则血滞，配以川芎、刘寄奴行气化瘀，丹参、三七活血止血，活中有止；肝主藏血，恐破血耗肝血、伤肝阴，佐以当归、生地黄养肝血、滋肝阴；病在眼窍，居高位，用地龙之走窜，通行经络，载药上行，直达病所。诸药合用，共奏破血又养血，活血又止血，破中有止，止中有活之效。

【注意事项】有出血倾向者及孕妇慎用。方中丹参反藜芦。

【现代研究】方中桃仁、红花、生地黄、当归、赤芍和川芎具有抑制血小板聚集、抑制血栓形成、改善微循环、增强免疫功能等作用；刘寄奴有加速血液循环，解除平滑肌痉挛，促进血凝的作用；三七能缩短出血和凝血时间，具有抗血小板聚集及溶栓、降低心肌耗氧量和氧利用率、提高体液免疫功能、镇痛、抗炎、抗衰老等作用；丹参有提高耐缺氧能力，改善微循环，促进血液流速，扩张血管，改善血液流变性，降低血液黏度，抑制血小板聚集和凝血功能，激活纤溶，对抗血栓形成等作用。

【用方经验】黎家玉认为视网膜中央静脉主干阻塞与分支阻塞在全身辨证论治和局部审因论治上并无原则上的区别，只是主干阻塞发生于筛板或筛板后，因而影响全视网膜静脉的回流。主干静脉阻塞发生之初，可先放弃全身辨证而针对局部病变用药，可用本方加水蛭治疗，每日 2～3 剂。

# 第四节　视网膜静脉周围炎

视网膜静脉周围炎又称 Eales 病、视网膜血管炎、青年性复发性视网膜玻璃体出血。是非特异性的视网膜血管周围浸润、血管壁增厚形成白鞘的疾病。以视网膜周边部小血管闭塞，血管旁有白鞘伴行，反复发生视网膜出血和视网膜新生血管形成为临床特征。发病率约为眼底病患者的 2%，多见于20～35 岁男性，90% 以上患者双眼发病，但双眼发病时间和病变的严重程度不一。常因并发视网膜脱落而失明。

本病病因尚未明确。可能与结核杆菌感染、寄生虫毒素、中耳炎及鼻窦炎等眼部邻近组织、全身炎症性病灶、糖尿病、内分泌障碍等因素有关。多认为是一种过敏反应性疾病，或属于视网膜静脉血管壁的隐匿性炎症。

临床根据患者不同症状和视功能改变，病变的不同阶段，中医学的"暴盲""络损暴盲""云雾移睛""视瞻昏渺""目衄"等可出现与本病相类似的证候。认为本病多与情志、饮食及脏腑功能失调相关。如七情内伤，肝气郁结，郁久化火，火性上炎，上扰目窍，

眼科国医圣手时方

灼伤血络，致血不循经，溢于目内；或嗜食辛辣炙煿，胃火内蕴，蒸灼目中脉络，迫血妄行，溢于目内；或脾虚气弱，脾不摄血，血不循经，溢于络外；或久病伤阴，肾阴亏虚，水不涵木，虚火内生，上扰肝窍，灼伤血络，血溢络外所致。

本病以中医治疗为主，根据不同阶段、不同证候，出血期间，宜止血为先，注意止血而不留瘀；继以疏肝解郁、滋阴降火、清胃泻火、健脾益气等治法，活血祛瘀贯穿治疗全过程，以促进视网膜玻璃体出血的吸收、改善视功能和减少复发。可配合激光治疗封闭病变血管，防治新生血管形成。治疗过程应注意寻找病因，针对病因治疗。

## 滋阴解郁汤（庞赞襄经验方）

【组成】生地黄15 g，山药10 g，枸杞子10 g，女贞子10 g，知母10 g，沙参10 g，白芍10 g，生龙骨10 g，生牡蛎10 g，栀子10 g，蝉蜕10 g，木贼10 g，黄芩10 g，赤芍10 g，墨旱莲10 g，甘草3 g。

【功效】滋阴益肾，壮水制火，凉血解郁。

【主治】由于肾阴不足，肝经郁热，热邪上炎，血热妄行，上灼于目所致的视网膜静脉周围炎。症见初期因病变位于视网膜周边部，可无自觉症状，仅在查眼底时发现视网膜周边有大小不等的白色或灰白色渗出物及出血块，位于视网膜静脉血管之上，静脉可呈白色线条状。若病情发展，眼底出血扩大至黄斑部，或玻璃体积血时，患者自觉眼前红光，或有黑影遮蔽，或视力骤减至光感，此时眼底部即不可窥见。出血少时，可完全被吸收，视力恢复正常，但常因多次或大量出血后，渗出物则形成增殖性视网膜病变，严重影响视力，甚或发生继发性视网膜脱离而失明。舌润无苔，脉沉数有力，尺部微弱。

【加减】烦躁不安者，加生石膏30 g、瓜蒌15 g；大便秘结者，加番泻叶10 g；胃纳欠佳者，加青皮10 g、焦神曲10 g、麦芽10 g、山楂10 g；大便溏稀，胃痛吞酸者，加吴茱萸10 g、白术10 g、苍术10 g；反复出血者，

加三七粉10 g、阿胶10 g；出血日久不吸收者，加白术10 g、苍术10 g、羌活10 g、柴胡10 g。

【方解】生地黄清热凉血，生津；山药补脾胃，益肺肾；枸杞子补肾益精，养肝明目；女贞子补肾滋阴，养肝明目；知母清热泻火，滋肾润燥；沙参润肺止咳，养胃生津；白芍养血敛阴，柔肝止痛，平肝阳；生龙骨镇惊安神，平肝潜阳，收敛固涩；生牡蛎平肝潜阳，镇惊安神，软坚散结，收敛固涩；栀子清热泻火，凉血解毒；蝉蜕散风热，利咽喉，退目翳，定惊痫；木贼疏风散热，解肌退翳；黄芩清热燥湿，泻火解毒；赤芍清热凉血，活血散瘀；墨旱莲止血、益阴；赤芍清热凉血，散瘀止痛；甘草补中益气，泻火解毒，润肺祛痰，缓和药性，缓急定痛。

【注意事项】气血两虚型忌用。

【现代研究】方中生地黄具有止血、抗炎、镇静、利尿等作用；枸杞子具有抗脂肪肝、降低血压的作用；知母具有抗菌、解热、降低血糖的作用；女贞子具有抗炎、抗癌、抗突变、降血糖、降血脂及抗动脉硬化、提高免疫功能、增强体液免疫功能、抑制变态反应、强心、扩张冠状血管、扩张外周血管、抗HpD光氯化等作用；龙骨具有促进血凝、降低血管壁通透性及抑制骨骼肌兴奋作用；牡蛎具有收敛、镇静、解毒、镇痛的作用；白芍具有镇痛、解痉、抗炎、抗溃疡、扩张血管，增加器官血流量、抑制血小板聚集、保肝、解毒、抗诱变、抗肿瘤的作用；赤芍具有解痉、镇痛、镇静、抗惊厥、抗炎、抗菌、解热、抗溃疡作用；木贼具有消炎、止血、利尿、降压、镇静、抗惊厥等作用；蝉蜕具有抗惊厥、镇痛、镇静、抗过敏作用及对红细胞的保护作用；栀子具有利胆、镇静、降压、抗微生物、加速软组织的愈合等作用；沙参具有调节免疫平衡、祛痰、强心、抗真菌作用；黄芩具有解热、降压、利尿、镇静等作用；墨旱莲有增加血流量、提高组织耐缺氧能力、镇静、镇痛等作用。

【用方经验】本病的病情特点是慢性和复发性，至于复发的频度及严重性亦无规律。有的经过发作多次，通过及时有效的治疗，

保留有用视力，或恢复正常视力；有的在许多年间频繁复发，引起并发症而失明。治疗本病以滋阴养肾，清肝解郁，凉血散瘀，止血明目为法。出血仅限于视网膜，而玻璃体内无明显出血者，以滋阴解郁，壮水制火，凉血止血为主，选用止血之品治疗，以达血止明目之效；病情反复发作，出血较多，视力丧失较重，以清肝解郁，散结疏络为法，酌加活血止血之品。据临床观察，选用凉血药时要注意用药时间，凉血药用得过早或用量过多均不利于出血吸收。另外，眼底出血患者不宜用补法，特别是不宜用黄精、何首乌、熟地黄等味厚之品。

## 减味阿胶汤（陆南山经验方）

【组成】阿胶（烊冲）9 g，炒牛蒡子9 g，杏仁6 g，炙甘草6 g，糯米10 g。

【功效】养阴止血。

【主治】主治阴虚内热引起的视网膜静脉周围炎之眼底出血。症见头昏耳鸣，五心烦热，唇红颧赤，舌红无苔，脉细数。

【加减】若瘀血多者，可加蒲黄、藕节或其他止血祛瘀药；若体质虚弱者，可加党参、炙黄芪、熟地黄等。

【方解】方中阿胶滋阴养血止血，可滋养脾肾之阴，为君药；牛蒡子清除肺热并疏风解表，杏仁清除肺热并滋养肺阴，为臣药；炙甘草、糯米养胃阴，共为佐剂。方中牛蒡子、杏仁清除肺热，阿胶滋脾肾之阴，使心肾得交，水火既济，克制相火。

【注意事项】不适用于阳虚引起的眼底出血。

【现代研究】方中阿胶具有止血补血、抗休克、改善造血系统、增强钙代谢等药理作用，有报道可治疗肺结核咯血、慢性溃疡性结肠炎、先兆流产及习惯性流产；牛蒡子具有抗菌、抗病毒、降血糖、钙拮抗作用，可短暂地降低血压，对离体兔子宫、肠管、运动神经及骨骼肌均有抑制或麻痹作用，并在牛蒡中可分离出一种抗诱变因子；杏仁含丰富的黄酮类化合物，易被人体吸收，能通过血-脑屏障，所以它对人体的健康具有广泛的

作用，如抗炎症、抗过敏、抑制细菌、抑制病毒、防治肝病、降血压、降血脂、防止血栓形成、降低血管脆性、增强免疫、改善心脑血管血液循环、抗肿瘤等。

【用方经验】本方系从宋代钱仲阳之补肺阿胶汤（又名阿胶散）减去马兜铃而组成，药仅五味，但确能起到补血止血的作用，在临床治疗视网膜静脉周围炎反复出血时效果尚佳。本病青年男性较多见，多为相火过旺。陆南山教授认为该病的发病原因与相火有关，不管临床证候多复杂，治疗宜从养阴液、泻相火着手。他特拟了"减味阿胶汤"为该病专方，在病情的各个阶段均以此方为基础加减运用。

## 眼科血证方（陆南山经验方）

【组成】茜草根9 g，小蓟9 g，蒲黄9 g，侧柏叶9 g，赤芍药9 g，小胡麻9 g，生甘草3 g，决明子9 g。

【功效】清热止血。

【主治】适用于一般眼底出血及瘀血，其全身症状和体征不明显者。

【加减】若瘀血多者，可加藕节或其他止血祛瘀药；若体质虚弱者，可加党参、炙黄芪、熟地黄等。

【方解】方中茜草根、小蓟止血又活血，兼能清热，共为君药；蒲黄、侧柏叶止血活血，加强君药的作用，为臣药；决明子清热明目，赤芍药、小胡麻（茺蔚子）清热柔肝并活血化瘀，为佐药；生甘草调和诸药，为使药。

【注意事项】如有明显全身症状和体征，则需辨证论治，另行处方。

【现代研究】方中茜草具有止血作用，能缩短出血和凝血时间，炒炭后作用更显著，能对抗乙酰胆碱的收缩作用，能治疗膀胱结石，对由镁和胺构成的结石有一定的溶媒作用，能抑制大鼠皮肤结缔组织通透性，可能有抗炎作用；小蓟具有增强心脏收缩力作用，有良好的升压作用，类似儿茶酚胺类物质，已证实其具有止血作用；蒲黄具有明显增加冠脉流量的作用，提高心肌及脑对缺氧的耐

眼科国医圣手时方

眼科国医圣手时方

受性或降低心、脑等组织的耗氧量，对心脑缺氧有保护作用，能降血脂及抗动脉粥样硬化，有明显缩短血液凝固时间，对免疫系统还具有双向调节作用；侧柏叶具有镇咳、祛痰、中枢镇静作用；赤芍具有抗血栓形成、显著抑制血凝、抗血小板聚集、降血脂和抗动脉硬化作用，对转移癌有抑制作用，还能保肝，增加肝线粒体还原型谷胱甘肽含量，具有清除氧自由基的能力；芜蔚子水浸出液或醇-水浸出液对麻醉动物动静脉注射有轻微降压作用；决明子所含的有效成分具有调节免疫、抑菌、抗癌、降血压、调节血脂及明目通便等作用，且对金黄色葡萄球菌、大肠埃希菌、肺炎链球菌等均有不同程度的抑制作用。

【用方经验】对于眼底出血病，陆南山教授认为虽然原则上采用清热止血法治疗，但要掌握好分寸：清热不可过寒；止血不可郁气。寒凉过度，气机壅塞均易造成瘀血留滞不化。陆教授制有专方治疗，效果较满意。眼底出血，一般在血止后，会遗留下一些瘀血。陆教授喜用茜草、蒲黄、藕节、大蓟、小蓟、十灰散等既止血又活血的方药；清热则用生地黄、茅草根、牡丹皮、小剂量黄芩等，另外常酌情加入赤芍药、丹参、制大黄、小胡麻等活血化瘀之品；手术后出血或外伤性出血，常加入少许参三七、苏木等药物；对于无热象的血证，切忌误用寒凉药。应用这些方法，止血而消瘀，能较好地克服瘀血停留之弊。

## 泻心凉血汤（文日新经验方）

【组成】黄芩 10 g，黄连 5 g，大黄 10 g（后下），栀子 10 g，墨旱莲 20 g，白蔹 10 g，仙鹤草 10 g，白及 10 g，牡丹皮 10 g，赤芍 10 g，白芍 10 g，生地黄 20 g，丹参 15 g，侧柏叶 10 g。

【功效】清热凉血止血。

【主治】视网膜静脉周围炎之心火上炎、血热妄行证。亦可用于心火上炎、血热妄行之白睛溢血、血灌瞳神等眼病。症见视力急降，甚至失明，眼底血管充盈、怒张，出血量多而鲜，或玻璃体积血，眼底不辨；口臭，口渴咽干，心烦，面赤，便结，溲黄；舌质红，苔黄，脉弦数。

【方解】黄芩、黄连、大黄、栀子泻心、肺、肠胃之火，侧柏叶、仙鹤草、白及收敛凉血止血，诸药合用清热泻火、收敛凉血止血，为君药；墨旱莲、生地黄、赤芍、白芍、白蔹滋阴凉血止血为臣药；牡丹皮、丹参凉血散血为佐药。

【注意事项】不适用于脾胃虚寒证。

【现代研究】黄芩有抗菌、抗病毒、抑制流感病毒、乙型肝炎病毒、抗炎作用，能有效抑制炎性介质产生、释放，能调节免疫功能，尤其对 I 型变态反应（过敏反应）作用显著，还有解热、镇静、护肝、利胆等作用；黄连具有明显抗菌作用，且抗菌作用范围广；并有抗病毒、抗炎、增强免疫功能、降压、降血脂、降血糖、抑制血小板聚集等作用；大黄有泻下、抗菌、止血、活血、降血脂、解热、抗炎等作用，大黄蒽醌衍生物对机体免疫功能有明显的抑制作用；栀子有利胆、抗菌、抗炎、镇静、降压、防治动脉粥样硬化等作用；侧柏叶有止血、镇咳、祛痰、平喘、镇静、抗菌等作用；仙鹤草能收缩周围血管，有明显的促进凝血作用，还有杀虫、抗菌消炎、抗肿瘤、镇痛等作用；白及有止血、保护胃黏膜、抗菌、抗真菌、抗癌及防癌作用；墨旱莲有提高机体非特异性免疫功能、护肝、镇静、镇痛、促进毛发生长、使头发变黑、止血、抗菌等作用；生地黄有止血、抗炎、镇静、利尿等作用；赤芍有抗凝、抗炎、增强免疫功能、解热、解痉、镇痛、镇静、抗菌、抗病毒等作用；白芍有镇静、镇痛、解热、抗炎、增强免疫功能、抗菌、抗病毒等作用；白术有利尿、降压、降血糖、抗凝血、增强免疫功能、抗菌等作用；白蔹有抗菌、抗真菌、抗肝毒素、抗脂质过氧化活性、镇痛、抗癌等作用；牡丹皮有抗菌、抗炎、抗变态反应、解热、镇痛、抗血小板聚集、降压等作用；丹参有改善微循环、改善血液流变性、抑制血小板聚集、抗血栓、抗炎、镇静、提高耐缺氧能力、促进组织的修复与再生、抗动脉粥样硬化、促进免疫功能、抑菌等作用。

【用方经验】文日新先生除将本方用于血热妄行之视网膜静脉周围炎外，还常用本方加减治疗心火上炎、血热妄行之球结膜下出血、前房积血、玻璃体积血、视网膜静脉阻塞、糖尿病性视网膜病变、湿性老年黄斑变性等眼病出血早期。临证时若有大便秘结者，加大黄10 g（后下），通腑泄热；头晕、血压高者，加牛膝10 g，石决明15 g（包煎），以平肝潜阳、引血下行；眼底出血，色紫暗者，加生蒲黄10 g（包煎），茜草10 g，三七粉3 g（冲服），以止血化瘀。

## 知柏地黄二至汤（张怀安经验方）

【组成】生地黄20 g，牡丹皮10 g，茯苓20 g，泽泻10 g，山茱萸6 g，山药15 g，知母10 g，黄柏10 g，墨旱莲10 g，女贞子10 g，桑椹10 g。

【功效】滋阴降火。

【主治】视网膜静脉周围炎之阴虚火旺证。症见眼底反复出血，但量较少，或伴少许新生血管；唇红颧赤，口苦咽干，眩晕耳鸣，腰酸遗精，五心烦热；舌质红，少津，脉弦或细数。

【加减】肺阴不足者，可加沙参10 g，麦冬10 g，以滋肺养阴；玻璃体内有机化物者，加昆布10 g，海藻10 g，牡蛎10 g（包煎），以软坚散结；血瘀者，加丹参10 g，牛膝10 g，以活血化瘀；肝气郁结者，加柴胡10 g，茺蔚子10 g，以疏肝解郁。

【方解】方中生地黄清热凉血，治疗血热妄行所致的各种出血眼证；墨旱莲、女贞子、桑椹补虚损，暖腰膝，壮筋骨，明眼目，补益肝肾，滋阴止血，共为君药。山茱萸补养肝肾，并能涩精，取"肝肾同源"之意；山药补益脾阴，亦能固肾，共为臣药。泽泻利湿而泻肾阴浊，茯苓淡渗脾湿，并助山药之健运，与泽泻共泻肾浊，助真阴得其复位；牡丹皮清泄虚热，并制山茱萸之温涩，均为佐药。知母、黄柏清热解毒，滋阴降火，入肾经为使药。共奏滋阴降火、补益肝肾之功效。

【注意事项】脾虚泄泻证慎用。

【现代研究】方中生地黄有止血、降压、抗炎、镇静、抗过敏、利尿等作用；墨旱莲有提高机体非特异性免疫功能、护肝、镇静、镇痛、促进毛发生长、使头发变黑、止血、抗菌等作用；女贞子有增强免疫功能、降血脂、利尿、抗菌等作用；桑椹能抗衰老、增强免疫功能，降低红细胞膜 $Na^+$-$K^+$-ATP 酶活性；山茱萸有抗炎、抗菌、抗应激、抗氧化、降血脂等作用；山药有助消化、增强免疫功能、降血糖、抗氧化作用；泽泻有利尿、降血脂、降血糖、降压、抗脂肪肝、降低细胞免疫功能、抗炎、抗菌等作用；茯苓具有利尿、镇静、降低血糖、护肝等作用；牡丹皮有抗菌、抗炎、抗变态反应、解热、镇痛、抗血小板聚集、降压等作用；知母有抗菌、抗真菌、抗辐射、降血糖、延缓肝脏对皮质醇代谢的作用；黄柏有抗菌、降压、抗溃疡、镇静、肌松、降血糖等作用。

【用方经验】张怀安先生除用本方治疗肝肾阴虚、阴虚火旺之视网膜静脉周围炎外，还常用本方加减治疗慢性结膜炎、结膜下出血、巩膜炎、泡性角膜炎、翼状胬肉、角膜炎、玻璃体炎性混浊、玻璃体出血性混浊、葡萄膜炎、白塞病、中心性浆液性脉络膜视网膜病变、中心性渗出性视网膜脉络膜病变、糖尿病性视网膜病变、视网膜静脉阻塞、视神经乳头炎、球后视神经炎、视神经萎缩等多种内外眼病。若眼干涩痛较甚者，加沙参10 g，麦冬10 g，枸杞子10 g，以养阴生津；眼痒干涩较重者，加当归10 g，蝉蜕5 g，刺蒺藜10 g，以祛风止痒；球结膜充血者，加地骨皮10 g，桑白皮10 g，以清热退赤；结膜下出血量多者，加赤芍10 g，丹参10 g，以助凉血活血散瘀之功；角膜点状着色者，加蝉蜕5 g，菊花10 g，以明目退翳；若因virtus灼络而眼内出血者，加炒蒲黄6 g（包煎），以凉血止血。用于治疗糖尿病性视网膜病变，若眼底以微血管瘤为主，加丹参10 g，郁金10 g，以凉血化瘀；出血明显者，加生蒲黄10 g（包煎），牛膝10 g，以止血活血，引血下行；有硬性渗出者，可加浙贝母10 g，海藻10 g，昆布10 g，以清热消痰、软坚散结。用于治疗阴虚火旺之视网膜静脉阻塞，常加侧柏叶10 g，茜草10 g，以凉血散瘀；反复出血，新旧杂陈者，加三七粉3 g（冲服），生蒲黄10 g（包煎），花蕊石10 g（包煎），以止血活血；虚热甚者，加地骨皮10 g，白薇10 g，以退虚热。用于治疗阴虚火旺之视神经乳头炎，常于方中加丹参10 g，毛冬青10 g，以助活血化瘀；加香附10 g，木香3 g，以行气开窍；视物昏矇较重者，加楮实子10 g，以滋阴明目；久病者，加细辛3 g，地龙10 g，以通络明目；耳鸣耳聋较重者，加龟甲10 g（先煎），玄参10 g，以增强滋阴降火之力。用于治疗阴虚火旺之中心性浆液性脉络膜视网膜病变，若眼底渗出物多及色素较多者，加当归10 g，牛膝10 g，丹参10 g，以增养血活血，通络消滞的作用；口渴喜冷饮者，加石斛10 g，天花粉10 g，生石膏10 g，以生津止渴；心烦失眠显著者，加栀子10 g，麦冬10 g，五味子5 g，酸枣仁10 g，首乌藤10 g，以养心安神；头晕目眩者，加石决明10 g（先煎），牡蛎10 g（先煎），以平肝潜阳。

## 解毒散瘀汤（衣元良经验方）

【组成】金银花30 g，野菊花20 g，连翘20 g，蒲公英30 g，葛根20 g，生地黄30 g，小蓟30 g，白茅根30 g，槐米12 g，黄芩12 g，大黄炭10 g，赤芍12 g，车前子12 g，昆布12 g，地龙6 g，甘草6 g。

【功效】解毒凉血，散瘀止血。

【主治】热毒壅盛，络伤血瘀之视盘血管炎等出血性眼病。症见视力下降，眼前似有薄纱样遮挡，视盘充血水肿，边界不清，表面及网膜可见出血，静脉迂曲；舌红，苔黄，脉数。

【加减】出血少者，上方去槐米、小蓟，加生蒲黄15 g活血化瘀；视盘水肿明显者，加夏枯草12 g、泽兰12 g、猪苓12 g活血利水；肝经郁热者，加柴胡12 g、牡丹皮12 g、郁金15 g疏肝清热；眼底出血吸收后，上方去蒲公英、大黄炭、车前子，加白芍、佩兰各6 g；大便秘结者，改大黄炭为大黄9 g，加生白术30 g、草决明12 g、火麻仁20 g以通便泄热。

【方解】本方主治热毒壅盛，血络受损而血溢脉外所致的视盘血管炎等出血性眼病。外感热邪或肝经热盛，热邪蕴结不解，循经上扰，灼伤目（系）中的血络，致血溢脉外，则见视盘及视网膜出血。热壅血瘀，血不利则为水，渗于脉外，则视盘充血水肿，边界不清，血管迂曲。本病多发于青壮年患者，早期多表现为实证和热证。故治疗当泻实祛邪，治以解毒凉血，散瘀止血。热除则血宁，络通则瘀血、水肿逐渐消失。邪去则目中脉络通畅，精血上养，神光畅达则能视瞻万物。

方中金银花、野菊花、连翘、蒲公英、黄芩、葛根等清热解毒，其性凉而无苦降之性，善清上焦及头面热邪，并具有发散郁热之特性，对热毒蕴结性眼病尤为适用。其中，金银花在清热解毒的同时，还有凉血之功；蒲公英不仅清热利湿，更善清热明目；葛根则善宣散郁热。生地黄味甘苦性寒，其质润入肝肾两经，善清热凉血，养阴生津，为治疗热伤营血之要药，《珍珠囊》谓其"凉血，生血，补肾水真阴"。小蓟味甘苦性凉，归心肝经，具有凉血止血、解毒化瘀的功效。槐米凉血止血，清热泻火。白茅根甘寒，归肺膀胱经，能清血分之热而凉血止血；因清热利水与车前子配伍而引热下行，使邪有出。牡丹皮苦甘性寒，归心肝二经，功效清热凉血，活血化瘀。大黄炭清热凉血止血；赤芍凉血活血；地龙活血通络；甘草调和诸药。全方合用，标本兼治，清热解毒，凉血养阴，化瘀止血。全方用药性凉但不过于苦寒，凉血止血同时又能活血散瘀。因此具有清热而无寒凝之弊，凉血而无留瘀之患的特点。

【注意事项】脾胃虚寒者慎用。

【现代研究】方中金银花具有广谱抗菌作用，对钩端螺旋体、流感病毒等多种微生物也具有抑制作用，其煎剂能促进白细胞的吞噬、有明显抗炎及解热作用；连翘具有广谱抗菌功效，特别对金黄色葡萄球菌和流感病毒有很强的抑制作用，其所含维生素P能降低血管通透性和脆性，防止溶血；蒲公英对多种球菌、杆菌具有较强抑制作用，并能激发机体免疫功能；生地黄能抗炎、抗过敏、降压和强心利尿，其乙醇提取物能缩短凝血时间，对抗服用激素引起的血浆皮质酮浓度的下降，并能增强网状内皮细胞的吞噬功能；牡丹皮所含牡丹酚及糖苷类成分具有抗炎作用，其甲醇提取物能抑制血小板聚集；小蓟能收缩血管，升高血小板数量，促进血小板凝聚和增高凝血酶活性，抑制纤溶，从而加速止血；槐米能促进凝血，明显缩短出血和凝血时间；白茅根能显著缩短出血时间和凝血时间，并具有利尿和广谱抗菌作用；赤芍能扩张冠状动脉，增加血流量，其提取液及衍生物有抑制血小板聚集作用，其水煎剂能延长体外血栓形成时间，减轻血栓干重，此外，赤芍还具有解痉、抗炎作用；地龙浸出液具有良好的纤溶和抗凝作用。

【用方经验】视盘血管炎属中医"视瞻昏渺"的范畴，多发生于青壮年患者。本病发病较急，早期对视力影响较小，但可由于不同类型或失治误治而导致严重视力受损。衣元良教授认为热毒壅盛，热入血分，脉络受损是本病的主要致病因素。因此，对热毒炽盛型，热象明显，出血量多且新鲜的早期病例，多重用清热解毒、凉血止血药。衣老治疗本病突出的特点是在病变早期，重用金银花、野菊花、蒲公英、龙胆等清热解毒药，并酌加活血化瘀药，如当归、赤芍、牡丹皮、郁金等。他认为热郁是导致本病发生的主要原因，故应以清热解郁为要，热去郁解则诸症悉除。现代药理研究显示，清热解毒类中药可降低毛细血管的通透性，减少或消除血管的炎性反应；活血化瘀可解除血管痉挛，减少周围血管的阻力，增加血流量，降低血液黏滞性，有消栓化瘀和促进组织新陈代谢的作用，故有利于眼底出血、水肿、渗出的吸收和视神经、视网膜功能的恢复。因此，中医药治疗本病较之西医的激素、光凝疗法具有变证少、疗程短、无副作用以及复发少等优点。

# 第五节　增生性玻璃体视网膜病变

增生性玻璃体视网膜病变（PVR）是指在孔源性视网膜脱离或其复位术后，或眼球穿通伤后，由于玻璃体内及视网膜表面的细胞膜增生和收缩，造成牵拉性视网膜脱离的病变。

本病中医古典医籍中无PVR的专门记载，但根据其发病阶段及初发症状不同，多将其归属于"暴盲""云雾移睛"或"视瞻昏渺"范畴。中医认为，本病多因视衣脱离术后或真睛破损脉络受损，气血津液运行失常，津液集聚为痰，血行郁滞为瘀，痰瘀互结于视衣前或神膏内所致。

## 海昆化瘀散结方（王明芳经验方）

【组成】水蛭5 g，三棱10 g，山楂15 g，鳖甲10 g，昆布10 g，海藻15 g，鸡内金10 g。

【功效】活血化瘀，软坚散结。

【主治】增生性玻璃体视网膜病变。包括糖尿病视网膜病变增殖期、玻璃体混浊、视网膜机化病灶等。症兼见头晕，舌质暗红，苔薄白，脉细。

【加减】病已至后期，瘀久伤正，可加枸杞子、菟丝子、桑椹滋养肝肾，加鸡血藤养血活血；阴虚火旺者，可加知母、黄柏等以滋阴降火；视网膜伴有水肿者，加益母草、泽兰以活血利水。

【方解】本方所治之证为增生性玻璃体视网膜病变。出血性疾病后期，瘀血积聚或痰瘀互结于神膏或视衣表面而成有形之物，故见玻璃体混浊、视网膜机化病灶；痰瘀上扰清窍，则见头晕；舌质暗红为有瘀之象；病久正气耗伤，故脉细。

方中水蛭味咸、苦，性平，入肝经，具破血逐瘀消癥之效，为君药。三棱味苦，性平，入肝、脾经，具有破血祛瘀，行气止痛的功效；山楂味酸甘，性微温，具有消食化积，行气散瘀的功效，上述两味同为臣药，共助水蛭逐瘀消癥之力。鳖甲味咸，性寒，归肝、肾经，具有滋阴潜阳、软坚散结之功效；昆布、海藻味咸，性寒，有消痰软坚之效；鸡内金消食散结，与前三味共为佐药。诸药合之，共奏活血化瘀，软坚散结之功。

【注意事项】有新鲜出血者忌用。

【现代研究】方中昆布有降血脂作用，对脂类积聚、结缔组织增生、实验性动脉粥样硬化等均有抑制作用，昆布中的藻胶酸磺酸化后具有抗凝作用，其作用类似肝素，但加热不被破坏；海藻有抗血液凝固作用，与肝素、水蛭素相似；鳖甲具有增加血浆蛋白及抑制结缔组织增生的作用，可消结块；水蛭有直接溶解血栓，降低全血比黏度和血浆比黏度，抑制血小板凝集作用；三棱有减少血小板数，抑制血小板功能，抑制内外凝血功能，促进纤溶活性作用；鸡内金有使胃液的分泌量增加和胃运动增强，刺激胃腺分泌增加，抑制肿瘤细胞；山楂能显著降低血清胆固醇及甘油三酯，有效防治动脉粥样硬化。

海昆化瘀散结方能减轻 PVR 动物模型眼底增生程度、抑制增生膜的形成及膜内细胞增生，并通过抑制模型动物视网膜组织中PCNA 的表达，降低玻璃体液中 TGF-β、bFGF 浓度，阻止视网膜、玻璃体增生，从而发挥其防治 PVR 的作用。

【用方经验】王明芳教授将本方用于出血性眼病的死血、干血期，多指发病 2 个月以上。根据出血后所发生的病理演变规律，瘀血形成，血不利化为水，瘀血、水湿蓄积，作为第二致病因素损伤视衣，伤阴耗气，瘀、痰、郁积聚于眼之络脉，形成癥瘕，出现痰瘀互结的病机特点，故宜痰瘀同治，活血化瘀，软坚散结。由于在出血性眼病的全过程中，眼内组织受瘀血、死血、干血等损害，玻璃体浓缩、液化，视网膜功能受损，久病伤正，故应同时扶正。

# 第六节　高血压视网膜病变

高血压视网膜病变是指高血压引起的视网膜病变。因血压缓慢升高且持续时间长，使视网膜逐渐呈增生性硬化和玻璃样变性，血-视网膜屏障受到破坏而出现视网膜血管改变以及视网膜水肿、渗出和出血，进一步引起视神经的病变。有高血压病史，双眼发病。眼底改变与年龄大小、病程长短有关。年龄越大，病程越长，眼底改变的发生率愈高。

中医认为，本病多因情志郁结，肝失条达，气滞血瘀，血溢络外，蒙蔽神光；或年老体弱，阴气渐衰，劳视竭思，房劳过度，暗耗精血，阴虚阳亢，气血逆乱，血不循经，溢于目内；或因嗜食烟酒，辛辣厚味，痰热内生，上扰目窍而成。其主要病机是脉络瘀阻，血溢脉外而遮蔽神光。

## 加减大柴胡汤（毕人俊经验方）

【组成】柴胡 10 g，黄芩 10 g，芦荟 2 g，五灵脂 10 g（包煎），龙胆 10 g，牡丹皮 10 g，法半夏 10 g，枳实 5 g，苦杏仁 10 g，酒炒大黄 6 g，栀子 10 g，白芍 5 g，甘草 3 g。

【功效】平肝降逆，活血化瘀。

【主治】高血压性视网膜病变之气滞血瘀证。亦可用于气滞血瘀所致的视瞻昏渺、暴盲等眼病。症见目涩昏花，视网膜血管变细，视网膜出血、渗出和棉絮状斑，血压高，头晕耳鸣，口苦咽干，胁痛易怒，腰酸乏力，面色晦黯；舌质暗红有瘀点瘀斑，脉弦紧或涩。

【加减】眼底出血色鲜艳者，加生地黄 15 g，白茅根 10 g，荆芥炭 10 g，侧柏叶 10 g，以凉血止血；眼底出血紫暗者，加生蒲黄 10 g，茜草 10 g，三七粉 3 g（冲服），以化瘀止血；视网膜水肿甚者，加泽泻 10 g，车前子 10 g（包煎），茯苓 15 g，猪苓 10 g，以利水渗湿；肝郁气滞者，加郁金 10 g，青皮 10 g，以理气解郁。

眼科国医圣手时方

【方解】加减大柴胡汤为《金匮要略》中大柴胡汤去生姜、大枣，大黄易酒炒大黄，加五灵脂、龙胆、牡丹皮、杏仁、甘草而成。方中柴胡、黄芩和解清热，除少阳之邪为君药。酒炒大黄配枳实以内泻阳明热结，行气消痞；五灵脂、牡丹皮清热凉血，活血化瘀；上四味共为臣药。白芍柔肝缓急止痛；半夏和胃降逆；芦荟、龙胆、栀子清热泻火，上五味共为佐药。苦杏仁宣通肺气，甘草调和诸药，共为使药。综合全方，可使热清、气顺、瘀化、痛止、胃和、诸症均解。

【注意事项】不适用于脾虚气弱证，孕妇忌用。

【现代研究】方中柴胡有解热、镇痛、抗炎、增强机体免疫功能、抗菌、抗病毒等作用；黄芩抗菌谱较广，对多种革兰氏阳性、阴性菌均有抑制作用，其中对金黄色葡萄球菌、铜绿假单胞菌抑制作用最强；对多种致病性真菌、体外甲型流感病毒亦有抑制作用，此外，还有抗炎、抗过敏、解热、解痉、抗血栓形成、镇静、降压、降脂等作用；大黄有泻下、抗菌、止血、活血、降血脂、解热、抗炎等作用，大黄蒽醌衍生物对机体免疫功能有明显的抑制作用；五灵脂有抑制血小板聚集，降低全血黏度，血浆黏度，增强机体免疫力等作用；牡丹皮有抗菌、抗炎、抗变态反应、解热、镇痛、抗血小板聚集、降压等作用；白芍有镇静、镇痛、解热、抗炎、增强免疫功能、抗菌、抗病毒等作用；半夏能镇咳、镇吐，对毛果芸香碱引起的唾液分泌有显著的抑制作用；芦荟有杀菌、抗炎、湿润、美容、健胃下泄、强心活血、增强免疫和再生、抗肿瘤、解毒、抗衰老、镇痛、镇静等作用；龙胆或龙胆苦苷能促进胃液和胃酸分泌，使游离盐酸增加，食欲增进，能显著增加胆汁流量，有明显的利尿、抗菌、镇痛和镇静作用；栀子有利胆、抗菌、抗炎、镇静、降压、防治动脉粥样硬化等作用；苦杏仁有镇咳平喘、抗炎、镇痛、抗肿瘤、降血糖、降血脂、美容等作用；甘草有抗菌、抗病毒、抗炎、抗过敏、类似肾上腺皮质激素样作用、利尿、降脂、护肝等作用。

【用方经验】毕人俊先生除用本方治疗高血压性视网膜病变之气滞血瘀证外，还常用本方加减治疗气滞血瘀所致的老年黄斑变性、视网膜静脉阻塞等眼病。视网膜水肿者，加泽兰10 g，益母草10 g，以活血化瘀、利水消肿；眼底出血甚者，加丹参10 g，三七3 g（冲服），以化瘀止血；眼底出血渗出，瘀积难消者，加三棱10 g，莪术10 g，鳖甲10 g（先煎），以破血、软坚、散瘀。

---

## 地龙煎（张怀安经验方）

【组成】地龙10 g，生地黄10 g，山药10 g，白芍10 g，栀子10 g，泽泻10 g，牡丹皮10 g，酸枣仁10 g，石决明15 g（先煎），生龙骨15 g（先煎），桑椹10 g，女贞子10 g，知母10 g，黄柏10 g，墨旱莲10 g。

【功效】平肝潜阳，凉血散瘀。

【主治】高血压性视网膜病变之阴虚阳亢证。症见眼外观端好，眼前有黑影，视力下降或骤降，眼底视网膜动脉普遍缩窄及局部管径不规则，视网膜出血、渗出和棉絮斑等；头晕耳鸣，面热潮红，头重脚轻，失眠多梦，腰膝酸软，口燥咽干；舌质红，苔黄，脉弦细。

【加减】视网膜出血多者，加三七粉3 g（冲服），丹参15 g，以活血化瘀；视网膜水肿甚者，酌加茯苓30 g，白术10 g，薏苡仁15 g，车前子10 g（包煎），以利水消肿；失眠者，加首乌藤15 g，珍珠母20 g（先煎），以养心安神。

【方解】方中地龙味咸，性寒，入肝肾二经，既能平肝息风，又能疏通经络，为君药。石决明、生龙骨平肝潜阳；酸枣仁养心安神；牡丹皮、生地黄、知母、黄柏、栀子清热凉血；共为臣药。桑椹、女贞子、墨旱莲滋肾养阴，益精凉血；山药健脾明目，泽泻清利湿热；共为佐药。白芍既能养血敛阴，又能清降虚热，还能引经入脾，调和血脉为使药。诸药合用，共奏平肝潜阳，滋阴凉血，通络明目之功。

【注意事项】不适用于气虚血虚证。

【现代研究】方中地龙有解热、抗菌、镇静、抗血栓形成、降压、利尿等作用；石决明有清热、镇静、降压、拟交感神经、抗感染、抗凝、护肝、免疫抑制等作用。生龙骨有促进血凝，降低血管壁通透性及抑制骨骼肌兴奋等作用；酸枣仁能镇静、催眠、抗心律失常、抗高血压、增强免疫功能、降低血脂和调理血脂蛋白，对动脉硬化形成和发展有抑制作用；牡丹皮有抗炎、镇静、降温、解热、镇痛、解痉等中枢抑制作用及抗动脉粥样硬化、降压、利尿、抗溃疡等作用；生地黄具有降压、镇静、抗炎、抗过敏、利尿等作用；知母抗菌、解热、降血糖、抗肿瘤等作用；黄柏有抗菌、降压、抗溃疡、镇静、肌松、降血糖等作用；栀子有利胆、抗菌、抗炎、镇静、降压、防治动脉粥样硬化等作用；桑椹能抗衰老、增强免疫功能，降低红细胞膜 $Na^+-K^+-ATP$ 酶活性；女贞子有增强免疫功能、降血脂、抗衰老、利尿、降血糖及护肝、止咳、缓泻、抗菌、抗肿瘤等作

用；墨旱莲有提高机体非特异性免疫功能、护肝、镇静、镇痛、促进毛发生长、使头发变黑、止血、抗菌等作用；山药有助消化、增强免疫功能、降血糖、抗氧化等作用；泽泻有利尿、降血脂、降血糖、降压、抗脂肪肝、降低细胞免疫功能、抗炎、抗菌等作用；白芍有镇静、镇痛、解热、抗炎、增强免疫功能、抗菌、抗病毒等作用。

【用方经验】张怀安先生除将本方用于高血压性视网膜病变之阴虚阳亢证外，还常用本方加减治疗阴虚阳亢所致的视网膜静脉阻塞、眼底出血等眼病。眼底出血色鲜艳者，加白茅根 10 g，荆芥炭 10 g（包煎），侧柏叶 10 g，以凉血止血；眼底出血色紫暗者，加生蒲黄 10 g（包煎），茜草 10 g，生三七粉 3 g（冲服），以化瘀止血；肝郁气滞者，加郁金 10 g，青皮 10 g，以理气解郁。

# 第七节 糖尿病视网膜病变

糖尿病视网膜病变（diabetic retinopathy, DRP）是由糖尿病引起的严重并发症，是以视网膜血管闭塞性循环障碍为主要病理改变特征的致盲眼病。在长期高血糖影响下可发生一系列生理生化及组织病理损害，病程及血糖控制程度是本病发生、发展的重要因素。主要表现为视网膜微动脉瘤、出血、渗出、水肿、新生血管形成，或发生增殖性视网膜病变。

DRP 是 50 岁以上人群的重要致盲眼病之一，中国的糖尿病患病率在过去的十年中明显提高，其并发症 DRP 也日渐增多，据统计，国内糖尿病患者中 DRP 的患病率为 44%～51.3%，与病程、血糖控制程度、高血压、肾功能损害等全身因素相关。

本病属中医眼科"消渴内障""暴盲""云雾移睛"或"视瞻昏渺"范畴。认为多因素体阴亏或病久伤阴，虚火内生，火性上炎，灼伤目中血络，血溢目内；或气血亏虚，气无所化，气阴两虚，目失所养，或因虚致瘀，

血络不畅而成；或饮食不节，过食肥甘厚腻致脾胃损伤，或情志伤肝，肝郁犯脾，致脾虚失运，痰湿内生上蒙清窍，或脾不统血而血溢目内；或禀赋不足，脏腑柔弱，或劳伤过度、伤耗肾精、脾肾两虚，目失濡养所致。

由于本病的西医学病理机制复杂，目前仍未完全明确，治疗上以控制血糖为基础，兼顾全身的微血管并发症治疗为主。中医学治疗以糖尿病视网膜病变气阴两虚、肝肾阴虚、脉络瘀阻、阴阳两虚等本虚标实的病理改变为基本病机，早期以益气养阴、滋补肝肾润燥为主，后期出现脉络瘀阻和阴阳两虚的证候时，则以阴阳双补和通络明目为主。

## 糖网润燥汤（庞万敏经验方）

【组成】生地黄 30 g，玄参 30 g，麦冬 30 g，天花粉 30 g，山药 30 g，玉竹 15 g，沙参 15 g，黄芪 15 g，丹参 15 g，金银花 15 g。

【功效】益气润燥，清热活络。

【主治】气阴亏虚型糖尿病视网膜病变。症见眼底微动脉瘤，视网膜深层、浅层出血，硬性或棉絮状渗出；全身伴口干咽燥，烦渴，疲乏，舌绛无苔，脉细数。

【加减】非增生期加藕节、女贞子、墨旱莲；增殖期加珍珠母、鳖甲；黄斑水肿加泽兰、白薇；热象明显加龙胆、栀子、黄芩；饮食欠佳加鸡内金。

【方解】本方所治糖尿病视网膜病变的出血及渗出，皆因阳热偏盛，内灼津液，或精不化气，气不布津，津液亏涸，则目脉不充，郁而为患。故临床可见硬性或棉絮状渗出，全身伴口干咽燥、烦渴、疲乏、舌绛无苔、脉细数。治当益气润燥，清热活络。

生地黄具有清热生津、滋阴凉血之作用，入心、肝、肾经，能散血消瘀解烦，为化瘀散血之要药；麦冬滋阴润肺，益胃生津，清心除烦；玉竹滋阴润肺，生津养胃，用于肺胃阴伤之证；玄参清热解毒养阴，归肺胃肾经；天花粉清热生津，消肿排脓；山药有益肺止咳肺气，养肺阴作用；六者联合，针对消渴病因，共为君药。沙参清肺养阴，益胃生津；金银花性甘寒气芳香，甘寒清热而不伤胃，芳香透达又可祛邪，既能宣散风热，还善清解血毒，用于各种热入血分之发疹、发斑等证；黄芪养血、益气、升血；丹参活血化瘀；四者联合，可祛瘀生新，滋养目系，神光发越。诸药合用，有凉血解毒，滋阴散瘀之功。

【注意事项】阳虚、多痰者慎服。

【现代研究】生地黄具有止血、抗炎、利尿等作用；丹参有改善微循环，改善血液流变性、抗血栓、抗炎、镇静、提高耐缺氧能力、促进组织的修复与再生、促进免疫等作用；金银花有抗菌、抗病毒、抗炎、解热、降脂作用；山药有益肺止咳、降低血糖、解热镇痛作用；玄参具有降压、镇静、解毒、抗病原微生物及其毒素作用；麦冬为我国药典规定药食同源品之一，临床应用广泛，麦冬的化学成分主要包括皂苷、黄酮、酚酸、多糖等，现代药理学研究表明，麦冬具有降血糖、抗氧化、抗衰老及抗心肌缺血等作用；天花粉有明显的免疫调节作用，能增强免疫

活性，有显著的抗肿瘤和细胞毒活性作用；山药具有降血糖、免疫调节、抗肿瘤、抗衰老、有利于脾胃消化吸收、降血脂及胆固醇、抗炎等功效；玉竹、沙参具有补虚、生津、安神等作用；黄芪具有提高免疫力、强心、益气活血、降压、补虚抗衰等作用。

【用方经验】庞万敏主任医师将本方主要用于治疗气阴亏虚型糖尿病视网膜病变。在临床应用中根据视网膜病变分期随证加减。

## 优糖明 1 号方（廖品正经验方）

【组成】黄芪 16 g，葛根 16 g，生地黄 15 g，枸杞子 15 g，决明子 10 g，茺蔚子 10 g，蒲黄 10 g，水蛭 2 g。

【功效】益气养阴，补益肝肾，通络明目。

【主治】气阴两亏、肝肾不足、目络瘀滞之糖尿病视网膜病变。症见视物模糊，目睛干涩，腰膝酸软，眼底微血管瘤、出血、渗出，舌红少津有淤点，脉弦细。临床上常用于糖尿病视网膜病变非增殖期。也可辨证于凡属气阴两亏、肝肾不足、目络瘀滞证的内障眼病。

【加减】本方为国家"九五"攻关项目"优糖明治疗糖网病的研究"课题协定处方，课题按符合国际 GCP 规范的多中心随机对照研究进行，该药用于临床，患者反映效果满意，社会效益良好，该研究成果已于 2009 年获新药证书，成功投产为颗粒制剂（商品名：芪明颗粒）。若改为汤剂，廖老建议可将水蛭换为地龙 12 g。

【方解】本方所治糖尿病视网膜病变（消渴目病），皆因气阴两亏、肝肾不足、目络瘀滞所致。气阴两虚，肝肾不足，目失所养，故视物模糊而视力下降，目睛干涩；肝肾不足，腰膝失养，故腰膝酸软；气虚帅血乏力，阴虚血行滞涩，目中瘀血阻络故见眼底微血管瘤；血不循经，溢于络外，则见眼底出血，"离经之血，虽清血鲜红，亦为瘀血"（《血证论》），故眼底出血亦为瘀滞之征。舌红少津有瘀点，脉弦细为气阴两虚、目络瘀滞之征。本证为"本虚标实"，应"标本兼治"，以益

气养阴、补益肝肾治其本，活血化瘀、通络明目治其标。

方中黄芪、葛根为君。黄芪性味甘，微温，入肺脾经，功能补中益气，古今许多治消渴名方都以此为要药，如《千金方》黄芪汤，近代的玉泉丸等；葛根性味甘平，入脾胃经，功能解热生津、除烦止渴，主治烦热消渴等症，还可升举阳气，推动津液上达眼目，非常适用于治疗糖尿病及糖尿病性眼病；黄芪、葛根相伍，益气生津养阴，紧扣糖尿病气阴两虚的病机，故用以为君。方中以枸杞子、地黄为臣。枸杞子性味甘平，入肝肾经，滋阴补血、养肝明目，主治肝肾阴亏的目昏多泪、消渴等症，本方主治的证候不仅是肺胃气阴两虚的病变，因其病情迁延，已伤及肝肾之阴，故用之辅助葛根养阴生津，并增滋养肝肾之功；生地黄性味甘凉，入心、肝、肾经，功能滋阴养血，为历代治疗阴虚血热及出血、消渴等的要药。枸杞子、生地黄与黄芪、葛根配伍，可显著增强其益气养阴之功，故用以为臣。决明子、茺蔚子、生蒲黄、水蛭为佐。决明子性味甘凉，入肝、肾经，功能清肝明目，主治风热赤眼、青盲、雀目等症，《本草经疏》谓决明子，其味咸平，足厥阴肝家正药也，亦入胆肾，肝开窍于目，瞳子神光属肾，故主青盲目淫，眼赤痛泪出。《本经》谓其久服益精光者，益阴泄热，大补肝肾之气所致也。据此可知，该药可辅佐葛根益阴泄热，兼能滋养肝肾，发挥主治因燥热伤津，肝肾阴虚所致青盲、雀目等诸多眼病的作用。茺蔚子性味甘凉，入手足厥阴经，功能活血通络、凉肝明目，主治目赤肿痛、视物不明等症。《本经》"主明目，益精"，《日用本草》"生食补中益气，通血脉、填精髓、止渴、润肺"。本方中除通络明目外，还佐葛根润肺生津止渴，辅助黄芪补中益气。蒲黄性味甘辛凉，入肝、心经，功能凉血止血、活血化瘀，因其具有活血止血的双向调节作用，故临床广泛用于各种瘀血和出血之症。该方主治的眼病，系糖尿病久病入络、气虚、血滞、瘀阻眼络所致。瘀阻可导致眼络出血，而出血又可加重瘀阻。由于蒲黄能活血止血，故无论在眼络瘀阻或出

血之时都是相宜可用的。水蛭性味咸、苦、平，入肝经，功能活血化瘀，主治诸瘀血之症。自张仲景立抵当汤，大黄䗪虫丸取水蛭化瘀通络以来，历代都在广泛加以应用，未发现其明显副作用，近代医家张锡纯认为，"凡能破血之药，多伤气分，惟水蛭味咸，专入血分，于气分丝毫无损，而瘀血默消于无形，真良药也"。故选用蒲黄、水蛭佐君药活血止血，疏通眼络，去瘀生新，增视明目。综上所述，本方主治气阴两虚，肝肾不足，血行瘀滞的糖尿病视网膜病变。

【注意事项】本方主要为糖尿病视网膜病变非增生期"气阴两虚，肝肾不足，目络瘀滞"证而设，非此证则非本方所宜。临床应用本方时，患者应注意严格、合理控制血糖，调整起居、饮食，适当运动，定期进行眼科检查，及时进行针对性治疗。

【现代研究】方中黄芪具有减低全血黏度、抗疲劳、抗缺氧、抗衰老、增强免疫力、抗菌、抗病毒、抗肿瘤等作用；葛根具有增加冠脉血流量、双向调节血压、抗心律失常、改善外周血循环、抑制血小板聚集、降血糖、降血脂、抗氧化、抗癌、提高记忆力等作用；生地黄具有止血、抗炎、镇静、利尿等作用；枸杞子具有增强免疫力、抗肿瘤、抗氧化、抗衰老、降血糖、降血脂、保肝、促进造血功能、刺激生长等作用；决明子具有降血压、降血脂、抑菌、泻下等作用；茺蔚子含益母草碱和茺蔚子油，亦含维生素 A 类物质，具有降血压作用；生蒲黄具有止血、抗血小板聚集、扩张血管、降低血压、抗炎、镇痛等作用；水蛭具有抗凝血、抗血栓、降低全血比黏度及血浆比黏度、保肾、抗肿瘤等作用。

【用方经验】廖品正教授将本方用于治疗气阴两亏、肝肾不足、目络瘀滞之糖尿病视网膜病变。在临床运用当中发现，本方可起到提高视力，减少眼底出血渗出及微血管瘤的效果。

在国家"九五""十五"科技攻关项目研究中，以廖品正教授为首的攻关小组，严格按统一标准纳入非增殖型糖尿病视网膜病变病例 529 例，以优糖明Ⅰ号方（芪明颗粒）为试验药，采用 2∶1 随机、平行、导升明对

照、多中心临床研究方法，结果发现：补虚化瘀、标本兼治是治疗非增生型糖尿病视网膜病变的有效治法，中药复方芪明颗粒能改善患者的眼底病变，明显提高视力和明显改善患者的中医证候，疗效优于导升明，体现了中医药多靶点治疗的优势。

## 优糖明2号方（廖品正经验方）

【组成】黄芪18 g，枸杞子15 g，山茱萸12 g，淫羊藿12 g，女贞子12 g，墨旱莲12 g，地龙10 g，益母草12 g，生蒲黄12 g，昆布12 g，生三七粉3 g（冲服）。

【功效】益气补肾，化瘀通络，消痰散结。

【主治】气虚肾亏、阴损阳衰、血瘀痰凝之糖尿病视网膜病变。症见视物昏蒙，或眼前黑花飞舞，目睛干涩，玻璃体混浊，眼底较多黄白色渗出、出血，或见增殖条带，全身症见夜卧口干，失眠健忘，神疲乏力，腰酸肢冷，下肢浮肿，大便溏秘交替等。临床常用于糖尿病视网膜病变重度非增殖期或增殖期，也可辨证用于凡属气虚肾亏、阴损阳衰、血瘀痰凝证的内障眼病。

【加减】昆布可换为瓦楞子；神疲乏力不明显，便溏者，可用山药、茯苓代替黄芪，去女贞子；无腰酸肢冷，可去淫羊藿。若出血期应本着"急则治其标"的原则，首以凉血止血为主，出血静止后，方可根据病情"缓则治其本"。

【方解】本方所治糖尿病视网膜病变（消渴目病），皆因气虚肾亏、阴损阳衰、血瘀痰凝所致。气虚肾亏，阴损阳衰，目失所养，故视物模糊、眼前黑花飞舞而视力下降、目睛干涩。夜卧口干，失眠健忘，神疲乏力，腰酸肢冷，下肢浮肿，大便溏秘交替，均为气虚肾亏、阴损阳衰之表现。气虚帅血乏力，阴虚血行滞涩，目中瘀血阻络，血不循经，溢于络外，则见眼底出血，出血量多，灌入神膏故玻璃体混浊。"离经之血，虽清血鲜血，亦为瘀血"（《血证论》），故眼底出血亦为瘀滞之征。气不化津，津凝为痰，则眼底较多黄白色渗出，痰瘀互结化生增殖条带。

本证为"本虚标实"，应"标本兼治"，以益气补肾治其本，化瘀通络、消痰散结治其标。

方中黄芪性味甘，微温，入肺脾经，功能补中益气，古今许多治消渴名方都以此为要药，如《千金方》黄芪汤，近代的玉泉丸等；枸杞子性味甘平，入肝肾经，滋阴补血、养肝明目；山茱萸甘酸温，归肝肾经，补益肝肾，固精明目；淫羊藿辛甘温，归肝肾经，补肾阳明目；女贞子甘微苦，微凉，归肝肾经，滋养肝肾；墨旱莲甘酸平，归肝、肾、胃、大小肠经，凉血止血，补肾养阴。前五药益气补肾治其本。地龙咸寒，归肝、脾、膀胱经，通络利尿；益母草苦辛微寒，归肝、心、膀胱经，活血利水消肿；蒲黄性味甘辛凉，入肝、心经，功能凉血止血，活血化瘀，因其具有活血止血的双向调节作用，故临床广泛用于各种瘀血和出血之症；生三七粉甘、微苦、温，归肝、胃经，止血散瘀，适用于人体内外各种出血，对目内出血，尤以内眼出血，止血而能消瘀。由于蒲黄、生三七能活血止血，故无论在眼络瘀阻或出血之时都是相宜可用的；昆布咸、寒，归肝、胃、肾经，消痰软坚，利水。后五味化瘀通络，消痰散结治其标。全方共奏益气补肾，化瘀通络，消痰散结之功。用以治疗糖尿病视网膜病变重度非增殖期或增殖期气虚肾亏，阴损阳衰，血瘀痰凝证。

【注意事项】本方主要为糖尿病视网膜病变重度非增殖期或增殖期"气虚肾亏，阴损阳衰，血瘀痰凝证"而设，若非此证则非本方所宜。临床应用本方时，患者应注意严格、合理控制血糖，调整起居、饮食，适当运动，定期进行眼科检查，及时进行针对性治疗。

【现代研究】方中黄芪具有减低全血黏度、抗疲劳、抗缺氧、抗衰老、增强免疫力、抗菌、抗病毒、抗肿瘤等作用；枸杞子具有增强免疫力、抗肿瘤、抗氧化、抗衰老、降血糖、降血脂、保肝、促进造血功能、刺激生长等作用；山茱萸具有抑制血小板聚集、扩张外周血管、降血糖、抗菌、免疫调节、保肝等作用；淫羊藿能增强下丘脑—垂体—性腺轴及肾上腺、胸腺轴等内分泌系统的分泌功能、促进蛋白质合成、调节细胞代

眼科国医圣手时方

谢、双向调节免疫功能、抗衰老、增加冠脉流量、降血压、加快血液循环、减低全血黏度、耐缺氧、抗炎、抗病原微生物等作用；女贞子具有提高机体免疫功能、抗炎、抗癌、抗血小板聚集、抗衰老、升高白细胞、促进造血功能、降血糖、降血脂、保肝、抗 HpD 光氧化而明显减轻眼的光敏反应、降低眼压等作用；墨旱莲具有止血、增加冠状动脉血流量、提高组织耐缺氧能力、镇静、镇痛等作用；地龙具有降血压、抗血栓、抗凝血、纤维蛋白溶解、改善血液高凝状态、抗肿瘤、抗菌、解热、利尿等作用；益母草具有降血压、扩张血管、降低血管阻力、抗微生物作用，对血小板聚集、血小板血栓形成、纤维蛋白血栓形成以及红细胞的聚集性均有抑制作用；生蒲黄具有止血、抗血小板聚集、扩张血管、降低血压、抗炎、镇痛等作用；昆布具有抗肿瘤、促进机体免疫功能、降血压、降血脂、降血糖等作用；三七具有镇痛、降血压、止血、抗炎、降血脂、双向调节血糖、抗衰老、抗氧化、促生长、保肝等作用。

【用方经验】廖品正教授将本方用于治疗气虚肾亏、阴损阳衰、血瘀痰凝之糖尿病视网膜病变。在临床运用当中发现，本方可起到提高视力、减少出血渗出，使增殖条带变小变薄的效果。

以廖品正、段俊国教授为首的攻关小组，通过临床试验多中心收集 603 例糖尿病（DM）及糖尿病视网膜病变（DR）患者病证信息，运用临床流行病学、生物统计学、计算机信息学等多学科的研究手段，开展了大样本、多中心、前瞻性中医证候特征及其规律的探索性临床研究，发现：①虚实夹杂、本虚标实是 DR 基本证候特点；②气阴两虚始终贯穿于病变发展的全过程，是 DR 的基本病机，为致病之本；③气阴两虚，阴虚渐重，燥热亢盛，气虚愈甚，阳气渐衰，阴损及阳，阴阳两虚是 DR 的主要证候演变规律；④阳虚是影响 DR 病情进展的关键证候因素；⑤因虚致瘀、因虚致郁、血瘀肝郁是 DR 重要兼证；⑥DR 为多因素致病，阳虚证与糖尿病病程、糖尿病控制、高血压、尿蛋白排泄率、生存质量是微小病变肾病（MCD）的重要风险因子；⑦中医症状与 DR 生存质量明显相关，中医症状越重，生存质量越差。

## 密蒙花方（高健生经验方）

【组成】生黄芪 30 g，女贞子 15 g，黄连 6 g，肉桂 3 g，密蒙花 9 g，益母草 10 g。

【功效】益气养阴，补肾明目。

【主治】气阴两虚，阴阳两虚等所致消渴目病。症见视物模糊，目睛干涩；神疲乏力，自汗，五心烦热，腰膝酸软，便秘；舌红少津，舌暗淡或有瘀点，脉细数无力或脉弦细。

【方解】方中生黄芪甘温，入脾肺二经，功能益气固表、托疮生肌，既能补气助阳、实卫固表，又能温气升陷、利水消肿、托毒生肌等；乌梅酸平，入肝、脾、肺三经，功能收敛清热、和胃杀虫，上能生津止渴、清除烦热、疗清窍出血，下可治痢止泻、治尿血便血；二药共为君药，针对糖尿病所致之气阴两虚证候最为适宜。黄连、肉桂二药相配乃名方交泰丸，能引火归元、交通心肾，对糖尿病视网膜病变中后期由气阴两虚向阴阳两虚转变阶段最为适宜，同为臣药。益母草、女贞子益肝肾阴虚，和血止血，为佐药。密蒙花去目中赤脉，去翳明目，为眼科常用药，又可引药上行，为使药。诸药合用治糖尿病视网膜病变由气阴两虚向阴阳两虚转化阶段最为适宜。

【现代研究】有研究表明，密蒙花方可能通过抑制 HIF-1α 的表达而抑制血管内皮细胞的增生，从而对新生血管的形成起到一定的抑制作用。并且下调细胞内 VEGF、Flk-1/KDR mRNA，上调细胞内 Flt-1 mRNA，干预细胞内 VEGF-VEGFR 信号转导通路，是密蒙花方抑制缺氧状态下人脐静脉内皮细胞增生的作用机制之一。密蒙花方可能通过抑制 VCAM-1 和 FN 的表达而抑制血管内皮细胞的增生及迁移，从而对新生血管的形成起到一定的抑制作用。

## 糖尿病视网膜病变出血阻断方（祁宝玉经验方）

【组成】阿胶（烊）10 g，仙鹤草30 g，白芍15 g，玄参15 g，杏仁10 g，白豆蔻6 g。

【功效】润燥养血柔肝。

【主治】营血亏损，瘀血内阻所致的糖尿病性视网膜病变反复出血。症见视力下降，眼前有黑影飘动，眼底可见视网膜新生血管，反复发生大片出血、视网膜增殖膜。

【方解】祁老根据临床实践结合中医理论提出，糖尿病视网膜病变进入到增生期与患病眼球内形成"内燥"有关的假说。历代关于燥的论述，"外燥"比较丰富，如喻嘉言提出的"清燥救肺汤"即是，到了吴鞠通则更为详尽，而"内燥"所论相对不多，比较详细系统论述的仅见清代石寿棠在其所著《医原》中提道："阴血虚则营养无资而成内燥，气结则血亦结，血结则营运不用而成内燥……"。并提出内燥与肺、胃、肾关系密切。本方所治糖尿病性视网膜病变反复出血多由阴血耗伤而营运无资，循环障碍，瘀血内阻，致使津血不能滋润脉络而致内燥，故使眼球内脉络脆弱，柔韧失常，而极易破裂出血，故见视网膜新生血管及反复大片出血。

方中取味甘性平之阿胶以补血润燥；白芍苦酸微寒以养血柔肝，为君。仙鹤草苦涩平，以收敛止血补虚，为臣。杏仁苦微温，以润燥降气；元参甘苦咸微寒，以清热凉血、滋阴解毒，为佐。为防上药滋腻，则伍用白蔻为使，以理气醒脾。诸药合用，共奏润燥养血柔肝之功效。

【现代研究】方中阿胶具有显著的补血作用；仙鹤草有促凝血、降低心率、杀虫等作用；白芍有增强免疫力、镇痛、解痉等作用；玄参具有降压、抗炎、镇静等作用；杏仁有镇咳平喘、杀虫、抗炎、镇痛等作用；白豆蔻能促进胃液分泌，增进胃肠蠕动，制止肠内异常发酵，驱除胃肠积气，故有良好的芳香健胃作用，并能止呕。

【用方经验】祁老凡见因糖尿病性视网膜病变进入增生期而反复出血者，常以此方为基础再结合患者整体情况参伍相应的药物，因糖尿病性视网膜病变进入四期，其整体情况多虚实兼杂、寒热交错，其治疗必当辨证论治，而"糖网出血阻断方"基本是针对"内燥"而设。故临证用药必须辨证与辨病相结合才能取得佳效。

# 第八节　闪辉性暗点

闪辉性暗点是指一时性视功能的障碍，发作之时视物不清，眼前呈雾蒙状，视野中出现闪辉性暗点，故称为"闪辉性暗点"，属于中医眼科学中"目黑候"的范畴。

本病多见于 16～35 岁，女性多见于男性，每次发作时间短者不过几分钟，发作过后诸症皆消失。发作之时窥测眼底，偶见视网膜小动脉的痉挛，小动脉管壁闪光并且有搏动感，一般眼底正常。其原因多数系脑动脉痉挛和视网膜小动脉痉挛，引起血管神经发作功能障碍。另外，精神疲劳，情绪不佳，心理状态不稳，饮食不节，屈光不正，过度的疲劳等常为诱发的因素。亦与遗传和青春期、月经不调有关。

中医学认为：本病发作之时，患者常有头痛，干呕吐涎沫，为厥阴寒气上攻所致；吐利，四肢发凉，为寒气内盛；食后欲吐，为胃寒盛也。故脾胃虚寒，寒居中州，运化失职，痰湿阻络，痰湿寒邪互结，阻遏玄府，使清阳不升，浊阴不降，致使清阳之气不能上升于目，阳气不足，阴寒得以乘之，以致本病。

## 疏络解痉汤（庞赞襄经验方）

【组成】吴茱萸 12 g，党参 12 g，大枣 2

枣，干姜 10 g，半夏 10 g，橘红 10 g，甘草 3 g。

【功效】温中散寒，益气通络。

【主治】由于脾胃虚寒，寒居中州，运化失职，痰湿阻络，痰湿寒邪互结，阻遏玄府，使清阳不升，浊阴不降，致使清阳之气不能上升于目，阳气不足，阴寒得以乘之所致的闪辉性暗点。症见发作时，闪动着金色或红绿色彩的光亮暗点突然出现，初起甚小，以后迅速扩大成形似马蹄或锯齿状光带，首尾常不相连接，15～30 分钟后闪光暗点可占半个甚至全部视野，视力随之消失，暗点消失后，常继之以剧烈的偏头痛。发作时窥测眼底，偶见视网膜动脉痉挛，动脉管壁闪光搏动感，一般眼底正常。舌质淡苔薄白，脉沉细无力。

【加减】身体虚寒严重者，加附子 10 g、肉桂 10 g；头痛不止者，加川芎 10 g、白芷 10 g、羌活 10 g、蔓荆子 10 g；胁痛腹满者，加当归 10 g、白芍 10 g、青皮 10 g、枳壳 10 g、莱菔子 10 g；口干欲饮者，加麦门冬 10 g、天花粉 10 g、乌梅 10 g；眉棱骨痛，加夏枯草 10 g、草决明 10 g、荆芥 10 g、防风 10 g；大便秘结者，加番泻叶 5 g；便溏者，加白术 10 g、苍术 10 g、陈皮 10 g。

【方解】吴茱萸温中止痛，降逆止呕；党参补中益气；干姜温中散寒，回阳通脉；半夏燥湿化痰，消痞散结，降逆止呕；橘红散寒、燥湿、利气、消痰；五味子敛肺滋肾，生津敛汗，涩精止泻；甘草补中益气，泻火解毒，润肺祛痰，缓和药性，缓急定痛。由于本病发作时眼前出现闪辉性暗点与视物模糊，伴有剧烈的头痛、四肢发凉、恶心、呕吐等症，为虚寒所致，足厥阴肝经上达头顶，由于寒邪上注，收引经脉，以致眼前闪光，视物模糊，头痛等症。清阳不升，浊阴不降，浊阴冲逆，故见恶心呕吐等症。根据《伤寒论》"少阴病吐利，手足逆冷，烦躁欲死者，吴茱萸汤主之"与"干呕吐涎沫，头痛者，吴茱萸汤主之"。方中吴茱萸味辛而苦，其性燥热，既有温胃散开郁化滞之功，又具下气降浊之用为君；党参补元气，用为臣药，补胃之虚；干姜温胃散寒，大枣益气滋脾，以

助君臣温胃补虚；半夏辛温性燥，善能燥湿化痰，且可降逆和胃而止呕；橘红理气燥湿，使气顺而痰消。

【注意事项】胃火上炎者忌用。

【现代研究】方中党参具有抗缺氧、抗溃疡、抗胃黏膜损伤、降压等作用；吴茱萸具有驱蛔抗菌、引起中枢神经兴奋、升高血压等作用；半夏具有镇咳、抑制腺体分泌、镇吐、催吐、降压、凝血、促细胞分裂、对胰蛋白酶的抑制等作用。

【用方经验】治疗本病应以温中补虚，降逆散寒，燥湿化痰，理气和中为主，佐以益气通络，使寒邪外出，气血流畅，目得所养。注意女性患者多郁的特点，酌情选加疏肝解郁、发散郁结之品。另外，有些女性患者月经不调或失血较为严重，或人工流产后，可在方中加入补气养血之品。

## 疏肝活络解痉汤（石守礼经验方）

【组成】柴胡 10 g，白芷 12 g，川芎 10 g，当归 10 g，丹参 15 g，磁石 15 g，赤芍 15 g，白芍 15 g，香附 10 g，鸡血藤 15 g，益母草 15 g，钩藤（后下）30 g，菊花 12 g，甘草 6 g。

【功效】疏肝解郁，养血活血。

【主治】肝郁气滞，目中脉络拘急痉挛所致之闪辉性暗点。症见眼前闪光，视物模糊，视野缺损，头痛，苔薄白，脉弦细。

【加减】头痛剧烈难忍者，加细辛以温经止痛；搏动性头痛，加生石决明以平肝潜阳，清肝明目；发作时手足发凉，减磁石、菊花，加吴茱萸以温中止痛；发作时呕吐者，加清半夏降逆止呕；发作后思睡，减磁石，加党参醒脾益气。

【方解】本方由逍遥散加减化裁而成，主要治疗由肝郁气滞、寒邪客于脉络所致之闪辉性暗点。寒主收引，脉寒则缩踡，缩踡则脉细急，外引小络，故头痛；目失血养，故眼前闪光，视物模糊，或视野缺损；苔薄白，脉弦细为无热象。

方中柴胡、香附疏肝解郁；川芎配香附行血而理血中之中气；再配以当归、白芍则

养血止痛效果更佳；丹参、益母草、鸡血藤、钩藤活血化瘀，解痉通络；赤芍、红花清肝养阴；磁石滋阴安神而潜降；白芷清上而散风，配以甘草有缓急止痛之功。本方多属辛温之品，可驱逐寒邪，解除眼底血管痉挛而止痛，既可治标，又可治本。

【注意事项】非气滞、寒邪所引起之头痛、目眩者不宜应用。

【现代研究】方中柴胡主要含有柴胡皂苷及少量挥发油，对中枢神经系统有明显的抑制作用，具有解热、镇痉、镇静、镇咳及抗炎性渗出和抑制肉芽肿生长的作用；白芷可扩张冠状血管，其所含的白芷毒素可兴奋呼吸中枢、迷走中枢，使呼吸增强，血压上升，脉搏变慢，且有抑菌作用；川芎所含川芎嗪有扩张血管，改善循环，抑制血小板聚集之作用；当归有镇静、镇痛和消炎作用；丹参可改善外周血循环，改善血液流变性，抑制血小板聚集，并具有抗炎、镇静作用；磁石有镇静作用；赤芍、白芍有镇静、镇痛、解痉抗炎、抑制细菌和病毒作用；香附解痉止痛，有抗菌作用；鸡血藤镇静、催眠；益母草有利尿、降压之功；钩藤可扩张周围血管，使血压下降、心率减慢，并有明显镇静作用；菊花抗菌、抗病毒，还能抑制局部毛细血管由组胺引起的通透性增加；甘草有类似肾上腺皮质激素作用。

【用方经验】闪辉性暗点是眼科临床常见病，多发于青壮年女性，有家族史。内科及神经科称为偏头痛、血管性头痛。偏头痛发作前，常有眼前闪光感及视野缺损，故眼科称为闪辉性暗点。本方偏于辛温，主要作用为疏肝解郁、温经止痛，治疗本病多获良效，如无特殊情况，一般可不加减，守方治疗。

# 第九节　中心性浆液性视网膜脉络膜病变

中心性浆液性脉络膜视网膜病变，临床习惯称为"中浆"，是指黄斑部视网膜色素上皮功能障碍和屏障功能异常，导致神经上皮或色素上皮浆液性脱离的病变，临床以眼前中心暗影遮挡，视物变形，视力下降，黄斑部水肿、渗出等症状为特征。好发于25～50岁的青壮年，男女比例约为8∶1.9，单眼发病，无眼别差异。本病有自限性。预后好，但1/3～1/2的患者有复发倾向。若多次反复发作，可造成一定程度的永久性视觉异常或视力损害。

中医学称本病"目妄见""视瞻昏渺""视瞻有色""视直如曲""视正反斜""视惑"等。认为多因肝郁脾虚，脾失健运，清阳不升，浊阴不降，痰湿阻络，血流不畅而发病；或感受湿热之邪，湿热内蕴，熏蒸清窍；或痰湿化热，上泛于目；或肝肾不足，精血亏损，精不上承，目失濡养。故本病的发生与肝、肾、脾的功能失调有关，痰湿、气郁、精亏是其主要病因。

本病虽有自限性倾向，但容易反复发作。

临床上应积极进行预防与治疗，减少复发率。本病以中医治疗为主。古代医家多从肝肾亏虚论治，现代中医结合本病的病理改变，早期多从湿、痰、郁和瘀等论治，后期多从虚论治。西医认为本病的确切病因未明，目前尚缺乏针对性的有效药物治疗，有明显活动性渗漏者可配合视网膜激光光凝。禁忌使用糖皮质激素。

## 清肝解郁益阴渗湿汤
### （庞赞襄经验方）

【组成】银柴胡10g，菊花10g，蝉蜕10g，木贼10g，羌活10g，防风10g，苍术10g，白术10g，女贞子10g，赤芍10g，生地黄10g，甘草3g，菟丝子10g。

【功效】清肝解郁，健脾渗湿。

【主治】由于性情急躁之人，肝易抑郁，郁久生热，湿与热合，蕴结于脾，使精气受损而目暗不明所致的中心性浆液性视网膜脉络膜病变。症见骤然发觉视物模糊，视野中

眼科国医圣手时方

心似有淡影阻挡，视物可有变形、变小的感觉，主要表现为中心视力减退，视物变形，患者自觉在注视点中央有一团暗影，呈灰色或暗红色，偶而为紫色或绿色，如反复发作，可遗留永久性视力障碍，但从不失明，视力障碍程度不一，远视力检查从 1.0 到 0.1，用 Amsler 方格表检查常有变形或暗点。舌质淡苔白，脉弦细。

【加减】大便秘结者，加番泻叶 10 g；孕妇去赤芍，加当归 10 g、白芍 10 g；在治疗过程中，若无口渴欲饮，视力增进不佳者，可将白术、苍术用量加至 30 g，或菟丝子改为 30～45 g。

【方解】柴胡解表退热，疏肝解郁，升举阳气；菊花疏散风热，明目，清热解毒，平肝阳；蝉蜕散风热，利咽喉，退目翳，定惊痫；木贼疏风散热，解肌，退翳；羌活祛风解表，祛风湿，止痛；防风祛风解表，胜湿解痉，止泻止血；白术补脾燥湿，利水，止汗；苍术燥湿健脾，祛风湿，解表，明目；生地黄清热凉血，生津；赤芍清热凉血，活血散瘀；女贞子补肾滋阴，养肝明目；菟丝子补肾固精，养肝明目；甘草补中益气，泻火解毒，润肺祛痰，缓和药性，缓急定痛；本方中以柴胡、菊花、蝉蜕、木贼清肝解郁；白术、苍术健脾燥湿；赤芍行血清热，助清肝解郁，疏通脉络，开通玄府之力；生地黄、菟丝子、女贞子养阴柔肝，防燥伤阴；羌活、防风助白术、苍术以达"风能胜湿"之效，助君药清肝解郁，以宣通玄府；甘草调和诸药。

【注意事项】气血不足者忌用。

【现代研究】方中柴胡具有解热镇静、镇痛、抗炎、抗病原体、利胆等作用；苍术具有抑菌消毒、抗缺氧等作用，所含挥发油有驱风健胃作用；白术具有利尿、降血糖、抗凝血、扩张血管、抗肿瘤、抗菌等作用；生地黄具有止血、抗炎、镇静、利尿等作用；防风具有解热镇痛、抗菌作用；枳壳具有降低心肌氧耗量和明显的利尿作用、有显著增加脑血流量及抗变态反应的作用；菊花具有扩张血管、增加血流量、降低血压、缩短凝血时间、抗炎、镇静等作用；荆芥具有解热

镇痛、抗病原微生物、止血等作用；女贞子具有抗炎、抗癌、抗突变、降血糖、降血脂及抗动脉硬化、提高免疫功能、增强体液免疫功能、抑制变态反应、强心、扩张冠状血管、扩张外周血管、抗 HpD 光氯化等作用；赤芍具有解痉、镇痛、镇静、抗惊厥、抗炎、抗菌、解热、抗溃疡作用；夏枯草具有降压、抗菌、降血糖、抗病毒等作用；菟丝子具有保肝、助阳和增强性活力、增加非特异性抵抗力、抗肿瘤、抗病毒、抗炎、抗不育、致泻及抑制中枢神经系统的作用；木贼具有消炎、止血、利尿、降压、镇静、抗惊厥等作用；蝉蜕具有抗惊厥、镇痛、镇静、抗过敏作用及对红细胞的保护作用；羌活具有解热、抗炎、镇痛、抗心律失常的作用。

【用方经验】中心性浆液性视网膜脉络膜病变的治疗应以清肝解郁、健脾渗湿为主。肝喜条达疏泄而恶郁，肝郁则易于化火生热，而肝木之病易犯脾土，脾主运化，性喜燥而恶湿，今肝郁犯脾，脾失运化之职，势必造成湿邪阻络。故在治法上以舒肝经之郁，清肝经之热，健脾燥湿，配合风药以开通玄府，发散郁结。关于益阴的问题，众多的中医学者均认为滋阴药必助湿邪，而祛湿的药又多伤阴。方中有益阴之品，如生地黄、女贞子等，又用苍术、白术、羌活、防风等辛燥之物，何以作解？庞赞襄认为：《伤寒论》319 条中"猪苓汤"是证为少阴阴虚，水热互结所致。所用猪苓、茯苓、泽泻淡渗利水，滑石清热利水而不伤阴，阿胶滋阴润燥，此方是滋阴润燥、清热利水之经典方。故以此法为理论依据，采用不同的药物治疗本病，收到较好效果。另外，脾虚不运，湿阻脉络，以致本病，故健脾燥湿也很重要。本病临床上虽然分为多种证型，但以肾阴不足、相火上炎、肝经郁热、湿热蕴脾型较为多见。如能够按照以上分型辨证论治，视力一般可以恢复正常。如果湿热已除，肝郁已解，腹泻已愈，体质康复，而视力恢复不够理想时，可改用滋阴补肾的药物进行治疗。因为肾藏精，目为肝之窍，肝得肾精之滋养，则可维持正常的视觉功能。尤其是本病患者有许多脑力劳动者，昼夜工作，劳伤肝肾之阴，日

久肝肾阴虚，多为肾精不足，肝失滋养，每每导致视物昏花、视物变形。故在治疗本病的后期以及预防复发时，多用滋补肝肾之法，效果较好。

## 加味五苓散（陆南山经验方）

【组成】炒白术 6 g，制苍术 6 g，带皮茯苓 12 g，猪苓 6 g，泽泻 9 g，川桂枝 3 g，楮实子 9 g，杭菊花 9 g。

【功效】培扶正气，消逐湿邪。

【主治】主治脾虚水泛引起的初发中心性浆液性脉络膜视网膜病变。临床见有黄斑区水肿，生理反光消失，脉象濡弱无力。

【加减】若水肿区可见出血者，可加蒲黄、藕节或其他止血祛瘀药；若体质虚弱者，可加党参、炙黄芪、熟地黄等。

【方解】方中茯苓、猪苓、泽泻利水渗湿为君药。白术健脾运湿，与茯苓配合更增强健脾祛湿之作用，苍术温阳燥湿，共为臣药。桂枝温阳以助膀胱气化，气化则水自行；楮实子、杭菊花益肝明目，为佐药。

【注意事项】不适用于陈旧性中心性浆液性脉络膜视网膜病变。

【现代研究】方中茯苓所含茯苓酸具有增强免疫力、抗肿瘤以及镇静、降血糖等的作用，茯苓有松弛消化道平滑肌，抑制胃酸分泌，防止肝细胞坏死，抗菌等功效；猪苓具有利尿作用，可能是通过抑制了肾小管重吸收功能的结果，还有增强免疫、抗肿瘤、肝脏保护、抗辐射作用；泽泻具有明显的降血脂和利尿作用，可调节免疫，减少心输出量和心率以及左心室压力，但可增加冠脉流量，另外，动物实验表明泽泻会对肝脏和肾脏造成损害；白术具有明显而持久的利尿作用，还具有强壮作用，能促进小鼠体重增加和增强游泳耐力，提高细胞免疫功能，另外，白术有抗凝血作用，对血小板聚集有明显的抑制作用，还有抗肿瘤、促进造血功能、升高白细胞、促进蛋白质合成的作用；苍术能调整胃肠运动功能，有较强的抗消化道溃疡、抑制胃酸分泌、增强胃黏膜保护、抗缺氧、中枢抑制、抗肿瘤、促进骨骼钙化及对心血

管系统的影响等作用；桂枝具有对中枢神经系统的镇静、镇痛、解热作用，还能够抗菌、抗病毒、利尿、增加冠状动脉血流量、减少心脏负担，另外对免疫系统有显著的抗炎作用；菊花能显著扩张冠状动脉、增加冠状动脉血流量，能抑制肝脏中胆固醇的合成和加快胆固醇的分解代谢，有抗炎解热的作用。

【用方经验】陆南山教授认为内障的致病因素，多数由于五脏功能失调。五脏所致眼病，可以一脏独病，也可以数脏同病，其中较为重要的是脾、肾两脏。脾是后天之本，肾是先天之本，脾运化水湿，如脾气虚或脾阳虚时，则水湿的运转发生障碍，导致水湿停留，停于黄斑区则黄斑水肿，"诸湿肿满，皆属于脾"，适当调理脾肾，可以帮助消除水肿。根据本病的特征视网膜黄斑区水肿，病因是脾虚水湿上泛，则以五苓散退水肿，如水肿退除，仍用明目地黄汤或加苍术、白术。一般初病患者，用上述治疗方法尚可以，而对陈旧性的病变，眼底病灶区的水肿或多或少地消退了，或已完全消退而视力仍未提高者，或反复发作而不易痊愈者，则需在辨病中结合辨证，也就是观察眼底病灶区有无水肿及水肿程度，更须注意是否反复发作，然后再结合全身的体征，才能更好地对症用药。

## 桑椹二地汤（文日新经验方）

【组成】桑椹 30 g，女贞子 15 g，枸杞子 15 g，何首乌（制）10 g，熟地黄 30 g，生地黄 20 g，黄精 20 g，茯苓 10 g，核桃仁 10 g，车前子 10 g（包煎），决明子 10 g，石决明 30 g（先煎），丹参 10 g。

【功效】滋补肝肾，活血明目。

【主治】中心性浆液性脉络膜视网膜病变之肝肾阴虚证。亦可用于肝肾阴虚之视瞻昏渺、云雾移睛、圆翳内障等眼病。症见视物模糊，眼前有暗灰色阴影，视物变小或变形，眼底可见黄斑区色素紊乱，有黄白色渗出，中心凹光反射减弱；头晕耳鸣，腰膝酸软，遗精，白带过多；舌红少苔，脉细弱。

【加减】黄斑区渗出较多者，加山楂 10 g，昆布 10 g，海藻 10 g，以软坚散结。

眼科国医圣手时方

眼科国医圣手时方

【方解】桑椹、女贞子、枸杞子滋肾益阴明目；熟地黄、何首乌、生地黄、黄精补气养血滋阴明目，为君药。决明子、石决明清肝明目为臣药。茯苓、核桃仁、车前子清热利湿，以治眼内混浊不清之标，为佐药。丹参活血祛瘀以生新，为使药。

【注意事项】不适用于脾胃虚弱、食少便溏，以及火热属实证者。孕妇慎用。

【现代研究】桑椹有改善血液供应、防止人体动脉硬化、增强免疫功能、促进新陈代谢、延缓衰老等作用；女贞子可增强非特异性免疫功能，对异常的免疫功能具有双向调节作用，并具有一定抗衰老作用；枸杞子有增强免疫功能、促进造血功能、降血糖、降压、降血脂、护肝及抗脂肪肝、抗衰老、抗突变、抗肿瘤等作用；熟地黄有降压、降血糖、利尿、改善肾功能、抗真菌等作用；何首乌有增强免疫功能、降血脂、抗动脉粥样硬化、抗菌等作用；生地黄有止血、抗炎、镇静、利尿等作用；黄精有抗菌、抗疲劳、抗氧化、延缓衰老、止血、抗病毒、提高机体免疫功能等作用；决明子有抗菌、抗真菌、降压、降血脂、抗血小板聚集的作用；石决明有清热、镇静、降压、抗感染、抗凝、护肝、免疫抑制等作用；茯苓具有利尿、镇静、抗肿瘤、降低血糖、增加心肌收缩能力、增强免疫功能等作用；核桃仁有降胆固醇、抗氧化、镇咳作用；车前子有利尿、降压、抗炎、降血脂等作用；丹参有改善微循环、改善血液流变性、抑制血小板聚集、抗血栓、抗炎、镇静、提高耐缺氧能力、促进组织的修复与再生、抗动脉粥样硬化、促进免疫功能、抑菌等作用。

【用方经验】文日新先生将本方用于中心性浆液性脉络膜视网膜病变之肝肾阴虚证，还常用本方加减治疗肝肾阴虚之老年黄斑变性、玻璃体混浊、老年性白内障等眼病。临证时若黄斑水肿、渗出较甚，加猪苓10 g，泽兰10 g，牛膝10 g，以增消肿行滞之效；眼底渗出色素较多者，加当归10 g，白芍10 g，以增养血活血，通络消滞的作用；瘢痕较多者，加山楂10 g，鸡内金5 g，以散结消积。

# 补肝散（韦文贵经验方）

【组成】车前子9 g（包煎），黄芩9 g，羌活6 g，细辛3 g，玄参9 g，党参6 g，茯苓9 g，防风6 g，生石膏15 g（先下）

【功效】祛风清热降火，益气扶正，清肝明目。

【主治】常用于中心性浆液性脉络膜视网膜病变、眼肌麻痹、早期白内障等，症见肝肾不足，外受风邪所致视物昏矇变色和视一为二者。

【方解】羌活主散肌表游风；防风祛风而不燥；细辛散风祛寒，通窍止痛；党参益气健脾而扶其正，共为本方主药。石膏清热降火；黄芩清热燥湿，兼有清肝明目之力；为本方辅助药。玄参滋阴润燥清热；车前子利尿渗湿，清肝明目。本方祛风而不燥，补中有泻，泻中有补，补泻兼施。

【现代研究】车前子具有抗炎、利尿、抗衰老、降眼压等作用；黄芩具有抗炎、抗菌、抗自由基、降压、促凝血等作用；羌活具有解热、镇痛、抗炎、抗过敏、抗急性心肌缺血、抗癫痫、抗氧化、抗溃疡等作用；细辛具有镇静、镇痛、解热、抗炎、神经传导阻滞、抗过敏、抗氧化等作用；防风具有解热镇痛、抗炎免疫、抗病原微生物、抑制血小板聚集、抗肿瘤、镇静、抗惊厥等作用；玄参具有抗菌、升高血糖、抗炎、抗氧化等作用；党参具有抑制血小板聚集、调节免疫、调节胃肠蠕动、保肝、抗菌、抗炎、镇痛等作用；茯苓具有抑瘤、增强免疫、抗变态反应、抗炎、利尿、镇静、保肝、抑菌、清除自由基等作用；生石膏具有解热、镇痛、增强机体免疫力、止渴等作用。

【用方经验】韦老对于眼底黄斑部水肿的治疗，常选用车前子、茯苓、赤小豆、木通、泽泻、通草、地肤子等品。兼气虚证者配以党参、生黄芪；脾虚湿盛者常选用薏苡仁、芡实、苍术、白术；硬性渗出久不吸收者，常加海藻、昆布、三棱、莪术以软坚消积。

# 第十节 中心性渗出性脉络膜视网膜病变

中心性渗出性脉络膜视网膜病变，临床习惯称为"中渗"，是发生于黄斑部孤立的渗出性脉络膜视网膜病变，伴有视网膜下新生血管。又称为青壮年出血性黄斑病变或特发性局限性视网膜下新生血管。以视力显著减退，眼前暗影遮挡、视物变形，黄斑部有黄白色渗出病灶及伴有出血为主要临床特征。多见于青壮年，单眼发病居多，少数可双眼发病，无明显性别差异。病程较长，常呈间歇性发作，可持续一两年甚至更长时间。若病变位于黄斑部中央，由于瘢痕形成而导致视力永久性损害。

中医学称本病为"暴盲""视瞻昏渺""视直如曲""视惑"等。认为多与湿浊痰瘀，肝肾亏虚，火热动血等相关。劳伤肝肾，精血亏虚，目失濡养，神光乏源；或情志抑郁，愤怒，悲泣，气机不畅，气滞日久，血脉瘀阻，玄府闭塞，气血津液失其常道，溢于络外；或肝肾阴虚，水不涵木，虚火内生，上炎目窍，灼津伤络，迫其营血津液妄行；或饮食不节，恣食辛辣炙煿，嗜烟好酒，湿热内蕴，熏蒸目窍，气血津液失常，肝郁气滞或痰湿久蕴，神光无以发越。

本病以中医辨证治疗为主，局部与全身辨证相结合，分别采用滋阴降火、通络散结、清肝解郁、健脾渗湿等方法进行治疗，配合凉血散瘀、软坚化痰之品以助眼底渗出、出血的消散和吸收。西医主要是针对病因治疗，可配合激光光凝，或黄斑区光动力疗法治疗。

## 银翘二陈汤（陈明举经验方）

【组成】金银花30 g，连翘15 g，橘络10 g，法半夏9 g，茯苓10 g，甘草6 g，丹参20 g，黄连9 g，酒制大黄9 g。

【功效】清热解毒，化痰通络。

【主治】热蕴心脾、痰瘀阻络之中心性渗出性脉络膜视网膜病变。症见视物不清，眼前暗影，视物变形或变小，黄斑区水肿、硬性渗出，伴有不同程度出血；舌红、苔黄，脉数。

【加减】黄斑区新鲜出血者，加生地黄、赤芍、牡丹皮、茜草凉血祛瘀；黄斑区水肿明显者，加茯苓、泽泻、车前子、白茅根利水消肿；硬性渗出吸收缓慢者，加海藻、昆布、夏枯草、半夏、生牡蛎软坚化痰；视力明显下降者，加菊花、决明子、炒蒺藜清肝明目；病程日久不愈，视力提高缓慢者，加黄芪、全蝎、炒地龙等祛瘀通络。

【方解】本方所治之证与心脾功能失调有关。心属火，脾属土，火生土，两者关系密切。心经郁热，移热于脾土，脾热运化失职，湿郁生痰，痰热上攻，阻滞脉络，故见黄斑区充血、水肿、渗出，甚至伴有出血；痰瘀阻滞，神光发越不利而视物昏矇。故治从心脾入手，清热解毒，化痰通络。心脾热清湿除，络中瘀阻消散，则诸症可除。

方中黄连味苦性寒，入心脾两经，清热解毒除湿，为降心火、除脾湿之首选药物，故为君药。大黄苦寒下行，使上炎之火下泄，又清热泻火，凉血止血，并具有较好的活血逐瘀作用；选用酒制大黄，其泄下减缓，而活血作用更佳。金银花甘寒入心胃经，连翘味苦性微寒，二者皆为清热解毒之要药。同时，连翘尤善入心经，具有清心利水消肿之功，配伍生甘草，加强清热解毒作用。橘络行气化痰活络，对痰瘀阻滞经络具有良效；半夏燥湿化痰，辛开散结，对痰瘀结聚不散日久者疗效明显；茯苓甘淡利水消肿，化痰除湿，与半夏配伍，对黄斑水肿以及硬性渗出具有较好的治疗作用；丹参化瘀通络，养血活血。以此配伍，全方共收清心脾、清热解毒、化痰通络之功。

【注意事项】虚寒性出血忌用。

【现代研究】黄连含小檗碱、黄连碱等多种生物碱，具有明显的抗炎、抑菌及抗病毒作用，并能降低血压、扩张动脉、改善微循环；大黄能改善血液循环，增加胃肠蠕动，促进排便，还具有止血、降压和降低血糖的作用；金银花具有广抗菌和明显抗炎解热作用，并促进白细胞的吞噬；连翘能抗菌消炎、强心利尿，所含维生素 P 可降低血管通透性和脆性；茯苓能利尿镇静、降血糖，增加心肌收缩力，茯苓多糖还具有增强免疫功效；半夏能降血压、促进凝血、降低眼内压；丹参能改善微循环，降低血压，改善血液流变性，抑制血小板凝聚，激活纤溶，对抗血栓形成，提供耐缺氧能力，并具有调节血脂和抗炎、抗过敏作用。

【用方经验】中心性渗出性脉络膜视网膜病变多发于中青年患者，主要表现为黄斑区水肿、渗出、出血和色素上皮脱离，病程较长，视力损害严重，且具有反复发作的特点。陈明举教授认为，本病病变局限于黄斑区，且以中心脉络膜为主，黄斑区属脾，脉络膜属心，故病与心脾功能失调有关。心主血脉，脾主运化。当某些原因导致心经郁热时，心移热于脾，脾热运化失职，湿郁生痰，故见黄斑区水肿、渗出；阻滞脉络或热伤血络，则黄斑区充血，甚者出血；目中玄府郁滞，神光发越受阻则视物昏蒙不清。故从心脾入手，标本兼顾，以银翘二陈汤加减治疗。本方具有清心运脾、凉血除湿、祛痰通络的作用，临床根据具体情况加减，邪除络通，视瞻光明。

# 第十一节　老年性黄斑变性

老年性黄斑变性（AMD）又称年龄相关性黄斑变性，大多始发于 50 岁上下，双眼先后或同时发病，多呈进行性视力损害。中国 AMD 发病率为 2.9%～12.9%，除年龄外，与患者种族、家族史有一定关系。根据患者的临床表现和眼底病变的病理形态，可分为两种主要类型，即干性型或非渗出型或萎缩型、湿性型或渗出性。后者为前者的 1/15～1/10，两型在病变表现、进展、预后和治疗上均不同。

本病的干性型与中医学的"视瞻昏渺"相似；湿性型出血时类似于中医学的"暴盲"，其不同病程阶段出现的视物变形，眼前固定黑影，中医学"视正为斜""视曲如直""视瞻有色"等病变过程或可出现与本病相类似的证候。

中医认为，本病多因脾气虚弱，或饮食不节，脾失健运，不能运化水湿，聚湿生痰，浊气上泛，痰湿郁阻眼底脉络，或年老脾气虚弱、气虚血瘀致视物昏蒙；或年老肝肾亏虚，精血不足，目失濡养，或水不涵木，阴虚化火，灼伤眼底脉络，以致神光暗淡；或劳思竭视，心血暗耗，或情志不舒，肝气郁结，气滞血瘀，脉络瘀滞，或素体气血不足，气不摄血，血溢络外，积聚成瘀，郁阻眼底脉络以致目昏不明。

西医学认为干性型无有意义的治疗，湿性型者则可根据荧光素眼底血管造影及吲哚青绿血管造影的结果，选择激光光凝、光动力疗法（PDT）、经瞳孔温热疗法（TTT）、抗血管内皮生长因子制剂（Anti-VEGF）等。中医学认为本病以肾精亏衰，脾虚不运，脉络瘀滞为主要病机，可针对病程不同阶段进行辨证论治。中西医结合根据病程的不同阶段治疗，可获较好的疗效。

## 驻景丸加减方（陈达夫经验方）

【组成】楮实子 25 g，菟丝子 25 g，枸杞子 15 g，车前子 15 g，茺蔚子 18 g，五味子 10 g，寒水石 10 g，紫河车粉 10 g，生三七 3 g，木瓜 15 g。

【功效】补益肝肾，益精明目。

【主治】肝肾不足所致的多种视力下降的眼病。症见视力逐渐下降，视物昏花或变形、变色，视力疲劳，眼干涩不适，近视，远视、老光；全身兼见头昏耳鸣，失眠多梦，腰膝酸软，五心烦热，颧红咽干，月经不调，遗精，舌红少苔，脉细数等。临床多用于治疗肝肾不足之老年性黄斑变性、玻璃体混浊、老年性白内障、青光眼绝对期等眼病。

【加减】如黄斑区有渗出，水肿不甚，患者注视区有阴影遮挡、视物变形、变色，视力明显下降，可于加减方中加肉豆蔻、薏苡仁、茯苓、猪苓、木通、冬瓜仁等除湿利水药；黄斑区伴水肿时，加炒谷芽、炒麦芽以健脾消食，待水肿消退后，则加丹参、郁金、红花、桃仁等活血祛瘀，以利促进渗出物的吸收；圆翳内障明显，加百草霜散积消滞，空青石益肝气、去翳障，蒲公英清热明目；绿风内障不作痛者，加炒柴胡引经入肝胆经；青盲者，加细辛开窍，加鲜猪脊髓补养精血；伴高风雀目时，加猪脊髓、鲜猪肝等血肉有情之品以补养精血，夜明砂散血明目，炒二芽、鸡内金消食导滞、健脾开胃以顾后天脾胃；伴瞳神干缺不圆，黑睛后有少许沉着物，反复发作者，可加石决明、黄芩、夏枯草等以平肝清热；伴近视与远视，加青皮疏肝理气、秦皮、松节、伸筋草等疏经活络，调节悬韧带；伴飞蚊症，可加丹参、赤芍、桃仁、红花等活血化瘀，促进黑影的消散和吸收；伴视网膜脱离，于加减方加大剂量泡参、麦冬、黄芪及少量五味子；伴神经萎缩，可加麝香、石菖蒲、丹参等化瘀开窍，以助明目；伴视网膜色素紊乱，可加丹参、赤芍、三棱、莪术等活血化瘀散结；如黄斑区色素紊乱，加鸡内金、山楂等药消积导滞，促其消退。

【方解】方中菟丝子、楮实子、枸杞子既滋肾阴，又补肾阳，益精明目而养肝；紫河车填精补髓，补益肝肾；寒水石以抑紫河车之温性；茺蔚子补肝肾，通血脉；生三七养血活血，通利血脉；五味子益气生津，补虚明目；木瓜舒筋活络，通利玄府；车前子利水清热，使补而不滞。诸药合用，共奏补肝血、养肾精、利血脉、开玄府之功效。

【注意事项】肝郁气滞者忌用。

【现代研究】楮实子能增强免疫、抗氧化、降血脂、促进记忆；菟丝子能增强心脏的收缩力、增强心率、降血压、延缓白内障形成，并有壮阳作用；枸杞子能增强非特异性免疫、延缓衰老、抗肝损伤、降血糖、补肾功能、保肝功能、抗疲劳、抗肿瘤等作用。车前子有利尿、祛痰、镇咳、抗菌、抗炎等作用；茺蔚子有轻微降压作用；五味子有兴奋神经系统中枢、镇咳和祛痰、降血压，利胆，降低血清转氨酶、保护肝细胞、提高免疫、抗氧化、抗衰老等作用；寒水石有解热、抗菌、抗炎、止痛、泻下等作用；紫河车粉有抗感染、增强机体抵抗力、升高血压和激素样作用，还能抑制尿激酶对纤维蛋白溶酶元的"活化"作用；生三七具有良好的止血功效和显著的造血功能，能加强和改善冠脉微循环；木瓜有软化血管、抗功消炎、抗衰养颜、抗癌防癌、增强体质等作用。

【用方经验】该方是陈达夫教授在《审视瑶函》加减驻景丸的基础上去熟地黄、当归、川椒，加茺蔚子、生三七、木瓜、寒水石、紫河车粉而成，增强了补血填精、通利血脉、开通玄府之功，现广泛用于肝肾不足的内外障眼病。

## 加味二陈汤（陆南山经验方）

【组成】云茯苓 12 g，制半夏 9 g，陈皮 6 g，炙甘草 6 g，枸杞子 9 g，决明子 9 g，白菊花 9 g。

【功效】燥湿化痰，明目。

【主治】主治老年性黄斑变性，尤其适用于黄斑出血停止后，黄斑区有白色渗出物沉积的情况。

【加减】若心脾两虚，气不摄血所致黄斑出血者，可加人参、黄芪、白术、山药之类以补脾益气；肝阳上亢者，宜加石决明、龙骨、钩藤等以平肝潜阳；出血兼夹明显者，可加白茅根、仙鹤草、茜草等以凉血止血。

【方解】黄斑变性到后期均可见黄斑区有黄白色渗出物存在，多为年老体弱，病程缠绵，脾失健运，郁积成痰，本方为治湿痰之主方。湿痰之证，多由脾脏功能失调所致。脾为生痰之源，脾失健运，则停湿生痰。湿浊内盛，最易阻碍清阳，治宜燥湿化痰，理

眼科国医圣手时方

气和中为法。

方中以半夏为君，取其辛温性燥，善能燥湿化痰，且又降逆和胃。以陈皮为臣，理气燥湿祛痰，燥湿以助半夏化痰之力，理气可使气顺则痰消。痰由湿生，湿自脾来，故佐以茯苓健脾渗湿，俾湿去脾旺，痰无由生；煎药时加生姜者，以其降逆化饮，既能制半夏之毒，又能助半夏、陈皮行气消痰，和胃止呕；复用少许枸杞子、决明子、菊花滋阴明目，使祛痰而不伤正，并有欲劫之而先聚之之意。以甘草为使药，调和药性而兼润肺和中。诸药合用，标本兼顾，燥湿化痰，理气和中，为祛痰的通用方剂。

【注意事项】不适用于黄斑仍存在活动性出血的情况。

【现代研究】方中茯苓所含茯苓酸具有增强免疫力、抗肿瘤以及镇静、降血糖等作用，茯苓有松弛消化道平滑肌，抑制胃酸分泌，防止肝细胞坏死，抗菌等；制半夏具有镇咳镇吐、抑制腺体分泌、抑制胰蛋白酶、短暂降压、凝血作用，还能促细胞分裂；陈皮具有促进小鼠胃排空，对甲氧氯普胺所致的胃排空加强作用及阿托品所致胃排空抑制作用无明显影响，其促进肠推进作用可能与胆碱能 M 受体有关；枸杞子具有增加免疫能力、抗肿瘤、抗氧化和延缓衰老、保护肝脏、保护生殖系统、神经保护、抗辐射等作用；决明子所含的有效成分具有调节免疫、抑菌、抗癌、降血压、调节血脂及明目通便等作用，且对金黄色葡萄球菌、大肠埃希菌、肺炎链球菌等均有不同程度的抑制作用；白菊花有显著扩张冠状动脉、增强冠状动脉血流量、能抑制肝脏中胆固醇的合成和加快胆固醇的分解代谢、抗炎解热等作用。

【用方经验】本方系二陈汤加枸杞子、决明子、白菊花而成。陆南山教授认为，渗出物系痰浊凝聚，故以陈皮、半夏燥湿化痰，茯苓健脾利湿，甘草和中补脾；更加枸杞子、决明子、菊花等明目之品，诸药配伍有燥湿化痰明目之效。人体的痰湿随气上升，结于眼内，积聚成团状而影响视力，故以燥湿祛痰之法，使眼底渗出物明显消退。

## 凉血化瘀方（唐由之经验方）

【组成】生蒲黄 15 g，姜黄 15 g，墨旱莲 10 g，女贞子 15 g，当归 15 g，川芎 10 g，丹参 30 g，枸杞子 15 g，菟丝子 15 g，楮实子 15 g，黄芪 30 g，半夏 15 g，浙贝母 10 g，昆布 10 g，海藻等 10 g，水煎服。

【功效】凉血化瘀、补益肝肾。

【主治】阴虚血热，迫血妄行，瘀阻脉络所致视瞻昏渺。症见视力下降或突然不见，眼底瘀血征象，舌红苔薄白，脉细数。临床上应用于渗出型年龄相关性黄斑变性。

【加减】伴有出血，可酌加大蓟 10 g、小蓟 10 g、侧柏叶 10 g、白茅根 15 g、藕节炭 10 g；伴有渗出，酌加车前子 15 g、泽泻 10 g、茯苓 15g 等；大便次数多及便溏者，加白术 15 g；恶心者，加砂仁 6 g；睡眠差者，加酸枣仁 15 g。

【方解】唐由之教授根据多年治疗湿性老年黄斑变性的经验，认为本病属"本虚标实"。一方面，认为血气虚，脉不通则致病；另一方面，随着年龄的增长，人体的机能逐渐减退，肾气推动无力，日久则血行不畅，瘀血内阻，化生新生血管，导致出血、渗出形成；肾阴暗耗，阴虚火旺则血不循常道导致眼部反复出血，严重影响视力。故治疗上以凉血化瘀治其标，养阴固肾治其本，采用"凉血化瘀方"进行治疗。该方中蒲黄、姜黄、墨旱莲、女贞子养阴凉血；当归、川芎、丹参活血化瘀，治其标；枸杞子、菟丝子、楮实子养阴固肾，治其本；黄芪补气健脾养血，调节全身机能增加免疫力。对于晚期患者，眼底多以瘢痕为主症，在原基础上加昆布、海藻、半夏、浙贝母以软坚散结，促进瘢痕吸收。以上药物综合应用，则气血足，脉道通，在养阴凉血的基础上进行化瘀软坚，即能预防眼底出血的反复发生，又能使眼底症状得到改善。

【注意事项】本方适用于湿性老年性黄斑变性症见眼底出血者。

【现代研究】蓝光照射体外培养人视网膜色素上皮细胞后，引起的细胞变化以细胞凋亡为主，光照前加入不同浓度的凉血化瘀方中药粗提取物及维生素 C 后，凋亡细胞数量明显减少，且凉血化瘀方组凋亡细胞数量少于维生素 C 组，凉血化瘀方对蓝光诱导体外培养的人视网膜色素上皮细胞凋亡具有保护作用。茜草、大蓟、小蓟、蒲黄、姜黄等的提取物对新生血管有明显的抑制作用。槲皮素可以抑制人视网膜色素上皮细胞从 G0 或 G1 期进入 S 期，且可明显抑制由表皮生长因子刺激的增生，呈剂量和时间依赖性，具有一定的可逆性而无细胞毒作用。凉血化瘀方抑制实验性脉络膜新生血管生长的作用可能是通过下调 VEGF 表达和上调 PEDF 表达而实现的。

# 滋阴补肾汤（韦玉英经验方）

【组成】生地黄、熟地黄各 15 g，赤芍、白芍各 10 g，当归尾 10 g，丹参 15 g，黄芩 10 g，五味子 6 g，太子参 10 g，枸杞子 15 g，女贞子 10 g，炒知母 6 g，槐花 6～10 g。

【功效】滋补肝肾，养阴活血。

【主治】老年性黄斑变性证属肝肾不足，精亏血瘀型。

【加减】出血量多新鲜，可加三七粉 1.5～3 g，冲服，或生蒲黄 15 g，侧柏叶 6 g 入煎；痰浊积聚，渗出广泛者，去当归尾、槐花，加浙贝母、夏枯草软坚散结，加丝瓜络活血通络；兼有烦热不安、口干咽燥、舌红脉数，证属血瘀生热、热迫血溢者，原方去熟地黄，适加茜草、地榆、鲜白茅根类凉血化瘀；平日血压偏高，头胀头重，面红目赤，失眠健忘，证属阴虚不能制阳，肝阳浮越，迫血妄行，此为本虚标实，可在加强滋阴基础上，选用石决明、明天麻、钩藤等平肝潜阳之品。

【方解】老年黄斑变性以本虚为主，也有本虚标实之证。虚责之于脾、肾两脏，或劳倦饮食，损伤脾胃，气血生化不足，津液输布无权，使目失濡养，水湿上泛；或肾精渐亏，阴虚血少，神衰目暗。实则或瘀、或湿、或痰。不同病期虽有虚实夹杂，似实为重之证，但补虚应贯彻治疗始终，尤其在脾、肾

或多脏同虚时。临症可见视力下降，视物变形或变色；全身兼有头昏耳鸣，腰膝酸软，失眠多梦，心悸健忘，脉细舌暗；眼底黄斑区有水肿、渗出、出血，方用滋阴补肾汤。方中地黄生用甘苦寒，清热凉血为主；熟用大补真阴，为肾阴不足、血虚之要药；对内障为患，日久阴虚血亏，瞳仁散大，视物昏矇者，常以熟地黄之守聚其阴虚神散，量可加倍；对阴虚内热并重者，可生地黄、熟地黄并用，各图其功取效。芍药敛阴养血，赤白二芍一散一敛；当归补血用归身，破血取当归尾，和血投以全当归，酒制后加强活血功效；丹参活血通脉；黄芩清热降火，燥湿消肿；太子参养血益气，使脉充血行；知母滋阴降火；槐花凉血止血，能减弱毛细血管脆性，韦老医生对高血压性眼底出血常用槐花；枸杞子甘平，入肝、肾、肺三经，凡肝肾阴虚所致视力减退，头晕目眩的内障为患均可加用；女贞子为清补之品，补而不腻，惟性偏凉，脾胃虚寒之体久用时应佐以温补之品；五味子收敛肺气而滋肾水，补虚缩瞳明目。韦氏补肾，常取多子并用，选用性味甘平，主入肝肾之经的枸杞子、女贞子、菟丝子、桑椹子、楮实子、覆盆子等，配伍时则兼顾阴阳合用，刚柔相济，如枸杞子配菟丝子、女贞子配覆盆子；精亏瞳散，肾虚不固则加金樱子、五味子收涩缩瞳，肝热便燥加决明子清肝通便。

【现代研究】生地黄具有强心、抑酸、增强免疫、止血等作用；熟地黄具有增强免疫、抗衰老、抗甲状腺功能亢进等作用；赤芍具有抗血栓形成、抑制血小板聚集、抗氧自由基生成、镇静催眠、镇痛、抗炎、保肝等作用；白芍具有抗炎、镇静、镇痛、保肝、免疫调节等作用；当归具有降血脂、降低血小板聚集、抗血栓形成、增强免疫功能、抗炎、抗菌、镇痛、保肝等作用；丹参有改善微循环、改善血液流变性、抑制血小板聚集、抗血栓、抗炎、镇静、提高耐缺氧能力、促进组织的修复与再生、抗动脉粥样硬化、促进免疫功能、抑菌等作用；黄芩具有抗炎、抗菌、抗自由基、降压、促凝血等作用；五味子具有抗肝损伤、抗氧化、抗应激等作用；太

眼科国医圣手时方

子参具有免疫促进、抗应激等作用；枸杞子具有增强免疫、保肝、降血脂、降血糖、抗应激等作用；女贞子具有增强免疫、降血脂、抑制动脉粥样硬化、降血糖、保肝降酶、抗炎抑菌等作用；知母具有抗菌、解热、降血糖、清除氧自由基、抗血小板聚集、抗癫痫、免疫调节等作用；槐花具有凝血止血、抗菌等作用。

## 化裁四物五子汤（韦玉英经验方）

【组成】生地黄 12 g，川芎 6 g，当归 10 g，白芍 10 g，菟丝子 10 g，枸杞子 10 g，覆盆子 10 g，女贞子 10 g，茺蔚子 10 g，陈皮 10 g。

【功效】养血活血，补益肝肾。

【主治】肝血不足，肾精亏损之各类眼底病，如视神经萎缩、视网膜色素变性、各种黄斑变性。

【方解】四物汤组方简单，治则明确，其中当归补血活血，生地黄清热凉血，川芎行血中之气，芍药敛阴养血，全方补而不滞，行血而不破血，补中有散，散中兼收。故四物合用"血滞能通，血虚能补，血枯能润，血乱能抚"。枸杞子、女贞子滋补肝肾明目，均为主药。菟丝子、覆盆子补阳益阴，固精明目，以达阳中求阴，刚柔相济，辅助主药发挥药效。茺蔚子活血化瘀，又能凉肝明目；陈皮理气调中，共为佐药。本方既可以通助补，又防补药滋腻。应用日久，若腹胀纳呆，可加枳壳、鸡内金等以行气宽中除胀，消食以助脾运。

【现代研究】生地黄具有强心、抑酸、增强免疫、止血等作用；川芎具有改善外周血液循环、抗血栓形成、降血脂、镇静镇痛、解除平滑肌痉挛等作用；当归具有降血脂、降低血小板聚集、抗血栓形成、增强免疫功能、抗炎、抗菌、镇痛、保肝等作用；白芍具有抗炎、镇静、镇痛、保肝、免疫调节等作用；菟丝子具有明目、调节免疫功能等作用；枸杞子具有增强免疫、保肝、降血脂、降血糖、抗应激等作用；女贞子具有增强免疫、降血脂、抑制动脉粥样硬化、降血糖、

保肝降酶、抗炎抑菌等作用；陈皮具有抗动脉硬化、抗氧化、抗病毒、祛痰平喘、增强免疫功能等作用。

## 菟苓丹（廖品正经验方）

【组成】菊花 15 g，菟丝子 15 g，枸杞 15 g，茯苓 15 g，白术 12 g，丹参 15 g，莪术 12 g，山楂 12 g，昆布 15 g，三七 4 g。

【功效】滋肾益脾，化瘀消滞。

【主治】脾肾两虚，血瘀痰凝之老年性黄斑变性（干性）。症见视物模糊或变形，或咽中有痰，眼底黄斑区萎缩病灶或兼夹少许黄白色渗出及出血，舌质暗，舌体胖，脉弦滑。临床多用于治疗干性年龄相关性黄斑变性。

【加减】若兼出血，去丹参、莪术、昆布，加墨旱莲既能凉血止血，又能补肾养阴；若脾虚食滞甚而腹胀甚，加太子参、枳壳、鸡内金、大腹皮增加健脾消食导滞力量。

【方解】本方所治之老年性黄斑变性，皆因脾肾两虚，血瘀痰凝所致。视衣属肾，脾土居中央，其色黄，故黄斑部视衣又属脾，脾肾两虚，黄斑部视衣失养，则见黄斑萎缩病灶；脾失运化则湿聚为痰，血失于统摄，溢于脉外则出血，离经之血为瘀血，痰瘀互结则黄斑部萎缩病灶、出血、渗出互见且血色暗红。咽中有痰、舌质暗、舌体胖、脉弦滑，均为痰瘀互结之征。

方中菊花甘苦平，归肺肝经，功擅疏风清热，清肝泻火，兼能益阴明目，常与补益肝肾之品同用，使补而不燥；菟丝子甘平，归肝肾脾经，补益肝肾，明目；枸杞子性味甘平，入肝肾经，补肾益精、养肝明目；茯苓甘淡平，归心肺脾肾经，利水渗湿，健脾和胃；白术甘苦温，归脾胃经，补气健脾，燥湿利水；前五味滋肾益脾治其本。丹参苦微寒，归心肝经，《本草正义》云："丹参，专入血分，其功在于活血行血，内之达脏腑而化瘀滞，……外之利关节而通脉络"；莪术辛苦温，归肝脾经，破血行气消积；山楂酸甘微温，归脾胃肝经，消食化积散瘀；昆布咸寒，归肝胃肾经，消痰散结，利水消肿；三七甘、微苦、温，归肝、胃经，止血散瘀；

后五者化瘀消滞治其标。全方共奏滋肾益脾、化瘀消滞之功，主治脾肾两虚、血瘀痰凝之老年性黄斑变性（干性）。

【注意事项】本方主要为老年性黄斑变性（干性）脾肾两虚、血瘀痰凝证而设，若非证则非本方所宜。临床应用本方时，患者应注意调整起居、饮食，注意眼部休息，避免辛辣炙煿之品；定期进行眼科检查，及时进行针对性治疗。

【现代研究】菊花具有扩张血管、增加冠脉流量、降压、抗炎、抗菌、镇静解热、保护红细胞膜、抗疲劳、降血脂、抗衰老、抗基因突变等作用；菟丝子具有提高生殖力、抗白内障、增强免疫力、抗衰老、保肝等作用；枸杞子具有增强免疫力、抗肿瘤、抗氧化、抗衰老、降血糖、降血脂、保肝、促进造血功能、刺激生长等作用；茯苓具有利尿、镇静、抗肿瘤、促进细胞及体液免疫、抑制胃溃疡、保肝、抑制毛细血管通透性等作用；白术具有保肝、利胆、预防胃溃疡、加强胃肠推进、利尿、免疫增强及调节、降血糖、抗凝血、抑菌、镇静、安胎等作用；丹参具有改善微循环、促进血液流速、改变血液流变性、降低血液黏稠度、抑制血小板凝聚等作用；莪术具有抗癌、抗菌、抗炎、抗病毒、抗溃疡、抑制血小板聚集、抑制血栓形成、降低血小板黏附、降低高低切变率下全血比黏度、还原黏度、红细胞压积及红细胞沉降率等作用；山楂具有降血脂、增加冠脉流量、强心、降血压、抗菌、助消化、利尿、抗氧化、增强免疫、防癌等作用；昆布具有抗肿瘤、促进机体免疫功能、降血压、降血脂、降血糖等作用；三七具有镇痛、降血压、止血、抗炎、降血脂、双向调节血糖、抗衰老、抗氧化、促生长、保肝等作用。

【用方经验】廖品正教授将本方用于治疗脾肾两虚，血瘀痰凝之老年性黄斑病变（干性）。在临床运用当中发现，本方可使黄斑出血、渗出明显减少或吸收，改善患者视物模糊或变形症状，提高视力。

# 第十二节　黄斑出血

黄斑区出血并非是一种独立的眼病，是指视网膜出血局限于黄斑部的临床常见体征之一。年龄相关性黄斑变性、中心性渗出性脉络膜视网膜病变、高度近视等多种眼底疾病的病变过程都可能发生黄斑区出血。由于黄斑部的结构和功能很特殊，一旦出血，对中心视力威胁极大。临床当黄斑区出血是患者的主要体征时，习惯上将黄斑区出血作为病名诊断。根据原发病的不同，发病年龄也各异。

黄斑区出血在中医文献无直接对应的病名记载，根据患者的自觉症状及黄斑出血对视力影响的程度不同，中医学"视惑""视瞻昏渺""视直为曲""视正反斜""视瞻有色"或"暴盲"等病症的病变过程或可出现与本病相类似的证候。中医认为，多因劳瞻竭视，精血暗耗，肝肾阴虚，虚火上扰，灼伤目中血络；或情志不舒，肝气郁滞，郁久化火，上扰目窍；或眼部受伤，损伤眼内血络；或饥饱劳役，忧思过度，损伤脾胃，脾气虚弱，血失统摄所致。

## 滋阴凉血解郁汤（庞赞襄经验方）

【组成】生地黄10 g，牡丹皮10 g，白芍10 g，赤芍10 g，知母10 g，黄柏10 g，蝉蜕10 g，木贼10 g，女贞子10 g，甘草3 g。

【功效】滋阴凉血，解郁散瘀。

【主治】由于阴虚内热，血热妄行所致的黄斑区出血。症见骤然发病，轻者眼前如云雾飘动，或见红花、黑影，重者则见红光满目，或眼前漆黑成片、不辨人物，目珠胀痛，热泪频流，或兼头额剧痛；玻璃体内有积血一片，渐掩瞳孔，或见瞳孔里鲜红一片；舌质红少苔，脉弦细数。

【加减】胃纳欠佳者，加麦芽10 g、山楂

眼科国医圣手时方

10 g、神曲 10 g；头痛，心烦者，加蔓荆子 10 g、菊花 10 g、草决明 10 g、首乌藤 10 g；出血较多者，加三七粉 3 g、白及 10 g，或加茜草 10 g、藕节 10 g。

【方解】生地黄清热凉血，生津；牡丹皮清热凉血，活血散瘀；白芍养血敛阴，柔肝止痛，平肝阳；赤芍清热凉血，活血散瘀；黄柏清热燥湿，泻火解毒，清虚热；知母清热泻火，滋肾润燥；蝉蜕散风热，利咽喉，退目翳，定惊痫；木贼疏风散热，解肌，退翳；女贞子补肾滋阴，养肝明目；甘草补中益气，泻火解毒，润肺祛痰，缓和药性，缓急定痛。本方中以生地黄、女贞子、知母、白芍滋阴益肾；赤芍、牡丹皮凉血清热；蝉蜕、木贼清肝解郁，开通玄府；黄柏清气分热邪，以助清血热；甘草调和诸药。

【注意事项】阴阳两虚者忌用。

【现代研究】方中生地黄具有止血、抗炎、镇静、利尿等作用；女贞子具有抗炎、抗癌、抗突变、降血糖、降血脂及抗动脉硬化、提高免疫功能、增强体液免疫功能、抑制变态反应、强心、扩张冠状血管、扩张外周血管、抗 HpD 光氯化等作用；赤芍具有解痉、镇痛、镇静、抗惊厥、抗炎、抗菌、解热、抗溃疡作用；木贼具有消炎、止血、利尿、降压、镇静、抗惊厥等作用；蝉蜕具有抗惊厥、镇痛、镇静、抗过敏作用及对红细胞的保护作用；牡丹皮有抗菌、抗炎、抗变态反应、解热、镇痛、抗血小板聚集、降压等作用；白芍具有镇痛、解痉、抗炎、抗溃疡、扩张血管、增加器官血流量、抑制血小板聚集、保肝、解毒、抗诱变、抗肿瘤的作用；知母具有抗菌、解热、降低血糖的作用；黄柏具有抗菌、降压、促进胰腺分泌的作用。

【用方经验】黄斑区出血临床多见脑力劳动者，也偶见体力劳动者，多见中老年人发病，从临床的证型来看，多是肝经郁热，肾阴不足。肝经郁热是眼病多发的主要因素之一，在临床上可以看到，因为工作、家庭生活等诸多因素造成本病。在自己本身没有意识到的同时，而导致超过自身调节所出现的病理改变。肝经郁热而致脾虚不运，湿邪郁滞脉络，使精气不能上荣于目而发病。故治疗以清解肝郁、开通玄府、滋阴养血、和解疏络为主，佐以止血散瘀、凉血明目。阴虚血热多见于妇女或老年人，阴虚而生内热，热邪迫血妄行，所以在滋阴的同时，酌加清热凉血止血之品。

# 第十三节　原发性视网膜色素变性

原发性视网膜色素变性是一组以进行性视网膜感光细胞及色素上皮功能丧失为共同表现的遗传性眼病。以夜盲、伴有进行性视野缺损、眼底色素沉着和视网膜电流图显著异常或无波型为其临床特点。以视杆细胞和视锥细胞受累最为突出，随着病变的发展，视网膜的其余部分及色素上皮层逐渐萎缩，色素游离并积聚在视网膜血管的周围间隙，形成典型的骨细胞样色素沉积，伴随着夜盲和视野缩小，构成了本病的特征性临床表现。

本病为慢性进行性双眼疾病，病程长，有明显的家族遗传性，父母或其祖代常有近亲联姻史，男性多于女性，比例约为 3∶2。本病多从青少年时期开始发病，均为双眼。发病年龄越早预后越差，目前对本病尚无确切有效的治疗方法，为眼科疑难重症，是眼底病致盲的重要原因之一。

本病与中医学的"高风内障"相似，认为多因禀赋不足，命门火衰，阳虚无以抗阴，阳气陷于阴中不能自振，目失温煦所致；或素体真阴不足，阴虚不能济阳，水不涵目，肝肾阴虚，精亏血少，目失所养；或脾胃虚弱，中焦气血化生不足，运化无力，清阳不升，养血之源匮乏，目失濡养，不能视物。

## 健脾升阳益气汤（庞赞襄经验方）

【组成】党参 10 g，白术 10 g，黄芪 10 g，

山药 10 g，当归 10 g，茯苓 10 g，陈皮 3 g，升麻 3 g，银柴胡 3 g，石斛 10 g，苍术 10 g，夜明砂 10 g，望月砂 10 g，甘草 3 g。

【功效】健脾升阳，益气养血。

【主治】由于先天不足，脾阳不振，导致肝血亏损，玄府郁闭，脉络失畅，精气不得上乘于目所致的视网膜色素变性。症见进行性夜盲和进行性向心性视野缩窄，晚期视力减退，常缓慢发展，终致全盲。故早期自觉症状主要为夜盲，常于儿童或少年时期发生，随年龄增长逐渐加重，以致在黄昏时或于暗处行动困难。视野早期为典型的环形暗点，其位置与赤道部相符；逐渐向中心扩展，可能留下颞下周边小部分，维持较长时间后才逐渐消失，中心部发展较慢，当仅余中心视野时，视敏度虽然很好，但患者处于管视状态，行动极为不便；最后中心视野消失，患者完全失明。一般患者两眼视野缺损情况基本相似。舌质红苔白，脉弦细。

【加减】大便秘结者，加番泻叶 10 g；心悸怔忡者，加远志 10 g、枣仁 10 g；大便溏稀者，加吴茱萸 10 g、干姜 5 g。

【方解】党参补中益气；白术补脾燥湿，利水，止汗；黄芪补气升阳，固表止汗，托疮生肌，利水退肿；山药补脾胃，益肺肾；当归补血活血，调经止痛，润肠通便；茯苓利水渗湿，健脾宁心；石斛滋阴，养胃，生津；苍术燥湿健脾，祛风湿，解表，明目；夜明砂清肝明目，散瘀消积；望月砂明目，杀虫解毒；升麻发表透疹，清热解毒，升举阳气；银柴胡疏肝解郁，升举阳气；陈皮行气除胀满，燥湿化痰，健脾和中；吴茱萸温中止痛，降逆止呕；甘草补中益气，泻火解毒，润肺祛痰，缓和药性，缓急定痛。

【注意事项】阴虚阳亢者忌用。

【现代研究】方中白术具有利尿、降血糖、抗凝血、扩张血管、抗肿瘤、抗菌等作用；茯苓具有利尿、抗菌、降低胃酸、降低血糖等作用；当归具有降血脂、抗血栓、抗肿瘤、抗辐射、镇痛、抗炎、抗氧化和清除自由基的作用；升麻具有抗菌、抗炎、降压、抑制心肌、减慢心率、解热、镇痛以及升高白细胞、抑制血小板的聚集及释放功能等作用；柴胡具有解热镇静、镇痛、抗炎、抗病原体、利胆等作用；苍术具有抑菌消毒、抗缺氧等作用，所含挥发油有驱风健胃作用；黄芪具有强心、降压、利尿、镇静、降血糖等作用；茯苓具有利尿、抗菌、降低胃酸、降低血糖等作用；吴茱萸具有驱蛔抗菌、引起中枢神经兴奋、升高血压等作用；党参具有抗缺氧、抗溃疡、抗胃黏膜损伤、降压等作用；石斛具有解热、升高血糖、降低血压、减弱心脏收缩力等作用。

## 夜视复明汤（韦玉英经验方）

【组成】黄芪 15 g，党参 15 g，升麻 6 g，柴胡 6 g，葛根 10 g，鸡血藤 10 g，白芍 10 g，菟丝子 10 g，覆盆子 10 g，紫河车 10 g，石决明 10 g，夜明砂 10 g（包煎）。

【功效】益气升阳，健脾补肾，通络明目。

【主治】视网膜色素变性，以脾胃虚弱，清阳不升，兼有肾阳不足者更适宜。除视网膜色素变性外，凡以脾肾阳虚为主的视网膜脱离手术后恢复期、老年性黄斑变性及高度近视眼，均可适用。

【加减】脾虚有湿者，可加炒白术、茯苓、车前子等健脾燥湿、淡渗利水之品。

【方解】黄芪、党参补中益气，健脾养血；菟丝子、覆盆子温补肾阳，固精明目；共起脾肾双补之效，同为主药。升麻、柴胡升阳举陷，疏肝理气；葛根升发清阳，鼓舞脾胃清阳之气上行而奏效；紫河车为血肉有情之品，补精髓、滋肝肾、益气血；夜明砂味甘性温升阳主夜明，均为辅药。佐以鸡血藤养血活血，通补结合；白芍、石决明养血柔肝，平抑肝阳，其敛阴潜阳功能可防益气补阳药升发太过。

【现代研究】黄芪具有调节免疫、利尿、抗炎、抗衰老和抗应激等作用；党参具有抑制血小板聚集、调节免疫、调节胃肠蠕动、保肝、抗菌、抗炎、镇痛等作用；升麻具有解热镇痛、镇静、抗惊厥、抗炎、降血脂、抗变态反应等作用；柴胡具有抗炎、解热与降温、镇静与抗惊厥、镇痛、镇咳、抗肝损害、抗溃疡等作用；葛根具有抗心肌缺血、扩张血管、抗高血压、降糖降脂、解热、解毒、抗血小板聚集、保肝等作用；鸡血藤具有抗病毒、扩血管等作用；白芍具有抗炎、镇静、镇痛、保肝、免疫调节等作用；菟丝子具有明目、调节免疫功能等作用；紫河车具有调节免疫、抗应激等作用；石决明具有保肝、耐缺氧等作用。

【用方经验】韦老认为本病属肝肾不足，脾虚气弱，脉道阻塞，清窍失养，精明失用，因而夜视不清，视界狭窄。根据气行则血行的理论，治以益气升阳为主，平肝清肝、益精明目为辅。主要方剂是人参补胃汤合夜视复明汤，加谷精草、白蒺藜等以助清肝明目之功，配五味子加强滋阴生津之效，并服黄连羊肝丸清肝养血明目。同时选服石斛夜光丸、明目地黄丸、明目还睛丸等补肝益肾明目。

## 镇肝明目羊肝丸（韦玉英经验方）

【组成】柏子仁150 g，羌活150 g，五味子150 g，白菊花150 g，白术150 g，细辛150 g，黄连200 g，肉桂150 g，石决明300 g，夜明砂240 g。公羊肝半个，用竹刀去其筋膜放瓦上文火焙干，连同上药共研细末，和匀水泛为丸，如桐子大，日服2次，每服25丸。

【功效】平肝明目，祛风清热为主，辅以温中散寒。

【主治】肝有郁热，兼挟风寒之视网膜色素变性、维生素A缺乏所致夜盲症。

【方解】羌活、菊花、细辛祛风清热；石决明、黄连平肝泻火；柏子仁养心补脾；五味子入肾敛阴；夜明砂清肝破瘀明目；肉桂温中益火，散寒止痛，归肝肾二经，守而不走入血分，能引火归元，配黄连以寒温互用，防伤伐太过，标本兼顾则有利病机转化。

【现代研究】柏子仁具有影响中枢神经系统等作用；五味子具有抗肝损伤、抗氧化、抗应激等作用；菊花具有扩张血管、增加血流量、降低血压、缩短凝血时间、抗炎、镇静等作用；白术具有利尿、抗癌、调节免疫、

抑菌、保肝利胆等作用；细辛具有镇静、镇痛、解热、抗炎、神经传导阻滞、抗过敏、抗氧化等作用；黄连具有抗病原微生物、抗炎、中枢抑制、抗心律失常、降压、抗心肌缺血、降血脂、抗血小板聚集、降血糖、抗溃疡、抗癌等作用；肉桂具有抗溃疡、解热镇痛、抗心肌缺血、抗血小板聚集、升白细胞、抗放射、抗菌、抗炎等作用；石决明有抑菌、保肝、抗凝等作用。

## 益精明目汤（庄曾渊经验方）

【组成】生黄芪、当归、枸杞子、川芎、石斛、苍术、补骨脂、菟丝子、熟地黄、红参、山楂。

【功效】健脾、养血、补肾、通络、明目。

【主治】气血亏虚所致"高风雀目"。症见夜盲，进行性视野损害，眼底色素沉着，色淡，苔薄白，脉沉细。临床多用于治疗视网膜色素变性。

【加减】形寒肢冷、小便清长者，加巴戟天、肉苁蓉；头晕耳鸣、心烦失眠、口干潮热者，加生石决明、知母、地骨皮；神疲乏力、视力疲劳、常欲闭目，加升麻、蔓荆子。

【方解】视网膜色素变性，中医称之为"高风雀目"，最早记载于《秘传眼科龙木论》，述其为"惟见顶上之物"的病症。《目经大成》中形象地描述其症状为"大路行不去，可恨世界窄，未晚草堂昏，几疑天地黑"。对其病因病机，《原机启微》《审视瑶函》及后世众多医家均认为本病为先天禀赋不足，元阳虚衰，"阳衰不能抗阴之病"，阴阳是辨证的总纲，阳气虚或相对不足则出现功能减退或衰弱的状态，阳虚多以脾肾阳虚为主，肾为先天之本，一身阳气之根，脾为后天之本，气血生化之源。阳气具温煦、气化、推动作用，阳气虚则温煦、气化作用减退，精气不能上承，遂见夜盲诸症。至后期，常因脉道闭塞，气血失养而失明。治疗当补其不足，以补阳化阴，补肾益气养血为主。晚期则采用活血化瘀通络明目的中药，以增加局部组织供血量，扩张血管，改善微循环

或降低氧耗量。基本方中生黄芪、红参、苍术益气健脾；熟地黄、当归、石斛滋阴养血活血；枸杞子、补骨脂、菟丝子补肾明目；川芎、山楂活血化瘀、通络消滞。全方共奏健脾、养血、补肾、通络、明目之功。

【现代研究】熟地黄能明显降低血糖、稳定血压、利尿、强心、保护肝脏、防止糖原减少、促进血液凝固、抗菌、明显降低肾性高血压的血压、改善肾功能等作用。川芎对镇静、冠脉循环、外周血管、血压、平滑肌、心脏、血小板聚集、血栓形成、血液黏滞度均有影响。

# 平肝养血明目方（韦玉英经验方）

【组成】当归身 10 g，白芍 10 g，茯苓 10 g，谷精草 15 g，夜明砂 15 g，石决明 20 g，蔓荆子 10 g，黄柏 6 g，枸杞子 12 g，甘草 10 g。

【功效】平肝退翳，养血明目。

【主治】肝虚血少，血不养睛之双眼隐痛；或阴虚肝旺，视物昏暗至晚尤甚的维生素 A 缺乏性夜盲症以及视网膜色素变性、早期白内障等。本方对角膜炎、角膜溃疡愈后视力久不恢复者，亦有促进视力恢复、退翳明目作用。

【方解】石决明、夜明砂（合称决明夜灵散）有平肝退翳，益精明目之功，是本方主药。血不养睛而视物昏暗，睛珠疼痛，故用当归身、白芍养血、活血、止痛而明目，是辅助药。谷精草、枸杞子清肝益肾明目；蔓荆子祛头面之风邪而治眼球痛；茯苓、甘草补脾宁心和中；阴虚而生热，因热而化火，故以黄柏清热降火。

【现代研究】当归身具有降血脂、降低血小板聚集、抗血栓形成、增强免疫功能、抗炎、抗菌、镇痛、保肝等作用；白芍具有抗炎、镇静、镇痛、保肝、免疫调节等作用；茯苓具有抑瘤、增强免疫、抗变态反应、抗炎、利尿、镇静、保肝、抑菌、清除自由基等作用；谷精草具有抑菌作用；石决明有抑菌、保肝、抗凝等作用；蔓荆子具有抗菌、抗炎、降血压、解热镇痛、抗凝等作用；黄柏具有

抗病原微生物、免疫抑制、抗溃疡、降压、抗心律失常等作用；枸杞子具有增强免疫、保肝、降血脂、降血糖、抗应激等作用；甘草有类肾上腺皮质激素样作用。

# 石斛散（庄曾渊古方今用经验方）

【组成】石斛 10 g，苍术 8 g，仙灵脾 10 g。

【功效】温补元阳，滋补肝肾，健脾胃。

【主治】肝肾阴虚，脾胃气虚所致高风雀目。症见夜盲，进行性视力下降，舌淡，苔淡白，脉沉细。临床多用于治疗原发性视网膜色素变性。

【方解】石斛生津益胃，清热养阴；仙灵脾补肾助阳；苍术为足阳明经药，气味辛烈，强胃健脾，疏泄阳明之湿，通行敛涩。眼科之用苍术，因其兼有升阳散郁之功。该方有温补元阳，滋补肝肾，健脾和胃的功效。

【现代研究】研究表明，石斛散能够影响人视网膜细胞线粒体功能，促进细胞活性，抵抗谷氨酸对人视网膜细胞损伤作用。石斛散具有降低体外培养人视网膜神经细胞内钙离子的作用，同时可以抵抗谷氨酸损伤细胞后引起的胞内钙离子升高，提示其具有抵抗钙超载、抑制视网膜细胞凋亡的作用。总之，石斛散能抵抗谷氨酸损伤，延缓视网膜神经细胞的凋亡。

# 视力方（邹菊生经验方）

【组成】柴胡 6 g，当归 12 g，白芍 12 g，炙甘草 6 g，白术 9 g，陈皮 9 g，远志 4 g，覆盆子 12 g，川续断 12 g，熟地黄 12 g，枸杞子 12 g，黄精 12 g，制首乌 12 g，石菖蒲 10 g（包），菟丝子 14 g（包）。

【功效】柔肝健脾，益肾明目。

【主治】肝血不足、肾精亏损之各类眼底病之后期视功能减退者，如视网膜色素变性、黄斑变性、视神经萎缩等。症见视物模糊，固定黑影，变形扭曲，检查可见黄斑结构不清，色素紊乱，视网膜色淡、血管细，可见

眼科国医圣手时方

眼科国医圣手时方

渗出、机化、出血、玻璃膜疣样改变等，视盘色淡，杯盘比增大；可兼有头晕耳鸣，腰膝酸软；舌红，苔薄，脉细。

【加减】若出血日久不吸收者，可加丹参、泽兰、槐角、莪术等活血消滞；若渗出较多，加皂角、姜半夏、僵蚕、浙贝母等化痰软坚；血管变细扭曲，加地龙、鸡血藤、路路通等活血通络。

【方解】邹教授运用眼解剖与中医脏腑分属理论，认为眼底黄斑属脾，视衣属肝、属肾。肾精不足，肝脾不和，气血亏损，则目失所养，视物不明。治宜柔肝健脾，益肾明目。

方中柴胡、当归、白芍、炙甘草柔肝养血；白术、陈皮健脾益气；覆盆子、川续断、熟地黄、枸杞子、黄精、制首乌、菟丝子益肾；石菖蒲、远志开窍明目。邹教授在处方中常用益肾之品提高视细胞功能，其中川续断能补肝肾，调血脉，破瘀血，生新血，在提高视力方面具有独到的功效；枸杞子、黄精是邹教授临床较为常用的配伍。

【注意事项】肝经实火或湿热者，不宜使用本方；虚寒性出血忌用。

【现代研究】当归具有抗血栓、抗炎和抑制血小板聚集作用；柴胡具有解热、抗炎、促进免疫功能的作用；白芍具有扩张冠状动脉、降低血压、抗血栓和抗血小板聚集作用；熟地黄具有抗血栓、抗氧化作用；甘草有类肾上腺皮质激素样作用；川续断具有止血、镇痛作用；远志具有抗氧化、抗衰老、抗炎作用；枸杞子具有增强非特异性免疫、抗肿瘤、促进造血功能等作用；首乌具有促进造血功能、增强免疫功能、降血脂与抗动脉粥样硬化、延缓衰老等作用；石菖蒲具有镇静、抗惊厥、解痉平喘、改善记忆障碍、镇痛等作用；菟丝子有延缓白内障形成、增强非特异性抵抗力作用；覆盆子具有抑菌和拟雌激素样作用；黄精具有降血压、降血糖、降血脂、抗疲劳、抗氧化、抑制真菌、免疫激活作用；陈皮其作用与肾上腺素极为相似，有扩张冠状血管、抗炎、抗溃疡、利胆作用；白术可调整胃肠运动功能，有抗溃疡、增强机体免疫、抗应激、增强造血功能、利尿、

抗氧化、降血糖、抗凝血、抗肿瘤作用。

【用方经验】邹教授在处方中常用益肾之品提高视细胞功能。

## 高风雀盲方（邹菊生经验方）

【组成】丹参12 g，莪术12 g，王不留行子12 g，赤芍12 g，红花6 g，地龙12 g，枸杞子12 g，黄精12 g，制首乌12 g，苍术12 g，地肤子12 g，黄芪15 g，补骨脂12 g，石菖蒲10 g（包），坎脐3条。

【功效】活血通络，益气明目。

【主治】视网膜色素变性。症见夜盲，视野进行性缩小，眼底检查可见视盘蜡黄，视网膜血管变细，血管旁见白点状、骨细胞样色素沉着；舌质淡，或舌红少苔，脉沉弱或细数。

【加减】若见形寒肢冷等肾阳不足证，则加附子、肉桂、鹿角片、菟丝子等温补肾阳；若见五心烦热，多梦盗汗等，则加知母、黄柏、牡丹皮、生地黄等滋阴清热；眼干涩不适者，可加天花粉、玄参以养阴清热活血。

【方解】邹教授挖掘整理前人治疗夜盲眼病验方，结合自己大量临床经验进行组方。

方中丹参、莪术、王不留行子、赤芍、红花、地龙活血化瘀通络；枸杞子、黄精、制首乌、补骨脂补肝肾明目；黄芪益气以助活血，气行则血行；石菖蒲通窍明目；苍术性味辛苦温，刘完素谓此药能："明目，暖水脏"。《普济方》记载苍术与熟地黄配伍组方具有补虚明目、健骨和血之功效；地肤子甘苦寒，入肾膀胱经，《本经》谓其补中益精气，邹教授运用此药味治疗雀盲有其渊源，盖因治疗眼病古方有《广济方》"地肤子丸"，配决明子，治雀目；《圣惠方》"地肤子散"，配生地黄，治肝虚目昏。坎脐为血肉有情之品，补气血而明目。

【注意事项】月经过多及孕妇忌服。

【现代研究】丹参有改善微循环、改善血液流变性、抑制血小板聚集、抗炎、镇静、提高耐缺氧能力、促进组织的修复与再生、抗动脉粥样硬化、促进免疫功能、抑菌等作用；莪术抑制血小板聚集、抗炎、抗血栓、

抗氧化和拮抗自由基、治疗血栓闭塞性脉管炎的作用；王不留行子能行血通经、催生下乳、治痈肿的作用；地肤子具有抑菌、抑制过敏、利尿作用；红花有轻度兴奋心脏、降低冠脉阻力、增加冠脉流量和心肌营养性血流量、抑制血栓形成、降血脂、镇静、镇痛、抗惊、抗炎、使平滑肌紧张性及节律性收缩等作用；黄芪具有消除水肿以及降压，降血糖、预防骨质疏松、腰椎病、颈椎病、贫血等，增强人体免疫力的作用；地龙具有溶栓和抗凝、平喘、抗癌和对中枢神经系统、心

血管系统的作用；补骨脂对垂体后叶素引起的小鼠急性心肌缺血有显著的保护作用、对由组胺引起的气管收缩有明显舒张作用、对皮肤病损伤常见致病性细菌有抑制作用，能明显增强细胞免疫功能、抗肿瘤抗生育和雌激素样作用、升高白细胞、抗衰老。

【用方经验】临证中邹教授还常根据眼底情况辨证加减，若血管变细如白线样，加重活血通络之品；若色素沉着明显，加重补肾明目之品。

# 第十四节　视网膜脱离术后

视网膜脱离是视网膜神经上皮层与色素上皮层间的分离，在胚胎发育上，视网膜神经上皮层和色素上皮层分别来自视杯的内层和外层，其间存在潜在的间隙。当液体（液化玻璃体、脉络膜炎性渗出或浆液性漏出液等）进入两层间，或神经上皮层受到来自玻璃体方向的牵引时，此两层分开，发生视网膜脱离。由于发生的原因不同，本病分孔源性（原发性）视网膜脱离和非孔源性视网膜脱离（继发性网膜脱离）。后者又分为牵拉性视网膜脱离和渗出性视网膜脱离。孔源性视网膜脱离为临床常见眼病，占本病的大多数。视网膜脱离后，视细胞的营养发生障碍，如不及时复位，将使神经上皮层变性萎缩，造成严重视功能损害甚至失明。

因视网膜脱离的部位、范围、程度及伴发症状不同，中医将本病分别归入"神光自现""云雾移睛""视瞻昏渺""暴盲""视衣脱离"中。认为多因先天禀赋不足或劳瞻竭视，精血暗耗，肝肾两虚，神膏变性，目失所养；或脾虚气弱，运化失司，固摄无权，水湿停滞，上泛目窍；或七情内伤，肝失条达，疏泄失职，气血津液失其常道，渗于脉外，积于眼内；或撞击伤目，视衣受损，继而脱离。

对原发性孔源性视网膜脱离，应尽早手术治疗。术前术后辅以中药治疗，其原则为：术前宜益气渗湿利水，以减少视网膜下积液；

术后宜益气活血、补益肝肾，以促进视网膜康复，减少后遗症，提高视力。

## 利水消肿方（陆绵绵经验方）

【组成】桂枝 3 g，白术 12 g，泽泻 15 g，猪苓 10 g，茯苓 10 g，车前子（包）30 g，茺蔚子 15 g，葶苈子 10 g，丹参 15 g，枸杞子 10 g。

【功效】利水渗湿，通窍明目。

【主治】视网膜脱离术后之浊气上犯，水湿潴留，清窍闭塞证。症见视网膜脱离术后裂孔封闭，但视网膜下积液较多，视网膜水肿，可兼有头重胸闷，食少体倦，泛恶，苔白滑。临床多用于视网膜脱离术后裂孔封闭，但仍有部分积液留滞于视网膜组织中的神经上皮层与色素上皮层之间，吸收不良者。

【加减】视力不升者，可加枸杞子、女贞子等补益肝肾，营养网膜。

【方解】本方治疗视衣脱离术后，因浊气上犯，水湿潴留，清窍闭塞，而致视衣下积液。浊气上犯，水湿停滞与视衣之下，闭塞清窍而致视衣水肿；水液潴留，气机不畅，故见头重胸闷，食少体倦，泛恶；苔白滑，为水湿潴留之征象。治当利水渗湿，通窍明目。

方中重用泽泻，能利水祛湿，兼能清热，为君药。猪苓甘淡渗泄，利水作用较强，可

用于水湿停滞的各种水肿；茯苓味甘而淡，甘则能补，淡则能渗，药性平和，既可祛邪，又可扶正，利水而不伤正气，实为利水消肿之要药，可用治寒热虚实各种水肿，与猪苓合用，共为臣药。车前子善通利水道，能利水湿，又可清肝热而明目；茺蔚子辛温下降，故能通络而逐水，又可清肝热而明目；葶苈子苦降辛散，性寒清热，泄肺气之壅闭而通调水道，利水消肿；白术健脾燥湿，促进运化，既可化水为津，又可输津四布；丹参功善活血祛瘀，性微寒而缓，能去瘀生新而不伤正；枸杞子能滋肝肾之阴，为平补肾精肝血之品，因其还可明目，故尤多用于肝肾阴虚或精亏血虚之目疾；桂枝温通阳气，助渗利之品布津行水，与车前子、茺蔚子、葶苈子、白术、丹参、枸杞子同为佐药。诸药合用，共奏利水渗湿、通窍明目之功。

【注意事项】本方渗利作用较强，不宜久服。

【现代研究】方中泽泻有利尿作用，能增加尿量；猪苓能利尿，又具有促进免疫和抗菌的作用；茯苓具有利尿、镇静、抗肿瘤、降血糖、增加心肌收缩功能的作用；车前子有显著的利尿作用，还有促进呼吸道黏液分泌，稀释痰液；茺蔚子含有的益母草碱有明显的利尿作用；葶苈子有利尿的作用；白术具有保肝、利胆、利尿、降血糖、抗血凝、抗菌、抗肿瘤等作用；丹参具有改善微循环，促进血液流速，改变血液流变学，降低血液黏稠度，抑制血小板凝聚等功能；枸杞子对免疫有促进作用，同时具有免疫调节、抗衰老、抗肿瘤、降血脂等作用；桂枝有降温、解热、缓解肠道痉挛及利尿、强心等作用。

【用方经验】陆绵绵教授将本方用于治疗视网膜脱离术后裂孔封闭，但仍有部分积液留滞于视网膜组织中的神经上皮层与色素上皮层之间，吸收不良的患者。本方以五苓散加减，有利水渗湿之功，可以加快术后视网膜下积液的吸收，促进视网膜复位和功能改善。

## 止血化瘀方（陆绵绵经验方）

【组成】墨旱莲 10 g，熟蒲黄 10 g，仙鹤草 10 g，牡丹皮 10 g，茜草 10 g，三七 2 g，生地黄 10 g，炙黄芪 15 g，丹参 15 g，赤芍 10 g。

【功效】止血化瘀。

【主治】视网膜脱离术后之气滞血瘀，血溢脉外之证。症见视网膜脱离术后脉络膜、视网膜和（或）玻璃体出血，或玻璃体混浊，眼前黑花，呈絮状、块状红色混浊，或兼头痛眼痛，胸胁胀痛，舌质暗红或有瘀斑。临床多用于治疗玻璃体视网膜手术后脉络膜、视网膜下出血和（或）玻璃体积血明显者，多为术中放液，脉络膜损伤，瘀血阻滞；或牵拉性视网膜脱离术中及术后新生血管的出血；亦可是视网膜血管损伤，血溢络外，滞于神膏。

【加减】残留积液者，宜加茯苓、赤小豆、白茅根以祛湿利水；头目胀痛者，加蔓荆子、菊花、石决明以祛风镇痛。

【方解】本方治疗视网膜脱离术后之气滞血瘀，血溢脉外之证。视网膜脱离手术术中放液或术后，血脉受损，血溢脉外；离经之血不得归经，阻滞血脉，血液运行不畅，故见眼前黑花，呈絮状、块状红色混浊；或伴有头痛眼痛，胸胁胀痛；舌质暗红或有瘀斑也是气滞血瘀的表现。治当化瘀止血，止血而不留瘀，促进视衣回位。

方中熟蒲黄甘平，长于收敛止血，兼有活血化瘀之功，为止血行瘀之良药，有止血不留瘀的特点，对出血证无论属寒属热，有无瘀滞，均可应用，但以属实夹瘀者尤宜，为君药。丹参功善活血祛瘀，性微寒而缓，能祛瘀生新而不伤正，性寒又能凉血活血；赤芍性苦，微寒，归肝经，能清血分实热，散瘀血留滞而奏凉血止血、活血化瘀之功，与丹参同为臣药，助君药活血化瘀。牡丹皮苦寒，入血分，善清营分、血分实热，能清热凉血止血，兼有活血祛瘀之功；仙鹤草功能收敛止血，广泛用于全身各部出血之证，其药性平和，大凡出血证，无论寒热虚实皆可应用；茜草味苦性寒，善走血分，既能凉血止血，又能活血行血，故可用于血热妄行或血瘀脉络之血证，对于血热夹瘀的各种出血证尤为适宜；生地黄苦寒入营血分，为清

热、凉血、止血之要药；黄芪大补元气，气
旺则血行，消瘀而不伤正；血热易耗伤津液，
墨旱莲长于补益肝肾之阴，又能凉血止血，
尤宜于阴虚血热之出血证；参三七味甘微苦
性温，入肝经血分，功善止血，又能化瘀生
新，有止血不留瘀，化瘀不伤正的特点，对
人体内外各种出血，无论有无瘀滞皆可应用，
尤以有瘀滞者为宜，与牡丹皮、仙鹤草、茜
草、生地黄、黄芪、墨旱莲同为佐药。诸药
合用，共奏活血化瘀、行气止血之功。

【注意事项】体虚气不摄血者，不宜使用
本方。

【现代研究】方中墨旱莲具有提高免疫功
能、增加冠脉流量、镇静、镇痛的作用；蒲
黄有促进凝血的作用，作用显著而持久，同
时又具有改善微循环、抗炎、镇痛及抗缺血
再灌注损伤等作用；仙鹤草能收缩周围血管，
有明显的促凝血作用；牡丹皮具有抗炎、抑
制血小板、镇静、解热、镇痛、抗溃疡等作
用；茜草具有明显的促进血液凝固、缩短凝
血酶原时间及部分凝血活酶时间的作用；三
七具有缩短出血和凝血时间、抗血小板聚集
及溶栓作用，能够促进多功能造血干细胞的
增殖、具有造血作用；生地黄具有缩短凝血
时间、降压、镇静、抗炎、抗过敏等作用；
黄芪具有促进机体代谢、抗疲劳、降低血小
板黏附力、减少血栓形成的作用；丹参具有
改善微循环，促进血液流速，改变血液流变
学，降低血液黏稠度，抑制血小板凝聚等功
能；赤芍能扩张冠状动脉、增加冠脉血流量、
抑制血小板聚集、延长血栓形成时间。

【用方经验】陆绵绵教授将本方用于治疗
玻璃体视网膜手术后脉络膜、视网膜下出血
和（或）玻璃体积血明显者，多为术中放液，
脉络膜损伤，瘀血阻滞；或牵拉性视网膜脱
离术中及术后新生血管的出血；亦可是视网
膜血管损伤，血溢络外，滞于神膏。玻璃体
视网膜术后出血应早期使用止血化瘀方，止
血而不留瘀，可以促进视网膜下出血或玻璃
体出血的吸收，加快视网膜复位，防止视网
膜皱褶的发生，有利于视力的恢复。

## 补益肝肾方（陆绵绵经验方）

【组成】枸杞子15 g，菟丝子10 g，楮实
子10 g，山茱萸肉15 g，茺蔚子10 g，五味子
5 g，丹参15 g，当归10 g，黄芪15 g。

【功效】补益肝肾，益精明目。

【主治】视网膜脱离术后之肝肾不足，目
失濡养证。症见视网膜脱离术后视网膜虽然
复位，但视力不提高，网膜色泽差，眼见黑
花、闪光；兼见头晕目眩，耳鸣，失眠健忘，
腰酸腿软，舌红少苔。临床多用于治疗视网
膜脱离术后视网膜功能不足者。

【加减】眼前黑花、闪光者，可加麦冬、
太子参、川芎滋阴益气补血。

【方解】本方治疗视网膜脱离术后之肝肾
不足、目失濡养证。肝肾阴虚、目失濡养故
见网膜色泽差、眼见黑花、闪光；全身则兼
见头晕目眩，耳鸣，失眠健忘，腰酸腿软；
舌红少苔则是阴虚的表现。治当补益肝肾、
益精明目。

方中枸杞子能滋肝肾明目，为平补肾精
肝血之品，又可明目，故尤多用于肝肾阴虚
或精亏血虚之目昏；菟丝子辛以润燥，甘以
补虚，为平补阴阳之品，能滋补肝肾、益精
养血而明目，与枸杞子同为君药；楮实子甘
寒养阴，善补肝肾之阴，用于治疗肝肾不足
引起的目昏；山茱肉酸而微温质润，其性温
而不燥，补而不峻，补益肝肾，既能益精，
又可助阳，为平补阴阳之要药；茺蔚子辛温
下降，故能通络而逐水，又可清肝热而明目；
五味子甘温而润，入肾，能补肾益精，与楮
实子、山茱萸肉、茺蔚子同为臣药，助君药
补益肝肾明目。丹参能通行血脉，既能活血
又可养血；当归甘温质润，长于补血，为补
血之圣药；黄芪大补元气，气旺则血行，与
丹参、当归同为佐药。诸药合用，共奏补益
肝肾、益精明目之功。

【注意事项】实热体质者，不宜使用
本方。

【现代研究】方中枸杞子具有促进免疫、
免疫调节、抗衰老等作用；菟丝子具有提高
抵抗力、延缓白内障形成的功效；楮实子具

有抗衰老、抑菌的作用；山茱萸肉能强心、升压、抑制血小板聚集、抗血栓形成、抗氧化；茺蔚子具有抗血小板聚集、改善冠脉循环和保护心脏等作用；五味子能增强机体对非特异性刺激的防御能力、增强细胞免疫功能、抗衰老、抗氧化；丹参具有改善微循环，促进血液流速，改变血液流变学，降低血液黏稠度，抑制血小板凝聚等功能；当归具有

增加冠脉血流量、促进血红蛋白及红细胞生成等作用；黄芪具有促进机体代谢、抗疲劳、降低血小板黏附力、减少血栓形成的作用。

【用方经验】陆绵绵教授将本方用于治疗视网膜脱离术后网膜复位、视功能恢复不良的患者，以达补益肝肾，营养网膜，改善网膜功能之作用。

# 第十五章 视神经疾病

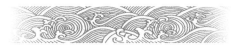

视神经属于中枢神经系统的一部分。由视网膜神经节细胞发出的神经纤维为无髓纤维，汇集成直径约 1.5 mm 的视盘（旧称"视乳头"）后，穿过巩膜筛板成为有髓纤维。视神经外面有三层鞘膜，分别为颅内的软脑膜、蛛网膜、硬脑膜之延续，因此当颅内压增高时，很容易造成视神经水肿。每眼视神经纤维约合 100 万根以上轴索。视神经病的主要病因有：脱髓鞘病，如多发性硬化；全身感染，如病毒、结核、梅毒等；邻近组织的炎症，如鼻窦炎、眶蜂窝织炎等；营养及代谢疾病，如糖尿病等；血管病，如各种因素导致的缺血等；直接或远达性外伤；遗传疾病及先天发育异常；中毒及放射性损伤等。视神经只有视盘段能为检眼镜所观察，其余部分均不能直接检查，因此临床上诊断视神经病除病史、临床症状外，多须依靠视野、眼电生理、眼底荧光血管造影、X 光、CT、MRI、超声波等手段。视神经损伤后很难再生。

中医眼科之"目系"即大致相当于视神经，在"五论学说"中，目系病归属"水轮"疾病，为肾所主。但后世医家及现代中医眼科临床证实，"目系"与全身脏腑气血均有密切关系，气、血、精、津等均上濡目窍，滋养目系。"目系"病变可因外邪侵犯、情志病变、气郁血瘀、痰饮积聚、正气亏损、外伤等多种因素导致。在病机上与肝肾二脏关系更为密切。诊治"目系"病变应以全身辨证与局部辨证、辨病相结合。除药物外，针刺对"目系"病损疗效良好，临床应配合使用。

# 第一节　视神经炎

视神经炎是指视神经的急性或亚急性炎症病变。广义上视神经炎应包括累及视神经的各种感染性和免疫介导性疾病，以及神经系统的脱髓鞘疾病，故又可称炎性视神经病变。欧美国家将视神经炎用于特指脱髓鞘性视神经病变，这一病变可能缺乏全身症状或体征，表现为孤立的特发性视神经炎，或是多发性硬化在眼部的表现之一。视神经炎是常见的眼病，多见于青少年或中年，一般 2～5 日内视力急剧下降，多伴有眼球或眶周疼痛、色觉障碍及视野缺损。本病有1/4～1/3 的病例病因不明。

中医学将其归属为"暴盲""目系暴盲""视瞻昏渺"或"视瞻有色"等范畴。认为系因肝经实热，肝火循经直灼目系；肝郁气滞，目系郁闭；阴虚火旺，虚火上炎灼伤目系；气血两虚，目系失养或肝肾亏损，目系失用所致。

本病治疗首先应针对病因，有明确感染性炎症时应及时应用抗生素；若有副鼻窦炎症或牙龈红肿等感染灶时应尽快处治。对大多数和自身免疫有关或怀疑为脱髓鞘性视神经炎，采用中西医结合治疗副作用小，疗效好。

---

## 舒肝解郁益阴汤（庞赞襄经验方）

【组成】当归10 g，白芍10 g，茯苓10 g，白术 10 g，丹参 10 g，赤芍 10 g，银柴胡10 g，熟地黄10 g，山药 10 g，生地黄10 g，枸杞子 10 g，神曲 10 g，磁石 10 g，栀子10 g，升麻10 g，五味子10 g，甘草3 g。

【功效】滋阴益肾，疏肝解郁。

【主治】由于情志不舒，肝气上逆，气血郁闭，玄府阻塞，脉络失畅所致的视神经炎。症见视力显著减退，视盘充血，边界模糊，视野出现中心暗点或向心性缩窄，治疗不当，可以引起视神经萎缩而失明，眼球转动时有疼痛；舌质淡，苔薄白，脉弦细。

【加减】头目剧痛者，加荆芥10 g、防风10 g、草决明10 g、菊花10 g；大便秘结者，加番泻叶10 g；大便溏稀者，去熟地黄、栀子，加吴茱萸10 g、干姜5 g；孕妇去丹参、赤芍、磁石。

【方解】舒肝解郁益阴汤是由逍遥散、六味地黄汤和磁朱丸三方加减化裁组成的，以疏肝解郁，发散郁结，滋补肝肾，健脾和胃，开窍明目为主。方中当归补血活血，调经止痛，润肠通便；白芍养血敛阴，柔肝止痛，平肝阳；茯苓利水渗湿，健脾，化痰，宁心安神；白术补脾燥湿，利水，止汗；丹参活血祛瘀，凉血清心，养血安神；赤芍清热凉血，活血散瘀；银柴胡疏肝解郁，升举阳气；熟地黄补血，滋阴；山药补脾胃，益肺肾；生地黄清热凉血，生津；枸杞子补肾益精，养肝明目；神曲健脾和胃，消食调中；磁石平肝潜阳，安神镇惊，聪耳明目，纳气平喘；栀子清热泻火，凉血解毒；升麻发表透疹，清热解毒，升举阳气；五味子敛肺滋肾，生津敛汗，涩精止泻；甘草补中益气，泻火解毒，润肺祛痰，缓和药性，缓急定痛。嘱咐患者坚持服药，通过中药的调理与治疗，可恢复患者正常视力。

【注意事项】心脾两虚型忌用。

【现代研究】方中白芍具有镇痛、解痉、抗炎、抗溃疡、扩张血管、增加器官血流量、抑制血小板聚集、保肝、解毒、抗诱变、抗肿瘤的作用；赤芍具有解痉、镇痛、镇静、抗惊厥、抗炎、抗菌、解热、抗溃疡作用；生地黄具有止血、抗炎、镇静、利尿等作用；枸杞子具有抗脂肪肝、降低血压的作用；丹参有改善微循环、改善血液流变性、抑制血小板聚集、抗血栓、抗炎、镇静、提高耐缺氧能力、促进组织的修复与再生、抗动脉粥样硬化、促进免疫功能、抑菌等作用；白术具有利尿、降血糖、抗凝血、扩张血管、抗肿瘤、抗菌等作用；茯苓具有利尿、抗菌、降低胃酸、降低血糖等作用；当归具有降血脂、抗血栓、抗肿瘤、抗辐射、镇痛、抗炎、抗氧化和清除自由基的作用；柴胡具有解热镇静、镇痛、抗炎、抗病原体、利胆等作用；升麻具有抗菌、抗炎、降压、抑制心肌、减慢心率、解热、镇痛以及升高白细胞、抑制血小板的聚集及释放功能等作用；五味子具有延缓衰老、抗过敏、保护肝脏等作用；栀子具有利胆、镇静、降压、抗微生物、加速软组织的愈合等作用；磁石具有镇静、抗惊

厥和增加中性粒细胞吞噬功能活性的作用。

【用方经验】本病外眼正常，瞳孔端好，展缩自如，但自感视力急剧下降，甚者1～2日内失明。病之初期，多为肝经郁热，热邪上炎于目，故多以疏肝解郁，清解郁热，开启玄府，疏通脉络为主。尤其青年人平素体壮热盛，内蕴热郁，郁邪热邪不得外散上攻于目。故在治疗上重点选用解郁热之品。郁热伤及阴液，所以用药之中加入益阴之品。产后体虚，气血两亏，脉络失畅，目失所养，故以补气养血之剂调理。本病多数发病急剧，但临床所见，发病急者，及时治疗收效较快；发病缓者，治疗收效亦慢。总之，本病若能及时和适当地治疗，一般预后是良好的。

## 明目消炎饮（陆南山经验方）

【组成】鲜生地黄30g，焦山栀9g，连翘9g，黄芩3g，牡丹皮6g，生石决明30g，赤芍药9g，生甘草3g，夏枯草9g，金银花9g。

【功效】清泻心火，散瘀解热。

【主治】主治三焦郁火上冲空窍，眼部实热生疮、急性视神经炎等。临床见有视盘水肿，视物不清，眼前黑影；五心烦热，舌尖红，脉象弦数。

【加减】若见出血者，可加蒲黄、丹参；若体质虚弱者，可加党参、黄芪、熟地黄等。

【方解】方中鲜生地黄泻心火，消瘀血；连翘散心火，共为君药。牡丹皮去瘀血，泻血中伏火；赤芍药散瘀血，泻肝火，共为臣药。焦山栀泻三焦之火，能泻肺之邪热，由大便出；夏枯草解热，加上生石决明泻肝热而明目，共为佐剂。均为寒凉之品，故治疗眼科阳性疾病颇为适宜。

【注意事项】不适用于晚期出现视神经萎缩的情况。

【现代研究】方中连翘具有抗病原微生物、抗炎、非常明显的抗渗出及降低炎灶微血管壁脆性作用，还有解热抗炎、保肝作用；金银花具有抗病原微生物、抗内毒素、非常明显的抗炎和解热作用，能加强免疫功能，还有中枢兴奋作用；夏枯草有明显的强心、

降压、抗病原微生物、免疫抑制等作用；牡丹皮对心血管能增加冠脉血流量，减少心输出量，降低左室作功的作用，还有解热抗炎、抑菌、抗凝、增强体液及细胞免疫作用；栀子有利胆作用，促进胆汁分泌量增加，对中枢神经系统有镇静、镇痛作用，抗病原微生物作用，能降低心肌收缩力，导致血压下降；黄芩具有抗菌作用，被誉为"植物抗生素"，还能够抗真菌以及抗病毒，另外黄芩能够明显抗炎抗变态反应，还能使实验动物血压下降，心率变慢，可降血脂、保肝、利胆、抗氧化；赤芍具有抗血栓形成、显著抑制血凝、抗血小板聚集、降血脂和抗动脉硬化、抑制转移癌、保肝、增加肝线粒体还原型谷胱甘肽含量、清除氧自由基的作用。

【用方经验】陆南山教授认为视神经炎初发，多数由于根据眼底所见，如视神经盘充血而属于炎症进行期，可根据红色属热的理论，认为乃血凝气聚，致瘀血散布于上，复挟三焦之火上冲空窍，宜泻心肺邪热，散三焦郁火，佐以平肝明目。以鲜生地黄、牡丹皮、山栀子、连翘、黄芩、赤芍药、忍冬藤凉血消肿、清热泻火为主，辅生石决明、夏枯草平肝明目。

## 大黄地前栀泽汤（毕人俊经验方）

【组成】大黄30 g（后下），生地黄15 g，车前子10 g（包煎），栀子10 g，泽泻10 g。

【功效】清热泻火，凉血解毒。

【主治】中毒性视神经炎、传染病致视神经炎等。症见视盘充血，轻度隆起，边界模糊，生理凹陷消失，视网膜静脉扩张，可有后极部视网膜水肿、出血或渗出等；伴头晕头痛，胸胁胀痛；舌质红，苔黄，脉弦或涩。

【加减】饮酒过度，视力下降者，加葛花15 g，以解酒毒，醒脾和胃；视盘充血、水肿较重或附近视网膜渗出、出血较多者，酌加牡丹皮10 g，赤芍10 g，毛冬青10 g，以凉血活血。

【方解】方中大黄其性苦寒，寒能清热，苦能降火，火降则血宁，有推陈致新的作用，能通降腑中燥热，实为釜底抽薪，使中焦安实为君。车前子、栀子、泽泻泻膀胱小肠之火，使下焦热逆，伴随中焦之实燥，利水而疏通，燥热排出体外，使毒气干扰上焦之浊气下排；火降则血宁，再以生地黄凉血又生新血，辅生新津，血升则气补。

【注意事项】妇女、儿童、老年人，大黄酌情减量。

【现代研究】方中大黄有泻下、抗菌、止血、活血、降血脂、解热、抗炎等作用，大黄蒽醌衍生物对机体免疫功能有明显的抑制作用；生地黄有降压、镇静、抗炎、抗过敏、止血、利尿等作用；车前子有利尿、降压、抗炎、降血脂等作用；栀子有利胆、抗菌、抗炎、镇静、降压、防治动脉粥样硬化等作用；泽泻有利尿、降血脂、降血糖、降压、抗脂肪肝、降低细胞免疫功能、抗炎、抗菌等作用。

【用方经验】毕人俊先生除用本方治疗中毒性视神经炎、传染性病致视神经炎外，还常用本方加减治疗交感性眼炎等眼病。神水混浊者，加蒲公英15 g，金银花15 g，以清热解毒；心烦口渴者，加生石膏15 g（先煎），以清热泻火，止渴除烦。

## 加味小柴胡汤（毕人俊经验方）

【组成】柴胡12 g，黄芩10 g，党参10 g，法半夏10 g，桃仁10 g，红花5 g，牡丹皮10 g，菊花10 g，当归10 g，苦杏仁10 g，丹参10 g，生姜5 g，大枣10 g，炙甘草5 g。

【功效】平肝清火，活血化瘀。

【主治】视神经乳头炎之肝郁血瘀证。亦可用本方加减治疗肝郁血瘀之视瞻昏渺、云雾移睛、瞳神散大或缩小、青盲、暴盲、高风雀目等眼病。症见视力骤降或失明，性情抑郁或烦躁易怒，头痛目胀，口苦咽干，纳差不食，胸胁胀满；舌红无苔或苔薄白，脉弦或弦数。

【加减】若见肝气郁滞所致眼胀目痛、视物昏矇者，加白芍10 g，以柔肝止痛；血虚肝旺、肝气不和者，加白芍10 g，以补血和血；热毒上炎者，加黄连5 g，以清热解毒；血热妄行者，加麦冬10 g，玄参10 g，以清热

眼科国医圣手时方

凉血，养阴生津；眼底视网膜渗出水肿，视物变形者，加猪苓 10 g，茯苓 30 g，以利水渗湿。

【方解】本方由（《伤寒论》）中小柴胡汤加桃仁、红花、牡丹皮、菊花、当归、苦杏仁、丹参而成。方中柴胡苦平，入肝胆经，透泄少阳之邪，并能疏泄气机郁滞，使少阳半表之邪得以疏散，为君药。黄芩苦寒，清泄少阳半里之热；牡丹皮清热凉血，为臣药。柴胡之升散，得黄芩之降泄，两药配伍，是和解少阳的基本结构。胆气犯胃，胃失和降，佐以半夏、生姜和胃降逆止呕；邪从太阳传入少阳，缘于正气本虚，故又佐以党参、大枣益气健脾，桃仁、红花、当归、丹参活血化瘀，一者取其扶正祛邪，活血化瘀，再者取其益气御邪内传，俾正气旺盛，则邪无内向之机，上八味为佐药。菊花能明目，苦杏仁宣发肺气，炙甘草助参、枣扶正，且能调和诸药，共为使药。诸药合用，以和解少阳、活血化瘀明目为主，兼补肝气，使邪气得解，枢机得利，胃气调和，则诸症自除。

【注意事项】不适用于脾胃虚弱证。孕妇忌用。

【现代研究】方中柴胡有解热、镇痛、抗炎、增强机体免疫功能、抗菌、抗病毒等作用。黄芩抗菌谱较广，对多种革兰氏阳性菌、革兰氏阴性菌均有抑制作用，其中对金黄色葡萄球菌、铜绿假单胞菌抑制作用最强；对多种致病性真菌、体外甲型流感病毒亦有抑制作用；此外，还有抗炎、抗过敏、解热、解痉、抗血栓形成、镇静、降压、降脂等作用。党参有增强免疫功能、提高机体应激能力等作用，对预防血栓形成可因剂量不同而呈双向调节作用。半夏的动物实验证实：半夏可使家兔眼压有轻度下降，在服药后30～60分钟间眼压降低5～6 mmHg；半夏还有镇咳、催吐、镇吐、调节胃功能等作用。桃仁有抗凝及抑制血栓形成、润肠缓泻、抗炎、抗过敏、镇痛等作用，对体外纤维母细胞增生亦有抑制作用，可用于青光眼术后减少瘢痕形成。红花有改善心肌缺血、抗血栓形成、降压、降血脂、镇痛、镇静、抗惊厥和免疫抑制作用。牡丹皮有抗炎、镇静、降

温、解热、镇痛、解痉等中枢抑制作用及抗动脉粥样硬化、降压、利尿、抗溃疡等作用。菊花具有扩张血管、增加血流量、降低血压、缩短凝血时间、抗炎、镇静等作用。当归有抗血小板聚集、抗血栓形成、促进血红蛋白及红细胞的生成、扩张血管、降低血脂、增强非特异性免疫功能、镇痛、镇静、抗炎、抗缺氧、抗菌等作用。苦杏仁有镇咳平喘、抗炎、镇痛、抗肿瘤、降血糖、降血脂、美容等作用。丹参有改善微循环、改善血液流变、抑制血小板聚集、抗血栓、抗炎、镇静、提高耐缺氧能力、促进组织的修复与再生、抗动脉粥样硬化、促进免疫功能、抑菌等作用。生姜有抗溃疡、护肝、利胆、抗炎、解热、抗菌、镇痛、镇吐作用。大枣有增强肌力、护肝、抗变态反应、镇静催眠作用，还有抑制癌症细胞增殖、抗突变、镇痛及镇咳、祛痰等作用。炙甘草能促进皮质激素的合成，调节机体免疫功能，有抗菌、抗病毒、抗炎、抗变态反应、镇咳、祛痰，抑制胃液和胃酸分泌、解毒、降血脂、抗动脉粥样硬化等作用。

【用方经验】毕人俊先生将本方用于视神经乳头炎之肝郁血瘀证之外，还常用本方加减治疗肝郁血瘀之玻璃体混浊、中心性浆液性脉络膜视网膜病变、原发性青光眼、陈旧性葡萄膜炎、视神经炎、缺血性视神经病变、视神经萎缩、视网膜色素变性等眼病。临证治疗玻璃体混浊，水湿上泛者，加猪苓 10 g，狗脊 10 g，以渗湿利水。治疗青光眼，抱轮红赤，眼珠胀痛者，加五灵脂 10 g，酒炒大黄 10 g（后下），白芍 10 g，以活血止痛；神水瘀滞者，加泽兰 10 g，牛膝 10 g，以活血利水。治疗中心性浆液性脉络膜视网膜病变，有热象者，加黄连 3 g，炒栀子 10 g，以清热解毒；肝脾不和者，加白芍 10 g，以养血柔肝。视盘充血明显或视网膜静脉迂曲粗大者，加栀子 10 g，以清热凉血散瘀。用于治疗肝郁气滞之视神经萎缩，常加川芎 5 g，青皮 10 g，石菖蒲 10 g，以行气化瘀开窍；兼阴虚者，加桑椹 10 g，女贞子 10 g，生地黄 15 g，以滋阴；肝肾不足者，加枸杞子 10 g，熟地黄 15 g，墨旱莲 10 g，以滋阴补肾，益精明

目；失眠多梦者，加酸枣仁 10 g，柏子仁 10 g，以养血安神。

## 银公逍遥散（庞万敏经验方）

【组成】金银花 30 g，蒲公英 30 g，柴胡 10 g，白术 10 g，茯苓 10 g，当归 10 g，白芍 10 g，牡丹皮 10 g，栀子 10 g，荆芥 10 g，防风 10 g，炙甘草 3 g。

【功效】清热泻火，疏肝解郁。

【主治】肝经郁热型视神经炎。症见视力急剧下降，眼球转动疼痛；全身伴见头胀头痛，胸胁胀痛，或胸闷太息，口干口苦；舌红苔薄黄，脉弦数。

【加减】慢性者或急性后期，去金银花、蒲公英减半量，加枸杞子、菊花、太子参、石斛各 10 g；孕妇去牡丹皮、栀子，加黄芩 10 g；产后去牡丹皮、栀子，加党参、黄芪各 10 g；大便溏泻者，去牡丹皮、栀子，加吴茱萸、干姜各 10 g；小儿抽风者，加全蝎 6 g，钩藤 12 g；伤津者，加麦冬、元参、沙参、石斛各 10 g。

【注意事项】虚寒性腹痛泄泻者忌食。

【方解】本方所治急性视神经炎，常因暴怒愤怒，肝失条达，郁久化热，玄府郁闭，气血不畅，神光不能上越而致。方中金银花、蒲公英清热泻火，银柴胡疏肝解郁，共为君药；牡丹皮、栀子清热泻火以助君药之力，为臣药；当归、白芍养血柔肝，白术、茯苓、甘草益气健脾，促进气血生化，为佐药；荆芥、防风发散郁结，引药上行，为使药。

【现代研究】金银花、蒲公英具有清热、解毒的功效，在体外对多种细菌均有抑制作用；柴胡具有解热、退热、镇静、镇痛、抗菌、抗病毒、抗肝损伤作用；白术可调整胃肠运动功能、抗溃疡、保肝、增强机体免疫功能、抗应激、增强造血功能、利尿、抑制子宫收缩、抗氧化、延缓衰老、降血糖、抗凝血、抗肿瘤等作用；茯苓具有利尿、抗菌、预防溃疡、降胃酸、保护肝损伤、抗肿瘤等作用；当归对子宫平滑肌具有双向性作用，并有抗心律失常、止痛等作用；白芍具有扩张冠状动脉、降低血压、护肝、解痉、镇痛作用；栀子具有利胆退黄、促进胰腺分泌、解热、镇静、降压、抑制胃酸、泻下等作用。

【用方经验】庞万敏主任医师将本方用于治疗肝经郁热型视神经炎。在临床应用中根据视神经炎的早、中、晚期随证加减。

# 第二节　球后视神经炎

球后视神经炎为视神经穿出巩膜后至视交叉前的一段神经发生的炎症。依炎症对视神经损害部位不同，分轴性视神经炎、视神经囊膜炎和横断性视神经炎，分别为视神经轴心的乳头黄斑束、神经鞘及周围纤维和神经整个横断面受损。

其病因病理与视神经乳头炎大多相同，病因多且复杂；慢性者多为中毒引起。

本病急性者属中医"暴盲"范畴，慢性者可归属于"视瞻昏渺""青盲"等证证。中医对本病的认识与视神经乳头炎大致相同。慢性者在病因病机上更重视与内伤七情、五脏功能失调、气滞血瘀等的关系，虚证及虚实夹杂情况多于视神经乳头炎。

## 黄芩金钱汤（文日新经验方）

【组成】黄芩 10 g，小肺筋草 20 g，栀子 10 g，车前子 10 g（包煎），灯心草 5 g，重楼 10 g，茯苓 10 g，白术 10 g，决明子 10 g，泽泻 10 g，菊花 10 g，柴胡 10 g，夜明砂 10 g（包煎）。

【功效】清热泻火，利水明目。

【主治】球后视神经炎、视神经乳头炎之湿热上泛证。症见视力突然下降甚至失明，头晕重，胸闷，身重乏力，面色淡黄而浮肿，不思饮食，口淡无味，大便时溏时结，小便黄；舌淡红，苔白滑或黄腻，脉濡缓。

眼科国医圣手时方

眼
科
国
医
圣
手
时
方

【加减】气虚者，加黄芪10 g，土茯苓15 g，金银花10 g，以除湿清热解毒；眼痒难忍者，加白鲜皮10 g，地肤子10 g，以助祛风止痒之功。

【方解】方中黄芩、重楼、夜明砂、小肺筋草清热泻火，利湿利水明目，为君药。茯苓、白术健脾渗湿，以助君为臣药。决明子润肠通便，泽泻、灯心草、车前子、栀子利尿消水肿，合为佐药。柴胡疏散郁邪，菊花清肝明目，为使药。

【注意事项】不适用于脾胃虚寒者。孕妇慎用。

【现代研究】黄芩有抗菌、抗病毒、抑制流感病毒、乙型肝炎病毒、抗炎作用，能有效抑制炎性介质产生、释放，能调节免疫功能，尤其对Ⅰ型变态反应（过敏反应）作用显著，还有解热、镇静、护肝、利胆等作用；小肺筋草有抗菌、镇咳、驱虫等作用；栀子有利胆、抗菌、抗炎、镇静、降压、防治动脉粥样硬化等作用；车前子有利尿、降压、抗炎、降血脂等作用；灯心草有利尿、止血作用；重楼有广谱抗菌、抗蛇毒、镇静、镇痛、止血、抗肿瘤等作用；茯苓有利尿、增强免疫功能、镇静、抗菌、护肝等作用；白术有利尿、降压、降血糖、抗凝血、增强免疫功能、抗菌等作用；决明子有抗菌、抗真菌、降压、降血脂、抗血小板聚集的作用；菊花有降压、解热、抗炎、镇静作用，能明显地扩张冠脉及增加冠脉流量；柴胡有解热、镇痛、抗炎、增强机体免疫功能、抗菌、抗病毒等作用；当归有抗血小板聚集、抗血栓形成、促进血红蛋白及红细胞的生成、扩张血管、降低血脂、增强非特异性免疫功能、镇痛、镇静、抗炎、抗缺氧、抗菌等作用；夜明砂含有尿素、尿酸、胆甾醇、维生素A等成分，能治眼病、厌食症、肝疳、腋臭、死胎不下。

【用方经验】文日新先生将本方用于球后视神经炎、视神经乳头炎之湿热上泛证。临证时若视盘充血或视网膜静脉迂曲粗大者，加牡丹皮10 g，赤芍10 g，以清热凉血消瘀；头目隐痛者，加石决明15 g，以清肝明目；心悸失眠者，加酸枣仁10 g，柏子仁10 g，首乌藤10 g，以养心安神。

※小肺筋草又名金线吊白米、咀儿草。

# 第三节　缺血性视神经病变

缺血性视神经病变是指营养视神经的血液循环障碍导致的视神经急性缺血性病变，多发于中年以上患者。本病可分前部缺血性视神经病变及后部缺血性视神经病变，前者是供应视盘筛板区的睫状后短动脉缺血所致，表现为突然视力障碍和眼底视盘水肿，曾称血管性假性视盘炎或视神经乳头卒中；后者为筛板后至视交叉间的视神经血管发生急性缺血造成的视神经病理损害，早期表现仅有视功能障碍，无视盘水肿，故有称其为球后缺血性视神经病变的。

中医学将本病归属"目系暴盲"或"视瞻昏渺"范畴。认为多因素禀阳亢之体，阴不制阳，冲逆为害，络损脉盈；或因情志郁闷，肝郁气滞，血瘀脉阻；或因年老或劳伤久病，肝肾阴亏，虚火上扰，血脉不畅；或因产后、创伤或手术后失血，气血双亏，目失所养。总之，本病的病理机制为血脉不通，目系失用。

本病以中老年人为主，常伴有全身血管性疾病，发病机制和多因素作用或重叠影响有关，应中西医结合扬长避短，并发挥中医治疗急重症的自身优势。在发病早期使用药效强的活血通络和芳香开窍中药，以缓解视神经缺血，配合中医辨证用药，西药控制全身疾病等，多能取得疗效。

## 活血通络方（韦玉英经验方）

【组成】熟地黄15 g，当归10 g，赤芍10 g，白芍10 g，川芎10 g，鸡血藤10 g，丝瓜络10 g，路路通10 g，女贞子10 g，太子参

15 g，红花6 g，炒枳壳6 g。

【功效】养血活血，益气通络。

【主治】缺血性视神经病变，辨证属气滞血瘀、气血偏亏者。有类似证型的高血压动脉硬化、老年性动脉硬化或动脉粥样硬化、高度近视眼底退行性改变等，凡血管变细，视盘小，血管稀少，视网膜色泽变淡者均可适用。

【加减】患者久病或年老阴亏津耗明显者，可适加西洋参、黄精、麦冬、石斛类滋阴增液、生津润络之品，并佐以陈皮、香附疏理气机，发挥药效。

【方解】气亏血少，血脉空虚，行无动力，故用熟地黄、当归、太子参养血益气，使脉充血行，共为主药。赤芍行血散瘀，白芍养血益阴，一散一补，互助其效；川芎为血中气药，可活血行气，其辛香善行之力可直达头目巅顶；鸡血藤养血活血，红花活血化瘀、通络开闭，五药共为辅药。佐以炒枳壳调理气机，疏解气滞；丝瓜络味甘、性平，路路通味苦、性平，二药常合用可增强其通经活络作用，虽无全蝎、蜈蚣等虫类药走串通络力强，但药性平缓，毒性小，可持久应用。女贞子性味平和，可"强阴，健腰膝，变白，明目"，加入本方有滋阴养液、生津润络之效，久服可见疗效。全方以活为要，以补助通，药性和缓，可长服久用。

【现代研究】当归具有降血脂、降低血小板聚集、抗血栓形成、增强免疫功能、抗炎、抗菌、镇痛、保肝等作用；女贞子具有增强免疫、降血脂、抑制动脉粥样硬化、降血糖、保肝降酶、抗炎抑菌等作用；熟地黄具有增强免疫、抗衰老、抗甲状腺功能亢进等作用；当归具有降血脂、降低血小板聚集、抗血栓形成、增强免疫功能、抗炎、抗菌、镇痛、保肝等作用；赤芍具有抗血栓形成、抑制血小板聚集、抗氧自由基生成、镇静催眠、镇痛、抗炎、保肝等作用；白芍具有抗炎、镇静、镇痛、保肝、免疫调节等作用；川芎具有改善外周血液循环、抗血栓形成、降血脂、镇静镇痛、解除平滑肌痉挛等作用；鸡血藤具有抗病毒、扩血管等作用；丝瓜络具有抗菌、镇咳、祛痰、平喘等作用；路路通具有护肝功能；女贞子具有增强免疫、降血脂、抑制动脉粥样硬化、降血糖、保肝降酶、抗炎抑菌等作用；太子参具有免疫促进、抗应激等作用；枸杞子具有增强免疫、保肝、降血脂、降血糖、抗应激等作用；红花具有抑制血小板聚集、抗血栓形成、改善微循环、抗炎镇痛、抗氧化等作用；炒枳壳具有抗过敏、清除肌酐、升压、镇痛等作用。

【用方经验】缺血性视神经病变，是由于后睫状动脉循环障碍造成视盘供血不足，使视盘急性缺氧而水肿，最终因视神经萎缩而视功能受损。韦氏根据临床上本病常见于中老年人，辨证分型以阴虚血瘀、肝阳上亢及气虚血瘀多见的特点，治疗以滋阴、益气、平肝、理气为先导，再加活血通络药。她认为，中老年人，一方面户外活动或运动较少，易致血流迟缓，血脉不畅；另一方面和年龄相关，正气渐衰，加上工作节奏或精神紧张，有的全身伴有高血压、糖尿病、动脉硬化等影响血液质量及血管弹性的疾病。中医治疗应重在扶正补虚上。气为血帅，气为动力，气可生血，益气助血行，通血脉；阴为物质基础，滋阴可生津增液，润脉滑络，有利气行血畅。她认为，不论年龄大小，只要缺血、瘀血就一味活血化瘀，甚则破血逐瘀，这种以伤正气为代价的攻法并不都适宜老年患者。因此，对缺血性视神经疾病，韦氏常在活血理气的基础上，加黄芪、党参、太子参、黄精、熟地黄、女贞子、枸杞子、麦冬等益气滋阴药，有时还重用或以这类补药为主。

# 第四节　视神经萎缩

任何原因造成视神经纤维、视网膜神经节细胞和轴突的损害均可导致传导功能障碍，引起视神经萎缩，本病是前视路（视网膜膝状体通路）系统损害后导致的神经纤维病理

眼科国医圣手时方

改变的结果。由于视神经萎缩的病因十分广泛，并可发生于任何年龄组，本病临床上并不少见。其主要临床特征是视力、视野、色觉的不同程度损害及眼底镜下视盘色泽的变淡或苍白。

本病可由遗传、炎症、肿瘤、缺血、外伤、青光眼、中毒、营养障碍及脱髓鞘疾病等多种因素造成。视神经的轴突来自视网膜神经节细胞，轴突的损害可源于不同的解剖层次，包括发生在轴突远端部位的顺行性（上行性）变性和发生在轴突近侧端的逆行性（下行性）变性。随大量轴突变性，神经髓鞘崩解脱失，视神经直径减小，软脑膜束间隔收缩，变短变厚，蛛网膜和硬脑膜下腔变宽，并有神经胶质和星状细胞增生及毛细血管减少。

本病类似中医学中的"青盲"，其病因可由邪毒外袭、热病痘疹、七情所伤、头目撞击、肿物压迫后造成；或因先天禀赋不足，脉络闭塞，酒色过度，目力过劳后导致。此外，视瞻昏渺、高风内障、青风或绿风内障、暴盲等也可演变或发展为青盲。其病机或因余热痰浊阻经蒙络，清窍失养失用；或是内伤七情，气滞血瘀，玄府郁闭，阻碍神光发越；或为脏腑、气血渐亏，精血不能荣养目窍，目系失用萎缩。其中玄府闭塞，脉络不通是病机的关键，不论因虚、因实或虚实兼夹之证，皆可造成目窍失通失充，目系失养失用。

本病应寻找原发病变，发现病因，尽早对症治疗，可采用中西结合综合治疗方法，中医中药为主，辅助西药，中医药治疗对本病有一定优势和较好疗效。

## 舒肝解郁生津汤（庞赞襄经验方）

【组成】当归10 g，赤芍10 g，茯苓10 g，白术10 g，丹参10 g，白芍10 g，银柴胡10 g，麦门冬10 g，天门冬10 g，生地黄6 g，五味子6 g，陈皮3 g，甘草3 g。

【功效】舒肝解郁，滋阴生津。

【主治】由于内有郁热，肝火旺盛，加之郁怒，久郁生热，热邪上炎，侵及目系所致

的视神经萎缩。症见视力显著减退，可以至完全失明；视野呈向心收缩，其缩小程度随视力减退而进展；瞳孔反应亦随视神经萎缩之轻重而由迟缓至完全消失。原发性视神经萎缩可见视神经乳头苍白，边缘清楚，筛板清晰可见，晚期视网膜血管变细；继发性萎缩时视神经乳头呈灰白色、污白色或蜡黄色，边缘模糊，视网膜动脉变细，视神经乳头附近血管常伴有白色线条。舌尖赤无苔，脉弦数。

【加减】头目剧痛者，加荆芥10 g、防风10 g、草决明10 g、菊花10 g、蔓荆子10 g；大便秘结者，加番泻叶10 g、瓜蒌10 g；大便溏稀者，去熟地黄、栀子，加干姜5 g；孕妇去丹参、赤芍。

【方解】使用本方应注意用干寒和干凉之品，苦寒之品尽量不用，以防苦寒伤阴。方中当归补血活血，调经止痛，润肠通便；白术补脾燥湿，利水，止汗；茯苓利水渗湿，健脾宁心；柴胡解表，退热，疏肝解郁，升举阳气；丹参活血祛瘀，凉血清心，养血安神；麦门冬清心润肺，养胃生津；枸杞子补肾益精，养肝明目；生地黄清热凉血，生津；丹参活血祛瘀，凉血清心，养血安神；赤芍清热凉血，活血散瘀；五味子收敛固涩，益气生津，补肾宁心；天冬养阴生津，润肺清心；甘草补中益气，泻火解毒，润肺祛痰，缓和药性，缓急定痛。另外，用麦门冬、五味子酸甘化阴，用五味子配甘草亦取同样效果。除此之外，以舒肝解郁，开通玄府，发散郁结，疏通脉络为主。

【注意事项】湿热蕴脾型忌用。

【现代研究】方中白芍具有镇痛、解痉、抗炎、抗溃疡、扩张血管，增加器官血流量、抑制血小板聚集、保肝、解毒、抗诱变、抗肿瘤的作用；赤芍具有解痉、镇痛、镇静、抗惊厥、抗炎、抗菌、解热、抗溃疡作用；枸杞子具有抗脂肪肝、降低血压的作用；丹参有改善微循环、改善血液流变性、抑制血小板聚集、抗血栓、抗炎、镇静、提高耐缺氧能力、促进组织的修复与再生、抗动脉粥样硬化、促进免疫功能、抑菌等作用；白术具有利尿、降血糖、抗凝血、扩张血管、抗

肿瘤、抗菌等作用；茯苓具有利尿、抗菌、降低胃酸、降低血糖等作用；当归具有降血脂、抗血栓、抗肿瘤、抗辐射、镇痛、抗炎、抗氧化和清除自由基的作用；银柴胡具有阻止胆甾醇的酯化及其在血管壁的沉积的作用；五味子具有延缓衰老、抗过敏、保护肝脏等作用；麦门冬具有降血糖、抗菌的作用；天门冬具有抗肿瘤、抗菌、镇咳去痰等作用；生地黄具有止血、抗炎、镇静、利尿等作用。

【用方经验】视神经萎缩的发生与郁热有关，在初期，郁邪程度较轻，热邪较重。初起多为热邪不能及时控制，热邪亢盛，热重于郁，热郁持久侵及目系，造成神光涣散，目系功能丧失。久病易郁，在后期，郁重于热或热郁并重，郁结热邪深入目系，以致脉络不通，玄府郁闭，精光之道受损。久郁易于损伤气血，气损则目暗不明。郁结热邪造成气血失源，目失所养，其病难治。久郁热邪灼津耗液，津液亏损，目失阴精涵养而盲。导致本病除郁热之外，还有肝脾肾的功能失调，脏腑气血的偏盛偏实。因为肝郁易气滞，郁结易生热邪，郁热为阳邪易化火，灼耗津液，以致肝肾阴虚。脾主运化，为生气血之源，肝郁日久累及于脾，脾虚失运，久病欲思复明，渴望复明之心可想而知，久思郁结伤于心脾，以致心脾两虚。肾阴不足，肝经郁热，可致肝郁肾虚。总之，视神经萎缩的病因病机较为复杂。临床辨证要分清郁与虚，是因虚致郁，还是郁久致虚。更应重视机体状况和内因变化。另外，还有些患者，全身无证可兼，唯眼失明，并非素体亏虚，只是脏腑气血有功能性的失调，辨证应以眼局部为主。视神经萎缩在临床上分为实证和虚证，多因郁热致病，实证多为因郁致滞，虚证多为因郁致虚。因目病者，盲而不见，日久不视，渴望复明，能不郁耶？故曰：目病多郁。

治疗本病多从郁热论治，从肝入手，首施常用舒肝解郁、健脾清热之法，多用清热解郁散结之品，勿用燥热敛涩呆补之剂，勿投苦寒峻下之品。治疗本病应以舒肝解郁为主，充分调理脏腑功能失调。但是，绝不能忽视清除郁热的重要性。因为，在视神经萎缩的早期如治疗不当，可能郁热残留，热邪潜伏。由于脏腑功能失调，郁热尚可继续内生，祛之不尽又复燃。故治疗本病应注意扶正之剂每多甘温，补益之品勿投过早，以防甘温内留，有助郁热，随时要清解郁热。

## 补气养血解郁汤（庞赞襄经验方）

【组成】党参10 g，茯苓10 g，白术10 g，当归10 g，麦门冬10 g，枸杞子10 g，银柴胡10 g，陈皮10 g，丹参10 g，赤芍10 g，槟榔10 g，升麻5 g，枳壳5 g，甘草3 g。

【功效】补气养血，破瘀通络。

【主治】由于肝郁郁热，气血亏损，脉络失畅，玄府郁闭所致的视神经萎缩。症见视力显著减退，可以至完全失明；视野呈向心收缩，其缩小程度随视力减退而进展；瞳孔反应亦随视神经萎缩之轻重而由迟缓至完全消失。原发性视神经萎缩可见视神经乳头苍白、边缘清楚，筛板清晰可见，晚期视网膜血管变细；继发性萎缩时视神经乳头呈灰白色、污白色或蜡黄色，边缘模糊，视网膜动脉变细，视神经乳头附近血管常伴有白色线条。舌质淡红苔薄白，脉沉细。

【加减】头目剧痛者，加川芎10 g、白芷10 g、蔓荆子10 g；胃纳欠佳者，加炒麦芽10 g、焦山楂10 g、焦神曲10 g。

【方解】本类型患者多是久治不愈，而全身无明显症状。在临床上通过反复验证，本方针对虚与郁并见，其法是补虚与开郁并用，据其见症可作加减。补气养血解郁汤是在补气和养血基础上，启闭玄府，解郁散结。方中党参补中益气；白术补脾燥湿，利水，止汗；茯苓利水渗湿，健脾宁心；当归补血活血，调经止痛，润肠通便；麦门冬清心润肺，养胃生津；枸杞子补肾益精，养肝明目；银柴胡疏肝解郁，升举阳气；陈皮行气除胀满，燥湿化痰，健脾和中；丹参活血祛瘀，凉血清心，养血安神；赤芍清热凉血，活血散瘀；槟榔、蔓荆子散风热，清头目；升麻发表透疹，清热解毒，升举阳气；枳壳理气宽中，行滞消胀；五味子收敛固涩，益气生津，补肾宁心；甘草补中益气，泻火解毒，润肺祛痰，缓和药性，缓急定痛。本方中党参、白术、茯苓、陈皮、甘草健脾益气；当归、麦门冬、枸杞子滋阴养血，使玄府有物可升降；柴胡、升麻、丹参、赤芍舒肝解郁，开通玄府；枳壳、槟榔理气和胃，资生化之源。

【注意事项】血热妄行者忌用。

【现代研究】方中赤芍具有解痉、镇痛、镇静、抗惊厥、抗炎、抗菌、解热、抗溃疡作用；枸杞子具有抗脂肪肝、降低血压的作用；白术具有利尿、降血糖、抗凝血、扩张血管、抗肿瘤、抗菌等作用；茯苓具有利尿、抗菌、降低胃酸、降低血糖等作用；当归具有降血脂、抗血栓、抗肿瘤、抗辐射、镇痛、抗炎、抗氧化和清除自由基的作用；麦门冬具有降血糖、抗菌的作用；柴胡具有解热镇静、镇痛、抗炎、抗病原体、利胆等作用；升麻具有抗菌、抗炎、降压、抑制心肌、减慢心率、解热、镇痛以及升高白细胞、抑制血小板的聚集及释放功能等作用；丹参有改善微循环、改善血液流变性、抑制血小板聚集、抗血栓、抗炎、镇静、提高耐缺氧能力、促进组织的修复与再生、抗动脉粥样硬化、促进免疫功能、抑菌等作用；枳壳具有降低心肌氧耗量、明显利尿、显著增加脑血流量及抗变态反应的作用；槟榔具有驱虫、抗真菌、抗病毒、降低眼压、降低血压等作用。

【用方经验】视神经萎缩以郁热为其主要方面，但久病多虚，视力长期不提高，视野长期无改善，全身又表现为正气虚的证候，如心脾两虚、肾虚肝郁、肝肾阴虚，青年人以气阴两虚为多见。此外，过度思虑，心情不佳，心理状态不良，长期失眠，饮酒，或月经不调等，都是影响视功能恢复的因素。本病开始为肝经郁热之邪损伤正气，造成因病致虚，逐步形成脏腑气血功能失调和功能减弱，以致正不抑邪，招致郁热内结，造成因虚致病。久郁致虚，肝肾之阴相互资生，相互耗损，故治疗宜补益肝肾，多用大养肝阴之品。

综观眼科诸家论著，主张内障眼病补益者多，这与内障多虚论有关。但视神经萎缩不辨虚实，概以虚论，以补治之，当然有纯补之弊。

本病经过较长时间的治疗，视力不提高，视野不扩大，影响其因素有：其一，注意祛邪，视神经萎缩以郁热为主，但有热重、郁重和郁热并重。如果热重于郁，而重在解郁，热邪未清，邪热继续发展，目病难愈；如果郁重于热，而重在清热，易损伤脾阳，郁邪未解，脉络不通，气血难于上行于目；热郁并重时，治宜清解郁热双施。注意解郁和补益之间的辨证关系，治疗本病既不能过早地补益，又防止苦寒清泻。既重视舒肝解郁，又注意大养肝阴，生津益气，健脾和胃。并嘱患者长期服药，配合针刺耐心治疗，逐渐提高视力，扩大视野，恢复视功能。

## 加味地黄汤（陆南山经验方）

【组成】生地黄15 g，熟地黄15 g，全当归9 g，怀山药9 g，茯神12 g，柴胡3 g，车前子9 g，泽泻9 g，牡丹皮6 g，山茱萸3 g。

【功效】清泻心火，散瘀解热。

【主治】主治肾肝不足，真阴亏损，青盲症（视神经萎缩）。临床症见视物模糊，头晕目眩，舌淡白，脉沉缓。

【加减】体质虚弱者，可加党参、黄芪、熟地黄等。

【方解】方中熟地黄滋肾填精；生地黄泻火消瘀，为君药。辅以山药补脾固精；山茱萸肉养肝涩精；又用泽泻清泻肾火，并防熟地黄之滋腻；当归养血活血；车前子利水明目，共为臣药。茯苓淡渗脾湿，以助山药之健运；牡丹皮清泄肝火，并制山茱萸之温；柴胡疏肝解郁，共为经使药，谓之三泻。诸药合用，补中有泻，寓泻于补，相辅相成，补大于泻，共奏滋补肝肾之效。

【注意事项】不适用于早期出现视神经水肿伴视盘周围出血的情况。

【现代研究】方中生地黄能显著强心、扩张血管、降压、明显缩短凝血时间，对中枢神经系统有明显镇静作用，另外还有抗炎、抗过敏、抑制血管通透性作用，能促进肾上腺皮质激素的合成；熟地黄和生地对血管内血栓形成综合征作用的药效比较表明，熟地黄能够强烈抑制肝脏出血性坏死灶及单纯性坏死，但其抗凝血酶的作用较弱；当归具有对子宫平滑肌的双相反应，能调节子宫平滑肌收缩、解除痉挛而达到调经止痛功效，实验证明其有明显的强心、缓解冠状动脉痉挛、抗心律失常作用，还可以降血脂及抗实验性动脉粥样硬化。有人认为，当归的补血作用可能与含维生素 $B_{12}$ 有关，也有研究表明，当归有抗血栓、抗氧化和清除自由基的作用；泽泻具有明显的降血脂和利尿作用，可调节免疫，减少心输出量和心率以及左心室压力，但可增加冠脉流量，另外，动物实验表明泽泻会对肝脏和肾脏造成损害；茯苓所含茯苓酸具有增强免疫力、抗肿瘤以及镇静、降血糖等作用，茯苓有松弛消化道平滑肌、抑制胃酸分泌、防止肝细胞坏死、抗菌等功效；牡丹皮对心血管能增加冠脉血流量，减少心输出量，降低左室作功的作用，并有解热抗炎、抑菌、抗凝、增强体液及细胞免疫作用；柴胡具有解热、抗炎、促进免疫功能的作用，还能抗肝损伤以及抗辐射损伤；车前子具有利尿作用，对呼吸系统有祛痰、镇咳、平喘作用，有抗病原微生物作用，对胃肠道功能有调节作用。

【用方经验】此方为"壮水之主，以制阳光"之剂，由"六味地黄丸"加生地黄、当归、柴胡、车前子化裁而来。视神经萎缩，有些患者为脾肾不足，治疗当补脾肾为主，如属肾阴亏虚，视物昏糊等，均适用本方。治疗视神经炎后期，患者因久病入肾，调理方向也应以肾为主，以及由此所致的视神经萎缩者有效。

## 养阴复明汤（刘佛刚经验方）

【组成】熟地黄 15 g，生地黄 15 g，当归 10 g，墨旱莲 10 g，黄芩 10 g，天冬 10 g，太子参 10 g，柴胡 10 g，地骨皮 10 g，枳壳 10 g，车前子 10 g，黄连 3 g，甘草 3 g。

【功效】滋补肝肾，养阴明目。

【主治】肝肾亏虚之视神经萎缩。症见视物昏矇，视力缓慢下降，甚至失明；兼见头晕耳鸣，失眠，晴珠胀痛，口干眼涩，胃纳欠佳，便燥；舌红，少苔，脉细弦或细数。

【加减】失眠，加酸枣仁；胃纳欠佳，加

山楂、麦芽、神曲；晴珠胀痛，加菊花、石斛；大便秘结，加火麻仁；大便溏或外眼红赤者，去熟地黄。

【方解】本方所治之证因肝肾阴虚，目失濡养所致。肝肾阴虚，目失濡养故见视物昏矇，视力缓慢下降，甚至失明；肝肾阴虚，虚火上炎，故见头晕耳鸣，失眠，晴珠胀痛，口干眼涩。

方中熟地黄质润入肾，善滋补肾阴，填精益髓，为补阴之要药；生地黄甘寒养阴，苦寒泄热，入肾经而滋阴降火，养阴津而泄伏热，二者重用为君药。当归甘温质润，为补血之圣药，补肝血而养目；墨旱莲甘寒，能补益肝肾之阴，又能凉血止血，适用于肝肾阴虚或阴虚内热之证；天冬甘润苦寒，能滋肾阴，兼能降虚火；太子参能补脾肺之气，兼能养阴生津；地骨皮甘寒清润，能清肝肾之虚热，此五药合用，助君药滋补肝肾，清虚热，同为臣药。黄芩苦寒，清上焦之虚火；柴胡辛行苦泄，善条达肝气，防诸药之滋腻；枳壳辛行苦降，长于行气，与柴胡合用能助滋补药药效的发挥，并能防止滋补药之滋腻；车前子甘寒，利水渗湿，能防止滋补药之滋腻困脾；黄连苦寒，既能清上炎之虚火，又能防滋补药之滋腻，此五药合用为佐药。甘草调和诸药为使。诸药合用共奏滋补肝肾，养阴明目之功。

【注意事项】方中含大量养阴滋腻之品，阳虚体弱或脾胃功能低下者忌用。

【现代研究】熟地黄具有对抗地塞米松对垂体-肾上腺皮质系统的抑制作用，并能促进肾上腺皮质激素的合成；生地黄有对抗连续服用地塞米松后血浆皮质酮浓度的下降，并能防止肾上腺皮质萎缩的作用，具有促进机体淋巴母细胞的转化、增加 T 淋巴细胞数量的作用，并能增强网状内皮细胞的吞噬功能，特别对免疫功能低下者作用更明显；当归有扩张血管、增加血流量、抗血栓形成、促进血红蛋白及红细胞的形成等作用；墨旱莲能提高机体非特异性免疫功能；黄芩有解热、降压、镇静、抗氧化、抑制多种细菌、抑制前列腺素生物合成的作用；天冬能升高外周白细胞，增强网状内皮系统吞噬能力及体液

眼科国医圣手时方

免疫功能，可促进抗体生成，延长抗体生存时间；太子参对淋巴细胞有明显的刺激作用；柴胡具有解热、镇痛、抗炎等作用；地骨皮具有免疫调节、抗微生物作用；枳壳能够增加血流量；车前子有显著的利尿作用；黄连能抑制多种细菌，增加血流量，抑制大脑皮质的兴奋；甘草有类似肾上腺皮质激素样作用。

## 清上瘀血汤加减方（毕人俊经验方）

【组成】桃仁10 g，红花5 g，赤芍10 g，川芎5 g，当归10 g，苏木10 g，酒炒大黄10 g，羌活10 g，独活5 g，连翘10 g，黄芩10 g，滑石15 g（包煎），生地黄15 g，石决明15 g（先煎），桔梗10 g，甘草3 g。

【功效】活血祛瘀，行气止痛。

【主治】视神经萎缩之气血瘀滞证。亦可用于气血瘀滞所致的赤膜下垂、血翳包睛、绿风内障、青风内障、视瞻昏渺、暴盲、眼外伤等眼病。症见视力下降，视盘苍白，血管变细，头晕健忘，失眠多梦；舌质暗红，或有瘀斑，苔薄白，脉涩。

【加减】大便稀者，去大黄；口苦咽干者，加龙胆10 g，以清肝泻火；头昏目眩，加僵蚕6 g，以化痰祛风止痉；口渴欲饮，加麦冬10 g，重用生地黄至30 g，以养阴生津。

【方解】本方为《证治准绳·疡医》卷六中的清上瘀血汤去枳壳、栀子、童便、黄酒，加生地黄、滑石、石决明而成。方中桃仁破血行滞而润燥，红花活血祛瘀以止痛，共为君药。赤芍、川芎助君药活血祛瘀；当归、苏木、酒炒大黄养血活血、祛瘀通经，生地黄清热凉血、养阴生津，共为臣药。羌活、独活祛风止痛；连翘、黄芩清热解毒，消肿散结；滑石清热利水；石决明平肝潜阳，清肝明目，以上均为佐药。桔梗开宣肺气，并能载药上行，兼有使药之用；甘草调和诸药，亦为使药。合而用之，则血活、瘀消、气行、痛止、热清、毒除、肝平、目明，诸症向愈。

【注意事项】不适用于脾胃虚弱证。孕妇忌用。

【现代研究】方中桃仁有抗凝及抑制血栓形成、润肠缓泻、抗炎、抗过敏、镇痛等作用，对体外纤维母细胞增生亦有抑制作用，可用于青光眼术后减少瘢痕形成；红花有改善心肌缺血、抗血栓形成、降压、降血脂、镇痛、镇静、抗惊厥和免疫抑制作用；赤芍有抗凝、抗炎、增强免疫功能、解热、解痉、镇痛、镇静、抗菌、抗病毒等作用；川芎有镇静、降压、抗菌、扩张血管、降低血管阻力、增加血流量、改善微循环的作用；当归有抗血小板聚集、抗血栓形成、促进血红蛋白及红细胞的生成、扩张血管、降低血脂、增强非特异性免疫功能、镇痛、镇静、抗炎、抗缺氧、抗菌等作用；苏木有促进微循环、镇静、催眠、消炎、抗癌等作用；大黄具有泻下、抗菌、止血、活血、降血脂、解热、抗炎等作用，大黄蒽醌衍生物对机体免疫功能有明显的抑制作用；生地黄具有降压、止血、镇静、抗炎、抗过敏、利尿等作用；羌活有抗炎、抗过敏、镇静、解热、抗休克作用，并能增加心肌营养性血流量；独活有抗炎、镇痛、镇静、降压、抗肿瘤等作用；连翘有广谱抗菌作用，对金黄色葡萄球菌等有很强的抑制作用，对其他病菌、流感病毒也有一定的作用，还有抗炎、解热、利尿及降压作用；黄芩抗菌谱较广，对多种革兰氏阳性、革兰氏阴性菌均有抑制作用，其中对金黄色葡萄球菌、铜绿假单胞菌抑制作用最强，对多种致病性真菌亦有一定的抑制作用，对体外甲型流感病毒有抑制作用；此外，还有抗炎、抗过敏、解热、解痉、抗血栓形成、镇静、降压、降脂等作用；滑石保护胃肠黏膜而发挥镇吐、止泻作用，并可阻止毒物在胃肠道的吸收、抗菌作用；石决明有抑菌、护肝、抗凝等作用；桔梗有镇咳、抗炎、增强免疫、镇静、镇痛、解热、降血糖、降胆固醇等作用；甘草能促进皮质激素的合成，调节机体免疫功能，有抗菌、抗病毒、抗炎、抗变态反应、镇咳、祛痰、抑制胃液和胃酸分泌、解毒、降血脂、抗动脉粥样硬化等作用。

【用方经验】毕人俊先生除用本方治疗早期视神经萎缩之气血瘀滞证，还常用本方加减治疗各种类型的青光眼及青光眼术后、视网膜动脉硬化、视网膜静脉栓塞等眼病。口渴喜饮者，加生石膏15 g，以清胃热；瘀积难消者，加三棱10 g，莪术10 g，鳖甲10 g（先煎），以破瘀、软坚、散瘀；瘀久化热者，加栀子10 g，黄连3 g，清肝泻火；视物昏矇者，加枸杞子10 g，制何首乌10 g，决明子10 g，以补肾明目；病久正虚者，加黄芪15 g，党参10 g，熟地黄15 g，以益气补虚，扶正祛瘀。

## 羌秦归地汤（毕人俊经验方）

【组成】羌活10 g，秦艽10 g，生地黄10 g，当归10 g，荆芥10 g，防己10 g，桃仁10 g，红花5 g，赤芍10 g，白术10 g，茯苓10 g，泽泻10 g，黄连5 g，黄芩10 g，麦冬15 g，甘草3 g。

【功效】祛风清热，活血化瘀。

【主治】视神经萎缩之脉络瘀滞证。亦可用于脉络瘀滞所致的视瞻昏渺、暴盲等眼病。症见视力下降，视盘苍白，血管变细，腰背痛，后枕部痛，膝关节痛，小便赤，女性则经行迟来，腰痛，白带多，口苦微渴；舌质淡红，苔薄白或微黄，脉浮。

【加减】眼球转动痛明显者，加牡丹皮10 g，鸡血藤10 g，以通络止痛；眼痛不舒明显者，加蔓荆子10 g，夏枯草10 g，白芷10 g，以行滞消胀；体弱者，加太子参10 g，枸杞子10 g，杜仲10 g，以补益脏腑之气。

【方解】方中羌活辛苦性温，解表散寒，祛风胜湿，止痛，为治太阳风寒湿邪在表之要药；秦艽为风中之润剂，能祛风胜湿，通络止痛；当归为补血之圣药，能活血止痛；生地黄清热凉血，养阴生津，以上四味共为君药。荆芥辛散气香，能发散风寒；防己祛风止痛，助羌活、秦艽祛风除湿止痛；桃仁、红花、赤芍活血化瘀；白术、茯苓、泽泻健脾渗湿，以上八味共为臣药。黄连、黄芩苦寒清热泄里，麦冬益胃养阴，并防诸辛温燥烈之伤津，以上三药俱为佐药。甘草调和诸药为使药。十六味药配伍，既能治风寒湿热，又能治气血瘀滞，还能兼顾协调表里津液气血，共奏祛风清热、活血化瘀之良方。

【注意事项】不适用于脾虚气弱证，阴血亏虚者慎用。

【现代研究】方中羌活有抗炎、抗过敏、镇静、解热、抗休克作用，并能增加心肌营养性血流量；秦艽有镇静、镇痛、解热、抗炎、抗组胺、抗肝炎等作用，对病毒、细菌、真菌皆有一定的抑制作用；当归有抗血小板聚集、抗血栓形成、促进血红蛋白及红细胞的生成、扩张血管、降低血脂、增强非特异性免疫功能、镇痛、镇静、抗炎、抗缺氧、抗菌等作用；生地黄具有降压、止血、镇静、抗炎、抗过敏、利尿等作用；荆芥有抗菌和抗炎、解热镇痛、止血等作用；防己有镇痛、抗炎、保护心肌、降压、抗菌、增加免疫功能、抗过敏等作用；桃仁有抗凝及抑制血栓形成、润肠缓泻、抗炎、抗过敏、镇痛等作用，对体外纤维母细胞增生亦有抑制作用，可用于青光眼术后减少瘢痕形成；红花有改善心肌缺血、抗血栓形成、降压、降血脂、镇痛、镇静、抗惊厥和免疫抑制作用；赤芍有抗凝、抗炎、增强免疫功能、解热、解痉、镇痛、镇静、抗菌、抗病毒等作用；白术有利尿、降压、降血糖、抗凝血、增强免疫功能、抗菌等作用；茯苓有利尿、增强免疫功能、镇静、抗菌、护肝等作用；泽泻有利尿、降血脂、降血糖、降压、抗脂肪肝、降低细胞免疫功能、抗炎、抗菌等作用；黄连具有明显抗菌作用，且抗菌作用范围广，并有抗病毒、抗炎、增强免疫功能、降压、降血脂、降血糖、抑制血小板聚集等作用；黄芩抗菌谱较广，对多种革兰氏阳性、革兰氏阴性菌均有抑制作用，其中对金黄色葡萄球菌、铜绿假单胞菌抑制作用最强，对多种致病性真菌和体外甲型流感病毒有抑制作用，此外，还有抗炎、抗过敏、解热、解痉、抗血栓形成、镇静、降压、降脂等作用；麦冬有降血糖、提高免疫功能、抗休克、镇静和抗菌作用；甘草能促进皮质激素的合成，调节机体免疫功能，有抗菌、抗病毒、抗炎、抗变态反应、镇咳、祛痰、抑制胃液和胃酸分泌、解毒、降血脂、抗动脉粥样硬化等作用。

【用方经验】毕人俊先生除用本方治疗视神经萎缩之脉络瘀滞证外，还常用本方加减

眼科国医圣手时方

治疗脉络瘀滞所致的老年黄斑变性、视网膜静脉阻塞等眼病。眼底有出血、渗出者，加黄芪15 g，郁金10 g，以助益气活血，化瘀消肿；出血日久不吸收，加丹参10 g，泽兰10 g，浙贝母10 g，以活血消滞。

## 逍遥散验方（韦文贵经验方）

【组成】归身9 g，焦白术6 g，甘草3 g，柴胡6 g，牡丹皮6 g，茯苓12 g，焦山栀6 g，白菊6 g，白芍9 g，枸杞子9 g，石菖蒲10 g。

【功效】舒肝解郁，清热养血，平补肝肾。

【主治】七情内伤所致肝郁气滞，或温热病后，玄府郁闭而致双眼失明，如球后视神经炎、视神经萎缩、皮质盲（近似中医青盲），或突然失明如视网膜中央动脉阻塞、缺血性视神经病变、视网膜中央静脉血栓形成、视网膜静脉周围炎所致玻璃体出血（近似中医暴盲）。特别是儿童急性热病后视神经炎、视神经萎缩、皮质盲证属"血虚肝郁型"者，均可用本方治疗，疗效十分显著。本方对以上眼底诸疾，除眼科症状外，凡是情志抑郁，头目眩晕，余热未尽而见口渴或苦，心烦，急躁易怒，或肝风内动，手足抽搐，肢体屈伸不利、痿软，脉弦数或弦细，苔白舌微红者，均可加减应用。

【加减】大便溏稀，去栀子，加党参、白术益气健脾；瞳神散大，选加五味子、山茱萸、磁珠丸（或磁石）补阴收敛，镇肝缩瞳；肢体屈伸不利或偏瘫，选加杜仲、牛膝、桑寄生、伸筋草、鸡血藤、丹参强筋壮骨、补益肝肾、活血通络、调和营卫，使肢体恢复；若兼发热口渴烦躁等症，是为肺胃阴伤，可加石斛、麦冬、芦根、生石膏等养阴清热之品；肝风内动，手足抽搐，亦可加全蝎、钩藤、荆芥、蝉蜕等。

【方解】温热病后，治疗不及时或不彻底，余邪未尽，热留经络，玄府郁闭，目失濡养而青盲；肝风未息故瞳神散大；热病伤阴，阴虚肝旺而神烦；肝主筋，肝阴不足，筋骨失养而肢体颤抖或偏瘫，手指屈伸不利。血虚肝郁型主证：双眼青盲或视瞻昏渺；神

烦，瞳神散大，脉弦细或细数，舌红苔薄；兼见肢体震颤或偏瘫，手指屈伸不利。治则为舒肝解郁，养血活血，平肝补肾。

方中柴胡疏肝解郁，升举阳气；茯苓、白术、甘草补脾调中益气；当归、白芍养血兼可柔肝；石菖蒲开窍宁神明目；枸杞子养血益精明目；牡丹皮、栀子活血散瘀，清热除烦；甘菊花疏风清热，凉肝明目。诸药合用，协同配合形成一体，当归补血活血，补中有行；白芍养阴柔肝，酸敛育阴；二药配合，补中有调。柴胡得归芍之配则不致升阳散发太过而解郁舒肝之功更彰。焦白术、茯苓、甘草之益气得柴胡之升阳则可使清阳上注于目；得归、芍之养血则使气血调和。牡丹皮、栀子清热除烦，配菊花则能透泄余热，配柴胡可宣解郁热。菊花、枸杞子清肝养肝而明目，与柴胡、白芍协同则使清肝养肝寓于疏肝柔肝之中。在以上诸药疏肝、理气、养血、益气等作用的基础上，石菖蒲芳香开窍，巧启其机，可谓本方画龙点睛之处。韦老医生认为，本方应用于眼科上述疾患，不但有舒肝行气解郁之功，且有平肝、益肾明目之效。"木郁达之"，玄府通利，则目得濡养而神光充沛。

【现代研究】当归具有降血脂、降低血小板聚集、抗血栓形成、增强免疫功能、抗炎、抗菌、镇痛、保肝等作用；白术具有利尿、抗癌、调节免疫、抑菌、保肝利胆等作用；甘草有类肾上腺皮质激素样作用；柴胡具有抗炎、抗惊厥、镇静、解热、镇痛、抗辐射、抗肝损害、抗溃疡、镇咳、抗氧化等作用；牡丹皮具有抗炎、抗动脉粥样硬化、抗血栓形成、调节免疫功能、镇痛、镇静催眠等作用；茯苓具有抑瘤、增强免疫、抗变态反应、抗炎、利尿、镇静、保肝、抑菌、清除自由基等作用；菊花具有扩张血管、增加血流量、降低血压、缩短凝血时间、抗炎、镇静等作用；白芍具有抗炎、镇静、镇痛、保肝、免疫调节等作用；石菖蒲具有镇静催眠、抗惊厥、抗抑郁、改善学习记忆、祛痰平喘镇咳等作用；枸杞子具有增强免疫、保肝、降血脂、降血糖、抗应激等作用；栀子具有保肝利胆、抗炎、抗病原体、镇静催眠等作用。

【用方经验】本方是韦老治疗儿童视神经萎缩的主要方剂，药味组成是丹栀逍遥散去生姜加枸杞子、甘菊、石菖蒲。丹栀逍遥散有疏肝理脾，清热凉血的作用。《审视瑶函》用以治疗"怒气伤肝，并脾虚血少致目暗不明"的暴盲症。韦老于该方中减去辛温耗散的生姜，加养肝益精明目的枸杞子、清肝明目的甘菊花、芳香开窍明目的石菖蒲，大大增强了本方明目作用。对于温热病后，余热未尽，热留经络以致血虚肝郁而双目失明的儿童视神经萎缩疗效显著，这是韦老在古方丹栀逍遥散的基础上，结合自己的临床经验，化裁加减在眼科的运用。

头部外伤之后，昏厥清醒后患儿视力减退，甚至青盲，常兼偏头痛，食欲不振，神情呆滞，肢体不灵等，为髓海受损，玄府郁滞，目无所养之故，治以舒肝养血、补益肾、活血化瘀之法，方用逍遥散验方加丹参、熟地黄。韦老认为小儿肾气未充，脑为髓海，肾精化髓，脑与肾关系密切，"肝开窍于目"，辨治此类外伤疾病不可忽视补益肝肾，这是与一般外伤的治法不同之处，故临证治疗中多以补益肝肾为主（眼底有出血者除外），以活血化瘀为辅，往往取得满意的效果。

先师认为玄府郁闭为小儿青盲重要病机，提出了疏通调达玄府郁滞，又兼养血补肝肾之法，将验方逍遥汤用于外感热病后或七情内伤、肝失调达所致的青盲症和暴盲症等（近于现代医学的视神经萎缩、皮质盲、视神经视网膜炎、急性球后视神经炎等），经临床验证疗效很好。特别是对儿童视神经萎缩和皮质盲的血虚肝郁型，经二十余年的临床观察，疗效更为满意。儿童视神经萎缩血虚肝郁型有效率达92%以上，便是明证。

## 加味益气聪明汤（韦玉英经验方）

【组成】党参15 g，黄芪15 g，蔓荆子10 g，葛根10 g，丹参10 g，石菖蒲10 g，炒谷麦芽10 g，黄柏6 g，白芍6 g，升麻6 g，炙甘草3 g。

【功效】健脾益气升阳，活血开窍明目。

【主治】钝伤性低眼压、视网膜脱离术前或术后恢复期、玻璃体切割术后、视网膜色素变性及视神经萎缩等。症见脾虚气弱，清阳下陷，清窍失养所致视物昏花或视力障碍者。

【方解】党参、黄芪益气健脾；葛根、蔓荆子、升麻升阳举陷，清利目窍，均为主药。白芍养血柔肝，丹参活血通脉，石菖蒲开窍明目，合用辅助主药发挥药效。黄柏滋阴清热，以防生发太过；炒谷麦芽消食开胃，使补而不滞；炙甘草调和诸药。

【现代研究】党参具有抑制血小板聚集、调节免疫、调节胃肠蠕动、保肝、抗菌、抗炎、镇痛等作用；黄芪具有调节免疫、利尿、抗炎、抗衰老和抗应激等作用；蔓荆子具有抗菌、抗炎、降血压、解热镇痛、抗凝等作用；葛根具有抗心肌缺血、扩张血管、抗高血压、降糖降脂、解热、解毒、抗血小板聚集、保肝等作用；丹参具有降血脂、抗血栓、改善微循环、抗动脉粥样硬化、抗菌、抗炎等作用；石菖蒲具有镇静催眠、抗惊厥、抗抑郁、改善学习记忆、祛痰平喘镇咳等作用；炒谷芽、麦芽具有助消化、降血糖、促进双歧杆菌生长等作用；黄柏具有抗病原微生物、免疫抑制、抗溃疡、降压、抗心律失常等作用；白芍具有抗炎、镇静、镇痛、保肝、免疫调节等作用；升麻具有解热镇痛、镇静、抗惊厥、抗炎、降血脂、抗变态反应等作用；炙甘草有类肾上腺皮质激素样作用。

## 补气养血方（韦玉英经验方）

【组成】黄芪15 g，白术10 g，川芎9 g，熟地黄15 g，知母9 g，川厚朴6 g，赤芍9 g，党参12 g，全当归10 g，陈皮9 g，甘草3 g，茯苓12 g。

【功效】补气养血，滋阴和胃。

【主治】气血不足的视神经萎缩。对外伤后眼压偏低有睫状体脱离或早期眼球萎缩者亦可试用。

【方解】黄芪、白术、川芎、熟地黄、党参、赤芍、当归、茯苓、甘草大补气血；川厚朴、陈皮理气和胃化湿；知母滋阴清热。

【现代研究】黄芪具有调节免疫、利尿、

抗炎、抗衰老和抗应激等作用；白术具有利尿、抗癌、调节免疫、抑菌、保肝利胆等作用；川芎具有改善外周血液循环、抗血栓形成、降血脂、镇静镇痛、解除平滑肌痉挛等作用；熟地黄具有免疫、抗衰老、抗甲状腺功能亢进等作用；知母具有抗菌、解热、降血糖、清除氧自由基、抗血小板聚集、抗癫痫、免疫调节等作用；川厚朴具有中枢抑制、抗溃疡、抗菌、镇痛、抗炎、抗血栓等作用；赤芍具有抗血栓形成、抑制血小板聚集、抗氧自由基生成、镇静催眠、镇痛、抗炎、保肝等作用；党参具有抑制血小板聚集、调节免疫、调节胃肠蠕动、保肝、抗菌、抗炎、镇痛等作用；全当归具有降血脂、降低血小板聚集、抗血栓形成、增强免疫功能、抗炎、抗菌、镇痛、保肝等作用；陈皮具有抗动脉

硬化、抗氧化、抗病毒、祛痰平喘、增强免疫功能等作用；甘草有类肾上腺皮质激素样作用；茯苓具有抑瘤、增强免疫、抗变态反应、抗炎、利尿、镇静、保肝、抑菌、清除自由基等作用。

【用方经验】"目为肝窍""肝受血而能视"，血虚在眼部症状为视物昏花、视瞻昏渺、目珠干涩，甚则血不养睛而眼球酸痛或隐痛。血的生成，来源于脾胃气化，所以韦老在补血法中常配党参、黄芪一类补气药，以益气生血。气为血之用，血为气之体，如血虚而致气虚时，就需气血双补，甚至补气药重于补血药。但补血药多黏腻，对脾虚气弱、食少便溏者，韦老常配伍益气健脾或温阳益气药，以免影响脾胃的运化和转输。

# 第五节　小儿皮质盲

皮质盲是大脑枕叶皮质受到毒素影响或血管痉挛缺血而引起的一种中枢性视功能障碍，以血管痉挛性损害最为常见。临床表现为双眼视觉完全丧失，瞳孔光反射正常，眼底正常，可有偏瘫等。本病常见于2～6岁小儿。现代西医学一般采用皮质激素及扩血管药物，但疗效不甚满意。

小儿皮质盲在中医学中相当于"小儿青盲"。如《医宗金鉴·眼科心法要诀》所云："小儿青盲，因胎受风邪，生后瞳人端好，黑白分明，惟视物不见。"认为与先天禀赋不足、肝肾亏损等有关。

## 滋阴濡肝清脑汤（庞赞襄经验方）

【组成】生地黄10 g，白芍10 g，枸杞子10 g，麦门冬10 g，鳖甲10 g，龟甲10 g，石决明10 g，知母10 g，石菖蒲3 g，莲子心3 g，银柴胡3 g，五味子3 g，枳壳3 g，甘草3 g。

【功效】滋阴养肝，清脑疏络。

【主治】由于热郁不解，邪热伤阴，阴虚

络阻，目失所养所致的小儿皮质盲。症见双眼视力完全丧失，瞳孔光反射正常，眼底正常，可伴有偏瘫等；舌质红苔白，脉细数。

【加减】若神识不清较重者，加生石膏10 g、珍珠母10 g；抽风不止者，加生石膏10 g、全蝎5 g、钩藤5 g；大便秘结者，加番泻叶3 g。婴幼儿用量酌情减量。

【方解】生地黄清热凉血，生津；白芍养血敛阴，柔肝止痛，平肝阳；枸杞子补肾益精，养肝明目；麦冬清心润肺，养胃生津；鳖甲滋阴潜阳，散结消痞；龟甲滋阴潜阳，益肾健骨；石决明平肝息风，潜阳，除热明目；知母清热泻火，滋肾润燥；石菖蒲化湿开胃，开窍豁痰，醒神益智；莲子心清心，去热，止血，涩精。银柴胡疏肝解郁；五味子收敛固涩，益气生津，补肾宁心；枳壳理气宽中，行滞消胀；甘草补中益气，泻火解毒，润肺祛痰，缓和药性，缓急定痛。本方中鳖甲、龟甲、石决明大养肝阴，滋水涵木，解郁明目，清退虚热；生地黄、白芍、枸杞子、麦门冬滋阴益肾，解郁清脑明目；菖蒲、莲子心清脑宁心，开窍明目；柴胡、知母、

五味子舒肝解郁；枳壳、甘草健脾和胃。

【注意事项】阴阳两虚者忌用。

【现代研究】方中生地黄具有止血、抗炎、镇静、利尿等作用；白芍具有镇痛、解痉、抗炎、抗溃疡、扩张血管、增加器官血流量、抑制血小板聚集、保肝、解毒、抗诱变、抗肿瘤的作用；知母具有抗菌、解热、降低血糖的作用；黄柏具有抗菌、降压、促进胰腺分泌的作用；柴胡具有解热镇静、镇痛、抗炎、抗病原体、利胆等作用；五味子具有延缓衰老、抗过敏、保护肝脏等作用；麦门冬具有降血糖、抗菌的作用；枳壳具有降低心肌氧耗量和明显的利尿、显著的增加脑血流量及抗变态反应的作用；石决明有抑菌、保肝、抗凝等作用；枸杞子具有降压、降血糖、抗肿瘤、抗脂肪肝的作用；石菖蒲具有抗惊厥、镇痛、安神镇静、弛缓肠管平滑肌痉挛、降温、解痉等作用。

【用方经验】治疗本病多从舒肝解郁、清热除邪、开通玄府、解郁明目着手，注意在解郁方药中，酌加入息风疏络之品，或用养血之品。眼部病情比较严重，且全身症状较甚者，多为热邪伤及肝阴，脉络不通，故以大养肝阴为其治法。患儿因脾胃虚弱，运化失常所致眼病，在临床中应注意调理脾胃，疏通脉络；如因麻疹、中毒性痢疾、高热抽风所引起的双眼失明，依其症状与体征，择药加减治之。总之，及时给患儿治疗，坚持服用中药，确能收到一定的效果。

## 钩藤熄风饮（韦玉英经验方）

【组成】钩藤10 g，金银花6 g，连翘6 g，生地黄6 g，白僵蚕3 g，全蝎3 g，蝉蜕3 g，薄荷3 g（后下），石菖蒲9 g。

【功效】清热解毒，息风定惊，开窍明目。

【主治】急性视神经炎、视神经萎缩等，尤其适宜于小儿视神经萎缩和小儿皮质盲，症见各种急性热病后风热未解，双目青盲而上视，瞳神散大，身热神烦，肢体强直或屈伸不利，或项强口噤手足震颤；舌红苔薄黄，脉细数，指纹青紫。

【加减】痰多壅阻，加天竺黄、胆南星清热涤痰开窍；3 岁以下顽痰不化者，加全瓜蒌通便排痰；呕吐加半夏燥湿化痰，降逆止呕；咳痰不畅可橘红、半夏同用，软坚化痰；夜卧不安，常用安宫牛黄丸（或散）选加朱茯神、灯心草、远志补心宁神；热病后阳明腑气燥结，韦老常用紫雪丹，因本药较缺，可重用大黄，酌加番泻叶等通腑泻热；如热伤阴津、大便困难，选加火麻仁、决明子、淡竹叶等润便泻热；肢体强直、屈伸不利，选加桑寄生、伸筋草、牛膝、木瓜补肝肾，强筋骨、通血脉；有的患儿平卧则安，抱起哭喊，这是气血凝滞于筋骨，不通则痛，故肢体触痛明显，可加丹参养血活血通络以解其痛，重用白芍养血柔肝止痛。本病患儿还可在主方中加入1～2味养血活血药，取其"治风先治血，血行风自灭"之意。

【方解】皮质盲为各种因素所致的大脑皮质视中枢损害而引起的双目全盲，其临床特点是：视力黑蒙，眼底正常，瞳孔对光反应正常。清代刘耀先《眼科金镜·青盲症》中描述："小儿青盲眼，此症极危险，盖因病后热留，经络壅闭，玄府精华不能上升之故……疹后余热未尽，得是病者不少……以速急治，缓则经络郁久，不能治疗。"温热病后，热邪壅盛，玄府热闭，清窍闭塞，目失荣养而致青盲；热极生风，肝风内动，故目紧上视，瞳神散大，烦躁不安，项强；心肺热邪郁结，故神烦多语，邪蒙心窍而口噤；肝主筋，肾主骨，风热郁结于筋骨则肢体强直，屈伸不利或手足震颤。如气血凝滞于筋骨则触痛明显。治宜清热解毒，平肝熄风，芳香开窍。方中金银花、连翘清热解毒，取其"热极生风，热解风自灭"之意；钩藤为手、足厥阴药，《药性论》云："主小儿惊啼"，可平肝息风，通络镇痉，兼清肝热，和金银花、连翘共为主药。薄荷、蝉蜕凉肝息风，又能疏解肝郁，定惊止痉；白僵蚕、全蝎息风止痉力强，又可化痰散结，尤适用于风痰上扰清窍的口眼㖞斜、抽搐痉挛、语言不利等症；四药同为辅助药。风火相煽，易耗阴灼液伤津，故加生地黄养阴增液；石菖蒲辛温入心、肝、脑经，可豁痰宣壅，开窍通闭，用于痰浊上蒙清窍诸症，以助药力。全方标本兼顾，风静火息，诸症易除。若病重阴伤明显，生地黄可倍量，并加麦冬、石斛等养阴生津之品。

【现代研究】钩藤具有降低血压、镇静、抑制血小板聚集及抗血栓、降血脂等作用；金银花具有抗病原微生物、抗细菌毒素、解热、抗炎、保肝利胆、降脂、止血等作用；连翘具有抗病原微生物、解热、抗炎、保肝、抗过敏、镇吐等作用；生地黄具有强心、抑酸、增强免疫、止血等作用；全蝎具有抗惊厥、镇痛、抗炎、抗突变、抗血栓等作用；僵蚕具有催眠、抗惊厥、抗凝血、降血糖等作用；蝉蜕具有抗惊厥、镇静、解热、镇痛、

免疫抑制与抗过敏等作用；薄荷具有抗病原体、解痉、祛痰、促进药物透皮吸收等作用；石菖蒲具有镇静催眠、抗惊厥、抗抑郁、改善学习记忆、祛痰平喘镇咳等作用。

【用方经验】韦老治疗眼底病，常用枸杞子、决明子、青葙子清肝益精明目；平肝明目选用石决明、白蒺藜、珍珠母；郁热阻络，不通则痛，适加茺蔚子、牡丹皮、丹参活血行瘀而明目；热伤阴液，大便困难，常用生熟地黄、玄参、麦冬、火麻仁、决明子等滋阴润便，特别是温热病后虚实互见之患儿，既可攻实，又可防虚，祛邪而不伤正，可谓一举两得。

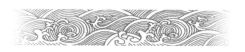

# 第十六章 屈光不正

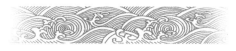

屈光不正是指眼在调节松弛状态下，来自5 m以外的平行光线通过眼的屈光作用后，不能在视网膜上形成清晰的物像，而在视网膜前或后方成像。它包括近视、远视和散光三类。

# 第一节 近 视

近视是指眼在不使用调节时，平行光线通过眼的屈光系统折射后，焦点落在视网膜之前的一种屈光状态，在视网膜上则形成不清楚的像。远视力明显降低，但近视力尚正常，是临床常见病，在屈光不正中所占比例最高。

近视眼按近视程度分为轻度近视、中度近视和高度近视；按照屈光成分分为轴性近视、屈光性近视；按调节作用参与的多少分为假性近视、真性近视、混合性近视。此外，有人把婴幼儿期即出现的近视称为先天性近视，也有人把遗传性近视称为先天性近视。

本病在中医学上亦称"近视"，又名"目不能远视"或"能近怯远症"。认为系过用目力，久视伤血，或肝肾两虚，禀赋不足以致目中神光不能发越于远处，故见近视。

## 毕人俊近视丸（毕人俊经验方）

【组成】石菖蒲60 g，远志60 g，党参30 g，山药30 g，肉苁蓉30 g，枸杞子30 g，当归30 g，川芎15 g，茯苓30 g，磁石30 g，甘草10 g，朱砂3 g。

【功效】补心益气，开窍明目。

【主治】近视之心肾不足证。亦可用于云雾移睛、青盲等眼病。症见目不能远视，而能近视，甚或见眼前黑花飘动，蚊蝇飞舞，面白头昏，夜寐多梦，心悸神疲；舌质淡，脉弱。

【方解】方中远志、石菖蒲性温，宁心安神，通关复苏，益志健脑为君药。党参、山药、茯苓健脾益气，肉苁蓉、枸杞子补肾明目为臣药。当归、川芎补血活血，磁石、朱砂清心安神，聪耳明目为佐药。甘草调和诸药为使药。诸药合用，共奏补心健脾，益肾活血，开窍明目之功。

【制法】共为极细末，炼蜜为丸，如黄豆大，朱砂为衣。

【注意事项】3个月一疗程后，需第二疗程治疗者，应停药1个月再服。

【用法用量】口服，一次3～9 g，一日2次。

【现代研究】方中石菖蒲具有兴奋与镇静双重作用，既能治疗昏迷又能镇惊、抗癫痫，还能抑制皮肤真菌；远志有镇静、催眠、抗惊厥、祛痰、镇咳、降压、抗衰老、抗突变、抗癌等作用；党参有增强免疫功能、提高机体应激能力等作用，对预防血栓形成可因剂量不同而呈双向调节作用；山药有助消化、增强免疫功能、降血糖、抗氧化作用；肉苁蓉有增强丘脑的功能、促进脱氧核糖核酸合成、增强免疫功能、延缓衰老、通便、降压、抗突变等作用；枸杞子有增强免疫功能、促进造血功能、降血糖、降压、降血脂、护肝及抗脂肪肝、抗衰老、抗突变、抗肿瘤等作用；当归有抗血小板聚集、抗血栓形成、促进血红蛋白及红细胞的生成、扩张血管、降低血脂、增强非特异性免疫功能、镇痛、镇静、抗炎、抗缺氧、抗菌等作用；川芎有镇静、降压、抗菌、扩张血管、降低血管阻力、增加血流量、改善微循环的作用；茯苓具有利尿、镇静、抗肿瘤、降低血糖、增加心肌收缩能力、增强免疫功能等作用；磁石有抑制中枢神经系统、镇惊、抗惊厥作用；甘草能促进皮质激素的合成，调节机体免疫功能，有抗菌、抗病毒、抗炎、抗变态反应、镇咳、祛痰、抑制胃液和胃酸分泌、解毒、降血脂、抗动脉粥样硬化等作用；朱砂有镇静、催眠、抗惊厥作用。

【用方经验】毕人俊先生用近视丸治疗近

视之心肾不足证。除假性近视、轻度近视外，对中度近视、高度近视及高度近视眼底退行性病变亦有一定的疗效。

## 加味定志汤（韦玉英经验方）

【组成】石菖蒲6g，党参3g，远志6g，白茯神10g，枸杞子10g，五味子9g，菟丝子9g，石决明24g（先煎）。

【功效】益气养心，补益肝肾。

【主治】心脾两虚，肝肾不足之近视眼。

【方解】党参益气健脾；远志、茯神养心定志；石菖蒲芳香开窍而明目；枸杞子、五味子、菟丝子补肾益精；石决明平肝益精明目。

【现代研究】石菖蒲具有镇静催眠、抗惊厥、抗抑郁、改善学习记忆、祛痰平喘镇咳等作用；党参具有抑制血小板聚集、调节免疫、调节胃肠蠕动、保肝、抗菌、抗炎、镇痛等作用；远志具有镇静抗惊厥、降压、祛痰镇咳、兴奋子宫、溶血、抑菌、抗肿瘤等作用；白茯神具有抑瘤、增强免疫、抗变态反应、抗炎、利尿、镇静、保肝、抑菌、清除自由基等作用；枸杞子具有增强免疫、保肝、降血脂、降血糖、抗应激等作用；五味子具有抗肝损伤、抗氧化、抗应激等作用；菟丝子具有明目、调节免疫功能等作用；石决明有抑菌、保肝、抗凝等作用。

## 四子明目汤（李声岳经验方）

【组成】女贞子15g，决明子20g，枸杞子15g，茺蔚子10g，刺蒺藜10g，淡竹叶10g，僵蚕10g，连翘10g，墨旱莲10g。

【功效】滋补肝肾，清肝明目。

【主治】肝肾不足、气火上逆之能近怯远。症见视近怯远，视物易疲劳，夜寐多梦；舌红脉细。临床多用于治疗单纯性近视。

【加减】若脾虚易疲倦，加山药、茯苓之类以补脾益气；纳谷不佳者，加山楂、神曲以消导行滞；眠差者，加酸枣仁、远志以安神定志。

【方解】本方所治近视，皆因先天禀赋不足或后天失于调养，肝肾亏损，精血无以升腾于目，使之失于濡养，神光发越无基，则不能视远。此外，易于患近视的儿童"阴常不足"，"肝常有余"，加之受现代社会生活模式的影响，学习压力大，易致肝气郁结，气火上逆，肝阴暗耗。治当滋补肝肾，清肝明目，肝肾得补，肝气得疏，肝热得清则目能远视。

方中女贞子滋补肝肾，益阴培本，并能上荣头面而收明目之效，《景岳全书》称其"养阴气，平阴火……亦清肝火，可以明目止泪"为君药。决明子清肝明目，《本草别录》云："益以苦甘微寒而无毒，咸得水气，甘得土气，苦可泄热平合胃气，寒能益阴泄热，足厥阴肝家正药也，亦入肝肾，肝开窍于目，瞳子神光属肾，故主青盲目淫，肤赤白膜，眼赤痛泪出"为臣药。二药合用取其滋补肝肾，益精养血，清肝明目之功。枸杞子、茺蔚子、墨旱莲、刺蒺藜养阴血，平肝火，祛风清热明目；连翘、僵蚕以清心除烦，平肝息风，均为佐药。淡竹叶为轻清之品，上下交通为使药。诸药合用使肝肾精血旺盛，肝阳得以平抑，肝气疏泄条达，目窍得以濡养，使神光充沛发越而能视远。

【注意事项】本方不适用于合并有散光及中度以上近视。

【现代研究】方中女贞子促进免疫功能、抑制变态反应、增强脂质代谢以及抗炎、抗诱变和抗氧化作用；决明子有增强免疫功能、抗菌、抗血小板聚集、降压作用；枸杞子有增强免疫功能、延缓衰老、抗肿瘤、抗遗传物质损伤、降血脂、降血压作用；茺蔚子有增加血流量、轻微降压作用；刺蒺藜有降低血压、强心、延缓衰老、利尿、降血糖等作用；淡竹叶有解热、抗微生物作用；僵蚕有抗惊厥、镇静、抗凝血、降血糖等作用；连翘有抗微生物、抑制磷酸二酯酶与脂氧酶、抗肝损伤作用；墨旱莲有增加血流量、提高组织耐缺氧能力、镇静、镇痛等作用。

【用方经验】李声岳教授将本方用于治疗肝肾不足、气火上逆之近视。近视多与素体虚弱，或过于偏食，加之用眼不当，学习压力等有关。再根据青少年的生理特点，认为本病本为虚，常有夹热、夹风之虞，提出"从肝肾入手，兼治心脾"的治疗理念，临床上在补肾益肝，清肝明目的基础上，兼以祛风清热，健脾安神之法，在选用女贞子、决明子、枸杞子、茺蔚子滋补肝肾药物的同时，加用刺蒺藜、淡竹叶、僵蚕、连翘祛风清热，以及山药、茯苓、远志等健脾安神之药。

# 第二节　眼疲劳

眼疲劳是指久视后出现眼胀、头痛、头晕、眼眶胀痛等自觉症状及眼或全身器质性因素与精神（心理）因素相互交织的综合征。引起视疲劳的原因包括环境因素、眼部因素、体质因素和精神因素，并非独立的眼病，属于心身医学范畴。

中医学称之为"肝劳"或"目倦"。认为多系久视劳心伤神，耗气损血，目中经络涩滞所致；或因肝肾精血亏损不足，筋失所养，调节失司；或劳瞻竭视，暗耗精气阴液而致阴虚火旺。

## 滋阴养血和解汤（庞赞襄经验方）

【组成】熟地黄30 g，枸杞子12 g，麦门冬10 g，沙参10 g，当归5 g，白芍5 g，黄芩10 g，半夏10 g，银柴胡10 g，荆芥10 g，防风10 g，香附10 g，夏枯草15 g，甘草3 g。

【功效】滋阴养血，清肝和解。

【主治】由于久视劳心伤神，耗气损血，目中经络涩滞，肝肾精血亏损不足，筋失所养，调节失司所致的眼疲劳。症见长时间近距离用眼后视物模糊、复视、字行重叠，看远后看近或看近后看远，需注视片刻后才逐渐看清。甚者眼睑困倦沉重难以睁开，眼球或眶周围酸胀感、疼痛、流泪、异物感、眼干涩等；或伴有头痛、偏头痛、眩晕、肩颈酸痛、嗜睡、乏力、注意力难以集中、多汗、易怒、食欲不佳等。舌质淡红，苔薄白，脉弦细数。

【加减】大便秘结者，加番泻叶10 g；便溏吞酸者，去熟地黄，加白术10 g，苍术10 g、吴茱萸10 g；口干症状比较明显者，将熟地黄改为生地黄。

【方解】滋阴养血和解汤，是庞赞襄教授研制的经验方剂，方中熟地黄补血，滋阴；枸杞子补肾益精，养肝明目；麦门冬清心润肺，养胃生津；沙参润肺止咳，养胃生津；黄芩清热燥湿，泻火解毒；半夏燥湿化痰，消痞散结，降逆止呕；银柴胡凉血，退虚热；荆芥祛风解表，止血；防风祛风解表，胜湿解痉，止泻止血；当归补血活血，止痛，润肠通便；白芍养血敛阴，柔肝止痛，平肝阳；香附疏肝理气，活血；夏枯草清解肝火，发散郁结；甘草补中益气，泻火解毒，润肺祛痰，缓和药性，缓急定痛。该方取一贯煎之麦门冬、当归、沙参、枸杞子、生地黄以滋阴舒肝，养血柔肝；用小柴胡汤中柴胡、黄芩、半夏、甘草和解少阳；银柴胡透达少阳半表之邪；黄芩清泄少阳半里之热；半夏和胃降逆；甘草益气和中。加入荆芥、防风、香附、夏枯草清肝解郁，开通玄府，发散郁结。使肝气得疏，郁热得除，脉络通畅，目得气血所养，故病得愈。

【注意事项】阴虚阳亢者忌用。

【现代研究】方中当归具有降血脂、抗血栓、抗肿瘤、抗辐射、镇痛、抗炎、抗氧化和清除自由基的作用；白芍具有镇痛、解痉、抗炎、抗溃疡、扩张血管、增加器官血流量、抑制血小板聚集、保肝、解毒、抗诱变、抗肿瘤的作用；银柴胡具有阻止胆甾醇的酯化及其在血管壁的沉积的作用；黄芩具有解热、降压、利尿、镇静等作用；防风具有解热镇痛、抗菌作用；荆芥具有解热镇痛、抗病原微生物、止血等作用；麦门冬具有降血糖、抗菌的作用；香附具有解热镇痛、抗菌、抗炎、降温、降压等作用；沙参具有调节免疫平衡、祛痰、强心、抗真菌作用；枸杞子具有降压、降血糖、抗肿瘤、抗脂肪肝的作用；夏枯草具有降压、抗菌、降血糖、抗病毒等作用；半夏具有镇咳、抑制腺体分泌、镇吐、催吐、降压、凝血、促细胞分裂、对胰蛋白酶的抑制等作用。

【用方经验】治疗本病，首先嘱患者注意休息，调节眼睛视物能力，治疗以滋阴养血、清肝和解、解郁通络为主。本病虽然视力不受影响，不会致盲，但患者较为痛苦，临床常见患者多求医但未能收效，庞赞襄据临床见症，取一贯煎和小柴胡汤之意组成滋阴养血和解汤，此方适用于肝阴虚损，肝血不足，病程日久所致肝经郁热之证。临床用此方治疗多种眼病，如玻璃体混浊、高度近视性视网膜病变、眼底出血、视神经萎缩，随证加减，均取得满意疗效。

## 眼珠痛如针刺方（韦文贵经验方）

【组成】牡丹皮9g，地骨皮9g，龙胆9g，枸杞子9g，川黄连5g，苍术、白术各6g，蝉蜕3g，防风5g。

【功效】平肝祛风，泻火止痛。

【主治】心肝实火所致的眼珠针刺样疼痛、视疲劳目痛。

【方解】龙胆、川黄连泻心肝实火而止痛，为本方主药。牡丹皮、地骨皮清虚热而凉血，为辅助药。蝉蜕、防风清热散风而止痛；苍白术健脾化湿而扶中；枸杞子清肝益肾而明目。

【现代研究】牡丹皮具有抗炎、抗动脉粥样硬化、抗血栓形成、调节免疫功能、镇痛、镇静催眠等作用；地骨皮具有解热、降血糖、降血脂、降血压等作用；龙胆具有抗炎、抗菌、增强免疫力、保肝利胆等作用；枸杞子具有增强免疫、保肝、降血脂、降血糖、抗应激等作用；黄连具有抗病原微生物、抗炎、中枢抑制、抗心律失常、降压、抗心肌缺血、降血脂、抗血小板聚集、降血糖、抗溃疡、抗癌等作用；白术具有利尿、抗癌、调节免疫、抑菌、保肝利胆等作用；苍术具有降血糖、解毒、利胆、抗溃疡、抗心律失常、抗炎、抗真菌等作用；蝉蜕具有抗惊厥、镇静、

解热、镇痛、免疫抑制与抗过敏等作用；防风具有解热镇痛、抗炎免疫、抗病原微生物、抑制血小板聚集、抗肿瘤、镇静、抗惊厥等作用。

## 益气抗疲汤（李传课经验方）

【组成】党参15g，黄芪15g，山药15g，白术10g，柴胡10g，防风10g，炙甘草3g。

【功效】健脾益气，升清抗疲。

【主治】脾胃气虚，清气不升之视疲劳等症。兼见面色㿠白，语声低微，气短乏力，食少便溏；眼胀，闭目减轻，常欲垂闭，静则眼酸，舌质偏淡，边有齿印，苔薄白，脉缓。

【加减】神疲乏力，食欲不振者，加白扁豆、莲子、砂仁以益气健脾；大便溏泻者加薏苡仁、葛根以健脾渗湿；眼胀涩者可加白芍、木瓜以养血活络。

【方解】本方取《原机启微》助阳活血汤加减，本方所治之证因久视伤神，耗气损血，脾胃气虚，清气不升，不能运化水谷精微，目中经络涩滞致视疲劳。治宜健脾益气，升清抗疲。

方中党参性味甘平，主归脾肺二经，以补脾肺之气为主要作用；黄芪甘温，善入脾胃，为补中益气要药；山药性味甘平，能补脾益气，滋养脾阴，与党参、黄芪共为君药。白术甘苦性温，主归脾胃经，以健脾、燥湿为主要作用，被前人誉为"脾脏补气健脾第一要药"，为臣药。柴胡苦辛，能升举脾胃清阳之气；防风辛温发散，气味俱升，可升举脾阳，燥湿清气，与柴胡共为佐药。炙甘草益气和中，调和诸药为使药。诸药合之，共奏健脾益气，升清抗疲之功，脾气健，清阳升，则视疲劳可缓解。

【注意事项】阴虚发热及内热炽盛者忌用。

【现代研究】方中党参有调节胃肠运动、抗溃疡、增强免疫功能等作用；黄芪具有增强机体免疫功能、强心、降压、利尿、保护肾功能及保肝、抗肿瘤的作用；山药有助消

化、增强免疫、降血糖、抗氧化等作用；白术具有调整胃肠运动功能、抗溃疡、保肝、增强机体免疫功能、抗应激、增强造血功能等；柴胡有解热、镇痛、抗炎、增强机体免疫功能、抗菌、抗病毒等作用；防风具有解热、镇痛、抗炎、抗菌、增强免疫功能等作用；甘草有类肾上腺皮质激素样作用。

【用方经验】古将视疲劳称为"肝劳"，常从肝肾论治。李教授认为：脾主一身肌肉，眼睑肌、睫状肌均属脾所主，胃为水谷之海，其精微物质经过脾的运化，以供养全身；脾胃居于中焦，既是清阳之气升发之所，又是清阳之气升降之枢，若脾胃气虚，清阳不升，眼肌失于温煦，故喜常欲垂闭等视疲劳症状。自拟益气抗疲汤，意在健脾益气，升清抗疲。

## 解郁安神方（邹菊生经验方）

【组成】柴胡 6 g，当归 12 g，白术 9 g，白芍 12 g，茯苓 9 g，野百合 12 g，制香附 12 g，郁金 12 g，首乌藤 30 g，五味子 9 g，石菖蒲 10 g，生铁落 30 g（先），枸杞子 12 g，黄精 12 g，炙甘草 6 g。

【功效】疏肝解郁，安神明目。

【主治】视物模糊，视疲劳，夜寐不安，尤其是用眼过度的脑力工作者。

【加减】大便干结者，可加火麻仁以润肠通便；头眼胀痛者，加蔓荆子、菊花以清利头目、止痛；眼干涩者，加北沙参、麦冬以益气养阴。

【方解】柴胡、当归、白芍、炙甘草疏肝解郁；白术、茯苓健脾和胃；野百合、制香附、郁金理气活血；首乌藤、五味子、生铁落安神；石菖蒲通窍醒脑；枸杞子、黄精补肝肾明目。

【注意事项】肝阳上亢、肝风内动、阴虚火旺及气机上逆者忌用或慎用。

【现代研究】方中柴胡有抗惊厥、解热镇痛、镇静、抗炎、保护肝细胞损伤和促进肝脏中脂质代谢、抗病原体、抗结核菌作用，柴胡注射液也可治疗单疱病毒角膜炎，能促进溃疡愈合、后层皱褶及实质层浸润水肿消失，有助于恢复视力，并有抗脂质过氧化、

抗肿瘤、增强免疫作用；当归有保护心脏、抗心律失常、抗血小板聚集、抗动脉粥样硬化心肌梗死、增强机体免疫功能的作用；白芍具有扩张冠状动脉、降低血压、抗血栓和抗血小板聚集作用；茯苓具有利尿、抗癌、免疫增强作用；黄精具有降血压、降血糖、降血脂、抗疲劳、抗氧化、延缓衰老、不同程度的抑制真菌、免疫激活等作用；甘草有类肾上腺皮质激素样作用。

【用方经验】邹老师认为肝郁可导致多种眼病，肝郁首先引起夜寐不安，安神同时还须和胃，胃和则卧安；理气同时活血，气血调和充沛则耳目聪明。

## 颈眼综合征方（邹菊生经验方）

【组成】夏枯草 12 g，葛根 12 g，丹参 12 g，鸡血藤 15 g，威灵仙 12 g，川芎 12 g，玄胡索 12 g，枸杞子 12 g，黄精 12 g，制首乌 12 g，淮小麦 30 g，炙甘草 6 g，石菖蒲 10 g，紫苏梗 12 g。

【功效】清肝明目，祛风通络。

【主治】颈椎病引起眼疲劳或视物模糊不清。

【加减】头眼胀痛者，加蔓荆子、菊花以清利头目、止痛；若阴亏虚火上炎，潮热虚烦，口咽干燥者，可用知柏地黄丸加地骨皮；若大便稀溏者，宜加薏苡仁、扁豆、车前子以利水渗湿；纳差食少者，加山药、神曲、鸡内金、薏苡仁等补脾和胃渗湿。

【方解】处方中夏枯草辛开苦降，清肝明目，药理提示有扩张血管、降血压作用；葛根活血升举阳气；丹参、鸡血藤、威灵仙活血通络；川芎、玄胡索、紫苏梗活血行气、祛风通络；枸杞子、黄精、制首乌补肝肾明目；淮小麦、炙甘草养心益肾和血健脾，可以针对自主神经紊乱症状；石菖蒲通窍醒脑。

【注意事项】脾胃虚弱者慎服。

【现代研究】方中夏枯草有降压、降血糖作用；葛根能治疗心绞痛，对急性心肌缺血有保护作用，可减轻局部滴注肾上腺素所致的肠系膜微动脉收缩、血液流速减慢和流量减少的微循环障碍，并有解热、改善学习记

235

忆、平滑肌解痉等作用；丹参能强心、扩张冠脉、增加心肌血流量、扩张外周血管、抗血栓形成、改善微循环；川芎有明显的镇静、促进冠脉循环、增加冠脉血流量、改善外周血管与血压、改善血小板聚集、抗血栓形成、改善血液黏滞度、改善平滑肌功能、抗菌、抗放射等作用；甘草有类肾上腺皮质激素样作用。

【用方经验】邹老师认为颈椎病引起眼疲劳或视物模糊不清症候群，乃属颈眼综合征。颈椎病髓管狭窄可导致颈动脉对于眼部的供血不足，目失血而视糊，再则髓突旁有自主神经，故颈眼综合征可出现自主神经紊乱症状。

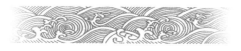

# 第十七章　眼外肌病

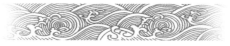

眼外肌疾病是指眼外肌本身或其支配神经、神经中枢发生病变，引起眼球运动障碍和视觉紊乱的一类眼病。眼外肌病主要涉及斜视、弱视和眼球震颤。斜视属中医"目偏视"范畴；中医对弱视的论述散见于"小儿通睛""能远怯近""胎患内障""疳积上目""小儿眼生翳""视瞻昏渺"等眼病中；眼球震颤则属中医"辘轳转关"范畴。

眼外肌专司眼球运动，中医称之为"眼带"，因脾主肌肉，而脾胃互为表里，故眼外肌的疾病与脾胃关系较为密切。脾气虚弱，中气不足，或气血不足，可使眼带转动无力；脾胃失调，聚湿生痰，风痰阻络或风邪侵袭经络使筋脉拘急，均可致目珠转动失灵；头面部外伤、气血瘀阻或肝肾不足、目失濡养，亦可导致目珠偏斜。因此，治疗眼外肌疾病多用健脾益气、除湿化痰、祛风散邪、活血化瘀、滋补肝肾等方法。

# 第一节　麻痹性斜视

麻痹性斜视是指由于神经核、神经或眼外肌病变，引起单条或多条眼外肌完全或部分麻痹，而致眼位偏斜的眼病。视轴向麻痹肌作用方向之对侧偏斜，斜视度因注视方向和距离的不同而有所不同，伴眼球运动障碍。根据发病时间分为先天性和后天性两类。

本病病因病理复杂，先天性者多为先天发育异常、产伤或婴幼儿期的疾病所致；后天性者多与外伤、周围神经炎、鼻窦、眶内及颅内疾患、内分泌、血管性以及肌源性疾患有关。①先天发育异常：包括中枢神经系统的神经核与核上联系异常，支配眼外肌的神经干及眼外肌与筋膜发育异常。②外伤：包括产伤、眶部损伤、头颅损伤、眼部手术等，致眼外肌本身或其支配神经损伤。③炎症：包括鼻窦、眶内、颅内炎症及传染性疾病等。④血管、代谢性及肿瘤压迫性疾患：如脑血管病变累及神经核、糖尿病血管改变致神经麻痹、甲状腺功能异常致眼外肌炎、重症肌无力致眼外肌本身发生病变；颅内肿瘤浸润或压迫，亦致相应眼球运动神经麻痹。

本病相当于中医学"风牵偏视"范畴，又名"目偏视"等。其病机关键是风中经络或风痰阻络。多因气血不足，腠理不固，风邪乘虚侵入经络，目中筋脉弛缓而发病；或因脾失健运，津液不布，聚湿生痰，复感风邪，风痰阻络，致眼带转动不灵；或热病伤阴，阴虚生风，风动挟痰上扰；或因头面部外伤或肿瘤压迫，致使脉络受损所致。

## 育阴潜阳息风汤（庞赞襄经验方）

【组成】生地黄15 g，白芍12 g，枸杞子12 g，麦门冬10 g，天门冬10 g，盐知母10 g，盐黄柏10 g，石决明15 g，生龙骨10 g，生牡蛎10 g，怀牛膝10 g，钩藤10 g，全蝎10 g，菊花10 g，黄芩10 g。

【功效】育阴潜阳，平肝息风。

【主治】由于肾阴不足，肝阳上亢，虚风内动，上扰于目所致麻痹性斜视。症见发病急骤，眼球运动受限而呈斜视，患者有复视、眩晕、恶心或步态不稳等症状；舌质淡红，苔薄白有齿痕，脉弦细。

【加减】胸闷、心悸、脉结者，去石决明、生龙骨、生牡蛎，加苏子10 g、党参10 g、远志10 g、炒枣仁10 g、丹参10 g。

【方解】肾阴不足，津液短少，阴虚亏损，肝阳易于上亢，风邪外侵，内有郁热，脉络失畅，以致眼肌麻痹、眼睑下垂，故以育阴潜阳息风汤治疗。方中以生地黄、石决明、枸杞子、麦门冬、天门冬大养肝阴，滋水涵木；知母、黄柏退虚热以清相火；龙骨、牡蛎、牛膝育阴而潜阳；加入散风疏络、清热解郁之品，如钩藤、全蝎、菊花、黄芩、防风诸类，组方严谨，故收其效。

【注意事项】阴阳两虚者忌用。

【现代研究】方中生地黄具有止血、抗炎、镇静、利尿等作用；石决明有抑菌、保肝、抗凝等作用；钩藤具有镇静、降压等作用；白芍具有镇痛、解痉、抗炎、抗溃疡、扩张血管、增加器官血流量、抑制血小板聚集、保肝、解毒、抗诱变、抗肿瘤的作用；全蝎具有抗惊厥、降压、镇静的作用；牛膝有降低血压、利尿、抗凝、降低血糖、抗炎、镇静等作用；麦门冬具有降血糖、抗菌的作用；天门冬具有抗肿瘤、抗菌、镇咳去痰等作用；知母具有抗菌、解热、降低血糖的作用；黄柏具有抗菌、降压、促进胰腺分泌的作用；龙骨具有促进血凝、降低血管壁通透性及抑制骨骼肌兴奋作用；牡蛎具有收敛、镇静、解毒、镇痛的作用；黄芩具有解热、降压、利尿、镇静等作用；菊花具有扩张血管、增加血流量、降低血压、缩短凝血时间、抗炎、镇静等作用；枸杞子具有降压、降血糖、抗肿瘤、抗脂肪肝的作用。

【用方经验】上下眼睑及眼肌在五轮中属于肉轮，胞睑及眼肌在脏属脾，脾主肌肉，眼球运动和眼睑开合举止，无疑与脾气之盛衰息息相关。《内经》云："邪之所凑，其气必虚。"眼睑与眼肌同属于脾，脾胃之气充，气血调和，则眼球和眼睑运动自如；倘若脾胃虚弱，中气不足，外受风邪所中，就势必迫使气血不得相荣，而呈现眼睑和眼球附着眼肌麻木不仁、运动受限的病理状态。由此可知，对本病的病因责之于脾胃，为邪所中的见解是有其理论根据的。此外，就是风邪外侵，直中眼肌，以致本病。

对于本病的治疗，必须着重于健脾益气，息风疏络。我们应用的培土健肌汤和羌活胜风汤就是治疗本病的主要代表方剂。培土健肌汤组方之意源于东垣的补中益气汤，功能是补气升阳，治疗清阳下陷，中气不足诸症。所谓中气，系指脾胃之气。中医学认为：人身众体，五脏六腑、百骸九窍皆禀受其气而滋生，当劳役形衰以致脾胃虚弱，中气不足，外受风邪，而呈现眼睑和眼肌麻木不仁、运动受限时，宜用甘温之品补益脾胃，如多用党参、黄芪、当归、白术、茯苓之类，或用柴胡、升麻升提清阳；钩藤、全蝎则有息风疏络之功。由于本病风邪所中有轻重缓急之不同，因而在治法上也就不能一律应用上述

方剂，属于风邪较重者，应用羌活胜风汤加减，旨在散风疏络，佐以调理脾胃之品，同样收到治疗效果。但因本病的原因颇多，并非一方一法所能统治，故此必须从患者的全身情况整体观念出发，以四诊八纲为依据，探求病因，辨证论治，才能避免耽误患者，收到预期的效果。

## 加减正容汤（张怀安经验方）

【组成】羌活10 g，防风10 g，荆芥10 g，法半夏10 g，制禹白附5 g，制天南星6 g，秦艽10 g，僵蚕10 g，制全蝎3 g，木瓜10 g，茯神15 g，钩藤10 g（后下），蝉蜕5 g，甘草5 g。

【功效】祛风化痰，舒筋活络。

【主治】麻痹性斜视之风痰阻络证。症见眼珠突然偏斜，转动失灵，倾头瞻视，视物昏花，视一为二；兼见胸闷呕恶，食欲不振，泛吐痰涎；舌苔白腻，脉弦滑。

【加减】初起重用羌活、防风以逐外来之风邪；久病体弱去全蝎，加黄芪30 g，丹参10 g，当归10 g，以益气养血；外伤多使气血瘀滞，加桃仁10 g，红花5 g，赤芍10 g，以活血化瘀；伴气虚血滞，半身不遂者，加地龙6 g，蜈蚣3 g，以息风通络。

【方解】方中禹白附、僵蚕、全蝎、天南星、半夏祛风通络、化痰止痉为君药。羌活、防风、荆芥、蝉蜕、钩藤协助主药疏散经络中风邪，导邪外出为臣药。秦艽、木瓜、茯神助主药舒筋缓急为佐药。甘草调和诸药为使。诸药合用，共成祛风涤痰、舒筋活络之剂，风痰去，络脉通，则诸症自除。

【注意事项】不适用于阴虚血虚证。孕妇慎用。

【现代研究】方中禹白附有明显的镇静、抗炎、抗惊厥及镇痛作用；僵蚕有抗惊厥、镇静、抗血凝、降血糖、降血脂的作用，对金黄色葡萄球菌、大肠埃希菌、铜绿假单胞菌等有一定抑制作用；全蝎有镇静、降压、延长凝血时间等作用；天南星有祛痰及抗惊厥、镇静、镇痛等作用；半夏有降眼压、镇咳、催吐、镇吐、调节胃功能等作用；羌活

眼科国医圣手时方

有解热、镇痛、抗炎、抗过敏、抗菌作用；防风有解热、镇痛、抗炎、抗菌、增强免疫功能等作用；荆芥有抗菌、解热、镇痛、抗炎作用；蝉蜕有镇静、降低横纹肌紧张度、降低放射反应、神经节阻断作用；钩藤具有降压、镇静、解痉作用；秦艽有镇静、镇痛、解热、抗炎作用，对病毒、细菌、真菌皆有一定的抑制作用，还能降压、抗肝炎；木瓜有抗菌、护肝作用，还能能减缓细胞的生长、降低巨噬细胞的吞噬作用；茯神有利尿、增强免疫功能、镇静、抗菌等作用；甘草有镇咳、祛痰、抗菌、抗病毒、抗炎、抗过敏、利尿、降脂、护肝等作用。

【用方经验】张怀安先生将本方用于治疗麻痹性斜视风痰阻络证。诸如眼睑麻木，上胞下垂，口眼㖞斜，视正反斜，瞳神散大，小儿通睛，坠睛等眼病，也常用此方加减治疗。证属风邪袭络，若风寒表证明显者，加麻黄5 g，紫苏5 g，桂枝10 g，以增解表散寒通络之力；若风热表证明显者，减方中禹白附，加柴胡10 g，薄荷3 g，桑枝10 g，金银花10 g，以增强辛凉疏风、清热通络之效；证属风痰入络，兼见食少便溏，泛吐痰涎，苔厚腻等脾虚湿盛证者，加陈皮6 g，党参10 g，白术10 g，以增健脾利湿化痰之功；证属肝风内动者，则选加龙骨15 g（先煎），生牡蛎15 g（先煎），牛膝10 g，天麻10 g，钩藤10 g（后入），以镇肝潜阳息风；证属外伤瘀滞，加桃仁10 g，红花5 g，川芎5 g，赤芍10 g，苏木10 g，以活血化瘀通络；病久气虚血瘀者，加黄芪30 g，当归10 g，丹参10 g，以益气化瘀；若病程较长，痰阻血瘀者，可加郁金10 g，川芎5 g，赤芍10 g，丹参10 g，以活血行气。

## 养阴平肝正容汤（李传课经验方）

【组成】制女贞子 12 g，枸杞子15 g，石斛10 g，煅石决明15 g，白蒺藜10 g，菊花10 g，防风10 g，蝉蜕6 g，丹参15 g。

【功效】养阴平肝，祛风正容。

【主治】糖尿病性动眼神经麻痹。兼见口渴，偶觉头晕目眩，舌质红，无苔，脉稍弦。

【加减】口渴者，酌加天冬、麦冬、元参以润燥生津；视网膜水肿、渗出多者，加猪苓、车前子、益母草以利水化瘀；兼肝虚血少者，可加当归、白芍、熟地黄以补血养血；头晕目眩者，酌加当归、白芍、天麻以养血祛风活络。

【方解】本方所治之证因久病伤阴，气血不足，腠理不固，风邪乘虚侵入经络，而致眼目经脉迟缓之证。久病失调，阴液亏虚，肝络失滋，上不能濡养目窍，治宜养阴平肝，祛风正容。

方中女贞子性偏寒凉，能补益肝肾之阴，适用于肝肾阴虚所致的目暗不明、视力减退、须发早白、眩晕耳鸣、失眠多梦、腰膝酸软、遗精等；枸杞子能滋肝肾之阴，益精明目，为平补肾精肝血之品；石斛性甘微寒，能养胃阴、生津、清热明目，用于治疗热病伤阴、久病阴虚内热所致的眼病，与女贞子、枸杞子共奏滋阴养阴之效，同为君药。石决明咸寒清热，质重潜阳，专入肝经，而有清泄肝热、镇潜肝阳、利头目之效，为凉肝、镇肝之要药，本品又兼有滋养肝阴之功，故对肝肾阴虚、肝阳眩晕，尤为适宜；白蒺藜味苦，入肝经，能平肝解郁，祛风明目；菊花辛散苦泄，微寒清热，入肝经，能清泻肝热以明目；防风辛温发散，能辛散外风，又能息内风以止痉，可用于治疗风邪入络所致上胞下垂、目偏视等；蝉蜕甘寒，入肝经，善疏散肝经风热而又明目退翳之功，可用于治疗风热所致小儿频频眨目、胞轮振跳、目偏视等眼病，与上四味共奏平肝祛风之效，为臣药。丹参功善活血祛瘀，性微寒而缓，能祛瘀生新而不伤正，性寒又能凉血活血，取其"治风先治血，血行风自灭"之意。诸药合用，共奏养阴平肝，祛风正容之功。

【注意事项】阴液大亏、虚风内动者，不宜应用。

【现代研究】方中女贞子有增强免疫功能、降血脂、利尿、抗菌等作用；枸杞子有增强免疫功能、促进造血功能、降血糖、降血压等作用；石斛有一定的止痛退热作用；石决明有抑菌、保肝、抗凝等作用；白蒺藜有降压及降低血清胆固醇、甘油三酯及增加

眼科国医圣手时方

脑血流量的作用；菊花有抗菌、抗病毒、抗炎作用，同时能抑制毛细血管通透性；防风具有解热、镇痛、抗炎、抗菌、增强免疫功能等作用；蝉蜕有镇静、降低横纹肌紧张度、降低放射反应及神经节阻断作用；丹参有改善微循环、改善血液流变性、抑制血小板聚集、抗血栓、抗炎、镇静、提高耐缺氧能力、促进组织的修复与再生、抗动脉粥样硬化、促进免疫功能、抑菌等作用。

【用方经验】李教授认为消渴病所引起的眼病以《秘传证治要诀·三消》为指导："三消之久，精血既亏，或目无视，或手足偏废如风疾……"病久伤阴或素体阴亏，气血不足，腠理不固，风邪乘虚侵入经络，使其眼目经脉弛缓而致；血虚生风，扰动肝火，肝开窍于目，致眼带转动不灵。自拟养阴平肝正容汤以祛风散邪，养阴平肝，行气通络。

# 第二节 弱 视

弱视是指眼球无器质性病变，在视觉尚发育期间，由于各种原因（如斜视、屈光不正、先天性白内障等）导致视觉刺激不足，造成视觉发育障碍而使矫正视力低于同龄正常儿童的眼病。弱视是一种可防治疾病，在我国的发病率为2%～4%。本病治疗效果与年龄密切相关，年龄越小，疗效越好。5岁前开始治疗，效果最好。

依据发病原因，临床将弱视分为斜视性弱视、屈光参差性弱视、屈光不正性弱视、形觉剥夺性弱视及其他类型弱视五类。斜视性弱视是由于双眼物像不能同时落到正常视网膜对应点，引起复视或混淆视，大脑主动抑制斜视眼的模糊物像，使该眼黄斑功能受到抑制而最终形成弱视；屈光参差性弱视是当双眼屈光度相差2.5 D以上时，双侧视网膜物像大小不等，融合困难。屈光度数较大眼由于物像模糊，受到大脑的抑制而形成弱视；屈光不正性弱视多为双眼，因屈光不正未能及时得到矫正，视觉系统未能获得清晰的影像刺激，视觉发育障碍而成为弱视；形觉剥夺性弱视是婴幼儿期由于屈光间质的混浊、上睑下垂或眼睛遮盖过久，视觉刺激减少，视功能发育受到抑制而形成弱视；其他类型弱视是除以上原因，而由其他原因引起的弱视。

弱视中医无相应的病名，中医认为，弱视为先天不足，后天失养所致。禀赋不足，肾气失充，精血亏少，致目中真血不足，神

膏不充，瞳神失养，神光发越无力。同时，肾精虚衰，脑髓化生无源，髓海不充，则目系失养；或脾胃虚弱或后天喂养不当，致脾胃功能失调，运化功能失常，气血生化乏源，目失濡养，日久则成弱视。

## 视明饮（衣元良经验方）

【组成】熟地黄12 g，楮实子12 g，桑椹9 g，白芍9 g，当归6 g，山药9 g，女贞子6 g，黄精9 g，肉苁蓉6 g，陈皮3 g。

【功效】滋补肝肾，益精养血，健脾益气。

【主治】儿童弱视。症见视力低下，常伴有面黄瘦弱，食欲欠佳或偏食，易感冒，大便稀溏等。

【加减】食欲不良者，加焦三仙各6 g健脾消食；大便溏者，加砂仁3 g、焦白术6 g、山药9 g健运脾胃；气虚易感冒者，加党参6 g、防风6 g、炙甘草3 g益气升阳；大便干者，加生白术10 g、决明子6 g、火麻仁20 g以润肠通便。

【方解】本方主治先天禀赋不足，后天失养所致儿童视力发育障碍性弱视。"目乃先天之空窍，肇始之元明"，先天之精是目形成的物质基础，出生以后，经后天之精的不断滋养下，逐渐发育成形神兼备的视觉器官。由于肝开窍于目，肾为先天之本，脾胃为后天气血化生之源，故弱视在脏与肝脾肾关系最

为密切。先天禀赋不足，加之后天失养，调摄失宜，精微气血不能上荣，神光发越无力是弱视发生的主要病变机制。

方中熟地黄、楮实子能补肝肾益精血，并能健脾明目为君药。其中熟地黄入肝肾两经，味甘性微温，能养肝补肾，精血并补，为滋养先天、治疗精血不足所致的目暗不明要药；楮实子味苦甘平，补肝肾而健脾养血，两药合用，具有良好的补肝肾健脾气、填精明目的作用。桑椹子、当归、白芍为臣药。其中桑椹子味甘酸，性微寒，归心肝肾经，具有养血补肝，益肾明目的功效，与君药配伍，可加强补肝肾、益精血的作用；当归善补肝血而明目，力专效宏，补而能行；白芍性微寒，补益肝血，柔肝明目，为治血虚目暗之首选药物，与当归配伍，温凉相伍，酸甘相宜，同归肝经，酸甘化阴，收散相益，血生而能行，共奏养血明目之功。黄精、山药、肉苁蓉和陈皮共为佐药。其中黄精和山药同归脾肾二经，益气健脾而兼补肝肾，二药合用，调补后天，强气血化生之源，并能滋肾养阴兼养先天。全方补益肝肾，健脾益气，先后天同调，补阴而不腻，益气而不燥。由于弱视多见于儿童，具有稚阴稚阳体质特点，因此，对儿童青少年特别适合。全方用药特点在于，药物集中归经于肝脾肾，先后天同理，药无偏性，一药多效，滋而不腻，动静相宜。

【注意事项】临床可根据儿童体质特点加减应用。

【现代研究】方中熟地黄具有改善肾功能，促进肾皮质激素合成的作用；楮实子提取液可促进生长，增强体质，能明显延长实验小鼠常压耐缺氧存活时间，减少低温下死亡率；桑椹子对青年小鼠体液免疫功能有促进作用，能促进对粒系祖细胞的生长，降低红细胞膜膜 $Na^+-K^+-ATP$ 酶的活性，促进淋巴细胞转化，使衰老的 T 细胞得到恢复；当归、白芍能促进血红蛋白及红细胞生成，改善微循环，并具有明显抗血栓作用；黄精具有提高机体免疫功能，促进蛋白质合成，降低血脂和良好的抗衰老作用；何首乌能增加胸腺、肾上腺重量和白细胞数量，降低血清胆固醇，具有明显抗衰老作用；山药能调整胃肠功能，并具有双向免疫调节、降血糖和抗氧化作用；女贞子具有双向免疫调节、降低血清胆固醇和抗衰老等作用；肉苁蓉对阴虚和阳虚动物的肝脾核酸含量的降低和升高具有调整作用，能激活肾上腺释放皮质激素，增强下丘脑－垂体－卵巢的促黄体功能，还能抑制脂质过氧化质生成。

【用方经验】弱视是指眼部无器质性病变，以功能性因素为主引起的校正远视力低于0.8或同龄正常儿童视力的眼病。属中医"青盲""目暗不明"等范畴。衣元良教授在长期的临床实践中发现，本病病因复杂，但概括来讲与下列因素有关，即禀赋不足、元精亏虚是弱视发病之本，后天失养、气血不荣是弱视发病之源；先后天不能相互为用，肝脾肾功能失调是弱视发生的最终因素。因此，对本病的治疗，衣老尤其重视肝脾肾同调，以后天补先天不足。他强调应根据儿童的发病及体质特点，临床用药应避免滋腻温燥。同时，在调补先后天、以治病求本的同时，加强调护同样重要。应消除或避免妨碍视觉发育的不良因素，为视觉发育创造有利条件，对弱视治疗同样具有重要意义。如讲究用眼卫生，养成良好的用眼习惯，调整饮食等。需要特别强调的是，作为一种发育性眼病，弱视的早期发现、早期治疗对其预后至关重要。

# 第三节 眼球震颤

眼球震颤是眼球的一种有节律的不自主的眼球摆动，依据摆动方向可分为水平性、垂直性、斜向性、旋转性和混合性，其中以水平性最为常见。眼球震颤是中枢系统、眼外肌、视觉系统及内耳迷路疾病的征象，其基本类型包括钟摆型和跳动型两种，前者是眼球向两侧摆动的幅度及速度相等，后者则为眼球向一侧为慢相而向另一侧为快相，快相方向为眼球震颤方向。

眼球震颤分为生理性和病理性两大类。生理性发生在正常眼，当双眼持续追踪快速移动的目标时，可出现视动性眼球震颤；或长时间在黑暗环境中，视锥细胞处于抑制状态，日久中心视力减退，引起呈细小而快速的眼球震颤。病理性眼球震颤分为先天性、后天获得性及前庭性。其中，先天性又可分为：①知觉缺陷性眼球震颤：常由先天或出生后数月患眼病而引起；②运动缺陷性眼震：眼震呈跳动型；③隐性眼震：当遮盖一眼后可诱发双眼眼震，多因先天性眼疾或因黄斑部损害所致的视觉疾病，致眼球无固视能力而水平摆动。

本病属中医"辘轳转关"范畴。认为多因风邪中络外风侵袭，风邪上犯，致目中筋脉缓急无常，眼球被其牵拽而颤动；或素体肝血不足，特别是小儿脏腑娇嫩，气血未充，筋脉未盛，阴不制阳，肝风内动致目眴动；或先天禀受不足而目珠发育不全，如先天性眼球畸形、白内障、全色盲等致神光无力视物而引起眼球震颤。

## 眼球震颤方（韦玉英经验方）

【组成】天麻3 g，全蝎3 g，僵蚕6 g，木瓜6 g，伸筋草6 g，钩藤6 g（后下，小儿剂量均减）。

【功效】平肝息风定惊。

【主治】各种病因所致眼球震颤，中医称辘轳转关或目睛眴动。以肝风内动者疗效好，因血虚生风或脾虚生风者应以本方为基础，适当加用益气、养血药。

【加减】因血虚生风者，宜加当归、阿胶养血活血祛风；先天禀赋不足或久病肝肾阴亏者，应加生地黄、熟地黄、山茱萸、女贞子等；风痰上扰者，可合温胆汤合方化裁；热留经络所致眼颤不止者，适加牡丹皮、栀子、夏枯草等清热凉血之品。

【方解】天麻甘平，入肝经，可平肝息风，祛痰止痉；全蝎为虫类药中息风止痉力强者，能引导各种风药直达病所，共为主药。钩藤息风镇痉，舒筋通络；僵蚕祛风解痉，消痰散结；伸筋草、木瓜舒筋活络且能化湿，同为筋脉拘挛要药，四药共助主药。全方药效集中，又不过峻猛，为多种病因所致肝风内动、眼球颤动不止的基础方。

【现代研究】天麻具有镇静、镇痛、抗惊厥、抗癫痫、保护神经细胞、降压、抗应激、抗炎、促进免疫等作用；全蝎具有抗惊厥、镇痛、抗炎、抗突变、抗血栓等作用；僵蚕具有催眠、抗惊厥、抗凝血、降血糖等作用；木瓜具有抗菌、保肝、抗肿瘤等作用；伸筋草具有镇痛、抗炎、解热等作用；钩藤具有降低血压、镇静、抑制血小板聚集及抗血栓、降血脂等作用。

# 第十八章 眼眶病

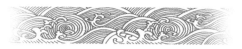

眼眶是四边锥形的骨性空腔，眶内有眼球、视神经、眼外肌、血管、脂肪、泪腺、神经和筋膜等组织。眶壁与颅腔及鼻窦关系密切，内壁与筛窦、下壁与上颌窦、上壁与前颅窝相邻。眶壁和眶尖的各个裂孔、管与颅腔、鼻窦相通。因此，眼眶鼻窦和颅腔的疾病可相互影响。由于面部静脉无瓣膜，血液回流多经眶内眼静脉汇入海绵窦，面部或鼻窦感染可通过血行侵犯眼眶及海绵窦，甚至危及生命。眶内容积有限，凡眶内炎症、循环性水肿、肿瘤、血管扩张、眼外肌肥大、血肿及寄生虫等，均能使眶内容积增加，引起眼球突出。眶炎症后的结缔组织牵引，眶脂肪吸收，或眶骨骨折则引起眼球内陷。

中医对眼眶病的认识与命名多限于以眼球外突为特征的眼病。如眶蜂窝织炎称为"突起睛高"，类似甲状腺相关性眼病或眼眶肿瘤及假瘤称为"鹘眼凝睛"外障，类似于眶血管性病变称为"珠突出眶"或"睛凸"等。眼眶病病因复杂，与风热邪毒、痰湿蕴结、肝郁气滞、血瘀阻络等有关。治宜结合全身状况和相关疾病，综合分析，辨证与辨病相结合，局部治疗与全身治疗相结合。

# 第一节　眶上神经痛

眶上神经痛是指眶上神经分布范围内（前额部）持续性或阵发性疼痛。起病多急性，表现为一侧或两侧前额部阵发性或持续性针刺样疼痛或烧灼感，也可在持续痛时伴阵发性加剧，查体可见眶上神经出口处眶上切迹有压痛，眶上神经分布区（前额部）呈片状痛觉过敏或减退。其病因较为复杂，可能与上呼吸道感染、鼻窦炎、神经衰弱、屈光不正或经期有关。本病可单侧出现，亦可双侧发生。多见于成年人，女性多于男性。

中医学称本病为"眉棱骨痛"。认为多系风热之邪外袭，循太阳经脉上扰目窍；或风痰上犯，阻滞目窍脉道，清阳不能升运于目；或肝郁气滞，郁久化火，肝火上炎，攻冲目窍；肝血不足，目窍脉络空虚，头目无所滋养所致。

## 清肝和解汤（庞赞襄经验方）

【组成】银柴胡 10 g，黄芩 10 g，半夏 10 g，荆芥 10 g，防风 10 g，夏枯草 15 g，香附 10 g，甘草 3 g。

【功效】清肝和解，散风疏络。

【主治】由于肝经郁热，外受风邪，玄府郁闭，脉络受阻所致的眶上神经痛。症见眉棱骨疼痛，常伴眼珠胀痛，患眼眶上切迹处可有明显压痛；舌质淡，苔白，脉弦数。

【加减】大便秘结者，加大黄 10 g、芒硝 5 g；胃呆纳少者，加青皮 10 g、枳壳 10 g、神曲 10 g、炒麦芽 10 g、焦山楂 10 g；疼痛难忍者，加川芎 10 g、白芷 10 g、蔓荆子 10 g、菊花 10 g；恶心呕吐严重者，加吴茱萸 10 g、枳壳 10 g、竹茹 10 g。

【方解】清肝和解汤是治疗本病的有效方剂，方中黄芩清热燥湿，泻火解毒；半夏燥湿化痰，消痞散结，降逆止呕；荆芥祛风解表，止血；防风祛风解表，胜湿解痉，止泻止血；银柴胡凉血，清退虚热；夏枯草清肝火，发散郁结，疏肝理气；甘草补中益气，泻火解毒，润肺祛痰，缓和药性，缓急定痛。本方中银柴胡透达阳半表之邪；黄芩清泄少阳半里之热；半夏和胃降逆；加荆芥、防风发散郁结，辛通玄府；香附理气解郁；夏枯草清肝解郁；甘草健脾和中，调和诸药。本方随证加减治疗肝经郁热，外受风邪，脉络郁阻，玄府郁闭所致的多种眼病，亦获佳效。

【注意事项】肝阳上亢者忌用。

【现代研究】方中银柴胡具有阻止胆甾醇的酯化及其在血管壁的沉积的作用；黄芩具有解热、降压、利尿、镇静等作用；防风具有解热镇痛、抗菌作用；荆芥具有解热镇痛、抗病原微生物、止血等作用；香附具有解热

眼科国医圣手时方

镇痛、抗菌、抗炎、降温、降压等作用；夏枯草具有降压、抗菌、降血糖、抗病毒等作用；半夏具有镇咳、抑制腺体分泌、镇吐、催吐、降压、凝血、促细胞分裂、对胰蛋白酶的抑制等作用。

【用方经验】本病治疗以清肝和解、散风疏络为主，取风类药物之性，解郁结，通络导滞，和解止痛。原方取自小柴胡汤之意，以和解少阳，开通玄府，散郁通络。本病虽然不影响视力，但是患者十分痛苦，有些患者多处求医，久治无效。采用清肝和解之法，取得较好效果，应用风药散郁解郁，启闭玄府，散风止痛。本方亦可随证加减治疗肝经郁热、玄府郁闭所致的各种类型的角膜炎、视盘炎及其他眼病。

# 第二节　甲状腺相关性眼病

甲状腺相关性眼病，又称 Graves 眼病、浸润性突眼，是引起成人眼球突出最常见的原因，临床以眼球突出、眼睑退缩和上睑迟落为特征。

本病与甲状腺功能异常和免疫系统失调有关。病变主要损害是上睑肌和眼外肌。病理改变主要为眼外肌水肿，淋巴细胞浸润，肌肉变性坏死及纤维化，黏多糖沉积等。

本病属于中医学"鹘眼凝睛"范畴。多因情志失调，肝郁气结，郁而化火，上攻目窍；或因热毒炽盛，上壅头目，眼络滞涩，气血瘀阻；或因素体阴虚，劳心过度，阴虚阳亢，虚火上炎所致。

## 桃红四物汤合化坚二陈汤加减
### （邓亚平经验方）

【组成】川芎15 g，生地黄15 g，赤芍15 g，枳壳15 g，夏枯草15 g，桃仁15 g，红花15 g，陈皮15 g，法半夏15 g，茯苓15 g，荔枝核15 g，浙贝母15 g，僵蚕6 g。

【功效】活血化瘀，软坚散结。

【主治】气滞血瘀、水湿内停鹘眼凝睛或眼肌麻痹。症见双眼球逐渐外突，静眼时显露上方白睛或者眼球运动受限，伴复视以及眼部肌肉肥厚，眼球突出，上睑水肿。全身症见心烦易怒，胸胁胀痛，心悸自汗，头晕失眠，善饥消瘦，手颤，颈项肿大等或全身无明显不适。舌淡、苔薄腻，脉细或弦数。临床多用于治疗甲状腺相关性眼病等所致的眼球突出、眼肌麻痹致眼球转动受限等眼病。

【加减】若黑睛生翳者，加木贼、密蒙花以祛风清热褪翳；手颤者，加石决明、双钩藤以平肝息风；心悸失眠者，加枣仁、远志以安神定志。

【方解】本方所治眼球突出以及眼球转动受限等，均为气滞血瘀、水湿内停之无形之瘀所致。因为肝气郁结，气机不畅，气血失和，运行不畅，气滞血瘀；肝气横逆犯脾，脾失健运，水湿内停，化为无形之瘀。治以活血化瘀、软坚散结之品，用桃红四物汤合化坚二陈汤加减治疗。

方中以强劲的破血之品桃仁、红花为主，力主活血化瘀；以甘温之熟地黄、当归滋阴补肝，养血调经；芍药养血和营，以增补血之力；川芎活血行气、调畅气血，以助活血之功，使瘀血祛、新血生、气机畅。化坚二陈汤为二陈汤加黄连、僵蚕、荷叶而成，二陈汤中陈皮、半夏、茯苓、甘草燥湿化痰，理气和中；白僵蚕化痰散结；加减则去黄连、荷叶，减清热之力。诸药合用，共奏活血化瘀，化痰散结为功。

【注意事项】黑睛生翳时，患眼应涂入大量抗生素眼膏。

【现代研究】方中川芎有抗血栓形成、镇静、抗菌、抗病毒等作用；生地黄具有止血、抗炎、镇静、利尿等作用；赤芍具有抗血小板聚集、降血脂、抗动脉硬化、保肝、清除氧自由基等作用；枳壳具有收缩血管，升高血压、利尿、增强小肠平滑肌紧张程度、兴奋子宫、抗变态反应等作用；夏枯草具有降压、抗病原微生物、免疫抑制等作用；桃仁具有降低血管阻力、改善血流动力学状况、抑制血栓、润肠、促进初产妇子宫收缩及出血、镇痛、镇咳、抗炎、抗菌、抗过敏等作用；红花具有抑制血栓、降压、降血脂、提高耐缺氧能力、免疫抑制等作用；陈皮具有抗炎、抗溃疡、利胆等作用；半夏具有镇咳、抑制腺体分泌、镇吐和催吐作用、抗生育、抗癌、降压等作用；茯苓具有利尿、抗癌、免疫增强、镇静等作用；荔枝核具有调血脂、

抗氧化作用；浙贝母具有镇咳、解痉、镇痛等作用；僵蚕具有抗凝、抗癌、抗惊厥、催眠、降血糖等作用。

【用方经验】邓亚平教授将本方用于气滞血瘀、水湿内停所致的鹘眼凝睛或眼肌麻痹等症。在临床运用当中宜注意辨证与辨病的结合，以及水血同治。初期水湿内停时可以予以四苓散健脾利水渗湿，四物汤养血活血化瘀；后期活血化瘀，并加强软坚散结的力量。可同时治疗"有形之瘀"和"无形之瘀"所致的眼病。

# 第三节　眼眶炎性假瘤

眼眶炎性假瘤为原发性眼眶组织的慢性非特异性炎性改变，因其临床症状类似肿瘤，组织学表现属于特发性炎症，故名炎性假瘤。发病多见于成人，且单眼发病者较多。起病较急，发展较缓，常反复发作。

其病因至今不明，可能与感染如鼻窦炎、上呼吸道感染和免疫功能紊乱有关。患者血清中 IgG、IgM 可增高，部分患者可发现抗核抗体及抗平滑肌抗体。目前多数学者认为炎性假瘤是一种免疫反应性疾病。其病理上是由多形性炎症细胞（淋巴细胞、浆细胞、嗜酸性粒细胞）和纤维血管组织反应构成的特发瘤样炎症。

本病属于中医学"鹘眼凝睛"范畴。认为多因风热毒邪，上侵入目，壅滞眼眶，脉络瘀滞；或因七情内伤，肝郁气滞，血行不畅，气滞血瘀；或因脾失健运，聚湿生痰，痰瘀互结，阻于眶内，致眼珠突出眶外。

## 解毒消瘤汤（蔡华松经验方）

【组成】金银花30 g，连翘15 g，夏枯草10 g，白花蛇舌草15 g，半枝莲15 g，桃仁10 g，红花10 g，赤芍10 g，生地黄10 g，皂刺9 g，海藻15 g，昆布15 g。

【功效】清热解毒，化瘀散结。

【主治】眼眶炎性假瘤。症见眼球突出，

运动受限，眼睑红肿，结膜充血，伴眼疼、复视。部分患者眶缘可触及肿块；或见眼底视盘充血水肿，静脉充盈。CT 检查可见眼外肌肿大，甚至推压视神经。

【加减】疼痛严重者，可加乳香12 g，没药12 g活血止痛；红肿显著者，加龙胆10 g，蒲公英15 g，郁金12 g解毒消肿；大便干结者，加大黄9 g，芒硝9 g泄热通便；炎症减轻，眼突及红肿消退者，去夏枯草、半枝莲，加防己12 g，生黄芪30 g。

【方解】本方主治热毒壅盛、痰热混结于眶内，致脉络凝滞，久而结聚成块，推压眼球外突的眼眶炎性假瘤。风热毒邪外侵，邪毒流注，或邪毒侵袭，脏腑积热，内外交攻，火热毒邪郁结不解，致眶内气血凝滞，痰热互结而发为炎性假瘤。

方中金银花、连翘、蒲公英清热解毒，消肿散结，对热毒蕴结，常用于气血凝滞性眼病。其中，金银花性味甘寒，其功效清热解毒，消肿散痛，为治疗一切痈肿之要药，同时还具有凉血之功；连翘味苦性微寒，主入心经，既能清心火、解疮毒，又能消散痈肿，有"疮家圣药"之称；蒲公英味甘苦性寒，既清解火热毒邪，又能消除瘀滞，并能清热利湿。夏枯草味辛苦性寒，入肝胆经，功善清热泻火，散结消肿；味辛能散结，性寒能泄热，因此，对目赤肿痛、瘰疬瘿瘤以

眼科国医圣手时方

及痛肿结块具有良好疗效。白花蛇舌草、半枝莲功效相似，清热解毒，利水消肿。其中白花蛇舌草味甘苦性寒，清热解毒作用较强；半枝莲则更善治疗疮疡肿毒。二者与金银花、连翘、蒲公英合用，具有更好的解毒散结之功。桃仁、红花、赤芍、生地黄凉血活血以散结。其中桃仁善泄血滞，祛瘀力强，特别是与清热解毒药配伍，是治疗痛肿良药；红花善活血通经，祛瘀止痛，消除癥瘕积聚，常与桃仁配合使用；赤芍活血而凉血消肿，生地黄甘苦性寒，善清热凉血，养阴生津。皂角刺、海藻、昆布性味咸寒，咸能软坚，消痰散结。全方合用，共奏清热解毒，化瘀散结，消肿止痛之功。

【注意事项】虚寒性体质者慎用。

【现代研究】方中金银花具有广谱抗菌作用，其煎剂能促进白细胞的吞噬，有明显抗炎及解热作用；连翘具有抗菌功效，其所含维生素 P 能降低血管通透性和脆性，防止溶血；蒲公英对多种球菌、杆菌具有较强抑制作用，并能激发机体免疫功能；夏枯草煎剂、浸出液均有明显抗炎作用和较广抑菌作用；白花蛇舌草能刺激网状内皮细胞系统增生，促进抗体形成，增强细胞吞噬能力，从而达到抗炎目的；桃仁提取物能明显增加血流量，改善血液动力学状况，延长小鼠出凝血时间，抑制血栓形成，其水煎剂具有良好的抗炎、抗过敏作用；红花能抑制血小板凝聚，增强纤维蛋白溶解，降低血液黏稠度，红花黄色素则具有较好的抗炎、镇静、镇痛和免疫调节作用；赤芍提取液及衍生物具有抑制血小板凝集和抗炎止痛作用；海藻所含褐藻酸有类肝素样作用，能抗凝血、抗血栓、降低血液黏稠度和改善微循环；生地黄能抗炎、抗过敏、降压和强心利尿，其乙醇提取物能对抗服用激素引起的血浆皮质酮浓度的下降，并能增强网状内皮细胞的吞噬功能；昆布提取物对肿瘤有明显抑制作用，并能提高机体体液免疫，促进机体免疫细胞功能。

【用方经验】眼眶假瘤是眶内组织的慢性非特异性增殖性病变，确切病因不明。该病可因眼球突出造成眼睑闭合不全，引起暴露性角膜炎，或眶内肿块压迫视神经导致视力受损，是眼科的疑难杂症。蔡华松教授认为，该病热毒与七情、劳逸失调有关。证有虚实之分，实证多见于热毒亢盛，灼津生痰，致痰热内壅，蕴结不解；虚证常因劳伤肝肾，阴虚火旺，挟痰上扰。由于痰热混结于眶内，致脉络滞涩，气血凝滞不能畅行，久而结聚成块，推压眼球外突。由于痰热内聚，气血不和，故病程缠绵难愈。

因此，蔡老在选药组方时，多在辨证用药的基础上，佐以化痰散结之品，如海藻、昆布、三棱、莪术、皂角刺、土茯苓、苦参、半夏、防己、夏枯草等。同时，用药中注重选择有免疫调节作用的药物。其中益气养阴药中黄芪、人参、党参、茯苓、当归、白芍、熟地黄、枸杞子、山茱萸、女贞子、黄精等有促进抗体生成、提高机体免疫力的作用；而黄芩、白花蛇舌草、鱼腥草、川芎、红花、丹参等则具有双向调节作用，可根据临床情况选用；淫羊藿有很强提高免疫力的作用，虽为补阳药，但性温和，其热性在大量泻火、滋阴药中被抑制，临床应用效果很好。

## 目珠突出方（韦文贵经验方）

【组成】炒栀子 6 g，薄荷 3 g（后下），赤芍 10 g，枸杞子 10 g，苍术 5 g，车前子 10 g。

【功效】清热散风，活血行瘀，清肝明目。

【主治】韦老医生常用此方治疗眶内炎症所致眼球突出、视网膜母细胞瘤（猫眼期）。

【方解】焦栀子清热泻火；薄荷散风清热；枸杞子清肝明目；赤芍活血行瘀；苍术健脾燥湿；车前子清肝利湿明目。

【现代研究】栀子具有保肝利胆、抗炎、抗病原体、镇静催眠等作用；薄荷具有抗病原体、解痉、祛痰、促进药物透皮吸收等作用；赤芍具有抗血栓形成、抑制血小板聚集、抗氧自由基生成、镇静催眠、镇痛、抗炎、保肝等作用；苍术具有降血糖、解毒、利胆、抗溃疡、抗心律失常、抗炎、抗真菌等作用；车前子具有抗炎、利尿、抗衰老、降眼压等作用；枸杞子具有增强免疫、保肝、降血脂、降血糖、抗应激等作用。

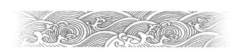

# 第十九章 眼外伤

眼外伤是指眼球及其附属器受到外来的机械性、辐射性或化学性因素伤害，造成眼组织器质性、功能性损害的一类疾病。眼球位于眼眶的前段，容易遭受外伤，虽然其周围有眼睑、眶骨、眶脂等组织保护，但因眼球构造精微脆弱，生理功能重要，即使轻微外伤也可能造成严重视功能损害，甚至视力丧失，给患者带来生活和工作上的困难；眼睑、眶骨等眼附属器及结膜、角膜等眼表结构的损伤、外伤造成的眼球缺失还可造成眼部外观的改变，给患者造成生理及心理的痛苦。眼外伤为男性多见，儿童、青壮年是主要危险人群。导致眼外伤的原因包括职业因素、对抗性运动、斗殴、弹射类玩具、鞭炮、车祸、战争等。

所有眼外伤均属急症，都应及早进行检查及治疗，任何延误都可能加重病情或造成不可挽回的损害。因此，及时正确地处理眼外伤对减少眼组织破坏、挽救视功能极为重要。眼外伤检查时应注意全面询问病史，根据眼外伤的轻重缓急和患者就诊时的条件，在不延误急救、不增加损伤和痛苦的前提下，有重点地进行检查，针对病情制定治疗方案。

根据眼外伤的发病原因及特点，可归属于中医"撞击伤目""振胞瘀痛""睊目飞扬""物损真睛""碱水入目"等范畴。辨证多从风热、热毒、瘀血、气滞考虑，治疗从凉血止血、活血化瘀、祛风散邪、清热解毒着手。

## 眼部挫伤通用方（祁宝玉经验方）

【组成】当归10 g，赤白芍各10 g，川芎8 g，生地黄12 g，前胡8 g，防风10 g，藁本8 g，川黄连4 g，牡丹皮10 g，连翘10 g，生甘草6 g。

【功效】行气活血化瘀，驱风散结。

【主治】钝力撞击但无穿破伤口的眼病。伤及胞睑、白睛，轻则微感胀痛，重则疼痛难睁；伤及黑睛，则畏光流泪、视力下降，且有疼痛；伤及晶珠、神膏、视衣，则视力下降；伤及眼眶，则伤处及头部疼痛；伤及眼外肌，可见复视、头晕等症。

【加减】凡病情紧急出血多者，可原方加制大黄10 g以通止其血；前房出血新鲜者，减川芎、赤芍，重用生地黄、白芍，加槐花末10 g、紫茸草10 g；出血日久吸收缓慢者，重用川芎、当归或当归尾；虹膜肿胀发炎瞳孔紧小者，加蔓荆子10 g，防己10 g，白芷10 g，茺蔚子10 g；瞳孔散大者，加五味子10 g、山茱萸10 g；视网膜振荡水肿者，加生薏苡仁15 g，赤小豆10 g；水肿迟迟不消退者，加五苓散；眼底出血较多且吸收缓慢者，加大贝母10 g，丹参15 g；形成机化条索者或硬性渗出者，加天花粉10 g，海浮石10 g，昆布10 g，鸡内金8 g；体虚气弱者，加生黄芪25 g，太子参12 g；角膜血染者，加三七粉3 g，木贼10 g，白蒺藜12 g；视功能差者，加黄精12 g，茺蔚子12 g，枸杞子15 g，桑寄生15 g。

【方解】本方所治病变，属中医"撞击伤目"范围，因眼部所受外力大小及所伤部位不同，故表现各异。钝力撞击，损伤晶珠，可致气血受伤，组织受损，以致血溢络外、血瘀气滞，故以行气活血化瘀为主。

方中所含四物汤，重用当归、川芎，且添加赤芍、牡丹皮，加强活血化瘀之效；白芍敛阴养血柔肝，易熟地黄为生地黄滋阴生津，使行而不破，活血的同时又能补血；防风、藁本驱除风邪，正如《原机启微》云："今为物所伤，则皮毛肉腠之间，为隙必甚，所伤之际，岂无七情内移，而为卫气衰惫之原，二者俱召，风安不从，故伤于目之上下左右者，则目之上下左右俱病，当总作除风益损汤主之"；前胡多用于化痰止咳平喘，然《名医引录》云："主疗痰满，胸胁中痞，心腹结气，风头痛，去痰实，下气，治伤寒寒热，推陈致新，明目益精"。《本草正义》云："前胡微苦而降，以下气消痰为长，故能散结而泄痞满"，故于本方一则驱散风热，二则散结，即消散因伤血脉壅滞所致气滞血凝痰结。川黄连清热解毒，加强其疏散风热之效；同时藁本引诸药上达巅顶，生甘草调和各药。全方共奏行气活血化瘀、驱风散结之功。

【注意事项】血虚者慎用之。

【现代研究】方中当归具有增加冠状动脉血流量、抗心律失常、抗血栓等作用；赤芍

眼科国医圣手时方

253

具有抑制血小板聚集、镇静、抗炎止痛等作用；白芍有增强免疫力、镇痛、解痉等作用；川黄芎有抗血栓形成、镇静、抗菌、抗病毒等作用；生地黄具有止血、抗炎、镇静、利尿等作用；牡丹皮有抗菌、抗炎、抗变态反应、解热、镇痛、抗血小板聚集、降压等作用；前胡具有较好的祛痰作用，对溃疡有明显抑制作用；防风有解热、抗炎、镇静、镇痛、抗惊厥、抗过敏等作用；藁本有镇静、镇痛、解热及抗炎作用；川黄连具有较强的抗菌作用，另外有抗急性炎症、抗癌、抗溃疡、利胆、抑制胃液分泌、抗腹泻等作用；连翘有广谱抗菌、抗炎、解热作用；生甘草具有清热、镇痛等作用。

【用方经验】由于此方治疗眼部外伤效果比较理想，故屡有报道。但认真分析该方者不多，特别是该方为什么用前胡，而论之者更少。祁老认为眼部受伤特别是钝挫伤，从宏观上看无非是伤其血脉与经络，而外伤同时易招风热入侵，故祁老在除风益损汤原方基础上加味组成"眼部挫伤通用方"，以行气活血化瘀、驱风散结为治则，临床上随证而加减。

## 七子三仁汤（庞赞襄经验方）

【组成】车前子 10 g、覆盆子 10 g、女贞子 10 g、楮实子 10 g、枸杞子 10 g、菟丝子 10 g、五味子 10 g、炒枣仁 10 g、柏子仁 10 g、蕤仁 10 g。

【功效】滋阴益肾，收敛摄纳。

【主治】由于钝性物体如球类、拳头、棍棒、土块、球类、砖头、石头等击伤眼部，或高压液体、气体冲击眼部所致；或因锐利物体刺破或细小异物飞溅穿破眼睛所致；或猛烈的钝力撞击，使眼睛破裂；或鞭炮烟火炸伤烧伤，致伤物体多较污秽，破损处易被邪毒侵袭所致的眼病。

眼的钝挫伤常见者如下：①睑皮下出血和气肿。②角膜上皮剥脱。③前房出血。为虹膜或睫状体出血所致。出血量多时可继发青光眼。④虹膜根部断离和外伤性瞳孔散大。⑤玻璃体积血。睫状体、脉络膜或视网膜出

血所致。⑥视网膜震荡。受伤后视网膜混浊、水肿呈灰白色，可自行消失。严重外伤可引起视网膜破孔，导致视网膜脱离，需手术治疗。⑦外伤性白内障和晶状体脱位。可引起继发性青光眼。⑧脉络膜出血和破裂。⑨眼球破裂伤。

穿孔性眼外伤：受伤当时患者主诉有一股"热水"由眼内流出。受伤后患者羞明、流泪、疼痛和视力减退。检查可见眼球前部有穿通的伤口，位于角膜、角膜缘或巩膜上；新鲜病例前房浅或消失，眼压降低，常有虹膜或其他眼内容物脱出或嵌于伤口内，合并有前房积血或晶状体混浊。

高热烧伤：沸水、沸油或铁水等造成眼球表面和眼睑的烫伤或热灼伤。烫伤的部位多在眼部外表，如眼睑皮肤、角膜及结膜等处。重症烫伤可造成角膜混浊、睑球粘连、瘢痕性睑外翻、兔眼。

【加减】儿童胃纳欠佳者，加神曲 10 g、炒麦芽 10 g、山楂 10 g；头痛眼胀者，加荆芥 10 g、防风 10 g。

【方解】因瞳仁属水轮，在脏属肾，受外伤的击震或恼怒损耗散元气，可致瞳孔散大。采用滋阴益肾，摄纳肾气收敛之法治疗，方中以五味子滋阴益肾，培补元气；枸杞子、女贞子、覆盆子、菟丝子、楮实子、车前子滋养肝肾，摄纳元气；蕤仁、酸枣仁、柏子仁养心神，益脾气，养肝血，协诸药以助其收敛之功。本证从临床上看，多数不能自愈，也有经过治疗效果欠佳的。

【注意事项】瘀血阻络者忌用。

【现代研究】方中五味子具有延缓衰老、抗过敏、保护肝脏等作用；枸杞子具有降压、降血糖、抗肿瘤、抗脂肪肝的作用；女贞子具有抗炎、抗癌、抗突变、降血糖、降血脂及抗动脉硬化、提高免疫功能、增强体液免疫功能、抑制变态反应、强心、扩张冠状血管、扩张外周血管、抗 HpD 光氯化等作用；车前子具有利尿、降低血清胆甾醇、促进关节囊滑膜结缔组织增生等作用；菟丝子具有保肝、助阳和增强性活力、增加非特异性抵抗力、抗肿瘤、抗病毒、抗炎、抗不育、致泻及抑制中枢神经系统的作用。

【用方经验】眼外伤辨证时首先要注意受伤之部位、轻重、时间和有无并发症等。一般说来，伤轻及受伤时间短者易治，伤重及时间长者难治，伤及视神经和有严重并发症者多预后不良，眼外伤病情复杂，临床应根据病情适当考虑选择手术治疗，但术前或术后仍可以采用中药治疗。眼外伤是否合并有眼内异物，需根据病史、临床检查和自觉症状等综合分析，X线、CT扫描是常用的诊断方法，眼内异物不仅造成机械性损伤，而且可以带入邪毒。若为金属性异物，还可发生化学性变化，进一步破坏眼内组织。因此，对于眼内异物不可漏诊和误诊。影响健眼是严重的并发症，其发病机会一旦出现，可造成严重的后果。临证须察明伤势的深浅、损伤的部位、异物的有无、邪毒的轻重，然后采用相应的治疗方法。一般先处理创口，配合内服中药，外点眼药，积极进行抢救治疗，以挽救视力。中药以清热解毒、消肿散结、除风益损、泻肝解郁、利水通络、凉血化瘀等诸种治法为主。并根据伤情的需要，注射破伤风抗毒素，以防破伤风。如眼内有异物存留，特别是金属异物，应及早手术取出，及时服用中药治疗，配合散瞳、抗生素类眼药点眼，效果较好。

酸碱烧伤的现场急救至关重要，急救是否及时和彻底与预后好坏有极大的关系。急救的要点是分秒必争，就地取材，彻底冲洗。伤后立即在现场用大量净水反复冲洗眼睛，而且冲洗越彻底迅速效果越好。冲洗时应翻转眼睑，嘱患者眼球上下活动，同时应充分暴露穹窿部，将结膜囊内的酸碱物质彻底冲洗干净。轻度热烧伤的处理原则同酸碱烧伤，局部滴用散瞳剂及抗生素眼药水等，预后良好。重度热烧伤应该及时处理，预后很差，尤其是以金属溶液烧伤者预后更为不佳，一般易发生眼球萎缩。

## 自制活血解毒汤（张望之经验方）

【组成】土茯苓30～90 g，金银花、玄参各30 g，牡丹皮、当归各15～30 g，川芎6 g，升麻、防风各6 g，三七粉2～3 g（冲服）。

【功效】解毒消肿，活血止痛。

【主治】眼外伤处理后，络伤邪侵证。症见患眼红赤肿痛，视昏，或失明，脉弦或数。

【加减】眼胞紫肿难睁者，重用牡丹皮，加紫草、薄荷以凉血散瘀消肿；白睛肿赤，加桑白皮、黄芩、荆芥以清肺驱邪；血灌瞳神或白睛溢血者，加茜草、白茅根、荷叶、紫草凉血止血散瘀；瞳神散大者，加地龙、桃仁、石菖蒲、细辛以通窍活血祛瘀。

【方解】本方所治眼外伤处理后，脉损络伤，外邪乘袭证。络伤则聚湿成肿，脉损不通则痛，红赤则外邪化热，伤害神光而视昏或失明；脉弦属痛症，属为邪化热。故应以解毒消肿、活血止痛为治。

方中土茯苓甘淡平，归肝胃，功能解毒除湿为君。金银花、玄参均可解毒清热，玄参又能养阴散结，二者可增强君药解毒之功；牡丹皮凉血破瘀，可消血肿；当归补血活血，可生新肌；川芎活血行气，祛风止痛，可散血毒，三者联用能尽快使组织修复，以上诸药均为臣。升麻疏风解热毒；防风祛风解风毒，二者驱邪、御邪为佐；又能升清，携诸药循经入目。三七粉系治伤圣药，功能散瘀止血、消肿定痛，既能和合诸药，又能生肌，使受伤组织修复，为使。全方共奏解毒消肿、活血止痛之效。

【注意事项】虚寒者禁用。

【现代研究】土茯苓有利尿、镇痛、抑菌、缓解汞中毒等作用；金银花有广谱抗菌、促进白细胞吞噬、抗炎、解热、降低胆固醇等作用；玄参有降压、抑菌、抗炎、镇静、抗惊厥等作用；牡丹皮有抑菌、抗炎、解热、镇痛、解痉、利尿、抗血栓形成、抗溃疡等作用；当归对子宫有兴奋作用，有保护心肌缺血、抗血栓、促进血红蛋白红细胞的生成等作用；川芎有扩张血管、改善微循环、抑制血小板聚集、抑制各种杆菌、利胆等作用；升麻有抗菌、抗炎、解热、镇痛、抗惊厥、升高白细胞、降压等作用；防风有解热、抗炎、镇静、抗惊厥、抗过敏等作用；三七粉有抗血小板聚集、抗溶栓、造血、降压、镇痛、抗炎、抗衰老、扩张血管、预防肿瘤等作用。

【用方经验】眼外伤后必定屏藩失护，气血紊乱，一要筑屏藩，祛邪防邪。舌红者加桑叶、菊花、浮萍；舌淡者加荆芥、细辛、白芷或再加黄芪。二是稳定气血，血凉则稳。加白茅根、生地黄；血畅则宁，加丹参、茜草。后期要尽快恢复眼外伤组织功能，改换其他方药。

## 瞳仁散大方（韦玉英经验方）

【组成】熟地黄 24 g，牡丹皮 6 g，薄荷 5 g，山药 9 g，山茱萸 6 g，茯苓 9 g，白菊 9 g，泽泻 9 g，五味子 9 g，灵磁石（打，先煎）30 g。

【功效】镇肝益肾，滋阴明目，活血祛风。

【主治】外伤性瞳孔散大、麻痹性瞳孔散大以及急性热病后双目青盲、肝风上扰之瞳孔散大。

【方解】方以六味地黄汤加薄荷、菊花，重用熟地黄之滋阴补肾，"取其阴虚而神散，非熟地之守，不足以聚之"；薄荷清轻凉散上清风热，疏肝而不伤阴，下解郁滞而通玄府；菊花平肝祛风明目。

【加减】伴头痛眼痛，则加羌活、防风；眉棱骨痛，加蔓荆子、白芷；遇妇人月经不调，可加香附、泽兰；痛经，加艾叶、木香。常加五味子以收敛耗散之精气，加磁石以重镇安神、平肝明目，二者同用，有镇肝益肾、滋阴缩瞳之效。

【现代研究】熟地黄具有增强免疫、抗衰老、抗甲状腺功能亢进等作用；牡丹皮具有抗炎、抗动脉粥样硬化、抗血栓形成、调节免疫功能、镇痛、镇静催眠等作用；薄荷具有抗病原体、解痉、祛痰、促进药物透皮吸收等作用；山药具有降血糖、增强免疫功能、抗氧化、促进创口愈合、促胃液分泌、防治心脑血管疾病等作用；山茱萸具有调节免疫功能、降血糖、杀菌、抗休克、强心、抗心律失常、抗氧化、保肝等作用；茯苓具有抑瘤、增强免疫、抗变态反应、抗炎、利尿、镇静、保肝、抑菌、清除自由基等作用；白

菊花具有扩张血管、增加血流量、降低血压、缩短凝血时间、抗炎、镇静等作用；泽泻具有利尿、降血脂、抗炎、抗过敏、免疫调节等作用；五味子具有抗肝损伤、抗氧化、抗应激等作用。

## 蒲田四物汤（彭清华经验方）

【组成】蒲黄 15 g（包煎），田三七 6 g，生地黄 15 g，赤芍 10 g，川芎 10 g，当归 12 g，茯苓 15 g。

【功效】活血止血，利水消肿。

【主治】治疗眼外伤，如眼睑挫伤、外伤性球结膜下出血、外伤性前房出血等。

【加减】大便秘结者，加生大黄以通腑泻热；病久瘀血色紫者，加桃仁、红花以加强活血功效；外伤性前房出血致眼压升高者，加泽泻、芜蔚子以加强活血利水之功效。

【方解】眼外伤是由于外力作用于眼及其周围组织，使脉络受损，血液运行于脉外，瘀血阻滞脉络，致气血水运行失调，故伤后出现眼及其周围组织肿胀，红肿，久者变为紫色。治宜活血止血，利水消肿。方中蒲黄长于收敛止血，兼有活血行瘀之功，为止血行瘀之良药，有"止血不留瘀"的特点，此外本品还具有利尿通淋之功，故方中为君药。田三七入肝经血分，功善止血，又能祛瘀，有"止血不留瘀，化瘀不伤正"的特点，能加强蒲黄活血行瘀之功，故方中为臣药。方中四物汤（生地黄、赤芍、川芎、当归）原为补血活血，调经化瘀的名方，现将方中熟地黄改为生地黄，白芍改为赤芍，使其具有凉血止血，活血化瘀的功效，故方中为佐药。外伤致瘀血阻滞脉络，气血水运行失调，故伤后易出现水肿等，方中茯苓甘淡，甘则能补，淡则能渗，药性平和，既可祛邪，又可扶正，利水而不伤正气，实为利水消肿之要药，可用治寒热虚实各种水肿，故方中为使药。诸药合用，共奏活血止血，利水消肿之功。

【注意事项】有血液系统疾病及出现倾向者慎用。

【现代研究】蒲黄有调节脂代谢、抗动脉

粥样性硬化、抗炎、调节免疫、抗微生物等作用；田三七有抗血小板聚集、抗溶栓、造血、降血压、镇痛、抗炎、抗衰老、扩张血管等作用；生地黄具有止血、抗炎、镇静、利尿等作用；赤芍具有抑制血小板聚集、镇静、抗炎止痛等作用；川芎有抗血栓形成、镇静、抗菌、抗病毒等作用；当归有抗血栓、促进血红蛋白红细胞的生成等作用；茯苓具有增强免疫、抗变态反应、抗炎、利尿、镇静、保肝、抑菌、清除自由基等作用。

# 参考文献

[1] 彭清华，秦裕辉. 中医眼科名家十讲［M］. 北京：人民卫生出版社，2011.

[2] 彭清华，秦裕辉. 全国中医眼科名家学术经验集［M］. 北京：中国中医药出版社，2014.

[3] 彭清华，彭俊. 中医眼科名家临床诊疗经验［M］. 北京：化学工业出版社，2018.

[4] 彭清华，彭俊. 眼科名家临证精华［M］. 北京：中国中医药出版社，2018.

[5] 庞赞襄. 中医眼科临床实践［M］. 石家庄：河北人民出版社，1976.

[6] 韦企平，沙凤桐. 百名老中医医家丛书（韦文贵 韦玉英）［M］. 北京：人民卫生出版社，2001.

[7] 陈达夫. 中医眼科六经法要［M］. 成都：四川人民出版社，1978.

[8] 顾乃强，顾宏平. 眼科名家陆南山学术经验集［M］. 上海：上海中医药大学出版社，2001.

[9] 姚芳蔚，姚亦伟，汤抗美，等. 眼科名家姚和清学术经验集［M］. 上海：上海中医药大学出版社，1999.

[10] 陆南山. 眼科临证录［M］. 北京：中国医药科技出版社，2012.

[11] 张子述. 中医眼科学简编［M］. 西安：陕西科学技术出版社，1989.

[12] 单书健，陈子华. 古今名医临证金鉴五官科卷［M］. 北京：中国中医药出版社，2000.

[13] 庞万敏. 中医治疗眼底病［M］. 石家庄：河北科学技术出版社，1991.

[14] 潘开明. 眼科妙方精选［M］. 重庆：科学技术文献出版社重庆分社，1990.

[15] 张梅芳. 眼科血证［M］. 广州：广东人民出版社，1999.

[16] 祁宝玉. 祁宝玉眼科方药心得［M］. 北京：科学出版社，2010.

[17] 江晓芬，黎小妮. 黎家玉眼科集锦［M］. 长沙：湖南科学技术出版社，2005.

[18] 李传课，李波. 李传课眼科诊疗心得集［M］. 北京：中国中医药出版社，2015.

[19] 李传课. 角膜炎证治经验［M］. 北京：人民卫生出版社，1990.

[20] 张望之. 眼科探骊［M］. 郑州：河南科学技术出版社，1982.

[21] 石守礼. 眼底病的中医证治研究［M］. 北京：中国科学技术出版社，1996.

[22] 邹菊生工作室. 龙华名医临证录——邹菊生学术经验撷英［M］. 上海：上海中医药大学出版社，2009.

[23] 肖国士，吴利龙. 肖国士医案精华［M］. 北京：人民卫生出版社，2014.

[24] 李传课. 中医药学高级丛书·中医眼科学［M］. 2版. 北京：人民卫生出版社，2011.

[25] 吴清和. 中药药理学［M］. 北京：高等教育出版社，2007.

[26] 王明芳. 中国传统临床医学丛书·中医眼科学［M］. 北京：中国中医药出版社，2004.

[27] 彭清华. 中医眼科学［M］. 北京：中国中医药出版社，2012.

[28] 张健，张清. 中西医眼科临证备要［M］. 太原：山西科学技术出版社，2008.

[29] 张健，张明亮. 眼科汤头歌诀［M］. 太原：山西科学技术出版社，2009.

[30] 骆和生. 中药与免疫（补益类）［M］. 广州：广东科学技术出版社，1982.

[31] 张民庆. 现代临床方剂学［M］. 北京：人民卫生出版社，2004.

[32] 高学敏. 中药学［M］. 北京：中国中医药出版社，2007.

[33] 李传课，彭清华，曾明葵，等. 益气明目丸治疗脾胃气虚型视神经萎缩和视网膜色素变性疗效观察 [J]. 中国中医眼科杂志，1997，7 (1)：14 - 17.

[34] 曾红艳，刘聘，曾晓进. 益气明目丸对视网膜缺血模型三磷酸腺苷酶和乳酸的影响 [J]. 中国中医药信息杂志，2006，13 (7)：33 - 34.

[35] 李传课，李波，彭清华，等. 滋阴明目丸治疗肝肾阴虚视网膜色素变性与老年黄斑变性的临床观察 [J]. 湖南中医学院学报，2001，21 (3)：38 - 40.

[36] 邝国平，李传课，曾红艳. 滋阴明目丸抗氧化作用及对一氧化氮、内皮素影响的实验研究 [J]. 湖南中医学院学报，2002，22 (1)：23 - 24.

[37] 李波，邝国平，李传课，等. 滋阴明目丸治疗肝肾阴虚萎缩型老年性黄斑变性的临床和实验研究 [J]. 中国中医眼科杂志，2004，11 (4)：206 - 210.

[38] 朱惠安，李传课，罗耀红. 滋阴明目丸对大鼠光损伤模型视网膜 p53、Bcl - 2 及细胞凋亡的影响 [J]. 中国中医眼科杂志，2006，16 (2)：96 - 98.

[39] 朱惠安，李传课，罗耀红. 滋阴明目丸对大鼠光损伤模型视网膜超氧化物歧化酶、谷胱甘肽过氧化物酶、丙二醛的影响 [J]. 新中医，2006，38 (11)：87 - 88.

[40] 朱惠安，李传课，罗耀红. 滋阴明目丸对大鼠光损伤模型视网膜超微结构的影响 [J]. 中国中医药信息杂志，2007，14 (1)：32 - 33.

[41] 喻京生，李传课，彭清华，等. 滋阴明目丸治疗老年性白内障的临床观察 [J]. 河北中医，2007，29 (4)：339 - 340.

[42] 李波，张波涛，李传课，等. 滋阴明目丸治疗湿性老年性黄斑变性的临床观察 [J]. 中国中医眼科杂志，2007，17 (6)：311 - 314.

[43] 霍勤，吉鹏. 从肝论治角膜疾病 [J]. 中医学报，2012，27 (10)：1290 - 1291.

[44] 霍勤. 从郁论治内障眼病的学术思想与临床应用 [J]. 中华中医药杂志，2008，23 (6)：553 - 555.

[45] 张瑞彤，霍勤. 解郁法在内障眼病中的运用 [J]. 河南中医学院学报，2005，20 (8)：46 - 47.

[46] 李翔，余玲玲，姬秀丽，等. 廖品正教授对"活血利水法"在现代眼科临床应用的认识 [J]. 辽宁中医药大学学报，2010 (12)：5 - 6.

[47] 张燕平. 李声岳治疗眼肌型重症肌无力经验 [J]. 中医杂志，2006，47 (2)：97.

[1] 李传课. 止泪补肝散治泪溢 [J]. 云南中医杂志，1985 (3)：62.

[48] 高卫萍，王育良，陆绵绵，等. 润目灵治疗干眼病的临床研究 [J]. 中国中医眼科杂志，1998，8 (3)：157 - 159.

[49] 许艳红，王育良，王友法，等. 润目灵雾化剂治疗干眼病的临床疗效研究 [J]. 中国中医眼科杂志，2009，19 (4)：198 - 200.

[50] 尹连荣，高健生. 自拟温肾逍遥汤治疗围绝经期干眼症的疗效观察 [J]. 中国中医眼科杂志，2011，21 (5)：253 - 255.

[51] 邹菊生. 立足中医，发皇古义，洋为中用，融会新知 [J]. 上海中医药大学学报，2007 (2)：1 - 4.

[52] 刘俭暄，邹菊生. 祛风清热加珠黄散治疗单疱病毒性角膜炎 [J]. 中西医结合眼科杂志，1997 (4)：206.

[53] 张殷建. 眼科玄府论治干燥性角结膜炎 [J]. 中国中医眼科杂志，2000 (3)：160.

[54] 石守礼. 红眼一号眼药水治疗急性结膜炎 [J]. 赤脚医生杂志，1978 (6)：11 - 12.

[55] 石守礼. 石守礼治疗红眼病验方. 中医眼科全书 [M]. 2 版. 北京：人民卫生出版社，2011：474，919.

眼科国医圣手时方

[56] 宋剑涛，杨薇，高健生，等. 川椒方治疗过敏性结膜炎的临床观察 [J]. 中国中医眼科杂志，2010，20 (1)：17-19.

[57] 陈志春，段晓波，刘堃荣. 蛇床子素抗变态反应的研究 [J]. 药学学报，1988，23 (2)：96-99.

[58] 戴海安，阎生萍. 川椒治疗百日咳、哮喘 [J]. 江西中医学院学报，2000，12 (3)：48-49.

[59] 潘金友，孟炎，陈孝伯. 椒目油治疗哮喘的疗效观察 [J]. 中药材，1999，22 (2)：103-104.

[60] 曾晓会，周瑞玲，陈玉兴，等. 花椒超临界萃取物治疗哮喘的药效学研究 [J]. 中药材，2005，28 (2)：132-134.

[61] 高健生. 川椒方在变应性结膜炎中的应用 [J]. 中医眼耳鼻喉杂志，2011 (1)：1-2.

[62] 张力清. 玉屏风散对机体免疫功能的影响 [J]. 中药通报，1981 (1)：333.

[63] 蔡定芳，沈时谋，陈晓红，等. 仙灵脾减轻外源性糖皮质激素抑制神经内分泌免疫作用的临床与实验研究 [J]. 中国中西医结合杂志，1998，18 (1)：4-7.

[64] 赵治和. 聚肌胞联合黄芪注射液治疗单纯疱疹性角膜炎 [J]. 中国中医眼科杂志，1993，3 (3)：158-159.

[65] 苏藩，马力，曾光玉，等. 中药治疗聚星障的临床观察 [J]. 中国中医眼科杂志，1999，2 (9)：83-85.

[66] 苏藩. 带状疱疹性角膜炎的证治 [J]. 云南中医中药杂志，1998，6 (19)：9-10.

[67] 孙丽平. 苏藩主任治疗单疱病毒性角膜炎的临床经验 [J]. 云南中医中药杂志，2003，3 (24)：6.

[68] 苏藩. 带状疱疹性角膜炎的证治 [J]. 云南中医中药杂志，1998，6 (19)：9-10.

[69] 孙丽平. 苏藩主任治疗单疱病毒性角膜炎的临床经验 [J]. 云南中医中药杂志，2003 (3)：6.

[70] 石守礼. 消毒饮治疗单纯疱疹病毒性角膜炎 [J]. 中医杂志，1984，25 (1)：49-51.

[71] 李传课. 角膜翳内服古方用药规律浅探 [J]. 云南中医杂志，1984 (1)：42-43.

[72] 李传课. 论翳的概念与辨证 [J]. 湖南中医学院学报，1980 (2)：11-12.

[73] 朱华英. 邹菊生辨治后巩膜炎验案 1 则 [J]. 上海中医药杂志，2010，44 (10)：20-21.

[74] 李传课. 略论清肝泻火法在眼科中的运用 [J]. 湖南中医学院学报，1987 (1)：22-23.

[75] 郑新青，王静波，李贵海，等. 祛障明目片治疗实验性白内障的初步观察 [J]. 中国中医眼科杂志，1994，4 (4)：224-226.

[76] 郑新青，王静波. 祛障明目汤治疗早期老年性白内障 [J]. 中西医结合眼科杂志，1993. 11 (4)：195-196.

[77] 邹菊生，刘俭暄，刘仁人. 补肾复方治疗老年性白内障 [J]. 中西医结合眼科杂志，1998 (2)：70.

[78] 陆萍，邹菊生. 障翳散治疗老年性白内障的疗效观察 [J]. 上海中医药杂志，2001 (11)：26.

[79] 李明飞. 祛障灵滴眼液治疗白内障临床研究 [J]. 上海中医药杂志，2003 (9)：33.

[80] 张殷建，刘鸢，吴中华. 祛障灵滴眼液治疗白内障实验研究 [J]. 中国实用眼科杂志，2005 (8)：875.

[81] 张殷建，阮雯洁，刘鸢. 祛障灵滴眼液对氧化损伤大鼠晶状体 Bcl2、Bax 影响 [J]. 中国中医眼科杂志，2006 (1)：38.

[82] 张殷建，尤圣富，陆雄. 祛障灵滴眼液对 D 半乳糖大鼠白内障作用机制研究 [J]. 中国现

代实用医学杂志, 2008, (7): 4.

[83] 陆萍. 邹菊生治疗眼科杂病举要 [J]. 中医文献, 2004, (3): 43.

[84] 张健. 张怀安治疗青光眼秘方: 回光汤 [J]. 中药与临床, 1993, (3): 50-51.

[85] 欧阳云, 曹淑霞, 张健. 回光汤浅析 [J]. 辽宁中医药大学学报, 2009, (7): 71-72.

[86] 张殷建, 李洁, 吴永明, 等. 辨证论治对原发性开角型青光眼疗效的观察 [J]. 中国中医眼科杂志, 2007, 17 (6): 329-331.

[87] 张殷建, 李洁, 吴永明, 等. 中医辨证论治对慢性单纯性青光眼临床疗效的干预研究 [J]. 甘肃中医, 2007, 20 (8): 26-27.

[88] 张殷建. 邹菊生辨治原发性开角型青光眼经验 [J]. 上海中医药杂志, 2010, 44 (2): 11-13.

[89] 陆萍. 邹菊生和营清热法治疗葡萄膜炎 [J]. 上海中医药杂志, 2005, (6): 30.

[90] 郭霞, 吕璐, 刘玲, 等. 抗炎明目袋泡剂治疗慢性葡萄膜炎临床研究 [J]. 山东中医药大学学报, 1998, 9 (2): 94-96.

[91] 蔡华松, 吕璐, 黄文玉, 等. 抗炎明目汤治疗慢性色素膜炎临床观察及实验研究 [J]. 山东中医杂志, 1995, 14 (11) 488-489.

[92] 郭霞, 吕璐, 刘玲. 抗炎明目汤治疗慢性色素膜炎临床及实验研究 [J]. 中国中医眼科杂志, 1999, 9 (3): 488-489.

[93] 庞万敏. 凉血散瘀汤在瘀热型眼底出血中的应用 [J]. 中华眼科杂志, 1980, 6 (1): 74-77.

[94] 石守礼, 王艺超. 槐花侧柏汤治疗眼底出血症 [J]. 新中医, 1990, 22 (3): 24-25.

[95] 石守礼, 王艺超. 中药治疗眼底出血症临床疗效观察 [J]. 河北中医, 1990, 12 (4): 48.

[96] 朱华英. 邹菊生教授治疗出血性眼病的临床经验 [J]. 河北中医, 2008, (5): 458.

[97] 王明芳, 眼科血证四期论治的研究思路 [J]. 中国中医眼科杂志, 1999, (3): 37-38.

[98] 王明芳, 王明芳教授分期论治眼底出血症的经验 [J]. 成都中医大学学报, 1999, (1): 2-3.

[99] 霍勤. 张望之治疗眼底出血经验初探 [J]. 云南中医中药杂志, 1998, 19 (1): 15-16.

[100] 霍勤. 理气活血法治疗视网膜中央静脉阻塞临床观察 [J]. 中国现代医生, 2009, 47 (6): 66.

[101] 陆绵绵, 范玲, 丁淑华. 理血方 II 号治疗视网膜静脉阻塞 30 例 [J]. 中国医药学报, 1987, 2 (6): 32.

[102] 李波. 潜阳化瘀方治疗肝阳上亢视网膜静脉阻塞 93 例临床观察 [J]. 中国中医眼科杂志, 2008, 18 (3): 125-128.

[103] 李波, 董子奕, 荀晓晨, 等. 潜阳化瘀方对家兔视网膜静脉阻塞血管内皮生长因子表达的影响 [J]. 中国药师, 2011, 14 (2): 159-162.

[104] 李波, 董子奕, 荀晓晨, 等. 潜阳化瘀方抗视网膜静脉阻塞新生血管的实验研究 [J]. 中医药导报, 2011, 17 (4): 106-109.

[105] 苏藩, 马力, 孙丽平, 等. 复方光明胶囊治疗视网膜静脉阻塞的临床研究 [J]. 云南中医中药杂志, 2002, 2 (3): 27.

[106] 郑新青, 王静波. 衣元良治疗视盘血管炎验案. 山东中医杂志, 1996, 15 (1): 38-39.

[107] 荀立成, 雷晓琴, 王明芳. 化瘀散结片对兔增生性玻璃体视网膜病变玻璃体中硷性成纤维细胞生长因子和血管内皮生长因子浓度的影响 [J]. 中国中医眼科杂志, 2003, 1: 18-20.

[108] 汪辉, 武文忠, 王明芳. 化瘀散结片对增生性玻璃体视网膜病变肝细胞生长因子表达的

眼科国医圣手时方

影响 [J]. 中国中医眼科杂志, 2007, (3): 151-153.

[109] 李翔, 路雪婧, 叶河江, 等. 廖品正治疗糖尿病视网膜病变经验 [J]. 辽宁中医杂志, 2011, 38 (2): 228-229.

[110] 段俊国, 廖品正, 吴烈, 等. 糖尿病视网膜病变中医证候特征研究——603 例多中心临床研究报告 [J]. 中医眼耳鼻喉杂志, 2011, 1 (1): 11-14.

[111] 叶河江, 段俊国, 廖品正. 芪明颗粒对实验性糖尿病大鼠视网膜组织多元醇通路的影响 [J]. 中医眼耳鼻喉杂志, 2011, 1 (1): 24-26.

[112] 栾兆倩, 高健生, 接传红, 等. 密蒙花方对缺氧状态下脐静脉内皮细胞增殖及 HIF-1α 表达的影响 [J]. 中国中医眼科杂志, 2011, (1): 4-7.

[113] 吴正正, 严京, 接传红, 等. 密蒙花方抑制缺氧状态下人血管内皮细胞增殖及其 VEGF 信号转导机制研究 [J]. 中国中医眼科杂志, 2011, (5): 249-252.

[114] 高健生, 接传红, 栾兆倩, 等. 密蒙花方对缺氧状态下人脐静脉内皮细胞 VCAM-1 及 FN 表达的影响 [J]. 眼科新进展, 2010, (8): 709-713.

[115] 石守礼. 疏肝活络解痉汤治疗 68 例闪辉性暗点疗效观察 [J]. 中西医结合杂志, 1991, 11 (6): 372-373.

[116] 陈明举. 中药治疗中心性渗出性脉络膜炎 (中渗) 15 例分析 [J]. 江西中医药, 1994, 25, (增刊): 73-74.

[117] 唐由之, 王慧娟, 冯俊. 凉血化瘀方对实验性脉络膜新生血管 VEGF 与 PEDF 表达的影响 [J]. 眼科新进展, 2009, 29 (12): 881-885.

[118] 于静, 冯俊, 王津津, 等. 凉血化瘀方对蓝光诱导人视网膜色素上皮细胞凋亡的影响 [J]. 中国中医眼科杂志, 2008, 18 (2) 92-95.

[119] 陈伟丽, 庄曾渊, 巢国俊, 杨永升. 中医药治疗原发性视网膜色素变性的疗效分析 [J]. 中国中医眼科杂志 2010, 8 (20): 198-200.

[120] 杨永升, 庄曾渊, 王津津, 等. 石斛散对体外培养人视网膜细胞的作用 [J]. 眼科新进展 2009, (29) 6: 405-408.

[121] 杨永升, 王津津, 庄曾渊, 等. 石解散对人视网膜神经细胞钙离子变化的影响 [J]. 眼科. 2006, 15 (6): 408-410.

[122] 杨永升, 王津津, 庄曾渊, 等. 石斛散对人视网膜神经细胞凋亡的影响 [J]. 眼科研究 2006, 24 (6): 573-576.

[123] 高卫萍, 孙化萍. 陆绵绵教授辨治视网膜脱离术后三法 [J]. 江苏中医药, 2006, 27 (6): 45-46.

[124] 熊腊英. 清上瘀血汤在临上的运用体会 [J]. 湖南中医杂志, 1986, (4): 22-23.

[125] 韦玉英. 明目逍遥散治疗血虚肝郁型儿童视神经萎缩的临床研究 [J]. 北京中医, 1986, (4): 17-19.

[126] 张燕平. 李声岳治疗单纯性近视的经验 [J]. 浙江中医杂志, 2006, 41 (3): 161.

[127] 王静波, 郑新青, 王学萍, 等. 中药治疗弱视疗效分析 [J]. 中国中医眼科杂志, 1994, 4 (4): 203-205.

[128] 谢学军, 袁晓辉, 周华祥, 等. 邓亚平治眼病的学术思想 [J], 中医成才经验, 2008, 4 (4): 232-234.

[129] 刘玲, 郭霞. 治疗眶炎性假瘤临床观察 [J]. 中国中医眼科杂志, 2001, 25 (4): 256-258.

[130] 彭清华. 中西医结合治疗中重度眼睑挫伤 46 例 [J]. 浙江中医杂志, 1991, 26 (11): 499.

[131] 彭清华，朱惠安，李伟力. 增视 I 号治疗抗青光眼手术后患者114 例的临床观察 [J]. 中国医药学报，1994，9 (3)：25，26.

[132] 彭清华，罗萍，李传课，等. 青光安颗粒剂对抗青光眼术后患者作用的临床研究 [J]. 中国中医眼科杂志，1997，7 (3)：151 - 154.

[133] 彭清华，喻京生，曾明葵，等. 散血明目方治疗玻璃体积血 37 例 [J]. 辽宁中医杂志，2002，29 (10)：601，602.

[134] 彭清华，李建超，张琳，等. 散血明目片治疗玻璃体积血的临床及实验研究 [C]. 中国医药学报，2004，19 (增刊)：61 - 64.

[135] 张琳，彭清华，李建超. 散血明目片治疗玻璃体积血的实验研究 [J]. 中国中医眼科杂志，2002，12 (2)：63 - 66.

[136] 魏燕萍，彭清华，吴权龙，等. 散血明目片治疗视网膜静脉阻塞气滞血瘀证的临床研究 [J]. 中国中医眼科杂志，2010，20 (1)：20 - 24.

[137] 彭清华，姚小磊，曾志成，等. 活血通脉利水明目法治疗非缺血型视网膜静脉阻塞的随机对照试验：对眼底荧光血管造影结果的影响 [J]. 中西医结合学报，2009，7 (11)：1035 - 1041.

[138] 吴权龙，彭清华. 散血明目片联合激光治疗糖尿病性视网膜病变的疗效观察 [J]. 中医药导报，2008，14 (5)：59 - 60.

眼科国医圣手时方

**图书在版编目（CIP）数据**

眼科国医圣手时方 / 彭清华，彭俊主编. -- 长沙：
湖南科学技术出版社，2024.9
（国家级名老中医临证必选方剂系列丛书 / 彭清华
总主编）
ISBN 978-7-5710-2168-9

Ⅰ．①眼… Ⅱ．①彭… ②彭… Ⅲ．①眼病方－汇编
Ⅳ．①R289.58

中国国家版本馆 CIP 数据核字(2023)第 072744 号

YANKE GUOYI SHENGSHOU SHIFANG
**眼科国医圣手时方**

主　　编：彭清华　彭　俊
出 版 人：潘晓山
责任编辑：李　忠　杨　颖
出版发行：湖南科学技术出版社
社　　址：长沙市芙蓉中路一段 416 号泊富国际金融中心
网　　址：http://www.hnstp.com
湖南科学技术出版社天猫旗舰店网址：
　　　　　http://hnkjcbs.tmall.com
邮购联系：0731-84375808
印　　刷：湖南省众鑫印务有限公司
　　　　　（印装质量问题请直接与本厂联系）
厂　　址：长沙县榔梨街道梨江大道 20 号
邮　　编：410100
版　　次：2024 年 9 月第 1 版
印　　次：2024 年 9 月第 1 次印刷
开　　本：710mm×1000mm　1/16
印　　张：17
字　　数：440 千字
书　　号：ISBN 978-7-5710-2168-9
定　　价：78.00 元